SpringerWienNewYork

Dietmar Thurnher
Matthäus Ch. Grasl
Boban M. Erovic
Piero Lercher

HNO-Heilkunde

Ein symptomorientiertes Lehrbuch

SpringerWienNewYork

Ao. Univ.-Prof. Dr. Dietmar Thurnher
Ao. Univ.-Prof. Dr. Matthäus Ch. Grasl
Ass.-Prof. Priv.-Doz. Dr. Boban M. Erovic
Dr. med. univ. Piero Lercher
Medizinische Universität Wien, Wien, Austria

Printed in Austria

SpringerWienNewYork ist ein Unternehmen von
Springer Science + Business Media
springer.at

Illustrationen: Dr. Piero Lercher
Korrektorat: SatzLabor, 6020 Innsbruck, Austria
Layout: Mag. art. Bernhard Kollmann, 1060 Wien, Austria
Satz und Grafiken: Werner Berghofer, 6121 Baumkirchen, Austria
Druck: Holzhausen Druck GmbH, 1140 Wien, Austria

Gedruckt auf säurefreiem, chlorfrei gebleichtem Papier
SPIN 12019175

Mit 282 (großteils farbigen) Abbildungen

Bibliografische Information der Deutschen Nationalbibliothek
Die Deutsche Nationalbibliothek verzeichnet diese Publikation in der Deutschen Nationalbibliografie; detaillierte bibliografische Daten sind im Internet über http://dnb.d-nb.de abrufbar.

ISBN 978-3-211-88984-8 SpringerWienNewYork

Danksagung

Die Autoren bedanken sich bei folgenden Kolleginnen und Kollegen für die besondere Unterstützung bei der Erstellung des Buches und insbesondere für die Anfertigung und Bereitstellung eigener Fotos:

Ao. Univ.-Prof. Dr. Wolf-Dieter Baumgartner
Prof. DDr. Wolfgang Bigenzahn
Ao. Univ.-Prof. Dr. Doris-Maria Denk-Linnert
Michael Hanisch
Dr. Gregor Heiduschka
Ao. Univ.-Prof. Dr. Birgit Knerer-Schally
Dr. med. univ. Matthias Leonhard
Dr. med. univ. Gudrun Macusi
Priv.-Doz. Dr. Christian Müller
Ao. Univ.-Prof. Dr. Peter Pokieser
Univ.-Doz. Dr. Leopold Stiebellehner
Univ.-Doz. Dr. Bruno Welleschik

Vorwort

Das vorliegende Buch bietet völlig neuartige didaktische und integrative Ansätze, die zu einer vertieften Auseinandersetzung mit der HNO-Heilkunde motivieren. Es dient als Basis für den Wissenserwerb und Verständnis von HNO-Erkrankungen und leitet über zu klinischen Fertigkeiten und Fähigkeiten zum Erreichen berufsrelevanter Kompetenzen. Die Inhalte orientieren sich an den häufigsten Symptomen, die in der HNO-Heilkunde zu beobachten sind. Dabei wurde besonders auf eine praxisorientierte, verständliche und leicht merkbare Ausrichtung der Lehrinhalte geachtet. Es werden grundlegende Kenntnisse der Anatomie und Physiologie im Kopf-Hals-Bereich, der praxisorientierten HNO-Untersuchungen, der Onkologie und Allergologie vermittelt. Der historische Teil illustriert die spannende Entwicklung der HNO-Heilkunde im Spiegel der Medizingeschichte.

Die didaktische Aufbereitung der Inhalte, sowohl der Texte als auch der Abbildungen, ist auf dem aktuellsten Wissensstand.

Wir haben das jeweils bestgeeignete didaktische Mittel eingesetzt und den Aufbau gemäß den Prinzipien des integrierten und problemorientierten Lernens konzipiert. So werden Untersuchungsabläufe fotorealistisch dargestellt und Zusammenhänge durch brillante Grafiken und Kittens-Tabellen verständlich gemacht.

Karikaturen und Medical Cartoons ermöglichen eine anschauliche Auseinandersetzung mit schwierig verständlichen Inhalten und entlocken so manches motivierende Schmunzeln. Sie regen jedoch auch zum Nachdenken und zur Vertiefung der Inhalte an. Spezielle Icons führen als hilfreiche Wegweiser durch das Stoffgebiet und die anatomischen Zeichnungen harmonieren mit dem Text. Als ein weiterer didaktischer Meilenstein erfolgt die Präsentation des Stoffes in Form von farbkodierten Mindmaps, die eine einprägsame, leicht und logisch erlernbare Beschäftigung mit der Materie ermöglichen.

Dieses Buch ist besonders für Studierende konzipiert, aber auch für Assistenten/innen des HNO-Faches zur Vorbereitung für die Facharztprüfung. Es eignet sich auch als praktisches Nachschlagewerk für Ärzte/innen aller Fachbereiche, für Angehörige von Pflegeberufen und vor allem für interessierte Leser/innen.

Wir wünschen Ihnen viel Spaß und Motivation beim Erarbeiten des Stoffes!

Wien, Oktober 2010

Dietmar Thurnher
Matthäus Ch. Grasl
Boban M. Erovic
Piero Lercher

Anleitung zum effektiven Lernen

Werte Leserinnen und Leser, liebe Lernende. Mit unseren didaktischen Hilfsmitteln möchten wir Ihnen das Lernen erleichtern. Wir möchten aber auch Ihre Motivation, sich mit dem Lehrbuch zu beschäftigen, aufrechterhalten und Ihnen helfen, die Informationen effektiver zu verarbeiten und das Wissen dauerhaft zu speichern. Denn auch „Lernen will gelernt sein".

Was sind Kittens-Tabellen?

Die Kittens-Tabellen listen die wichtigsten Differentialdiagnosen zu den beschriebenen Symptomen auf.

Das Wort „Kittens" ist ein Akronym, also ein Kurzwort, das aus den Anfangsbuchstaben mehrerer Wörter zusammengesetzt ist. Kittens besteht aus den Abkürzungen für:

Kongenital/iatrogen
Infektiös/idiopathisch
Trauma/toxisch
Tumor/Neoplasie
Endokrin/metabolisch
Neurologisch
Systemisch

So können Sie immer nach dem gleichen Schema Symptom für Symptom erarbeiten und bei Bedarf in die Tiefe gehen. Die Pfeile geben → *Querverweise* an, und die grün hervorgehobenen Punkte werden im Text des jeweiligen Kapitels behandelt, der der Kittens-Tabelle nachfolgt.

Mindmaps

Mindmaps sind sogenannte Gedankenlandkarten die eine Visualisierung eines Themengebietes ermöglichen, wobei anhand des Prinzips der Assoziation geholfen werden soll, Gedanken frei zu entfalten und die Fähigkeiten des Gehirns zu nutzen.

Mindmaps strukturieren auch primär unübersichtliche Sachtexte. In unserem Fall wurden beispielsweise Symptomkomplexe oder anatomische Grundlagen übersichtlich zusammengefasst und gebündelt. Im einen Fall sind mehr im anderen Fall weniger Verzweigungen dargestellt. Diese Verzweigungen sind so konzipiert, dass das Wichtigste näher im Zentrum steht, nähere Details zur Materie oder vertiefte oder weniger wichtige Inhalte stehen mehr am Rande.

Ein großer Vorteil liegt auch darin, dass Mindmaps Verknüpfungen der Begriffe bzw. der Themengebiete untereinander aufzeigen können und ein integratives und vernetztes Lernen ermöglichen.

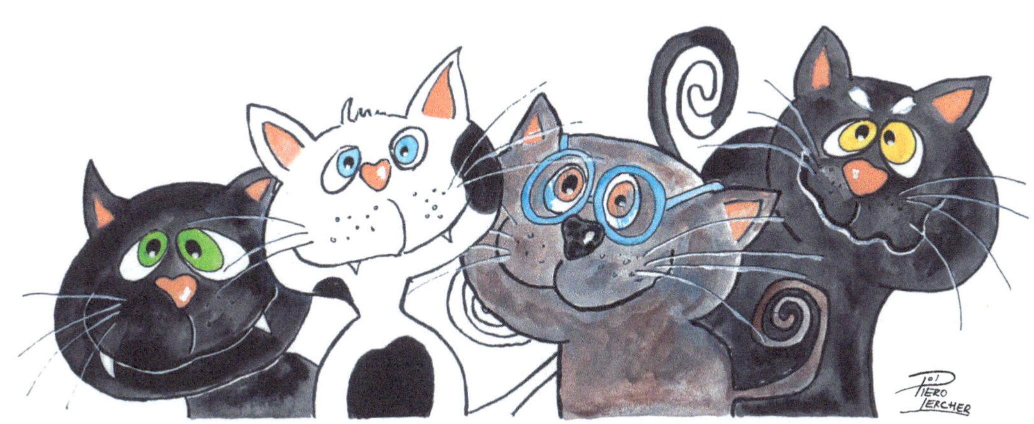

Inhaltsverzeichnis

Symptome

Grundlagen

Aspiration

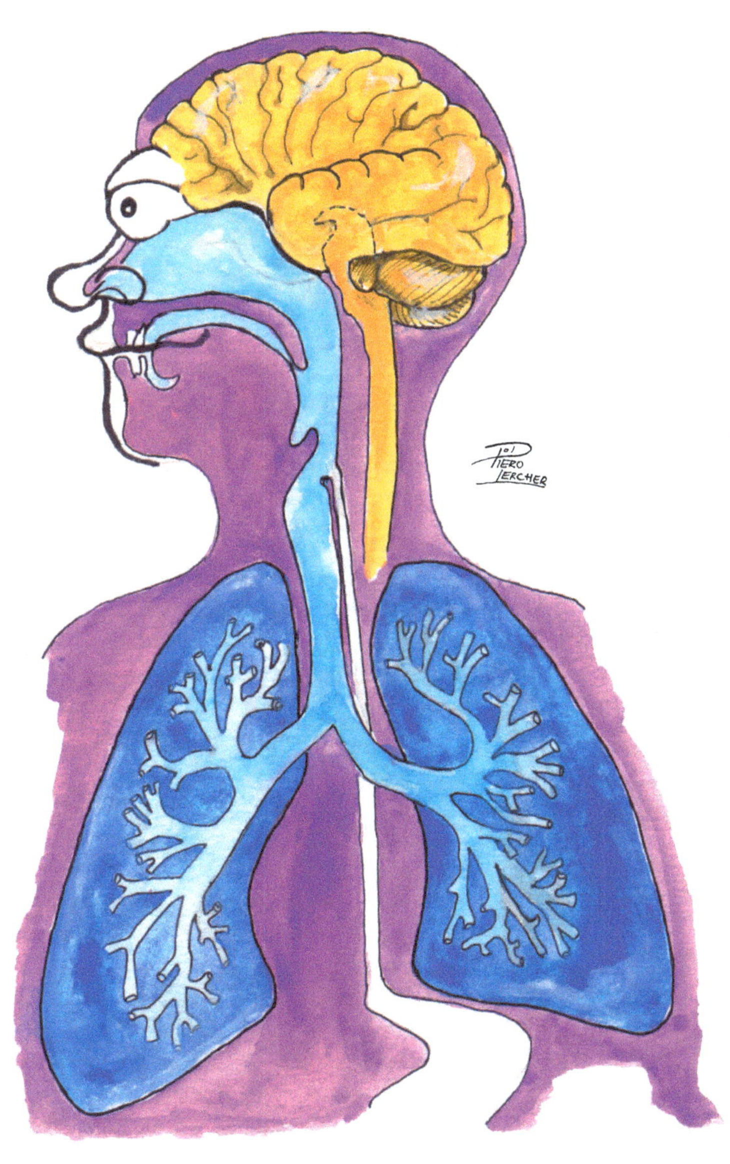

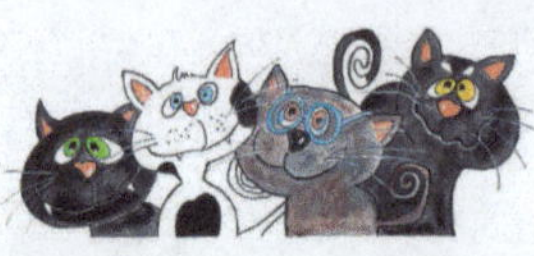

Differentialdiagnose Aspiration

Kongenital/ iatrogen	Infektiös/ idiopathisch/	Trauma toxisch	Tumor (Neoplasie)	Endokrin/ metabolisch	Neurologisch	Systemisch
Narkose Schluck-Röntgen Ösophagotracheal-fistel Ösophagusatresie	Epiglottisabszess → *Halsschmerzen* Hypopharynx-divertikel → *Dysphagie*	Fremdkörper Schädel-Hirn-Trauma Alkoholvergiftung Drogenabusus	Larynx Hypopharynx → *Onkologie*	Erbrechen Reflux → *Dysphagie*	Recurrensparese: einseitige → *Heiserkeit* Bewusstlosigkeit Apoplexie Coma diabeticum kardiale Synkopen Epilepsie	Muskulodegenerative Erkrankungen

Aspiration

Definition

Die Aspiration ist eine Sonderform der Dysphagie mit Übertritt von soliden Fremdkörpern, Nahrungsmitteln, Mageninhalt oder Speichel in den Tracheobronchialbaum.
Folgen der Aspiration sind abhängig von der Menge und Zusammensetzung des Aspirates.

Chronisch rezidivierende Aspiration
Wiederholtes Eindringen von fremden Sekreten wie Magensaft in die Atemwege, das vor allem bei bewusstseinsgetrübten oder neurologischen Patienten vorkommen kann.

Stille Aspiration
Patient, Pflegepersonal oder Angehörigen bemerken Aspiration nicht.

Ursache

Siehe Kittenstabelle: „Aspiration“

Besonders gefährdet sind Personen mit Schluckstörungen, fehlenden Reflexen, Bewusstlose oder Narkosepatienten. Speziell gefürchtet ist das Erbrechen in Rückenlage, z. B. bei der Narkoseausleitung.
Bei Neugeborenen kann es vor oder nach der Geburt zu Aspiration von kindlichem Stuhl (Mekonium-Kindspech), Fruchtwasser oder Blut kommen.
Die von Kindern am häufigsten aspirierten Fremdkörper sind kleine solide Nahrungsteile wie z. B. Erdnüsse oder Bonbons, ebenso werden kleine Spielzeugteile etc. in die „falsche Röhre“ verschluckt.

Hauptsymptom

- Husten

Nebensymptome

- Tachypnoe
- Zyanose
- Dyspnoe
- sichtbare atemanhängige Einziehung des Brustkorbes und Bauches

Diagnose

Siehe Grundlagenkapitel „HNO-Untersuchungen" (Seite 270)

Fremdkörperaspiration
Thoraxröntgen, Abdomenröntgen bei Kindern, falls die Fremdkörperaspiration fraglich ist. Für eine exakte Fremdkörperlokalistation in den tiefen Atemwegen sollte eine Thorax-CT durchgeführt werden.

Chronische Aspiration
Bei Verdacht auf eine chronische Aspiration muss zuerst ein endoskopischer Schluckversuch durchgeführt werden. Hierbei wird der wache und ansprechbare Patient gebeten, unter endoskopischer Kontrolle eine blau gefärbte, eingedickte Flüssigkeit zu schlucken. Der Übertritt der blauen Flüssigkeit in Endolarynx oder Trachea kann hierbei leicht beobachtet werden.

Therapie

Bei einem radiologisch gesicherten Fremdkörper in den Atemwegen wird umgehend eine starre oder flexible Bronchoskopie durchgeführt und dieser extrahiert.

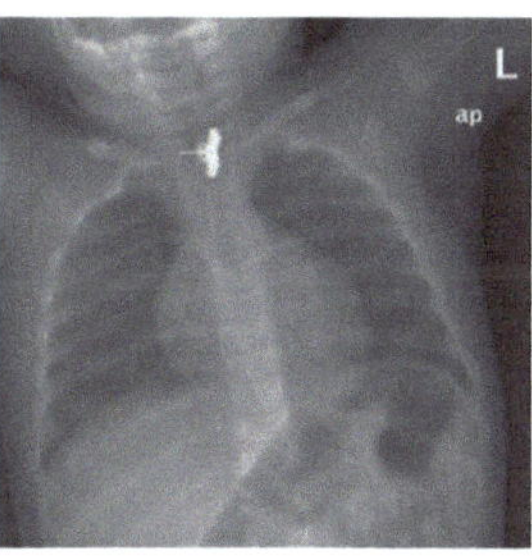

Abb. 1:
Ein zweijähriges Kind hat ein Schmuckteil aspiriert, das aufgrund der Größe im Larynxeingang zu liegen kam und nicht bis in die Trachea gelangte. Der Ohrstecker wurde mit einem starren Endoskop problemlos entfernt.

Die Therapie der chronischen Aspiration ist sehr viel aufwändiger und nicht selten frustran, da in diesen Fällen die zugrunde liegende neurologische Krankheit meist auch therapieresistent ist.

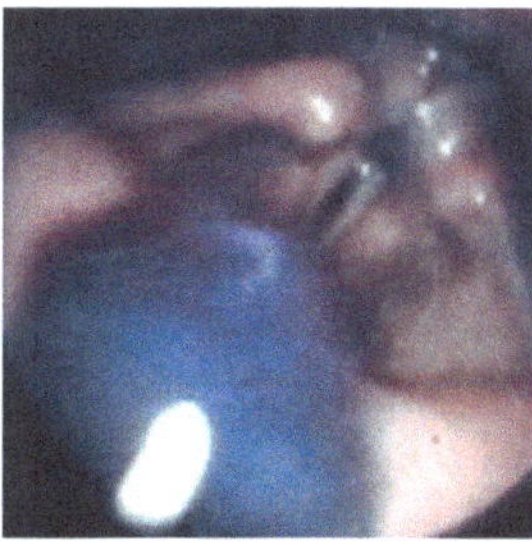

Abb. 2:
Chronische Aspiration: videoendoskopische Aufnahme eines Schluckversuchs bei chronischer Aspiration. Der Nahrungsbolus ist zur besseren Visualisierung blau gefärbt.

In jedem Fall wird eine logopädische Schlucktherapie durchgeführt und der Patient angeleitet, beim Essen und Trinken den Oberkörper hochzulagern und auch nach der Nahrungsaufnahme in dieser Position belassen. Eventuell müssen hier Essensreste durch das Pflegepersonal aus dem oropharyngealen Raum entfernt oder abgesaugt werden.

Prognose

Bei frühzeitiger und schonender Fremdkörperentfernung sind nachfolgende Entzündungsreaktionen selten.
Aspirationspneumonien stellen auch heutzutage noch eine lebensbedrohliche Komplikation dar, die eine intensivmedizinische Behandlung erfordert.

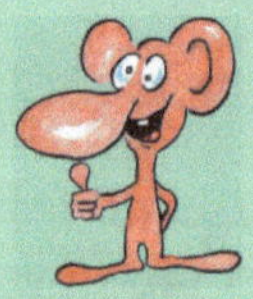

Tipps & Tricks

Kindliche bronchiale Fremdkörper sind besonders mit tubusloser Jetventilations-Beatmung schonend in Allgemeinnarkose zu entfernen. Hierbei bleibt viel Platz für das Einführen von Instrumenten und zur nachfolgenden Manipulation. Abhängig von der Form des Fremdkörpers kann dieser entweder direkt mit der Mikrozange extrahiert werden oder es wird ein Gefäßballonkatheter am Fremdkörper vorbeigeführt, der Ballon kaudal des Fremdkörpers mit Luft gefüllt und der Katheter zusammen mit dem aspirierten Objekt in die proximale Trachea zurückgezogen. Dort kann dieser leicht mit Greifzangen gefasst und durch den Kehlkopf, Mundrachen und Mund nach außen transportiert werden.

Fallbeispiel

Ein 64-jähriger Mann war bereits innerhalb der letzten drei Monate mehrfach wegen einer Bronchopneumonie an einer pulmologischen Abteilung in stationärer Behandlung.
Im Rahmen des letzten Aufenthaltes wurde eine Bronchoskopie durchgeführt und dabei eine erhebliche Störung der Sensibilität des gesamten Kehlkopfbereiches mit Motilitätsstörung der Pharynxmuskulatur, Speichelstau und Zeichen einer Aspiration festgestellt. Aufgrund dieses Befundes wurde ein Schlucktraining durch eine geschulte Logopädin durchgeführt. Das wegen der pathologischen Hirnnervenfunktionen durchgeführte MRT ergab einen großen Hirnstammtumor. Dieser Tumor konnte erfolgreich entfernt werden. Postoperativ kam es allerdings zu einer Verschlechterung der primären Symptomatik, wobei die Aspiration im Vordergrund stand. Intensive und langwierige Rehabilitationsmaßnahmen des Patienten führten erst nach über einem Jahr zum einem Schluckvorgang ohne Aspiration.

Dysphagie

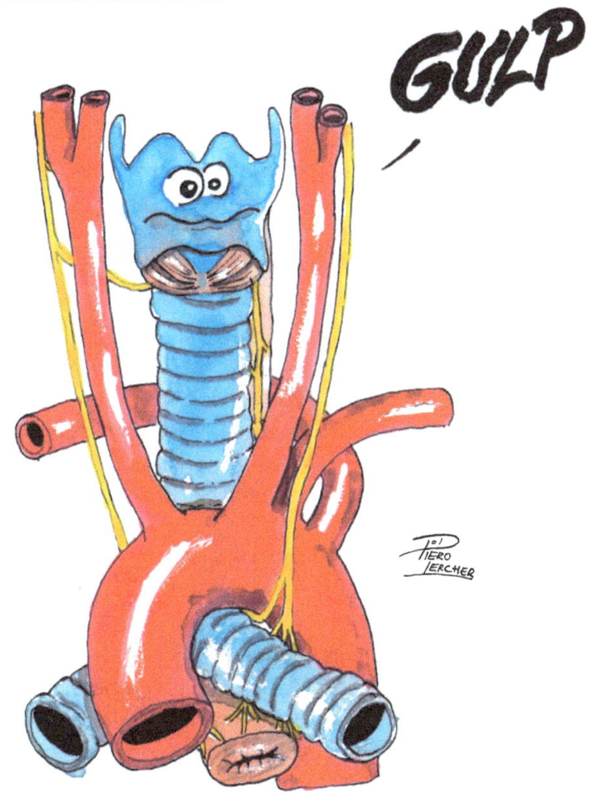

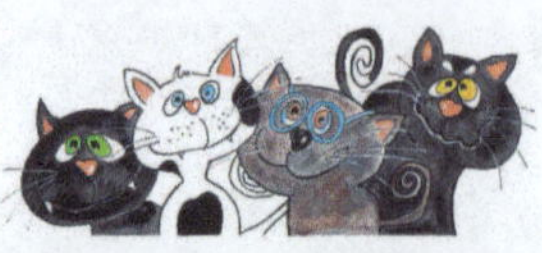

Differentialdiagnose Dysphagie

Kongenital/ iatrogen	Infektiös/ idiopathisch/	Trauma toxisch	Tumor (Neoplasie)	Endokrin/ metabolisch	neurologisch	systemisch
Dysphagia lusoria postop.: Tonsillektomie Lippen-Kiefer-Gaumenspalte	Ösophagitis Achalasie Hypopharynx-divertikel Tonsillitis acuta Zungengrund-angina Seitenstrangan-gina Epiglottitis Peri-Retro-Para-pharyngeal abs-zess → *Halsschmerzen*	Ösophagus-fremdkörper Verätzung Verbrennung Ösophagusste-nose	Mundhöhle Oropharynx Ösophagus Schilddrüse, metastati-sche Hals-lymphknoten-vergrößerung → *Onkologie* Osteophyten der HWS	Reflux → *Heiserkeit* thyreotoxische Myopathie	Ösophagus-Motilitäts-störung Intrazerebrale Blutungen Zerebrale Isch-ämie Bulbärparalyse Multiple Skle-rose Amyotrophe Lateralsklerose M. Parkinson Demenz	Trockenheit der Schleim-häute als Nebenwir-kung von Medikamen-ten Progressive Muskeldystro-phie Myasthenia gravis

Dysphagie (Schluckstörung)

Definition

Dysphagie bezeichnet alle subjektiven und objektiven Hindernisse bei der Aufnahme oder beim Weitertransport von Nahrung, z. B. Schluckwiderstand, Hochwürgen von Speisen und Schmerzen beim Schlucken (Odynophagie). Das Spektrum der zugrunde liegenden Erkrankungen kann von völlig harmlosen Ursachen (psychisches Fremdkörpergefühl) bis zu Malignomen des Kopf-Hals-Bereiches reichen und erfordert deshalb eine sofortige Abklärung der Dysphagie.

Häufigkeit

45 % aller über 75-jährigen Personen
15–20 % aller Patienten in Akutspitälern
mehr als 50 % der Patienten in Pflegeheimen
Die Aspirationspneumonie bei über 65-Jährigen stellt die vierthäufigste Todesursache dar.

Ursache

Siehe Kittenstabelle: „Dysphagie"

Hauptsymptome

- Würgen während des Schluckaktes
- Hochwürgen von bereits geschluckter Nahrung
- Husten während der Mahlzeit als Ausdruck einer Larynxpenetration (Eindringen von Nahrung oder Flüssigkeiten in die oberen Atemwege)

- Aspiration (Übertritt von Nahrung oder Flüssigkeit in die unteren Atemwege)
- scheinbare Hypersalivation, da auch der Speichel nicht geschluckt werden kann
- generelle Unfähigkeit zur Nahrungsaufnahme

Nebensymptome und Folgen

- Mangelernährung und Austrocknung
- soziale Isolation wegen Peinlichkeit beim Essen (Nahrungsaustritt aus Mund oder Nase und ständiges Verschlucken)
- Angst- und Panikattacken während Essen
- Nahrungsverweigerung

Diagnose

- HNO-Status
- Schluckröntgen

Siehe auch „HNO-Untersuchungen" (Seite 270)

Therapie

Therapie der Grunderkrankung, z. B. Operation eines Hypopharynxkarzinoms oder Behandlung des M. Parkinson
logopädisches Schlucktraining
Anleitung der Patienten und Angehörigen: Flüssigkeiten eindicken, feste Speisen pürieren etc.
Bei nicht behandelbaren Grunderkrankungen dient die Schluckrehabilitation der Verhinderung von Aspirationen und einer Sicherstellung der Ernährung des Patienten.

Hypopharynx-Divertikel (Zenker'sches Pulsionsdivertikel)

Definition

Ausstülpung der Schleimhaut der Hypopharynxhinterwand oberhalb des Ösophagusmundes zwischen Pars obliqua und Pars fundiformis des M. cricopharyngeus (Laimer-Dreieck).

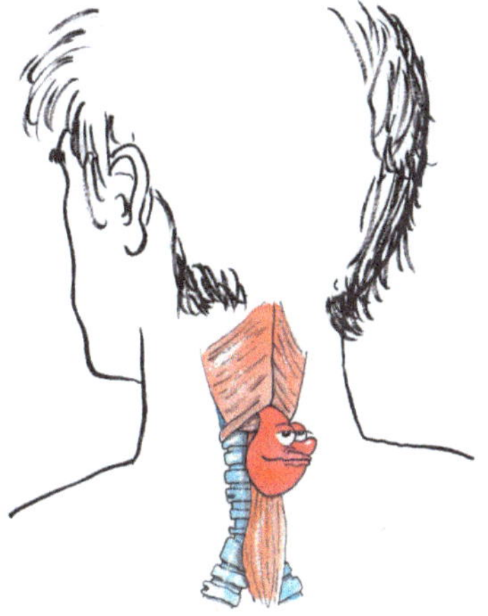

Abb. 1: Aussackung der Hypophayrynx nach außen zwischen Pars obliqua und fundiformis des M. cricopharyngeus im muskelschwachen Laimer-Dreieck.

Die Bildung des Divertikels wird durch diese Muskellücke und eine Störung der cricopharyngalen Relaxation begünstigt.

Epidemiologie

Durchschnittsalter über 65 Jahre

Diagnose

Anamnese
indirekte Laryngoskopie: Speichelsee im Hypopharynx
Schluckröntgen: Darstellung des Divertikelsackes
Ösophagoskopie: im Rahmen der Therapie, aber auch zum Ausschluss eines (sehr seltenen) Karzinoms im Divertikelsack

Hauptsymptom

- Dysphagie

Nebensymptom

- Regurgitation
- Foetor ex ore
- Gewichtsverlust
- Aspiration
- nächtliches Husten

Therapie

Chirurgische Entfernung von außen mit Entfernung des Divertikelsackes. Der Zugang ist hier immer von der linken Halsseite.
Endoskopische Schwellendurchtrennung mit dem CO2-Laser oder dem Stapler. Bei der Laserdurchtrennung kommt es naturgemäß zu einer Eröffnung des Mediastinums, deshalb muss der der Patient postoperativ stationär für einige Tage über eine Magensonde ernährt werden.

Ösophagusfremdkörper

Definition

Festsitzende Fremdkörper mit Gefahr der Ösphagusperforation

Epidemiologie

Kinder: meist stumpfe Gegenstände (Münzen, Spielzeug etc.) gehen oft spontan per vias naturales ab.

Erwachsene: hastige Nahrungsaufnahme, Verschlucken von sehr großen, ungenügend gekauten Fleischstücken oder Teile des Zahnersatzes bei älteren Patienten

meist spitze Gegenstände: längere spontane Passagezeit – erhöhte Perforationsgefahr (Knochen, Glassplitter, Prothesenteile, Fischgräten, Dosen- und Flaschenverschlüsse, Batterien (zusätzliche Gefahr der Intoxikation)

Diagnose

Anamnese: Der Nahrungsstopp wird in der Regel verlässlich angegeben. HNO-Status: Die indirekte oder direkte Laryngo-Hypopharyngoskopie zeigen „Speichelseen" im Hypopharynx als Ausdruck des Passagehindernisses.

radiologisch: Thoraxröntgen, Abdomenröntgen, Schluckröntgen: Hier kommt nicht nur der Fremdkörper zur Darstellung, sondern mögliche Extravasate geben einen Hinweis auf eine Perforation der Ösophaguswand.

Endoskopie: Starre oder flexible Endoskpie ist zugleich Diagnose und Therapie.

Hauptsymptom

- Dysphagie oder Odynophagie
- Würgen

Nebensymptome

- starker Speichelfluss
- substernaler Schmerz
- retrosternaler Schmerz, ist evtl. ein Hinweis auf eine Mediastinitis
- Regurgitation
- blutiges Sputum

Therapie

Bereits bei starkem V. a. einen Ösophagusfremdkörper wird vor der radiologischen Abklärung dem Patient ein Spamolytikum verabreicht.
Das weitere Vorgehen hängt von der Lage des Fremdkörpers ab:
Bei distalen Fremdkörpern erfolgt die Extraktion des Fremdkörpers mittels flexibler Gastroskopie in Sedoanalgesie, bei Kindern in Allgemeinnarkose.
Bei proximalen Fremdkörpern ist die Einstellung des Ösophagusareals mit den starren Ösophagoskopen leichter. Hier wird der Fremdkörper mit dem Zängelchen auch in Allgemeinnarkose entfernt.
Bei Verdacht auf eine Ösophagusperforation wird eine Magensonde bis zum Ausschluss von Extravasaten im Schluckröntgen gesetzt.

Prognose

Ohne Perforation ist die Prognose gut, bei Komplikationen (Mediastinitis) ist die Mortalität hoch.

Ösophagus-Verätzung oder -Verbrennung

Definition

Schleimhautschädigung des oberen Digestivtraktes durch Einnahme von ätzenden oder heißen Substanzen

Ursache

Laugen: gefürchtete Kolliquationsnekrosen (dringt tiefer in die Schleimhaut ein als die Koagulationsnekrose) besonders im Ösophagus (im Magen wird die Lauge durch die Magensäure teilweise neutralisiert)
Säuren: Koagulationsnekrose: besonders im Magen, der Ösophagus ist weniger betroffen
Medikamente: Tetrazykline, Carbachol, Chinidin, Eisensulfat, Phenylbutazon und Zytostatika können zu Ulzerationen des Ösophagus führen.

Hauptsymptome

- Schmerzen in der Mundhöhle
- retrosternaler Schmerz
- epigastrischer Schmerz
- Schock

Nebensymptome

- Sialorrhoe
- Würgereiz
- Erbrechen
- Stridor (Glottisödem)

Diagnose

radiologisch: Schluckröntgen
Ösophagusendoskopie: zeigt den Schweregrad der Verätzung oder Verbrennung
I: Schwellung, Rötung, Ödem
Ia: örtlich begrenzt
Ib: zirkulär
II: Erosionen und flache Ulzera mit Fibrinbelägen
III: tiefe Ulzera, hämorrhagische Wandnekrose und Gangrän der Ösophaguswand

Therapie

Vorgehen nach Rücksprache mit der Vergiftungszentrale
große Mengen von Flüssigkeit innerhalb der ersten zwei Stunden
nasogastrale Sonde
Schockbekämpfung bei schweren Fällen
Glukokortikoide: Absteigendes Kortikoidschema kann evtl. die Narbenstenosebildung hintan halten.
Abschirmung mit einem Breitspektrum-Antibiotikum
Säureblocker
Früh-/Spätbougierung (auch durch den Patienten selbst)
Ösophagusresektion und Ersatz durch Magenhochzug oder Colon- bzw. Jejunuminterponat

Komplikationen

frühe Komplikationen: Ösophagusperforation, Schock, Multiorganversagen
späte Komplikationen: narbige Stenosen, meist im mittleren Drittel des Ösophagus, chronisch stenosierende Ösophagitis, Korrisionskarzinome

Diffuser Ösophagospasmus

Definition	Kräftige, simultane Kontraktionen des gesamten Ösophagus bei gut erhaltenem unterem Sphinkter
Ursache	Degeneration afferenter Vagusfasern, großer Einfluss der Psyche
Diagnose	Schluckröntgen: Fehlen der propulsiven Peristaltik und kräftige Kontraktionen der Speiseröhre, Erscheinungsbild des „Korkenzieherösophagus". Das Kontrastmittel tritt ungehindert in den Magen über. Ösophagusmanometrie: Hier zeigt die Manometrie den unteren Sphinkter mit intakt kräftigen Kontraktionen.
Hauptsymptom	■ Dysphagie auch ohne Nahrungsaufnahme
Nebensymptome	■ Sodbrennen ■ starker retrosternaler Schmerz mit Ausstrahlung in den Oberbauch, Rücken und sogar Hals
Differentialdiagnose	kardialer Thoraxschmerz
Therapie	Vermeidung auslösender Faktoren (heiße und kalte Speisen, hastiges Essen) Calciumantagonisten Ösophagomyotomie psychische Betreuung

Achalasie

Definition	Neuromuskuläre Erkrankung des Ösophagus mit fehlender propulsiver Peristaltik und verminderter schluckreflektorischer Erschlaffung des unteren Sphinkters.
Epidemiologie	Eine Neuerkrankung pro Jahr und 100 000 Einwohner. Der Häufigkeitsgipfel liegt zwischen dem 35. und 45 Lebensjahr.
Ursache	Verminderung der Ganglienzellen des Plaexus myentericus der Speiseröhre (Trypanosoma cruzi – Chagas-Krankheit) Infektionen lokale Entzündungen Vitaminmangel

Diagnose

Röntgen: dilatierter Ösophagus im unteren Abschnitt, kein Übertritt des Kontrastmittels in den Magen
Endoskopie: schwache, nicht-propulsive Kontraktionen, es kann aufgrund des Sekretstaus zur Retentionsösophagitis kommen.
Der untere Sphinkter kann mit Druck überwunden werden, DD zu organischen Stenosen.
Ösophagusmanometrie: fehlende Erschlaffung des unteren Sphinkters, im tubulären Abschnitt niedrige Kontraktionswellen (hypo- bzw. amotile Form).

Hauptsymptom

- Dysphagie (flüssige und feste Speisen gleich betroffen)

Nebensymptome

- retrosternaler Schmerz
- Odonophagie

Therapie

Pneumatische Ballon-Dilatation unter Röntgen oder Endoskopie-Kontrolle
Operation (bei häufigen Rezidiven – öfter als 2- bis 3-mal pro Jahr)

Dysphagia lusoria

Definition

Anomalie eines Gefäßes, meist aus der rechten A. subclavia oder einem gedoppelten Aortenbogen, das zwischen Wirbelsäule und Ösophagus verläuft. Die Dysphagie wird in der Regel erst im höheren Lebensalter auffällig.

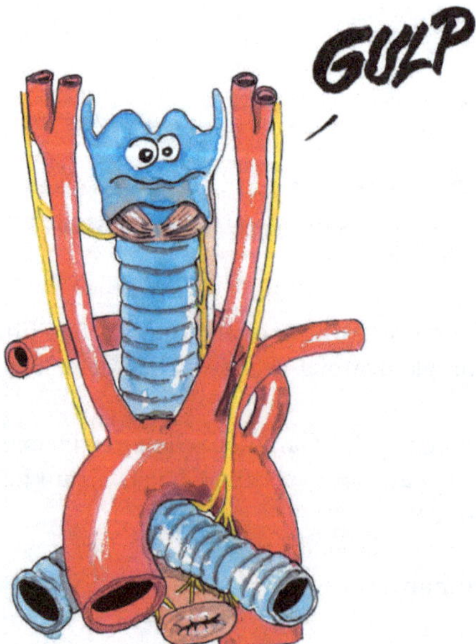

Abb. 2: Dysphagia lusoria

Diagnose	Anamnese Zufallsbefund auf einer Schnittbildgebung
Hauptsymptom	■ Dysphagie
Nebensymptome	■ Husten
Therapie	In der Regel nicht notwendig. Die Arteria lusoria sollte allerdings bei einem zufällig zeitgleichen Zenker'schen Divertikel, das für eine Schwellendurchtrennung vorgesehen ist und das gleiche Hauptsymptom -Dysphagie - zeigt, keinesfalls übersehen werden.

Fallbeispiel

Der 78-jährige B. G. lebt in einem Pensionistenheim und war bisher im Wesentlichen gesund. Ein bestehender Bluthochdruck und Diabetes mellitus Typ II wurde vom Hausarzt medikamentös gut eingestellt. Seit drei Monaten verliert der Patient langsam an Körpergewicht und berichtet auch über „Wiederkäuen" übelriechender und unverdauter Speisen, besonders im Liegen und morgens. Bei der Kontrastmitteluntersuchung des Ösophagus zeigt sich ein Hypopharynxdivertikel im Ausmaß von ca. 3 × 1 cm. Die Therapie der Wahl ist die Operation, die endoskopisch als Muskelschwellendurchtrennung mit dem Laser durchgeführt wird.

Foetor ex ore

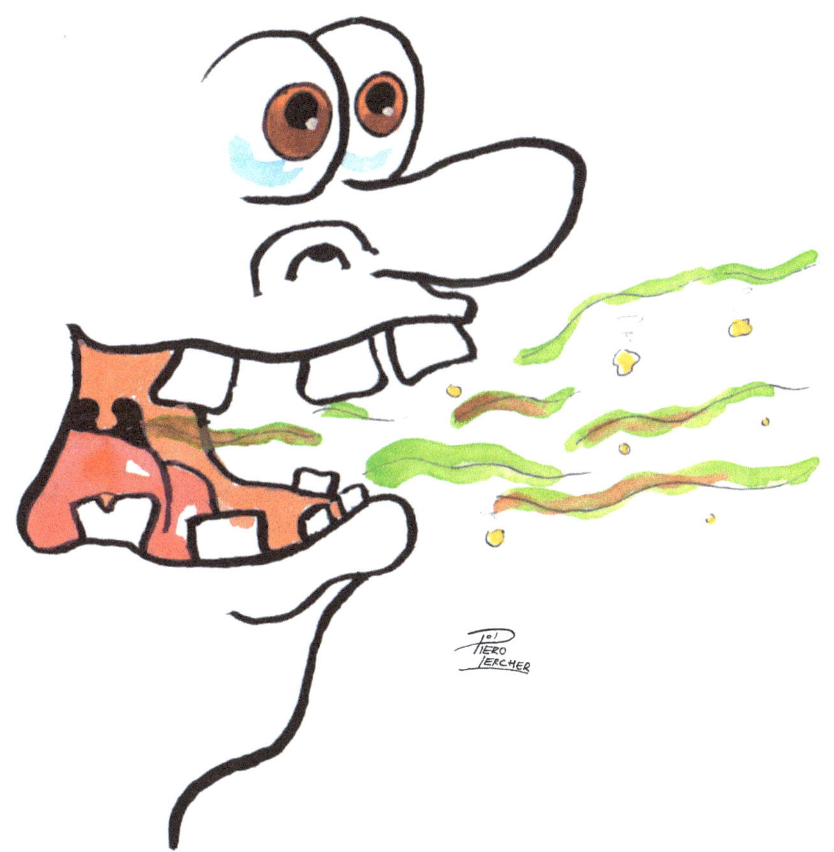

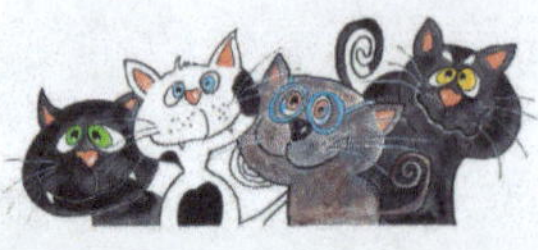

Differentialdiagnose Foetor ex ore = Halitosis

Kongenital/ iatrogen	Infektiös/ idiopathisch	Trauma toxisch	Tumor (Neoplasie)	Endokrin/ metabolisch	neurologisch	systemisch
Thornwaldt-Zyste schwefelhältige Medikamente, z. B. Disulfiram, Dimethylsulfoxid	Stomatitis Gingivitis Parodontitis Karies Zahnwurzelreste Soor Tonsillitis, Mandelsteine Pharyngitis Mononukleose → *Halschmerzen* Sinusitis → *orofazialer Schmerz* Hypopharynxdivertikel → *Dysphagie* Bronchiektasie	Alkohol Rauchen intensive Nahrungsmittel: Knoblauch, Zwiebel, Meerrettich	Tumoren des HNO-Bereiches → *Onkologie*	Reflux → *Dysphagie* Xerostomie Diabetes mellitus Coma diabeticum Leberzirrhose Nierenversagen		

Foetor ex ore

Definition

unangenehmer Mundgeruch

Ursache

Anteile von flüchtigen Schwefelverbindungen (z. B. Schwefelwasserstoff (H2S), 1,5-Diaminopentan und Methanthiol) in der ausgeatmeten Luft. Diese Stoffe entstehen vor allem durch Zersetzung von Nahrungsmittelresten oder nekrotischem Gewebe durch gramnegative oder anaerobe Bakterien.
In den meisten Fällen liegen lokale Ursachen der Mundhöhle oder des Nasen-Rachen-Raumes vor.
Auch alle Medikamente, die die Speichelproduktion hemmen, können zu Mundgeruch führen.
(*Siehe* Mindmap „Medikamentöse Nebenwirkungen“)

Hauptsymptom

- übler Mundgeruch der Ausatmemluft

Nebensymptome

- in Abhängigkeit von der Grundkrankheit

Diagnose

HNO-Status
zahnärztliche und internistische Durchuntersuchung
Prüfung der Ausatemluft durch ein Gegenüber (die Selbstwahrnehmung ist stark eingeschränkt, da unser Geruchsinn nur auf Veränderungen der Konzentration eines Duftstoffes anspricht)
Gaschromatographie
Schweregrade:
Feststellung des üblen Geruches feststellbar im Abstand von:
Grad 1: erst bei 10 cm
Grad 2: 30 cm
Grad 3: 1 m

Therapie

Grundkrankheit ergründen
Mundhygiene (Zähne und Zungenrücken bürsten, Zahnseide, Mundspülungen/duschen)
häufig trinken: Schwarztee (die Polyphenole im Tee behindern das Wachstum von Plaquebakterien)
antibakterielle Mundspüllösungen, z. B. Chlorhexidin (nicht für die Langzeitanwendung geeignet, es kommt zur Zerstörung der physiologischen Mundflora)
Süßigkeiten meiden (Karies als eine der Hauptursachen von Mundgeruch)

Thornwaldt-Zyste (= Bursa pharyngea)

Definition

gutartige, abgekapselte Zyste am Dach des Epipharynx

Ursache

unbekannt – besonders bei Patienten nach Adenoidektomie

Hauptsymptom

- Foetor ex ore

Nebensymptome

- „postnasal drip“, Belüftungsstörung des Mittelohres

Diagnose

meist Zufallsbefund in der Endoskopie, bei CT- oder MR-Untersuchungen

Therapie

Nur bei persistierendem Foetor notwendig;
in Allgemeinnarkose Ausschälung der Zyste oder endoskopische Eröffnung und Abtragung mittels FESS.

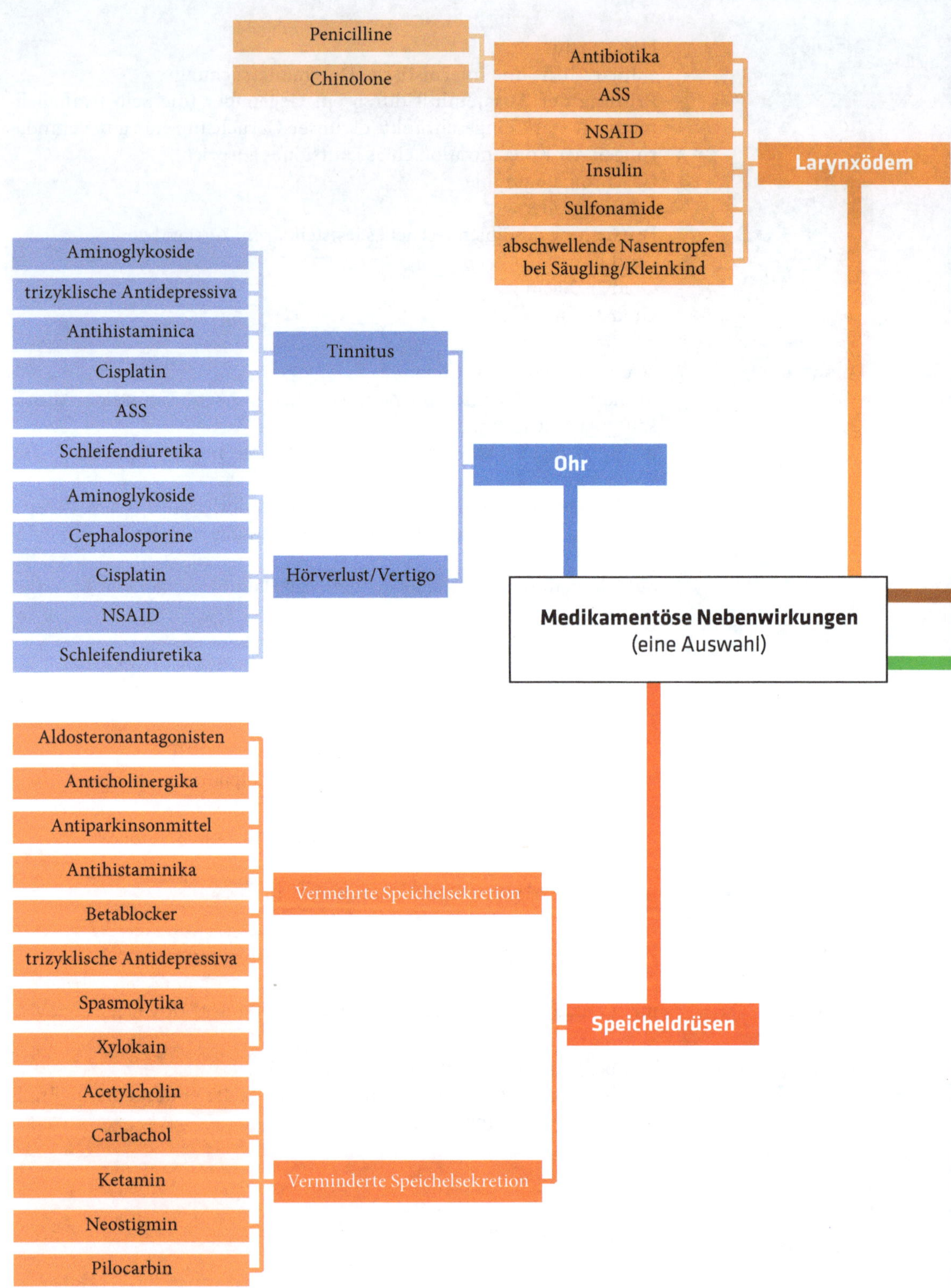
Penicilline
Chinolone
Antibiotika
ASS
NSAID
Insulin
Sulfonamide
abschwellende Nasentropfen bei Säugling/Kleinkind
Larynxödem
Aminoglykoside
trizyklische Antidepressiva
Antihistaminica
Cisplatin
ASS
Schleifendiuretika
Tinnitus
Ohr
Aminoglykoside
Cephalosporine
Cisplatin
NSAID
Schleifendiuretika
Hörverlust/Vertigo
Medikamentöse Nebenwirkungen
(eine Auswahl)
Aldosteronantagonisten
Anticholinergika
Antiparkinsonmittel
Antihistaminika
Betablocker
trizyklische Antidepressiva
Spasmolytika
Xylokain
Vermehrte Speichelsekretion
Speicheldrüsen
Acetylcholin
Carbachol
Ketamin
Neostigmin
Pilocarbin
Verminderte Speichelsekretion

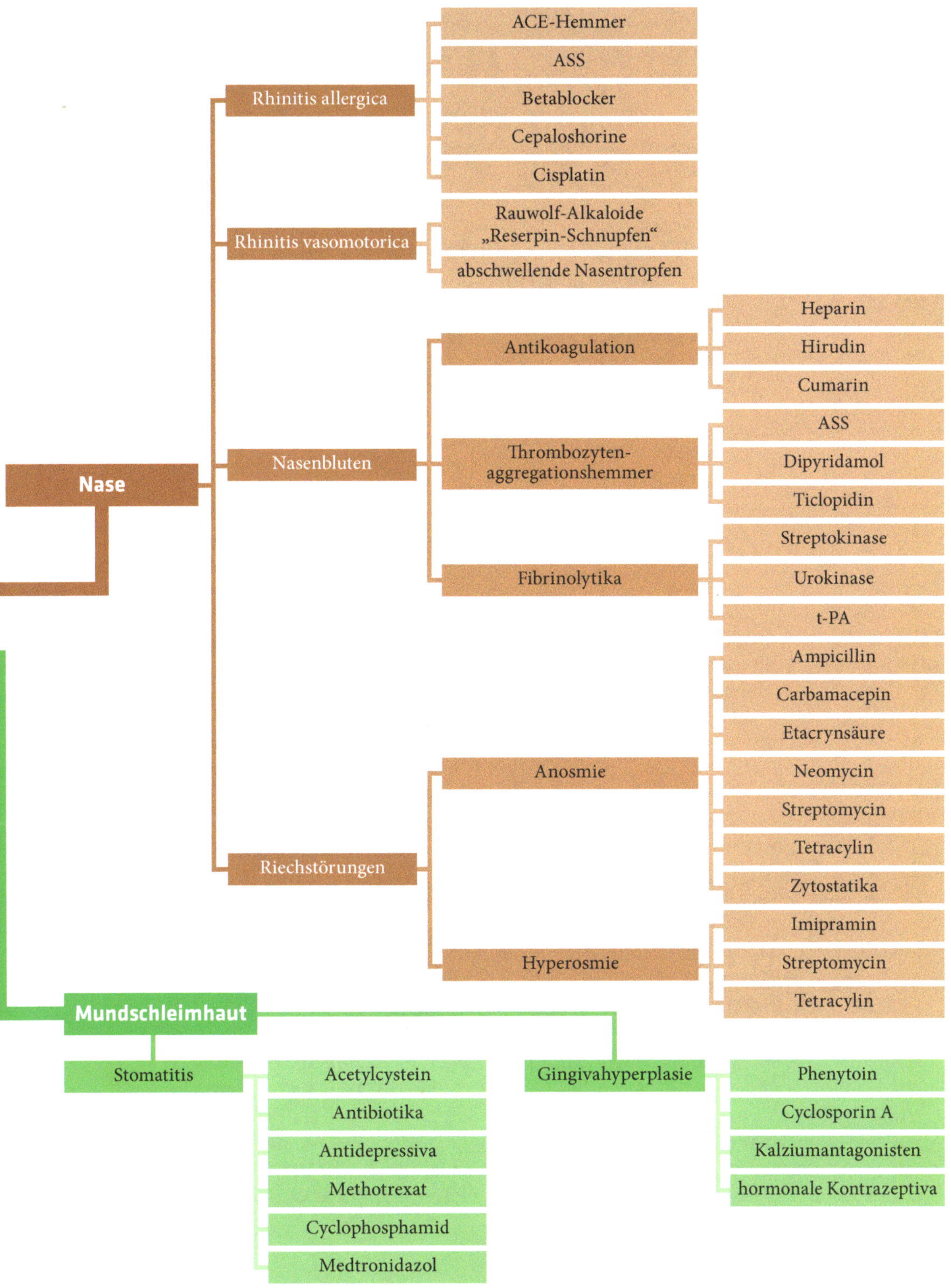

ACE-Hemmer
ASS
Rhinitis allergica
Betablocker
Cepaloshorine
Cisplatin
Rauwolf-Alkaloide „Reserpin-Schnupfen“
Rhinitis vasomotorica
abschwellende Nasentropfen
Heparin
Antikoagulation
Hirudin
Cumarin
ASS
Nasenbluten
Thrombozyten-aggregationshemmer
Dipyridamol
Nase
Ticlopidin
Streptokinase
Fibrinolytika
Urokinase
t-PA
Ampicillin
Carbamacepin
Etacrynsäure
Anosmie
Neomycin
Streptomycin
Tetracylin
Riechstörungen
Zytostatika
Imipramin
Hyperosmie
Streptomycin
Tetracylin
Mundschleimhaut
Stomatitis
Acetylcystein
Gingivahyperplasie
Phenytoin
Antibiotika
Cyclosporin A
Antidepressiva
Kalziumantagonisten
Methotrexat
hormonale Kontrazeptiva
Cyclophosphamid
Medtronidazol

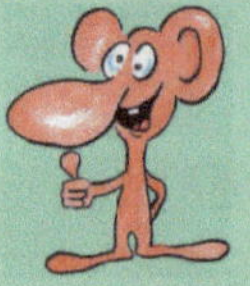

Tipps & Tricks

Foetor ex ore oder Mundgeruch ist für viele Betroffene ein unangenehmes und tabuisiertes Thema, das selbst nicht als Krankheitsbild einzustufen ist. Es ist oft ein wichtiges erstes Zeichen für eine Reihe möglicher Erkrankungen, die abzuklären sind.

Fallbeispiel

Eine junge Frau kommt zum HNO-Arzt und erzählt, dass ihr Freund über ihren schlechten Mundgeruch klagt. Sie selber bemerke diesen aber nicht. Sie betont, regelmäßig nach jeder Mahlzeit die Zähne zu putzen. Der aufgesuchte Zahnarzt hatte auch keine Ursachen für den Foetor gefunden. In der Anamnese gibt die Patientin häufige Mandelentzündungen in der Kindheit an, die aber seit vielen Jahren nicht mehr aufgetreten sind.
Der HNO-Arzt findet als einzigen auffälligen Befund im HNO-Bereich mittelgroße, gerötete Tonsillen, die aufgrund der Vernarbung nur schwer aus den Gaumenbögen zu luxieren sind. Nahezu alle Krypten sind mit gelblichem Detritus gefüllt, der sich auf Druck mit dem Zungenspatel entleeren lässt. Durch Kalzifizierung des Detritus finden sich so genannte „Tonsillensteine“. Zwei Monate nach der Tonsillektomie ist in diesem Fall der Foetor ex ore nicht mehr vorhanden.

Formveränderung und Trauma von Nase und Ohr

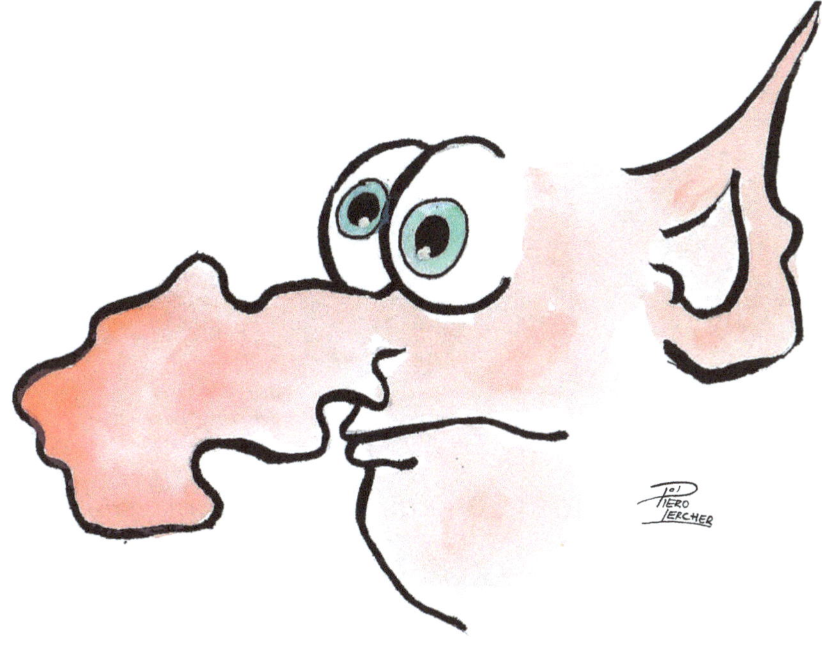

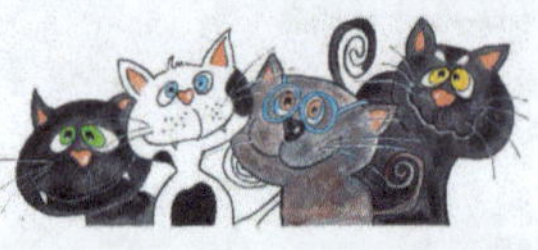

Differentialdiagnose Formveränderung und Trauma von Nase und Ohr

Kongenital/ iatrogen	Infektiös/ idiopathisch	Trauma toxisch	Tumor (Neoplasie)	Endokrin/ metabolisch	neurologisch	systemisch
Wachstums-anomalie: Höcker-schiefnase, Ohrmuschel-dysplasie postop.: Nase, Ohr	Rhinophym Nasenfurunkel Erysipel → *Ohren-schmerzen* → *Gesichts-schwellung* Perichondritis → *Ohren-schmerzen*	Nasen-pyramiden-fraktur Mittelgesichts-frakturen Felsenbein-fraktur Othämatom → *Ohren-schmerzen* Geburtstrauma Verbrennung Erfrierung Tierbiss	Nase Ohrmuschel → *Onkologie*			

Nasenpyramidenfraktur

Definition

geschlossene oder offene Fraktur der Nasenbeine unter eventueller Mitbeteiligung des Nasenseptums
isoliertes Vorkommen (häufig) oder in Kombination mit einer Mittelgesichtsfraktur

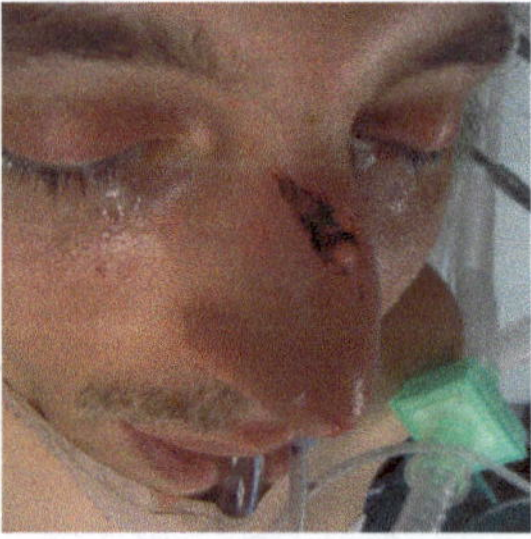

Abb. 1: Offene Nasenbeinfraktur

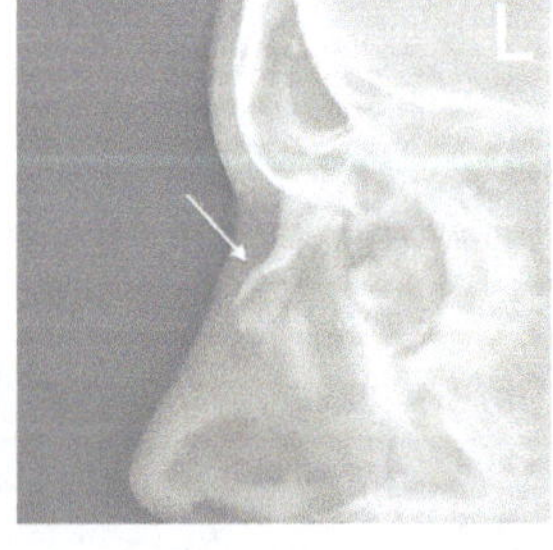

Abb. 2: Seitliches Nasenröntgen (Pfeil: Frakturlinie)

Ursache

direkte Gewalteinwirkung: Sportverletzung, Raufhandel etc.

Hauptsymptom

- Nasendeformität

Nebensymptome

- Schmerzen
- teilweise massive Weichteilschwellung und Verletzung
- Epistaxis
- Nasenatmungsbehinderung

Diagnostik

Anamnese: insbesondere Details für die Verletzungsanzeige erfragen und subjektive Einschätzung des Hörvermögens dokumentieren
HNO-Status: Bruchspalt tasten, Vorliegen eines Hautemphysems, Orbitaunterrand intakt?
Anteriore Rhinoskopie: Ausschluss eines behandlungsbedürftigen Septumhämatoms, Vorliegen einer Septumknorpelfraktur beachten
Mundhöhle: Blutabrinnen aus dem Epipharynx ausschließen, Schäden an Zähnen und Lippen erfassen
Ohren: Ausschluss eines Hämatotympanons: Hinweis auf eine Felsenbeinfraktur
Bildgebung: Nasenpyramidenröntgen

Therapie

Allgemeinmaßnahmen: abschwellende Nasentropfen, Analgetika, kalte Umschläge, Schnäuzverbot: Gefahr des Hautemphysems
Reposition der Nasenbeine mit einem Elevatorium innerhalb einer Woche und entsprechende Schienung. Um das Ausmaß der Deformität abschätzen zu können, sollte damit allerdings bis zum Rückgang der Weichteilschwellung gewartet werden.

Mittelgesichtsfrakturen

Definition

Durch frontale Gewalteinwirkung kommt es zu Frakturen der Maxilla, der Nasenbeinpyramide (s. oben) oder der frontalen Schädelbasis; oft im Rahmen eines Polytraumas.

Ursache

Verkehrsunfall, Raufhandel, Sportunfall

Einteilung

Zentrale Mittelgesichtsfrakuren: Klassifikation nach Le Fort

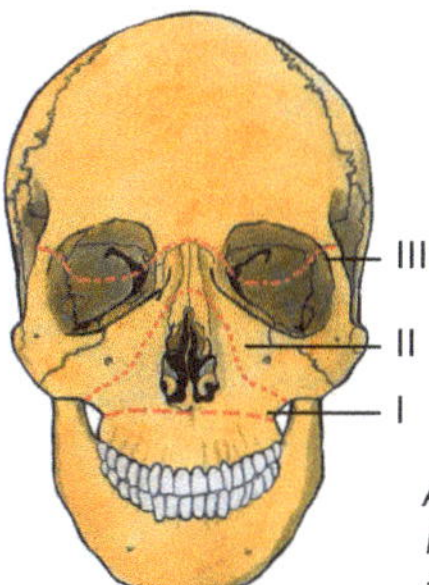

Abb. 3:
Klassifikation der zentralen Mittelgesichtsfrakturen nach Le Fort I–III.

LeFort I: Absprengung des harten Gaumens und der unteren Maxilla vom Mittelgesicht

Le Fort II: Die Frakturlinie geht durch die Nasenpyramide, durch die Lamina papyracea und entlang des Orbitabodens. Absprengung der mittleren Maxilla vom Mittelgesicht

Le Fort III: Abriss des Gesichtsschädels von der Schädelbasis

Frontobasale Frakturen:

Frakturlinien durch die Rhinobasis, wobei es zur Kommunikation zwischen Schädelinnerem und den keimbesiedelten Nebenhöhlen kommt (Klassifikation nach Escher).

Daneben gibt es noch andere Klassifikationen. In der Realität sind es meist Mischformen.

Hauptsymptom

- Formveränderung des Mittelgesichts, bei zentralen Mittelgesichtsfrakturen kommt es zu Okklusionsproblemen.

Nebensymptome

- Blutungen aus Nase, Mund und Gehörgängen
- Rhinoliquorrhoe
- Otoliquorrhoe
- Hörminderung
- Geruchsverminderung bis Anosmie
- Doppelbilder und Sehverlust

Diagnose

Eine Anamnese ist in der Erstversorgung meist nicht möglich.

HNO-Status: insbesondere Blutungsquellen in der Nase lokalisieren, Ohrinspektion und Ausschluss eines Hämatotympanons, einer Rhino- oder Otoliquorrhoe

Therapie

multidisziplinär

Der HNO-Arzt wird in der Regel wegen Epistaxis, Blutungen aus Mund und Ohren, Nasenpyramidenfraktur, Abklärung einer Rhinoliquorrhoe oder Otoliquorrhoe und Weichteilverletzungen im Kopf- und Halsbereich zugezogen.

Formfehler der äußeren Nase

Definition

kosmetisch störende äußere Nasenform, meistens mit einer Septumpathologie und damit mit einer Nasenatmungsbehinderung einhergehend.

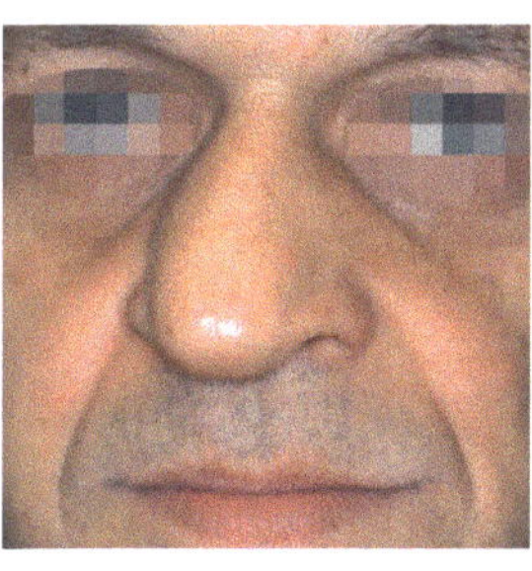

Abb. 4: Posttraumatische Schiefnase

Ursachen

angeboren
posttraumatisch
Voroperationen
Kokainmissbrauch

Hauptsymptom

- Nasendeformität

Nebensymptome

- Nasenatmungshinderung

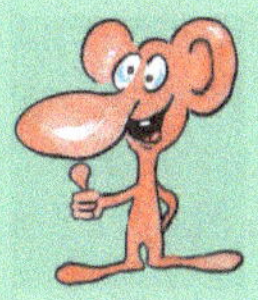

Tipps & Tricks

Nahezu alle Formveränderungen der äußeren Nase sind mit Veränderungen des Nasenseptums kombiniert. Dies muss bei der chirurgischen Behebung unbedingt bedacht werden.
Je mehr die Ästhetik als Indikation zur Operation im Vordergrund steht, desto intensiver hat die präoperative Aufklärung zu erfolgen.

Formen

Höckernase
Schiefnase
Sattelnase
Breitnase
Langnase

Cave

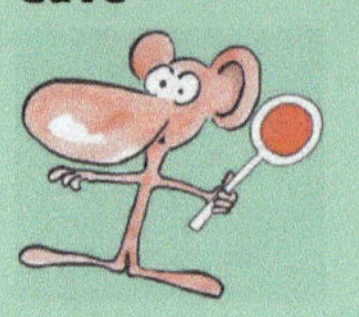

Die Form der Nasenspitze ist wesentlich für das harmonische Erscheinungsbild.

Diagnose

Anamese: insbesondere Motive für die gewünschte kosmetische Operation erfragen
HNO-Status: anteriore Rhinoskopie: auf Septumdeviationen und Zustand der Nasenmuscheln achten
Äußere Nase: Abweichungen von den Idealproportionen werden als unharmonisch oder „kosmetisch störend" empfunden.
Standardisierte Photodokumentation prä- und postoperativ aus forensischen Gründen unbedingt durchführen.

Therapie

Durchführung einer kosmetischen Nasenoperation oder Septorhinoplastik

Fallbeispiel

Ein 25-jähriger Mann erleidet beim Klettern durch einen herabfallenden Felsbrocken eine ausgedehnte Gesichtsverletzung mit offener Nasenbeinfraktur und Schiefstand der Nase. Außerdem hat er eine Commotio cerebri. Er wird in die nächstgelegene Unfallambulanz gebracht, wo die Wunde der Nase versorgt wird. Der Nasenschiefstand wird dabei nicht beachtet. Wegen der Commotio bleibt er 48 Stunden in stationärer Beobachtung und wird dann mit dem Hinweis entlassen, er solle in den nächsten Tagen eine HNO-Ambulanz aufsuchen.
Dies versäumt der Patient, er lässt sich nach sieben Tagen lediglich beim Hausarzt die Fäden an der Nase entfernen. Erst als er die erhebliche Behinderung der Nasenatmung und die deutliche Verminderung der Riechfähigkeit nach drei Wochen richtig bemerkt, sucht er eine HNO-Ambulanz auf. Dort wird ihm erklärt, dass eine sofortige Korrektur des äußeren Nasengerüstes und der Nasenscheidewand nicht mehr möglich sei, da erst die Abheilung abgewartet werden müsse. Er soll doch in ca. einem ¾ Jahr nochmals vorstellig werden.

Rhinophym

Definition

entzündliche Hypertrophie der Talgdrüsen und Hyperplasie des Bindegewebes im Bereich der Nasenspitze und Naseneingänge

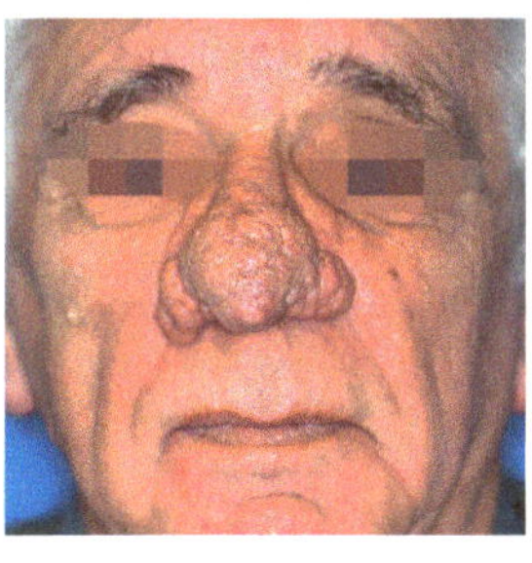

Abb. 5: Rhinophym

Epidemiologie

betrifft fast ausschließlich Männer in der 5. bis 7. Lebensdekade

Ursachen

unbekannt, aber fragliche Koinzidenz mit chronischem Alkoholkonsum, Stoffwechselstörungen und einer Akne rosazea

Hauptsymptom

- Störung der Ästhetik

Nebensymptome

- Rötung
- verdickte Haut
- behinderte Nasenatmung

Diagnose

Anamnese
HNO-Status: Inspektion von außen, direkte/indirekte Rhinoskopie
livide, knollenartige Auftreibung der Nasenspitzenhaut

Therapie

chirurgische Entfernung durch Abrasion der Kutis mit dem CO_2-Laser oder dem Skalpell.
Die Reepithelialisierung der Nase erfolgt vom Epithel der abgeschnittenen Talgdrüsengänge her.

Formveränderung der Ohrmuschel

Definition

Formveränderung der Ohrmuschel, selten unter Mitbeteiligung des Mittel- und Innenohres

Ursachen

angeboren: embryologische Fehlbildungen des 1. und 2. Kiemenbogens
posttraumatisch und nach Infektionen

Formen

Aurikularanhängsel: branchiogene, ektodermale Überschussbildungen, eine Normvariante sind Darwin-Höcker am Ohrmuschelrand bei ca. 10 % aller Menschen.

Ohrfisteln, präaurikuläre Fisteln und Zysten: Es handelt sich embryologisch um Hemmungsfehlbildungen des 1. Kiemenbogens. Die Variationsbreite der Lokalisation der Fistelausgänge um die Ohrmuschel ist in Abb. 6 dargestellt.

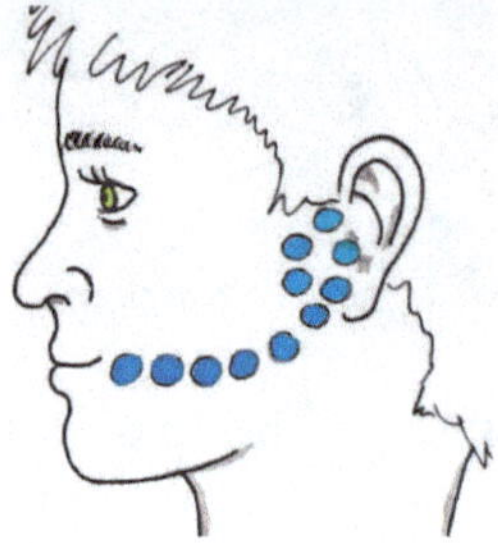

Abb. 6: Mögliche Lokalisationen von präaurikulären Fistel und Zysten

Bei der Exzision ist die mögliche Nahebeziehung zum N. fazialis zu beachten.

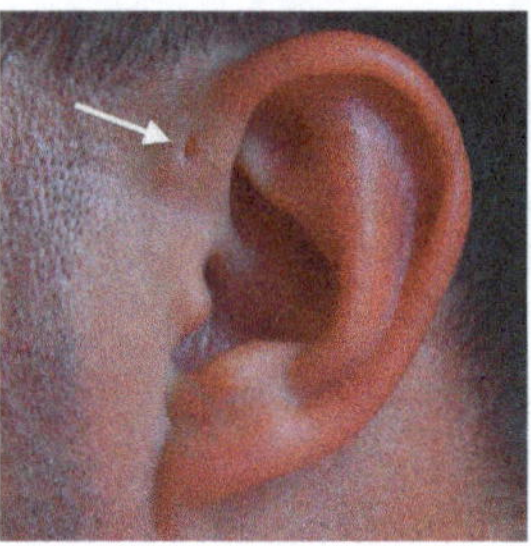

Abb. 7: Pfeil: Öffnung der präaurikulären Fistel

Ohrmuscheldysplasien:

Grad I: Die meisten Ohrmuschelstrukturen sind erhalten.

Abstehende Ohrmuscheln: Normvariante, mit einem Winkel zwischen Mastoid und Ohrmuschel von mehr als 30°.

Tassenohr: Überhängen des oberen Ohrmuschelanteiles über die Anthelix

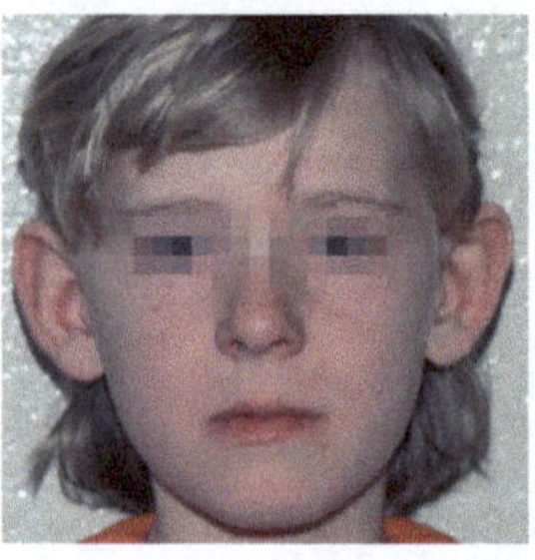

Abb. 8: Ohrmuscheldysplasie Grad I: Abstehohren

Grad II: Einige Ohrstrukturen fehlen.
Mikrotie, kann mit Gehörgangsstenose kombiniert sein
Schwere Tassenohrdeformität: Mikrotie mit extremem Überhängen des oberen Ohrmuschelanteiles

Grad III: Keine Ohrstrukturen einer normalen Ohrmuschel sind schwerste Mikrotie oder Anotie in Kombination mit Gehörgangsstenosen, Mittelohrfehlbildungen und Anomalien des N. fazialis.

Hauptsymptom

- Formveränderung des äußeren Ohres

Nebensymptome

- Hörminderung
- craniofaziale Anomalien

Diagnose

Anamnese: insbesondere auf die subjektive Einschätzung der Eltern bezüglich des kindlichen Hörvermögens achten.
HNO-Status: äußere Inspektion der Ohrmuscheldeformität, Gehörgangsstenose beachten. Sofern möglich, Ohrmikroskopie durchführen.
Audiologische Abklärung des Kindes: *siehe* Grundlagenkapitel „HNO-Untersuchungen“ (Seite 270).
Bildgebung: Schläfenbein-CT: Gehörgangsstenose knöchern oder häutig, Anomalien der Gehörknöchelchenkette, N. fazialis im Verlauf durch das Mittelohr knöchern gedeckt?

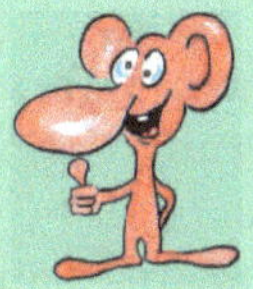

Tipps & Tricks

Bei einseitiger angeborener Ohrmuscheldysplasie und Gehörgangsatresie und sonst normaler Anatomie ist eine probatorische Hörgeräteversorgung sinnvoll, um eine adäquate Hörbahnreifung, ein verbessertes Sprachverständnis im Störschall und ein Richtungshören zu ermöglichen, wenn eine operative Korrektur nicht in Erwägung gezogen wird.

Therapie

je nach Ausprägungsgrad der Deformität:
Darwinhöcker oder präaurikuläre Fisteln: Exzision
Dysplasie Grad I: Ohranlegeplastik „Otopexie“
Dysplasie Grad II: Ohrmuschelrekonstruktion in mehreren Sitzungen, es sind Knorpel- und Hauttransplantate erforderlich.
Dysplasie Grad III: Ungefähr ab dem 3. Lebensjahr Eröffnen (häutig) oder Bildung (knöchern) eines Gehörganges und Mittelohrchirurgie. Ab Schulalter kann mit der Ohrmuschelrekonstruktion begonnen werden: *siehe* Grad II.
Bei bilateraler Gehörgangsstenose mit entsprechender Schallleitungsschwerhörigkeit wird das Kind früh mit einem bilateralen Knochenleitungshörgerät versorgt. Abhängig von der Mittel- und Innenohrdeformität ist eventuell auch ein Cochlear Implant möglich.

Frakturen der Otobasis = Felsenbeinfrakturen

Definition

Frakturen des Schläfenbeins im Rahmen eines Schädelhirntraumas oder Polytraumas mit zumindest einer Commotio cerebri

Ursache

Gewalteinwirkung von der Seite: Pyramidenlängsfraktur: Frakturlinie parallel zur Felsenbeinlängsachse
Gewalteinwirkung von vorne oder hinten: Pyramidenquerfraktur: Frakturlinie quer zur Felsenbeinlängsachse
in vielen Fällen gemischte (komplexe) Frakturen

Hauptsymptome

- **Fazialisparese:**
30–50 % bei Pyramidenquerfrakturen oder gemischten Frakturen. Eine traumatische Frühparese des Nerven hat eine wesentlich schlechtere Prognose als die sekundär durch ein Nervenödem im Knochenkanal auftretende Spätparese.

- **Hörminderung:**
Schallempfindungsschwerhörigkeit wahrscheinlicher bei Pyramidenquerfrakturen durch Frakturierung der otischen Kapsel oder Durchtrennung des N. vestibulocochlearis.
Schallleitungsschwerhörigkeit wahrscheinlicher bei Pyramidenquerfrakturen durch Zerstörung der Gehörknöchelchenkette, Trommelfellperforationen oder Einblutung ins Mittelohr (Hämatotympanon).

- **Otoliquorrhoe:**
bei Verletzung der Dura. Bei intaktem Trommelfell kann der Liquor über die Tube und via Nase als „Rhinoliquorrhoe” abfließen. Für diagnostische und therapeutische Überlegungen *siehe* auch Rhinoliquorrhoe im Kapitel „Rhinorrhoe“.

Nebensymptome

- Verletzungen des äußeren Gehörgang mit Stufenbildung im Bereich der hinteren Gehörgangswand bei Pyramidenlängsfrakturen
- Schwindel: bedingt durch die Commotio cerebri, durch Verletzung des Vestibularapparates oder eine Perilymphfistel

Diagnostik

Anamnese: Bei der Erstbegutachtung ist meist nur eine Fremdanamnese möglich, da der Patient noch nicht ansprechbar ist; insbesondere auf die Angabe einer Otoliquorrhoe achten.

HNO-Status: insbesondere Erhebung der Funktion des N. fazialis, Weber- und Rinneversuch, um zwischen einer Schallleitungs- und Schallempfindungsschwerhörigkeit zu unterscheiden, und Erfassung von Nystagmen bei Angabe von Vertigo (sofern der Patient nicht bewusstlos ist), Otoskopie zur Beurteilung des äußeren Gehörgangs (Stufenbildung!), einer Trommelfellverletzung und einer Otoliquorrhoe.

Bildgebung: Schläfenbein-CT
Tonaudiogramm, um das Ausmaß der Hörverminderung zu erfassen

Therapie

Allgemeinmaßnahmen:
Antibiotikagabe zur Meningitisprophylaxe
steriler Ohrverband
keine Ohrspülungen
Chirurgische Therapie:
Versuch der Dekompressionsoperation des N. fazialis bei Spätparesen, sofern unter konservativer Therapie keine Besserung eintritt.

Geschmacksstörung

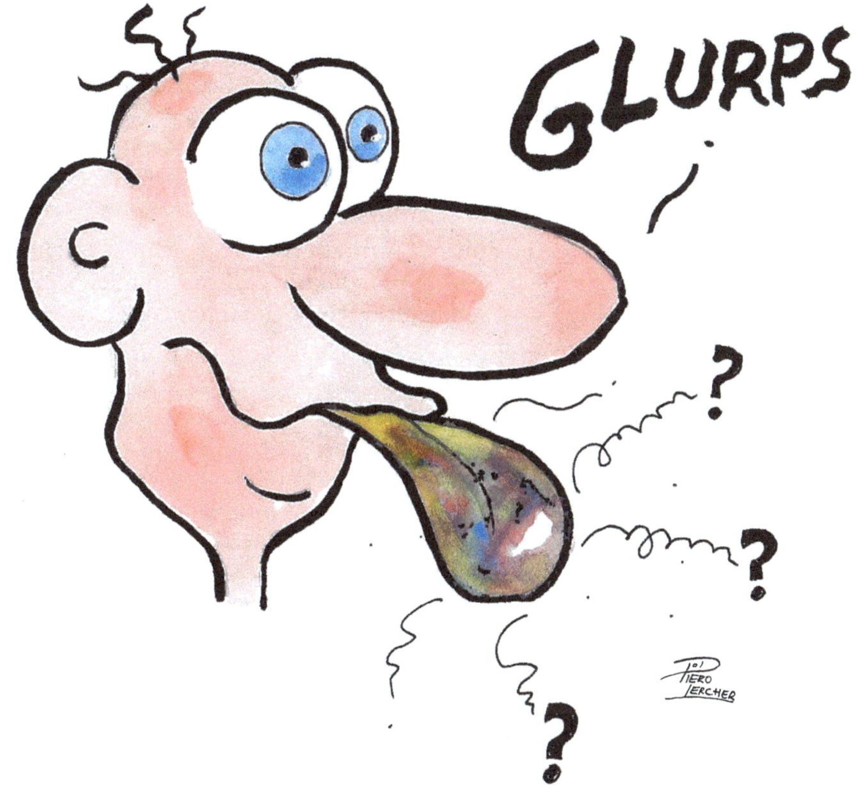

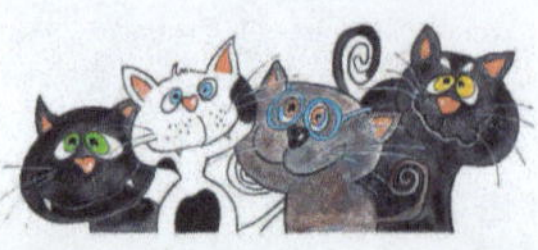

Differentialdiagnose Geschmacksstörung

Kongenital/ iatrogen	Infektiös/ idiopathisch	Trauma toxisch	Tumor (Neoplasie)	Endokrin/ metabolisch	neurologisch	systemisch
Strahlentherapie Chemotherapie Postoperativ: Tonsillektomie Tympanoplastik Halsoperation Zahnbehandlungen Medikamenten-Nebenwirkung (Chlorhexidin, Clarithromycin, Penicillamin)	Atrophe Glossitis Influenza/ Parainfluenzaviren Paramyxoviren Adenoviren Herpesviren respiratorische Synzytialviren Coxsackie Viren	Schädelbasisfrakturen, Mittelgesichtsfrakturen → *Formveränderung und Trauma* Nikotin Alkohol	Oropharynx Hypopharynx-Larynx → *Onkolgie*	Eisenmangelanämie, perniziöse Anämie Hunter Hypothyreose Gravidität chronische Niereninsuffizienz Leberzirrhose Diabetes mellitus	Läsion d. Chorda tympani und der HN IX, X → *Hirnnervenlähmung* Hirnstammläsionen Epilepsie Multiple Sklerose Depression	M. Sjögren → *Mundtrockenheit*

Geschmacksstörungen

Definition

Störungen des Geschmackssinns

Einteilung

Hypogeusie:	verminderte Geschmacksempfindlichkeit
Ageusie:	Ausfall des Geschmackssinns
Hypergeusie:	vermehrte Geschmacksempfindlichkeit
Dysgeusie oder Parageusie:	Fehlschmecken

Cave

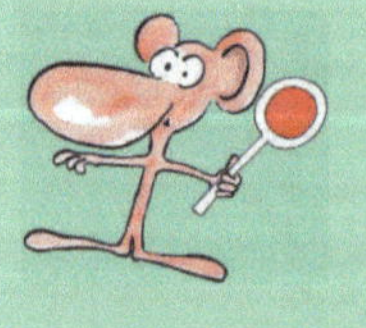

Um „Geschmack" wahrzunehmen, braucht es neben dem Geschmackssinn den Geruchssinn, taktile Wahrnehmung über die Textur der Nahrung und Temperatur. Hierbei hat der Geruchssinn den weitaus größten Einfluss.

Ursachen

siehe Kittens-Tabelle „Geschmacksstörungen"

Die wichtigsten Ursachen

Die überwiegende Mehrheit der „Geschmacksstörungen" sind eigentlich Störungen des Geruchssinns.
Hauptursache ist ein gerade abgelaufener Infekt des oberen Respirationstraktes.
Mundtrockenheit, z. B. im Rahmen eines M. Sjögren oder nach Strahlentherapie
schlechte Zahnhygiene

Läsion der Chorda tympanie: im Rahmen einer Fazialisparese oder iatrogene Durchtrennung während einer Tympanoplastik
Läsion des N. glossopharyngeus: Tumoren der Schädelbasis, nach Tonsillektomie durch Druck des Zungenspatels
Medikamente: u.a. Acetylsalicylsäure, Carbamazepin, Griseofulvin, Lithium

Hauptsymptom

- Geschmacksstörung

Nebensymptome

- Mundtrockenheit
- Zungenbrennen
- Foetor ex ore

Diagnose

Anamnese: insbesondere auf Medikamenteneinnahme und vorangegange Ohroperationen achten. Liegt ein gerade abgelaufener Respirationstraktinfekt vor oder hatte der Patient eine Radiochemotherapie?
HNO-Status: insbesondere eine otologische Abklärung durchführen und auf Hirnnervenausfälle achten
Geschmacksprüfung und Geruchsprüfung *siehe* Grundlagenkapitel „HNO-Untersuchungen" (Seite 270)

Therapie

Grundkrankheit behandeln
Zahnhygiene verbessern
Speichelersatz verwenden
Umstellung der Medikation
Ursachen für eine eventuelle Störung des Geruchssinns beheben, *siehe* dazu Kapitel „Riechstörungen"

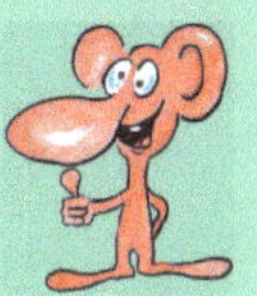

Tipps & Tricks

Ungefähr 80 % aller Patienten mit einer vermeintlichen „Geschmacksstörung" haben in Wirklichkeit eine zugrunde liegende Riechstörung.

Fallbeispiel

Eine 45-jährige Frau bekommt von ihrem HNO-Arzt wegen einer akut eitrigen Rhinosinusitis neben einem abschwellenden Nasenspray und einem NSAID das Antibiotikum Clarithromycin verschrieben. Bei der Kontrolluntersuchung nach fünf Tagen berichtet die Patientin zwar, dass die Nasennebenhöhlenbeschwerden und Nasenatmungsbehinderung sich deutlich gebessert haben, aber seit der Einnahme des Antibiotikums habe sie einen bitteren Geschmack im Mund. Der HNO-Arzt erklärt ihr, dass diese Geschmacksstörung als Nebenwirkung des Clarithromycins bekannt, harmlos und temporär sei. Tatsächlich normalisiert sich das Geschmacksempfinden der Patientin einige Tage nach Absetzen des Medikaments.

Gesichtsschwellung

- **Erysipel der Nase**
- **Nasenfurunkel**
- **Sinus cavernosus Thrombose**
- **Quincke-Ödem**
- **Herpes simplex labialis**
- **Herpes zoster nasalis**
- **Nekrotisierende Fasziitis**

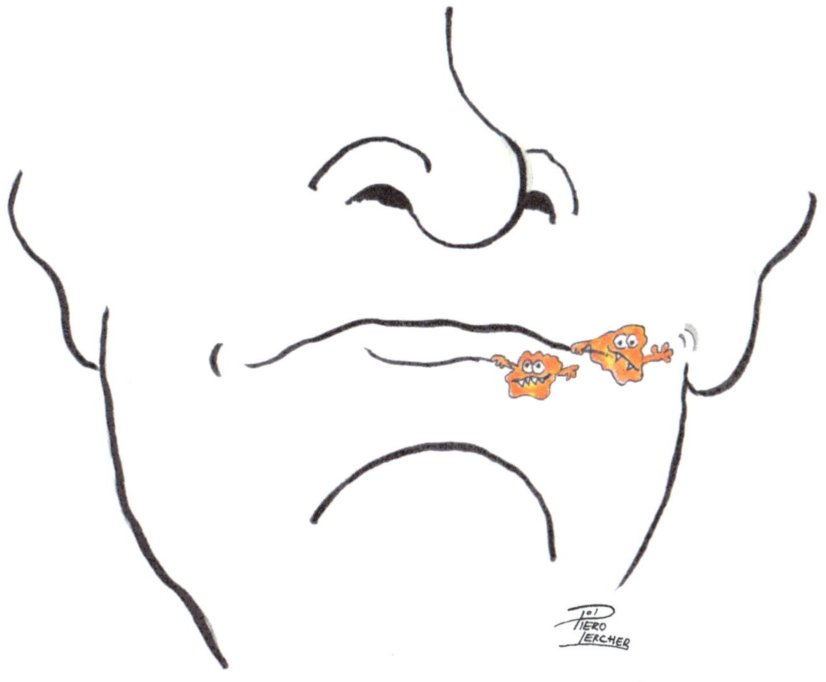

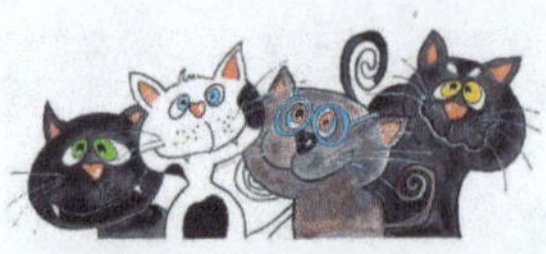

Differentialdiagnose Gesichtsschwellung

Kongenital/ iatrogen	Infektiös/ idiopathisch	Trauma toxisch	Tumor (Neoplasie)	Endokrin/ metabolisch	neurologisch	systemisch
Hämangiom Lymphangiom postop.: Einflussstauung	Erysipel Nasenfurunkel nekrotisierende Fasciitis Phlegmone Sialadenitiden orbitale Komplikation einer akuten Sinusitis → *orofazialer Schmerz* dentogene Zysten Lymphadenitiden → *Halsschwellung*	Nasenbeinfraktur Mittelgesichtsfraktur → *Formveränderung* Hautemphysem Alkoholabusus	Karzinome des gesamten HNO-Bereiches → *Onkologie*	Sialadenosen Gravidität Adipositas Akromegalie	Masseterhypertrophie	Quincke-Ödem → *Stridor* allergische Reaktionen → *Allergie* Morbus Paget (Ostitis deformans)

Erysipel der Nase

Definition

bakterielle Entzündung der Haut mit Ausbreitung über die Lymphgefäße

Ursachen

hämolysierende Streptokokken, die über Bagatellverletzungen der Haut in die Lymphspalten gelangen

Hauptsymptom

- Rötung der Nasenspitze und des Nasenstegs bis zur Oberlippe. Die sich rasch ausbreitende Rötung ist mit einer Stufe gegen die gesunde Haut abgesetzt.

Nebensymptome

- Fieber
- Schmerzen
- fühlbare Wärmeabstrahlung des betroffenen Hautgebietes

Diagnose

Anamnese, Inspektion und Rhinoskopie

Therapie

i. v. Gabe von Antibiotika (z. B. Amoxicillin + Clavulansäure), NSAIDs und Magenschutz;
lokale Applikation von Antibiotikasalben und Alkoholumschlägen

Gefahr der Thrombophlebitis der V. angularis und Weiterleitung über die V. ophtalmica zum Sinus cavernosus mit Bildung einer Sinus cavernosus-Thrombose – bei Verdacht: Antikoagulation mit niedrig-molekularem Heparin
Der Patient muss die Berührung mit den Fingern vermeiden.

Nasenfurunkel

Definition

eitrig-nekrotisierende Entzündung ausgehend von den Haarfollikeln

Ursachen

Infektion mit Staphylokokken

Hauptsymptom

- Rötung und Schwellung der Nasenspitze, des Nasenstegs oder der Oberlippe

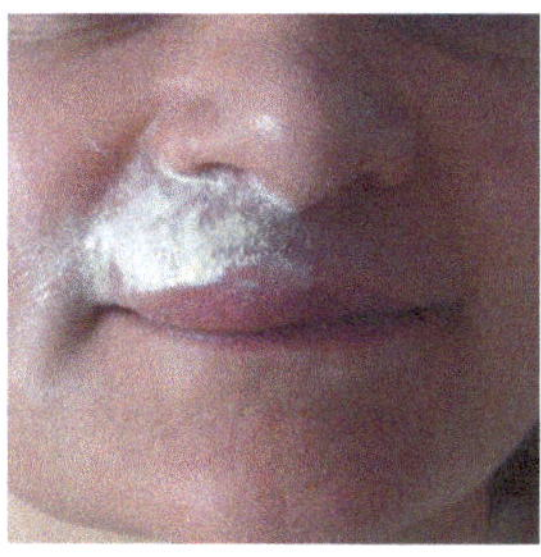

Abb. 1: Nasenfurunkel
Furunkel der Oberlippe und des Nasensteg, Therapie mit i. v. Antibiotikagabe und lokaler Antibiotikasalbe.

Nebensymptome

- Fieber
- Schmerzen
- Kopfschmerzen

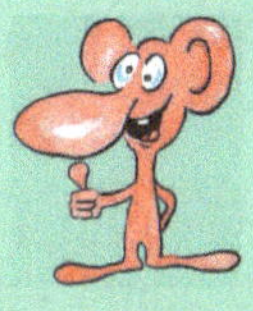

Tipps & Tricks

Bei einem Nasenfurunkel sollte möglichst jede digitale Manipulation vermieden werden, da hier die Verschleppung einer Thrombophlebitis über die V. angularis in den Sinus cavernosus droht.

Diagnose Inspektion und Rhinoskopie

Therapie i. v. Gabe von Antibiotika (z. B. Amoxicillin + Clavulansäure), NSAIDs, Magenschutz
Antibiotikasalben und Alkoholumschläge lokal auftragen

Cave Gefahr der Thrombophlebitis der V. angularis mit Fortleitung über die V. ophtalmica in den Sinus cavernosus und einer resultierenden Sinus cavernosus Thrombose und Meningitis
Daher ist eine Antikoagulation mit niedrig-molekularem Heparin anzuraten.
Keine digitale Manipulation des Furunkels, insbesondere durch den Patienten.

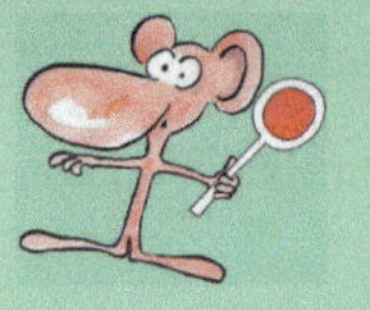

Sinus cavernosus Thrombose

Symptome

- Druckschmerz im medialen Augenwinkel (sollte immer bei der klinischen Untersuchung und Diagnose eines Nasenfurunkels ausgeschlossen werden!)
- Sehstörungen, Protrusio bulbi, Motilitätsstörungen des Auges;
- ödematöse Schwellung im Bereich des Augenwinkels, hohes Fieber, Sepsis

Therapie Ligatur der V. angularis, hochdosierte Antibiotikagabe, evtl. Entlastung der Orbita, intensivmedizinische Versorgung der Meningitis

Quincke-Ödem (= Angioödem)

Definition allergische Reaktion, die zu einem Ödem des gesamten Kopf-/Hals-Bereiches führen kann

Epidemiologie 1:10 000 – 1:50 000/Jahr

Einteilung 1) hereditäres Angioödem

Typ 1: verminderter Spiegel von C1-Inhibitor: häufigste Form
Typ 2: normaler Spiegel, aber beeinträchtigte Funktion
Typ 3: X-chromosal vererbt bei normaler Funktion: hauptsächlich Frauen. Verstärkung der Attacke bei Einnahme oraler Kontrazeptiva oder Schwangerschaft
Typ 4: Autoimmunerkrankung: Bildung von Antikörpern gegen C1-Esterase Inhibitor oder bei Lymphomen (= „acquired angioedema“)

	2) medikamentös induziertes Angioödem: ACE-Hemmer 3) physikalisch bedingtes Angioödem: Kälte, Druck, Vibrationen 4) Histamin-induzierte Urtikaria (= Nesselsucht)
Pathogenese	Bei den Formen 1) bis 3) wird der Abbau des Entzündungsmediators Bradykinin gehemmt, bei Form 4) fällt Histamin im Rahmen einer allergischen Reaktion an.
Prädisponierende Faktoren	u. a. Alkohol, Zimt, NSAIDs (Ibuprofen, ASS), Paracetamol
Hauptsymptom	▪ Schwellungen im Gesicht-Mund-Rachen und Cave: Larynx-Bereich mit möglicher Atemnot, Urtikaria
Nebensymptome	▪ kloßige Sprache ▪ Juckreiz ▪ Heiserkeit ▪ Bei hereditärem Angioödem zusätzlich Diarrhoe, Bauchschmerzen, Emesis, Schwellungen im Genitalbereich und Extremitäten
Diagnose	Klinik, Familienanamnese, Bestimmung von C1 Esterase-Inhibitor, Komplementfaktoren 2 und 4
Therapie	Hochdosierte Kortikosteriodgabe unter Magenschutz, Antihistaminikum bei inspiratorischem Stridor: Adrenalin i. v. und als Inhalation unter kardiovaskulärem Monitoring und Intubationsbereitschaft! bei hereditärem Angioödem zusätzlich: Ersatz von C1 Esterase oder Gabe von fresh frozen plasma (FFP) Blockade des Bradykinin-Rezeptors B2 mit Icatibant

Herpes simplex labialis

Definition	Entzündungen der Nase-Oberlippe (Herpes labialis) durch Viren der Herpes-Gruppe
Ursachen	Herpes simplex Virus Typ I
Prädisponierende Faktoren	fieberhafte Infekte, UV-Strahlung, Menstruation, reduzierter Immunstatus durch Stress, Infektionskrankheit

Pathogenese

im Kindesalter Erstinfektion (auch symptomlos)
Es kommt zur Persistenz mit lebenslanger Präsenz der Erreger im Organismus. Bei Senkung des Immunstatus kommt es zur Reaktivierung aus dem Ruhestadium und zu rezidivierenden Eruptionen im Nasolabial-Bereich.

Hauptsymptom

- Bläschenbildung mit Schmerzen, Rötung und Erhitzung

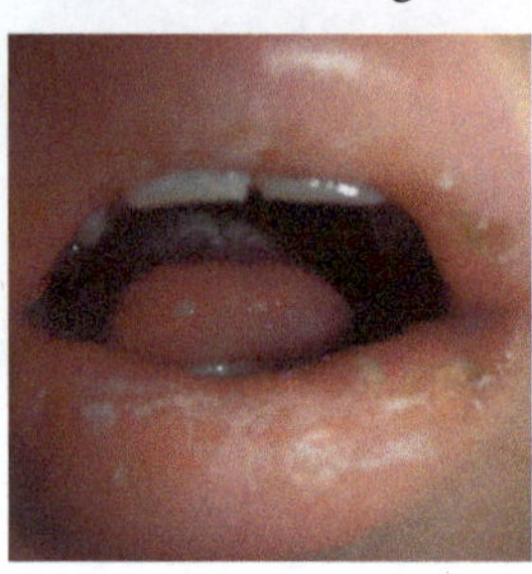

Abb. 2:
Herpes simplex mit Befall der Lippen und Zunge

Nebensymptome

- Fieber

Bei schwerem Verlauf

Herpes-Sepsis bei Immunschwäche, generalisierte Infektion des Neugeborenen (Herpes neonatorum)

Diagnose

Anamnese, Inspektion und Rhinoskopie
in Gruppen stehende Bläschen auf gerötetem Grund

Therapie

Virusatika: Zovirax® oder Famvir® Salbe, NSAIDs

Herpes zoster nasalis (Varizella Zoster Virus, VZV)

Prädisponierende Faktoren

fieberhafte Infekte, UV-Strahlung, Menstruation, reduzierter Immunstatus durch Stress, Infektionskrankheit

Pathogenese

Nach bereits erfolgter VZV-Infektion kommt es zur Reaktivierung der Viren aus den Nervenganglien mit Ausbildung einer Gürtelrose. Eine seltene Lokalisation stellt der Nervus Trigeminus mit Ausbildung einer Gürtelrose im Nasenbereich dar.

Hauptsymptom

- streng halbseitige segmentale Effloreszenzen: starke Schmerzen, Rötung und Erhitzung

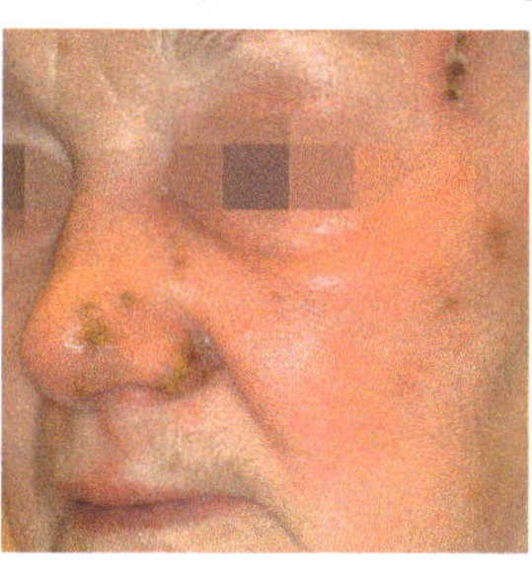

Abb. 3: Herpes zoster
Herpes zoster mit streng einseitiger segmentaler Ausbreitung der Effloreszenzen

Nebensymptome

- ev. Fieber

Diagnose

Anamnese, Inspektion und Rhinoskopie

Therapie

Aciclovir, z. B. Zovirax® Salbe, NSAIDs, Vitamin B1

Nekrotisierende Fasziitis (Fasciitis necroticans)

Definition

fulminant verlaufende nekrotisierende Entzündung der Haut und Subkutis. In der HNO nimmt diese sehr seltene Erkrankung ihren Ausgang meist im Bereich der Glandula submandibularis.

Einteilung

Typ 1 – „Polyinfektion": 55–75 % aller Fälle sind Mischinfektionen.
Typ 2 – „Monoinfektion": Streptokokken, Antibiotika-resistente Staphylokokken, Vibrio vulnificus, Clostridium perfringens, Bacteroides fragilis
Prädisponierende Faktoren: Diabetes mellitus, Durchblutungsstörungen, verminderte Körperabwehr

Epidemiologie

0,4–4/100 000/Jahr

Pathogenese

Über kleinste Hautverletzungen dringen Bakterien in die Haut ein. Durch eine überschießende Immunantwort der T-Zellen kommt es zu einer Überproduktion von Zytokinen, die über eine Gefäßnekrose ein Absterben der Haut und Subkutis hervorrufen.

Hauptsymptom

- Initial rote, heiße, blasenbildende Schwellung der Haut, später kommt es zur fulminanten Nekrose der Haut mit Ausbildung von lividen bis schwarzblauen Arealen.

Nebensymptome

- Fieber
- Diarrhoe
- Emesis

Diagnose

klinische Inspektion, Bakterienkultur

Therapie

chirurgisch: Resektion der Haut und Subkutis mit 1–2 cm Resektionsabstand, initial Offenlassen der Wunden, dann Defektdeckung mit Vollhaut oder myokutanen Lappen.

Cave

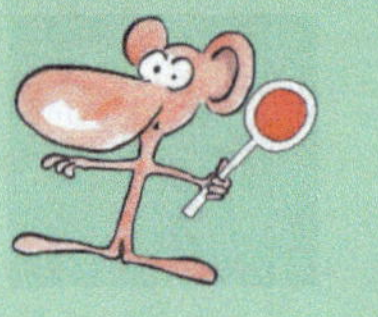

Infiziertes Gewebe muss schnellstmöglich, noch vor Erregernachweis, vollständig entfernt werden, ansonsten kommt es in kurzer Zeit zu großflächigen Hautverlusten und zum Tod.

konservativ: kombinierte Hochdosis-Therapie mit Antibiotika: Amoxicillin + Clavulansäure, Clindamycin, Vancomycin nach Antibiogramm

hyperbare Sauerstofftherapie: 100 % O_2 2- bis 3-mal täglich

Prognose

hohe Mortalität

Fallbeispiel

Ein 65-jähriger Mann sucht mit einer erythematösen Schwellung der Nase, die durch eine deutliche „Stufenbildung“ gegen die gesunde Haut abgegrenzt ist, die HNO-Notfallambulanz auf. In der Anamnese gibt er eine kleine Bagatellverletzung im Bereich des Nasenflügels an, an der er aufgrund des Juckreizes mehrmals manipuliert hat. Da sich die Rötung im Laufe der letzten Stunden deutlich ausgebreitet hat und er auch fiebrig wurde, wolle er nun ärztliche Hilfe in Anspruch nehmen.

Der HNO-Arzt diagnostiziert ein Erysipel im Bereich der Nase. Aufgrund der Ausbreitung des Erysipels in Richtung Orbita nimmt er den Patienten stationär auf und beginnt eine i. v. Antibiotikatherapie mit Penizillin G. und lokalen Antibiotikasalben.

Globus

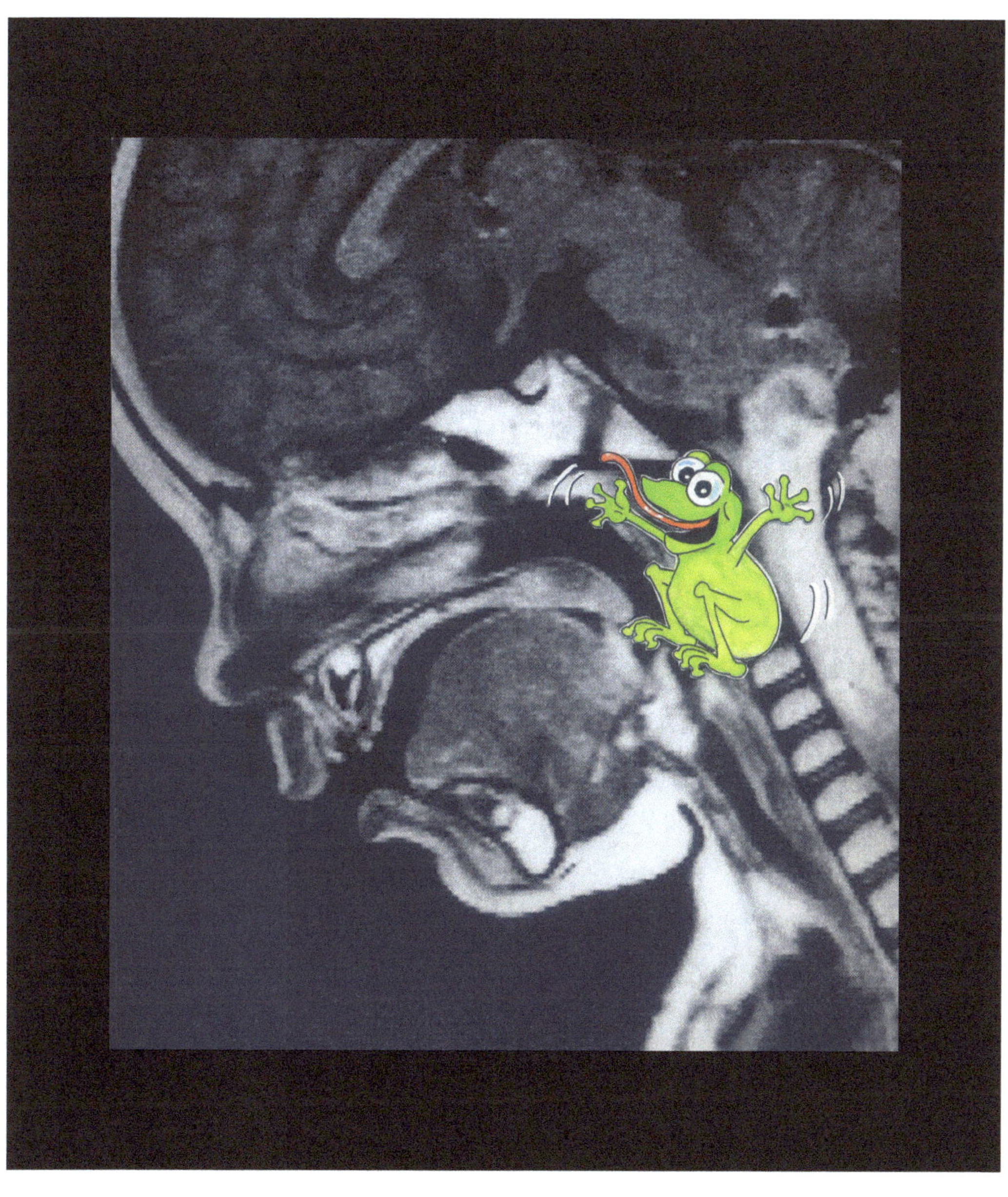

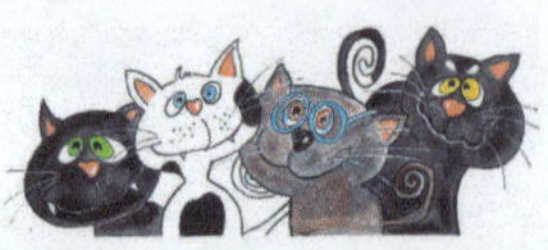

Differentialdiagnose Globus

Kongenital/ iatrogen	Infektiös/ idiopathisch	Trauma toxisch	Tumor (Neoplasie)	Endokrin/ metabolisch	neurologisch	systemisch
Ösophagotracheale Fisteln Eagle-Syndrom = Styalgie = verlängerter Processus styloideus	Tonsillitis → *Halsschmerzen* Sinusitis → *orofazialer Schmerz* Hypopharynxdivertikel → *Dysphagie* Tonsillenhypertrophie	Ösophagusfremdkörper → *Dysphagie* Larynx-Pharynx-Fremdkörper	Schilddrüse: benigne, maligne Ösophagus Halslymphknotenvergrößerung → *Onkologie* Osteophyten der Halswirbelsäule	gastroösophagolaryngealer Reflux quer → *Dysphagie* degenerative HWS-Erkrankungen	Ösophagus-Motilitätsstörung (Spasmen) Achalasie → *Dysphagie* psychosomatisch Stress	M. Sjögren → *Mundtrockenheit* Trockenheit der Schleimhäute als NW von Medikamenten Sklerodermie

Globus

Definition

Globusgefühl ist eine nahrungsunabhängige (im Gegensatz zur Dysphagie) Missempfindung im Hals, z.B. Fremdkörpergefühl, Kratzen, Trockenheit, Verschleimung, Hüsteln.
Der Patient hat bei sonst unbehindertem Schluckakt das Gefühl, einen Kloß („Frosch") im Hals zu haben.

Ursache

Siehe Kittens-Tabelle „Globus"
psychosomatisch, Stress, organisch: ein nachweisbarer Zusammenhang zu den vermuteten körperlichen Ursachen besteht nur selten.

Fallbeispiel

Eine 45-jährige Mittelschullehrerin gibt einen seit Wochen bestehenden „Frosch im Hals" an. Sie hat keine Stimmveränderung bemerkt, jedoch eine zunehmende Antriebslosigkeit und eine leichte Gewichtszunahme. Der durch den HNO-Arzt durchgeführte Status ist mit Ausnahme der Halspalpation altersentsprechend unauffällig. Aufgrund der nodulären Veränderung im Bereich der Schilddrüse wird ein Halsultraschall durchgeführt und die Patientin an einen Endokrinologen überwiesen. Nach erfolgreicher Therapie der hypothyreoten Struma leidet die Patientin auch nicht mehr an einem Globusgefühl.

Hauptsymptom

- Schlucken von Speichel bzw. das leere Schlucken ist schmerzhaft oder unangenehm.

Nebensymptome

- Enge im Hals
- Fremdkörpergefühl („Haare, Brösel“)
- Das Atmen wird als erschwert und anstrengend empfunden.
- geringe Stimmstörungen
- Räusperzwang (produktiv – nicht produktiv)

Diagnose

Anamnese:
- HNO-Status
- insbesondere Rachen- und Kehlkopfinspektion
- Schluckdiagnostik

Therapie

Ausschluss einer organischen Ursache, der „psychische Globus“ ist eine strenge Ausschlussdiagnose.
Beseitigung der organischen Ursachen (z. B. Protonenpumpenhemmer bei Reflux)
Aufklärung und gegebenenfalls psychiatrische Abklärung

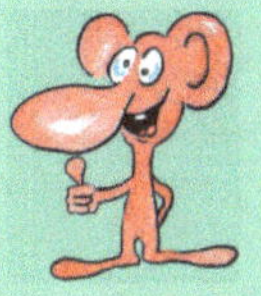

Tipps & Tricks

Aus der Anamnese folgendes „Heraushören“: Durch Ablenkung und Entspannung werden die Symptome oftmals reduziert, durch Ärger, Streit oder Belastung subjektiv verstärkt.

Halsschmerzen

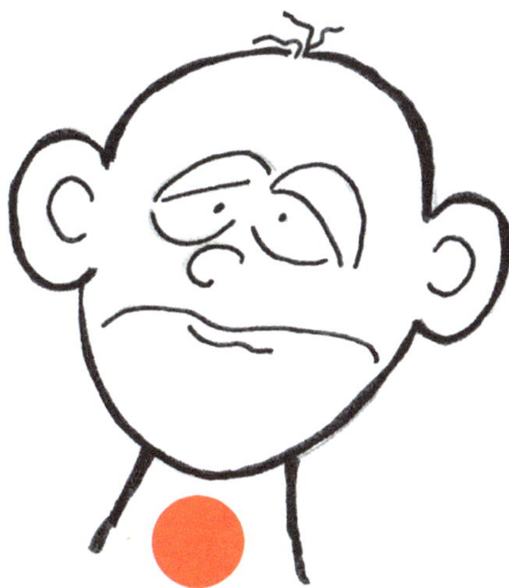

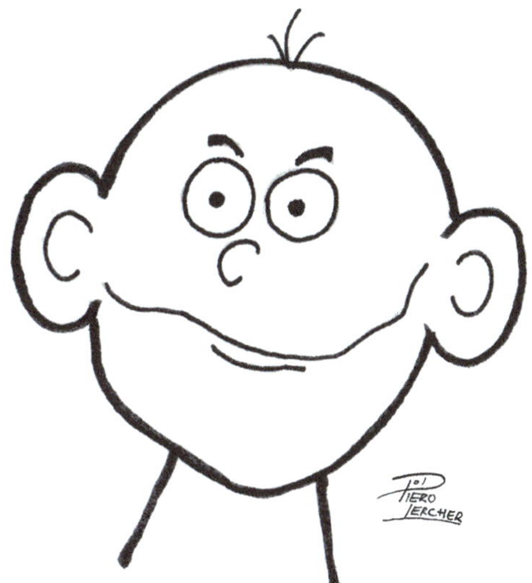

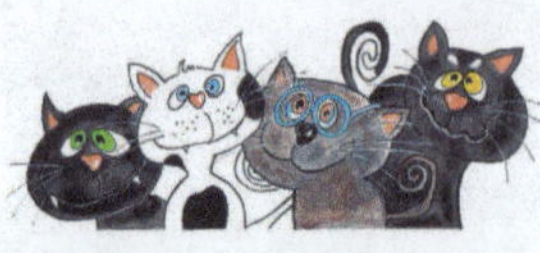

Differentialdiagnose Halsschmerzen

Kongenital/ iatrogen	Infektiös/ idiopathisch	Trauma toxisch	Tumor (Neoplasie)	Endokrin/ metabolisch	neurologisch	systemisch
postop.: Tonsillektomie Post radiatio → *Onkologie* Eagle-Syndrom = Styalgie = verlängerter Processus styloideus	Tonsillitis acuta Scharlach Pharyngitis Angina Plaut-Vincenti Epiglottitis	Pfählungsverletzungen Verbrennung Verbrühung Giftinhalation	Malignome des HNO-Bereichs → *Onkologie*	Sicca-Syndrom, Morbus Sjögren, → *Mundtrockenheit* Reflux → *Dysphagie*	Neuralgie des N. laryngeus sup. Karotidodynie	Angina agranulocytotica Schleimhautulcera bei Leukämien

Akute Tonsillitis, Angina tonsillaris (Angina = „Enge des Isthmus faucium" = Schlundenge), akute Gaumenmandelentzündung

Definition

akute bakterielle Entzündung der Gaumenmandel, obwohl der Begriff eigentlich alle „Tonsillen" des Waldeyer-Rachenringes einschließt

Ursache

β-hämolysierender Streptokokkus pyogenes der Gruppe A

Hauptsymptom

- starke Halsschmerzen, oft bis in die Ohren ausstrahlend

Nebensymptome

- Fieber
- Abgeschlagenheit
- zervikale Lymphadenopathie
- Foetor ex ore

Verlauf

Durch eine virale Infektion kommt es zu einer exsudativen Tonsillitis, auch „Angina catarrhalis" genannt.
Nach der bakteriellen Superinfektion Ausbruch einer Angina follicularis mit „Stippchen", die mit Lymphfollikeln korrespondieren. Bei der Angina lacunaris sind konfluierende Beläge zu sehen.

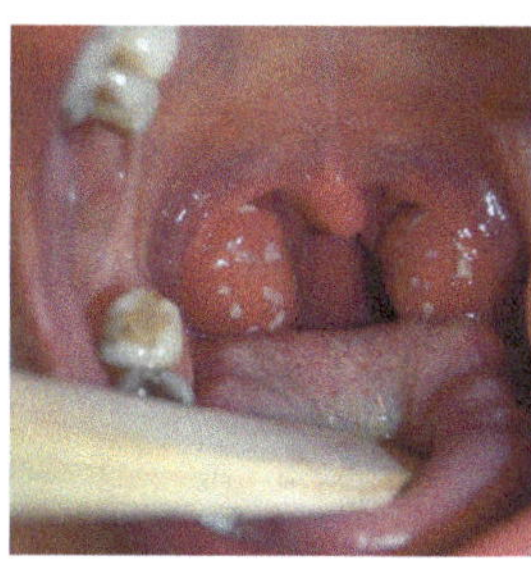

Abb. 1: Tonsillitis acuta
Die Gaumenmandeln sind hochrot, geschwollen und mit „Stippchen" übersät – Angina follicularis.

Diagnose

Anamnese und HNO-Status
Labor: Entzündungsparameter sind erhöht.
Streptokokkenschnelltest, sofern vorhanden

Therapie

p. o. Antibiotikagabe, z. B. Aminopenicillin mit Clavulansäure, Cephalosporine oder Makrolide über 10 Tage, NSAID, z. B. Mefenaminsäure (keine Thrombozytenaggregationshemmung!)
Bettruhe, entsprechende Flüssigkeitszufuhr

Komplikationen

Siehe Mindmap „Komplikationen der Tonsillitis acuta"

Scharlach = Scharlachangina

Definition

Angina tonsillaris durch β-hämolysierende Streptokokken der Gruppe A, zusätzlich typische Enantheme und Exantheme

Ursache

β-hämolysierender Streptokokkus pyogenes der Gruppe A, der selbst durch eine Bakteriophage infiziert ist und deshalb ein Scharlach-Exotoxin bildet. Da drei verschiedene Serotypen der Bakteriophage existieren, kann ein Patient mehrfach an Scharlach erkranken.

Hauptsymptom

- Himbeerzunge

Nebensymptome

- starke Halsschmerzen, durch die Tonsillitis bedingt
- Exanthem mit perioraler Aussparung
- orales Enanthen
- Fieber
- Abgeschlagenheit
- zervikale Lymphadenopathie
- Foetor ex ore

Diagnose

Anamnese und Klinik wie bei Angina tonsillaris

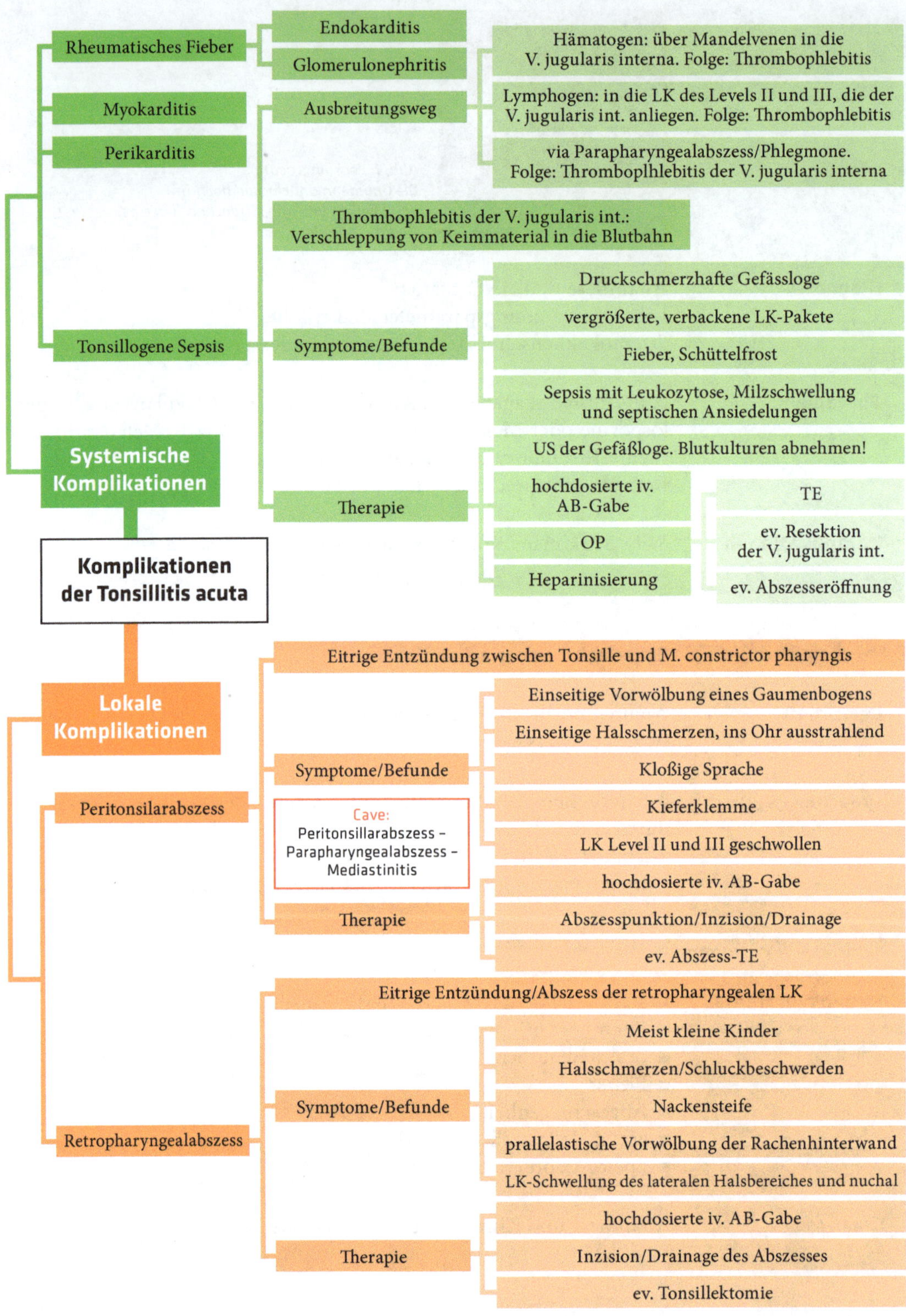

Komplikationen der Tonsillitis acuta
Systemische Komplikationen
Rheumatisches Fieber
Endokarditis
Glomerulonephritis
Myokarditis
Perikarditis
Tonsillogene Sepsis
Ausbreitungsweg
Hämatogen: über Mandelvenen in die V. jugularis interna. Folge: Thrombophlebitis
Lymphogen: in die LK des Levels II und III, die der V. jugularis int. anliegen. Folge: Thrombophlebitis
via Parapharyngealabszess/Phlegmone. Folge: Thromboplhlebitis der V. jugularis interna
Thrombophlebitis der V. jugularis int.: Verschleppung von Keimmaterial in die Blutbahn
Symptome/Befunde
Druckschmerzhafte Gefässloge
vergrößerte, verbackene LK-Pakete
Fieber, Schüttelfrost
Sepsis mit Leukozytose, Milzschwellung und septischen Ansiedelungen
Therapie
US der Gefäßloge. Blutkulturen abnehmen!
hochdosierte iv. AB-Gabe
OP
Heparinisierung
TE
ev. Resektion der V. jugularis int.
ev. Abszesseröffnung
Lokale Komplikationen
Peritonsilarabszess
Eitrige Entzündung zwischen Tonsille und M. constrictor pharyngis
Symptome/Befunde
Einseitige Vorwölbung eines Gaumenbogens
Einseitige Halsschmerzen, ins Ohr ausstrahlend
Kloßige Sprache
Kieferklemme
LK Level II und III geschwollen
Cave:
Peritonsillarabszess – Parapharyngealabszess – Mediastinitis
Therapie
hochdosierte iv. AB-Gabe
Abszesspunktion/Inzision/Drainage
ev. Abszess-TE
Retropharyngealabszess
Eitrige Entzündung/Abszess der retropharyngealen LK
Symptome/Befunde
Meist kleine Kinder
Halsschmerzen/Schluckbeschwerden
Nackensteife
prallelastische Vorwölbung der Rachenhinterwand
LK-Schwellung des lateralen Halsbereiches und nuchal
Therapie
hochdosierte iv. AB-Gabe
Inzision/Drainage des Abszesses
ev. Tonsillektomie

Therapie

p. o. Antibiotikagabe, z. B. Aminopenicillin mit Clavulansäure, Cephalosporine oder Makrolide über 10 Tage
NSAID, z. B. Mefenaminsäure (keine Thrombozytenaggregationshemmung!)
Bettruhe, entsprechende Flüssigkeitszufuhr

Chronische Tonsillitis

Definition

chronische Veränderung der Gaumenmandeln

Ursache

Rezidivierende akute Tonsillitiden führen zu Kryptenabszessen und Vernarbung mit erweiterten Krypten, die mit Detritus („Tonsillensteinen") gefüllt sein können.

Hauptsymptome

- geringe Halsschmerzen
- Dysphagie

Nebensymptome

- Foetor ex ore
- verminderte Immunabwehr mit erhöhter Infektanfälligkeit
- Gedeihstörung bei Kindern („bleibt hinter der Perzentile zurück")

Diagnose

Anamnese: insbesondere die Häufigkeit der akuten Tonsillitiden erfragen.

Therapie

Tonsillektomie in Allgemeinnarkose

HNO-Status:
Tonsillen sind zerklüftet und durch Vernarbung schlecht aus der Tonsillennische luxierbar. In den Krypten können sich Tonsillensteine befinden. Die vorderen Gaumenbögen sind livid.

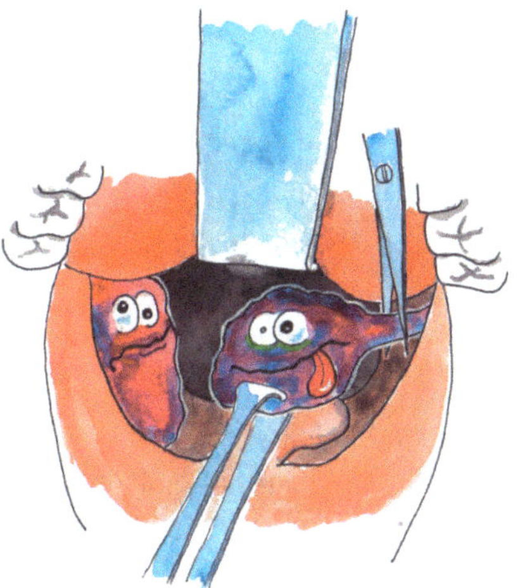

Abb. 2:
Tonsillektomie: Die Gaumenmandel wird aus der Tonsillennische herausgeschält, diese granuliert sekundär aus

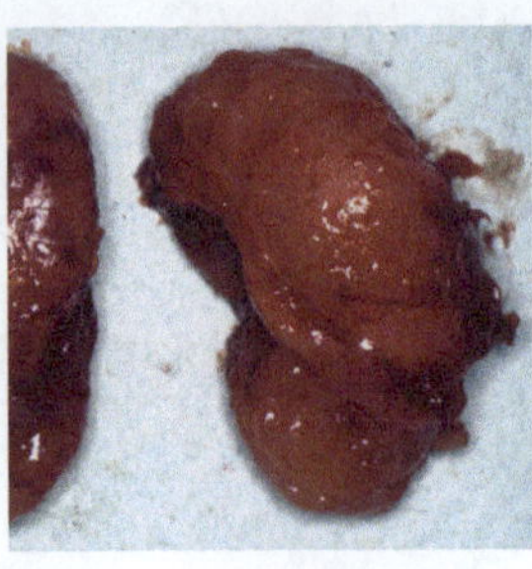

Abb. 3: Operationspräparat beider Gaumenmandeln)

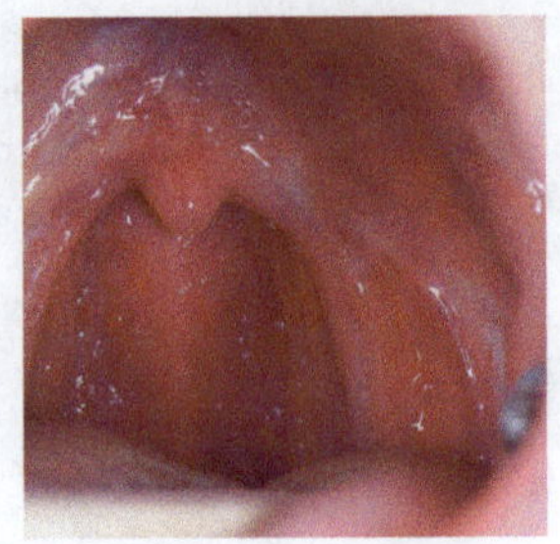

Abb. 4: Endzustand nach Tonsillektomie

Angina Plaut-Vincenti

Definition

bakterielle, einseitige Tonsillitis

Ursache

Treponema vincentii (= Spirochäten) und spindelförmige Fusobacterium nucleatum

Hauptsymptom

- einseitige Halsschmerzen

Nebensymptome

- Foetor ex ore

Diagnose

Anamnese und HNO-Status

Befund

grau-grünlicher, schmieriger Belag, Ulkus und Nekrosen auf der Tonsille, einseitige Lymphknotenschwellung

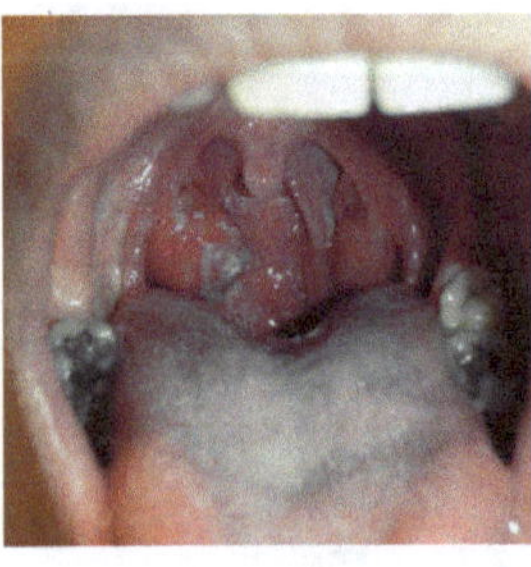

Abb. 5: Angina Plaut-Vincenti: Einseitige, grau-grünliche Beläge auf einer Tonsille bei einer Angina Plaut-Vincenti

Therapie

Lokalmaßnahmen
NSAIDS, Ätzung mit Silbernitrat
orale Antiseptika, Gurgeln mit Salbeitee, Antibiotikagabe nicht unbedingt notwendig

Pfeiffer'sches-Drüsenfieber

(Synonym: infektiöse Mononukleose, Monozytenangina, Morbus Pfeiffer, „Kissing Disease")

Definition

virale Tonsillitis mit Mitbeteiligung des Waldeyer'schen Rachenringes und Lymphadenopathie, Milz, Leber und evtl. Herz

Ursache

Epstein-Barr-Virusinfektion, durch Schmier- und Tröpfcheninfektion übertragen

Epidemiologie

vor allem Kinder und Jugendliche betroffen, bei Kindern asymptomatisch
Inkubationszeit ca. 4–7 Wochen
bei Erwachsenen ist die Durchseuchungsrate > 95 %

Hauptsymptom

- Halsschmerzen

Nebensymptome

- Fieber
- Lymphadenopathie
- Foetor ex ore
- reduzierter Allgemeinzustand
- Gliederschmerzen

Diagnose

HNO-Status:
gerötete, vergrößerte Tonsillen, mit gräulich-bräunlichen schmierigen Belägen, Uvulaödem
Labor: Leukozytose mit Nachweis von lymphomonozytären Mischzellen („Pfeiffer'sche Drüsenfieberzellen")
Anstieg der Transaminasen, Nachweis von EBV IgM-Antikörper

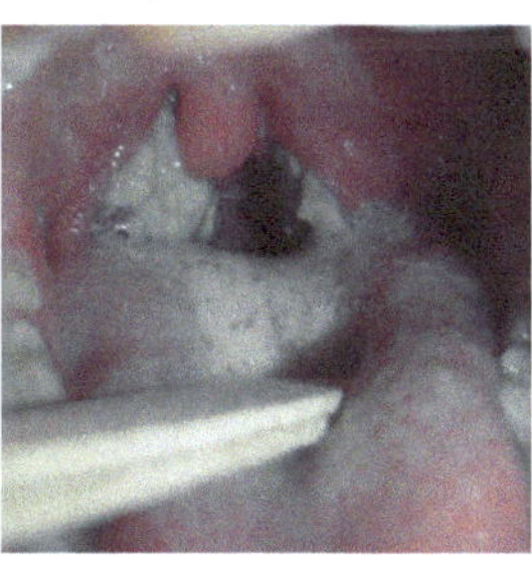

Abb. 6: Pfeiffer'sches Drüsenfieber = Mononkleose: entzündlich vergrößerte Tonsillen mit gräulich-bräunlichen schmierigen Belägen und Uvulaödem

Therapie

bei reduziertem Allgemeinzustand stationäre Aufnahme und eventuell Abschirmung, Therapie mit z. B. Clindamycin und entsprechendem Flüssigkeitsersatz
NSAIDs
Ultraschall zur Dokumentation der Milz- und Leberschwellung; körperliche Schonung, bis im Ultraschall die Milz- und Leberschwellung nicht mehr nachweisbar ist (Gefahr der Milzruptur!)

Cave Keine Aminopenicilline verabreichen, da es zu einem Arzneimittelexanthem kommen kann.

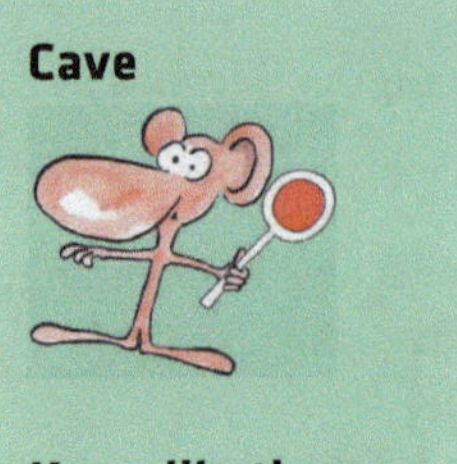

Komplikationen Milzruptur
Myokarditis
Bei Kindern mit angeborenen Immundefekten ist selten auch ein letaler Ausgang möglich.

Epiglottitis acuta

Definition bakterielle Entzündung der Epiglottis mit ödematöser Verplumpung und Abszessbildung

Ursache Hämophilus influenzae
Aufgrund der Impfung ist daher diese Erkrankung bei Kindern rückläufig.
Streptokokken
Staphylokokken

Hauptsymptom

- am Beginn massive Halsschmerzen, später auch Stridor und Atemnot

Nebensymptome

- kloßige Sprache, „heiße Kartoffel im Mund"
- Fieber
- Dysphagie und Hypersalivation

Diagnose Anamnese: insbesondere den Zeitverlauf der Erkrankung bei Kindern erfragen, da sich sehr rasch eine Epiglottitis acutissima mit lebensbedrohlicher Atemwegsbehinderung entwickeln kann.
HNO-Status: Bei Kindern steht die Epiglottis sehr hoch und ist oft bei der Mundinspektion zu sehen. Hierbei darf keinesfalls mit dem Mundspatel auf den hochstehenden Rand der Epiglottis gedrückt werden, da dies einen Laryngospasmus auslösen könnte.

Therapie stationäre Aufnahme und nötigenfalls intensivmedizinische Überwachung
hochdosierte intravenöse Antibiotikagabe
nichtsteroidale Antiphlogistika

Akute Pharyngitis

Definition

akute Entzündung der Rachenschleimhaut, meist im Rahmen einer „common cold“

Ursache

„katarrhalische“ Entzündung durch die üblichen viralen Erreger im oberen Respirationstrakt: Rhino-, Adeno-, Parainfluenza-, Influenzaviren, selten bakteriell: Hämophilus influenzae, Strepto- oder Pneumokokken

Hauptsymptome

- Halsschmerzen
- Dysphagie

Nebensymptome

- Trockenheitsgefühl im Hals
- Räusperzwang
- bei bakterieller Superinfektion zusätzlich Fieber und zervikale Lymphknotenschwellung

Diagnose

Anamnese und HNO-Status
hochrote Rachenschleimhaut, evtl. schmierige Beläge im Bereich der „Seitenstränge" bei bakterieller Superinfektion im Rahmen einer „Seitenstrangangina"

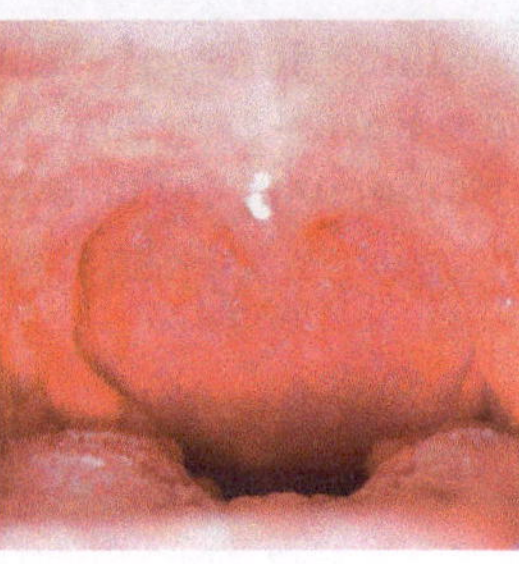

Abb. 7: Akute Pharyngitis: Hochrote, trocken wirkende, lackartige Rachenschleimhaut

Therapie

NSAIDs, orale Antiseptika
Gurgeln von Salbeitee
Rauchverbot
Antibiotikagabe nur bei bakterieller Superinfektion und Fieber (z.B. Aminopenicillin mit Clavulansäure, sofern keine Penicillinallergie vorhanden ist)

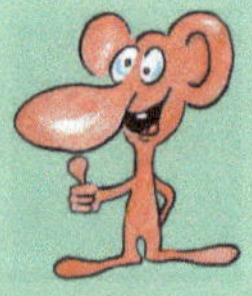

Tipps & Tricks

Bei einseitigen Halsschmerzen insbesondere an einen Peritonsillarabszess als Komplikation einer Tonsillitis acuta und an eine Angina Plaut-Vincenti denken!

Chronische Pharyngitis

Definition

chronische Entzündung der Rachenschleimhaut durch unterschiedlichste Noxen

Ursache

„postnasal drip" bei chronischer Rhinosinusitis
GERD
Mundatmung bei adenotonsillärer Hypertrophie
Reizstoffe: Staub, trockene Luft (Klimaanlage am Arbeitsplatz), Zigarettenrauch, Chemikalien
Allergie uvm.

Hauptsymptome

- Halskratzen
- Halsbrennen

Nebensymptome

- Räusperzwang
- Globusgefühl
- Trockenheitsgefühl

Diagnose

Anamnese und Klinik
Bei sichtbaren rötlichen Lymphfollikeln wird von einer „Pharyngitis granularis" gesprochen, meist finden sich borkige Beläge auf einer atrophen Rachenschleimhaut.

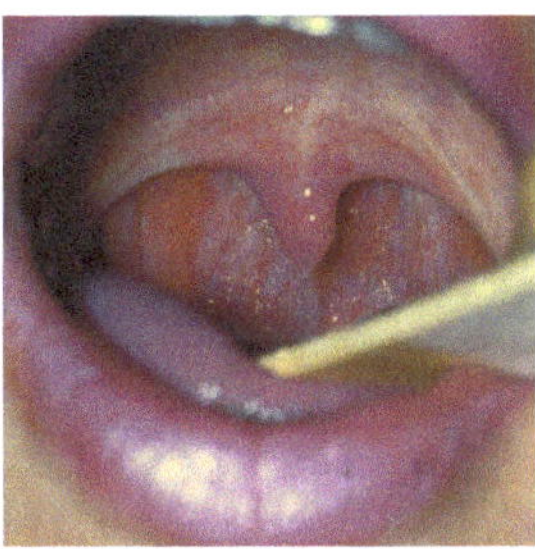

Abb. 8: Chronische Pharyngitis: Rötliche, livide atrophe Rachenschleimhaut bei chronischer Pharyngitis

Therapie

Ausschalten der Noxen
Befeuchten der Rachenschleimhaut (z. B. Emser Sole®)
Therapie der zugrunde liegenden Krankheit
Oft ist kein zufriedenstellendes Ergebnis zu erzielen.

Fallbeispiel Peritonsillarabszess

Ein 25-jähriger männlicher Patient hat seit vier Tagen zunehmende Halsschmerzen und geht nun wegen zusätzlichem Fieber von 39,2 °C zum Arzt für Allgemeinmedizin.
Dieser diagnostiziert aufgrund der deutlichen Rötung und Schwellung und wegen eitriger Beläge beider Gaumenmandeln eine akute, eitrige Tonsillitis. Er tastet auch druckdolente, bis 2,5 × 2 cm große verschiebliche, mäßig derbe Lymphknoten beidseits Hals. Als Medikation verordnet er Phenoxymethylpenicillin, Mefenaminsäure und Mundspülungen und empfiehlt dem Patienten Bettruhe, bis das Fieber auf unter 38 °C zurückgeht. Mit dieser Medikation tritt rasch eine Besserung ein. Am fünften Tag kommt es allerdings zur Verstärkung der Halsschmerzen, besonders auf der rechten Seite, dabei wird die Stimme kloßig und der Patient hat Mühe, den Mund zu öffnen.
Er begibt sich daher noch in der Nacht in die HNO-Notfallsaufnahme. Der diensthabende Arzt stellt einen Peritonsillarabszess rechts fest, nimmt den Patienten stationär auf und bereitet ihn für die Abszesstonsillektomie vor, die noch in derselben Nacht durchgeführt wird.

Halsschwellung

- Akute Lymphadenitis colli
- Halsphlegmone
- Chronische Lymphadenopathie
- Kopfspeicheldrüsentumoren
- Tumoren des Halses
- Madelung-Fetthals
- Laterale Halszysten und -fisteln
- Mediane Halszysten und -fisteln
- Akute Sialadenitis

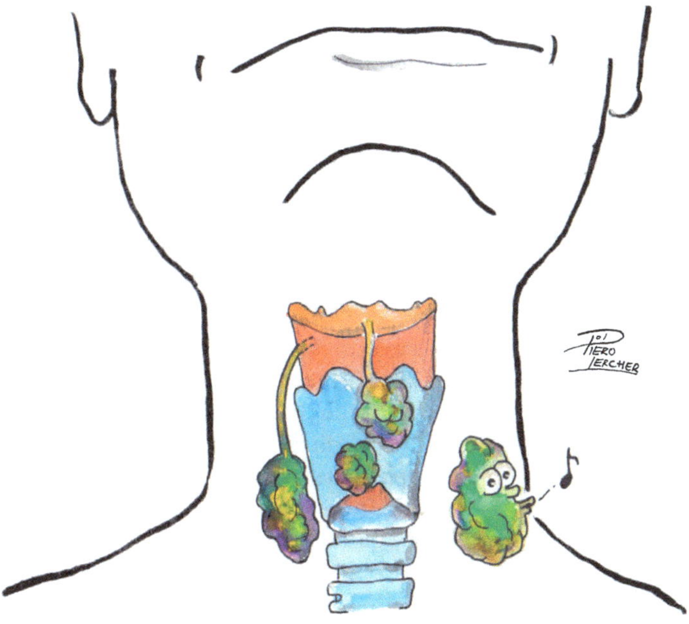

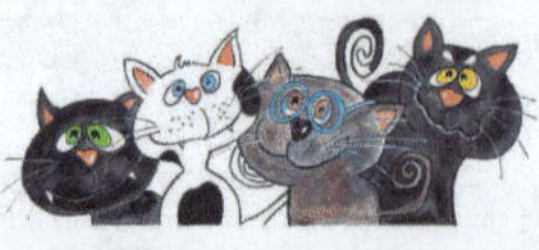

Differentialdiagnose Halsschwellung

Kongenital/ iatrogen	Infektiös/ idiopathisch	Trauma toxisch	Tumor (Neoplasie)	Endokrin/ metabolisch	neurologisch	systemisch
Halszysten Torticollis Hygroma colli Hautemphysem	Lymphadenitis Lymphadenopathie Halsphlegmone, Zysten, Fisteln, Madelung'scher Fetthals	Aneurysmen der großen Halsgefäße Pfählungsverletzung Verbrennung	durchbrechende Kopf-Hals-Tumoren und zervikale Metastasen → *Onkologie* maligne Lymphome Glomus-caroticum-Tumor Lipom Fibrom Hämangiom Lymphangiom Speicheldrüsentumoren Glomus-caroticium-Tumor	Struma	Neurofibromatose	Lymphödem Halsvenenstauung

Akute Lymphadenitis colli

Definition

akute Entzündung der regionären Lymphknoten mit einem Krankheitsverlauf von < 4 Wochen

Ursache

Siehe Mindmap „Lymphadenitis colli"
Unspezifische Lymphadenitis:"
bei Kindern im Rahmen einer viralen oder unspezifischen bakteriellen Lymphadenitis bei Infekten des oberen Respirationstraktes sehr häufig: grippale Infekte, Adenotonsillitis, Rhinosinusitis
Zahnerkrankungen
Spezifische Lymphadenitis:
Ein bestimmter charakteristischer Erreger kann nachgewiesen werden:
Mononukleose (Epstein-Barr-Virusinfektion) s. Halsschmerzen
Tuberkulose (Mykobakterium tuberculosis)
Toxoplasmose (Toxoplasma gondii)
Tularämie (Pasteurella tularensis)
Katzenkratzkrankheit (Bartonella henselae und Afipia felis)
Diphtherie
HIV-Infektion
Sarkoidose

Hauptsymptom

- druckdolente, nicht fixierte, teigig geschwollene Lymphknoten

Nebensymptom

- verminderter Allgemeinzustand
- Fieber

Diagnostik

Anamnese: insbesondere Expositionsanamnese: Tierkontakt, Orientreise etc.
HNO Status: Fokussuche!
Sonografie des Halses
Feinnadelpunktion
Labortests für spezifische Erreger durchführen

Therapie

Antibiotikagabe, weitere Therapie abhängig vom Erreger
NSAIDs

Halsphlegmone

Definition

diffuse Entzündung der Faszienlogen des Halses

Ursache

als Komplikation einer akuten Lymphadenitis colli oder einer fortgeleiteten Infektion des Kopfes

Hauptsymptom

- druckempfindliche Schwellung der Halsweichteile

Nebensymptome

- Rötung der darüber liegenden Haut
- hohes Fieber
- reduzierter Allgemeinzustand

Cave

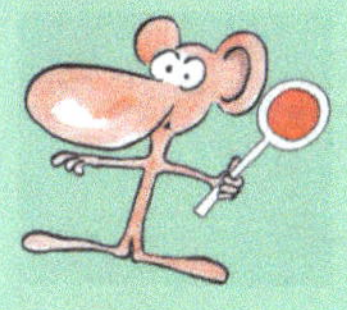

Bei Absacken der Phlegmone ist die Entstehung einer Mediastinitis möglich, hohe Mortalität!

Diagnose

Anamnese
HNO-Status: hier insbesondere auf Druckdolenz in der Halsgefäßloge achten; um eine Thrombosierung der V. jugularis interna zu verhindern, sollte der Patient niedermolekulares Heparin verabreicht bekommen.
Bildgebung: Kopf- und Hals-CT

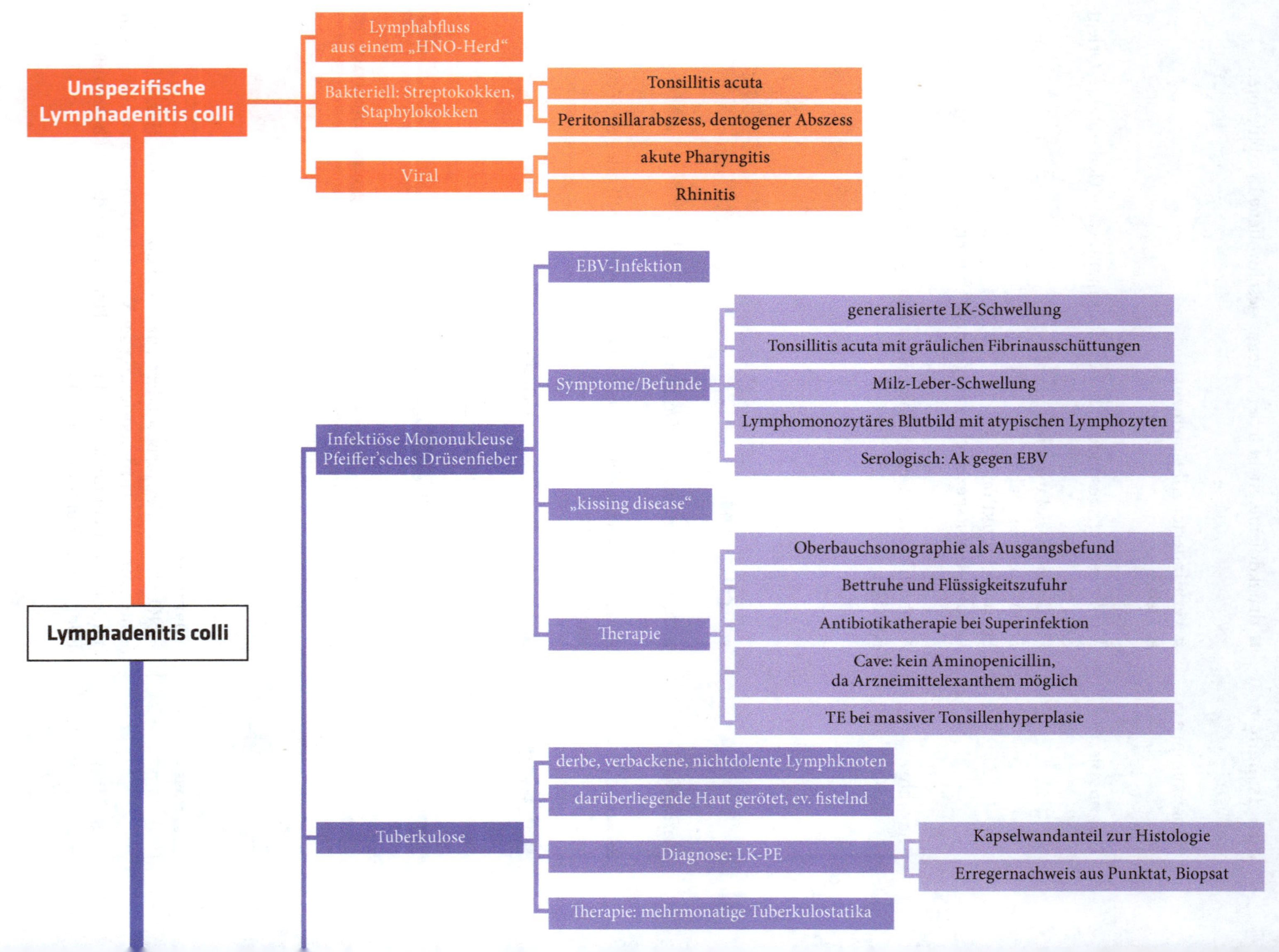
Unspezifische Lymphadenitis colli
Lymphabfluss aus einem „HNO-Herd“
Bakteriell: Streptokokken, Staphylokokken
Tonsillitis acuta
Peritonsillarabszess, dentogener Abszess
Viral
akute Pharyngitis
Rhinitis
EBV-Infektion
generalisierte LK-Schwellung
Tonsillitis acuta mit gräulichen Fibrinausschüttungen
Symptome/Befunde
Milz-Leber-Schwellung
Lymphomonozytäres Blutbild mit atypischen Lymphozyten
Infektiöse Mononukleuse Pfeiffer'sches Drüsenfieber
Serologisch: Ak gegen EBV
„kissing disease“
Oberbauchsonographie als Ausgangsbefund
Bettruhe und Flüssigkeitszufuhr
Lymphadenitis colli
Therapie
Antibiotikatherapie bei Superinfektion
Cave: kein Aminopenicillin, da Arzneimittelexanthem möglich
TE bei massiver Tonsillenhyperplasie
derbe, verbackene, nichtdolente Lymphknoten
darüberliegende Haut gerötet, ev. fistelnd
Tuberkulose
Kapselwandanteil zur Histologie
Diagnose: LK-PE
Erregernachweis aus Punktat, Biopsat
Therapie: mehrmonatige Tuberkulostatika

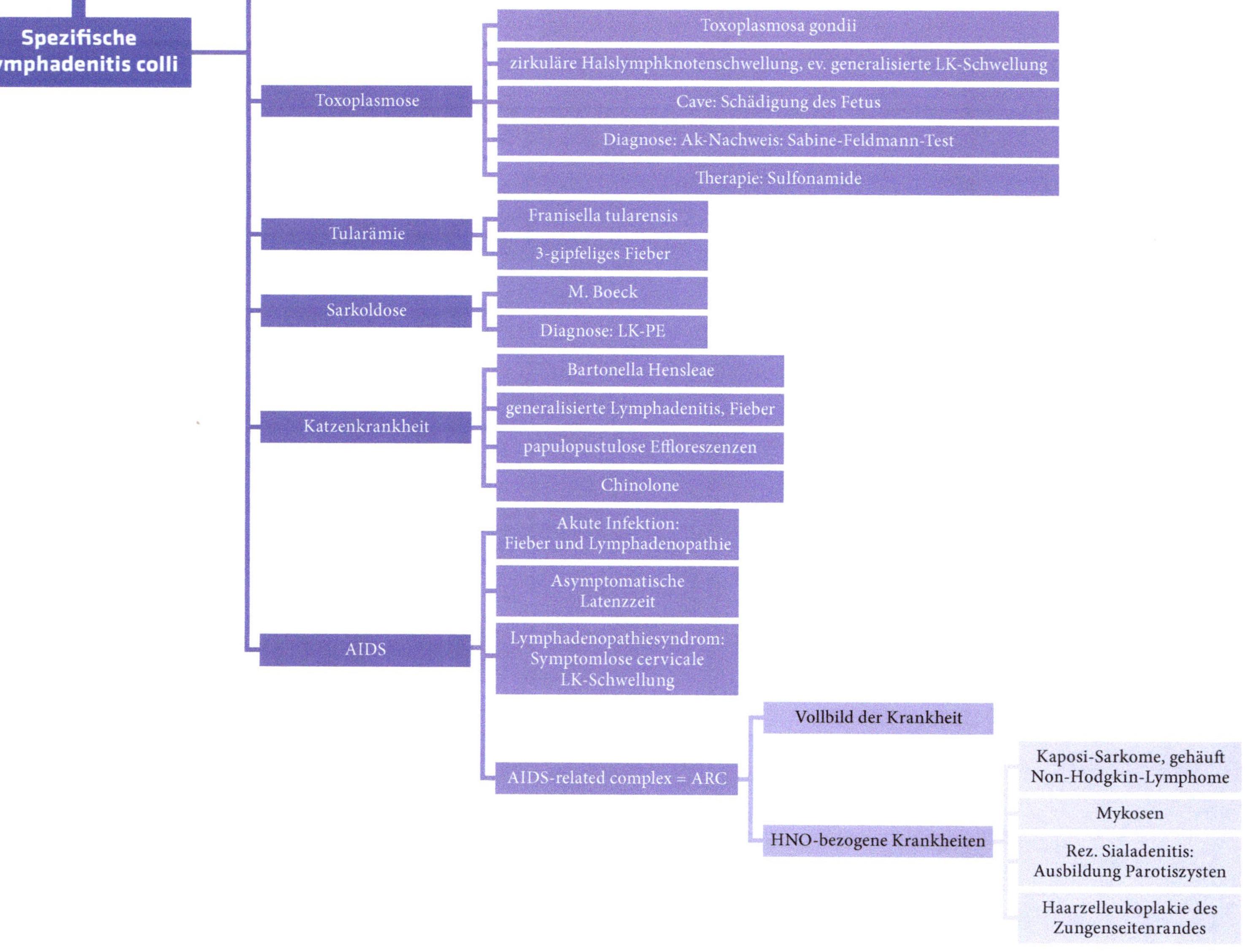
Spezifische Lymphadenitis colli
Toxoplasmose
Toxoplasmosa gondii
zirkuläre Halslymphknotenschwellung, ev. generalisierte LK-Schwellung
Cave: Schädigung des Fetus
Diagnose: Ak-Nachweis: Sabine-Feldmann-Test
Therapie: Sulfonamide
Tularämie
Franisella tularensis
3-gipfeliges Fieber
Sarkoldose
M. Boeck
Diagnose: LK-PE
Katzenkrankheit
Bartonella Hensleae
generalisierte Lymphadenitis, Fieber
papulopustulose Effloreszenzen
Chinolone
AIDS
Akute Infektion: Fieber und Lymphadenopathie
Asymptomatische Latenzzeit
Lymphadenopathiesyndrom: Symptomlose cervicale LK-Schwellung
AIDS-related complex = ARC
Vollbild der Krankheit
HNO-bezogene Krankheiten
Kaposi-Sarkome, gehäuft Non-Hodgkin-Lymphome
Mykosen
Rez. Sialadenitis: Ausbildung Parotiszysten
Haarzelleukoplakie des Zungenseitenrandes

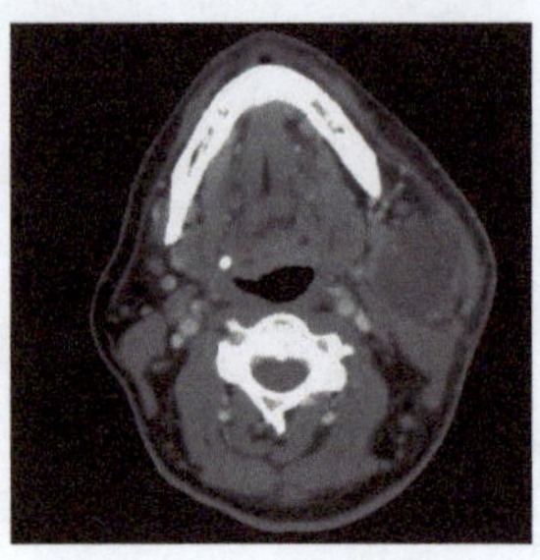

Abb. 1: Phlegmonöse Entzündung des Halses, ausgehend von einer Lymphadenitis colli.

Therapie

Breitbandantibiotika, operative Eröffnung der Phlegmone mit Einlage einer Drainage

Chronische Lymphadenopathie

Definition

mehr als 4 Wochen bestehende Lymphknotenschwellung

Cave

Ausschluss von Lymphknotenmetastasen

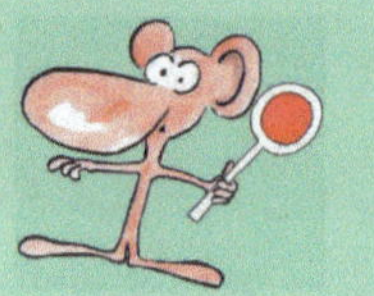

Ursachen

spezifische Lymphadenitis, *siehe* Mindmap „Lymphadenitis colli", Lymphknotenmetastasen eines Kopf- und Halskarzinoms, *siehe* Grundlagenkapitel „Onkologie des Kopf- und Halsbereichs" (Seite 361)

Hauptsymptom

- vergrößerte, derbe, fixierte und kaum dolente Lymphknoten

Nebensymptome

„B-Symptome":
- Fieber,
- Nachtschweiß und
- Gewichtsverlust

Diagnose

Anamnese: immer nach „B-Symptomen" fragen
HNO-Status: insbesondere auf Raumforderungen im oberen Aerodigestivtrakt achten, eine flexible Nasolaryngoskopie durchführen
Bildgebung: Hals-Sonographie, Kopf- und Hals-CT oder -MRT
Feinnadelzytologie

Therapie

bei V. a. Vorliegen eines malignen Lymphoms: offene Lymphknotenbiopsie, um Material für die Lymphozytenklassifikation zu gewinnen
bei V. a. ein Karzinom des oberen Aerodigestivtraktes: Durchführung einer Panendoskopie

Kopfspeicheldrüsentumoren

Benigne Tumoren

Hauptsymptom

- meist indolenter, einseitiger, derber und verschieblicher Knoten mit Benignitätskriterien

Benignitätskriterien:

- langsames Wachstum
- keine Parese des N. fazialis
- keine Lymphknotenschwellungen am Hals

Diagnostik

Anamnese
HNO-Status
Hals-Sonographie
MRT
Feinnadelaspirationszytologie

Therapie

operative Entfernung
Eine maligne Entartung ist in seltenen Fällen beim pleomorphen Adenom möglich (Carcinoma ex pleomorphic adenoma).

Die zwei wichtigsten gutartigen Tumoren

- **Pleomorphes Adenom**

der häufigste gutartige Tumor der Kopfspeicheldrüsen
Mehr Frauen als Männer sind betroffen.
Kann auch multilokulär vorkommen mit der Gefahr von Rezidiven.

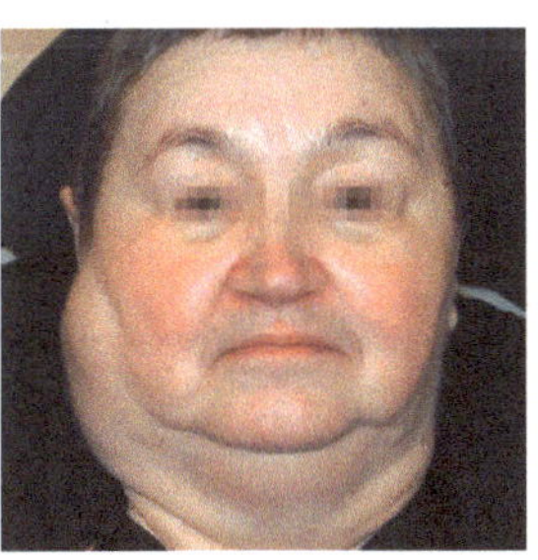

Abb. 2:
Sehr großes pleomorphes Adenom der rechten Parotis, keine Fazialisparese!

- **Zystadenolymphom** („Warthin-Tumor")

zweithäufigster benigner Tumor der Speicheldrüsen
Mehr Männer als Frauen sind betroffen.
in ca. 10 % auch doppelseitiges Vorkommen

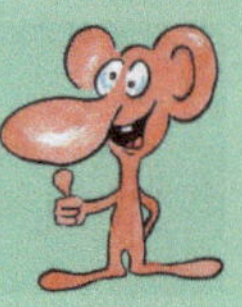

Tipps & Tricks

Je kleiner die Speicheldrüsen, umso wahrscheinlicher ist der Tumor bösartig:
Gl. parotis ~20–25 % der Tumoren sind Malignome;
Gl. submandibualris und sublingualis ~45–50 % der Tumoren sind Malignome;
kleine Speicheldrüsen der Mundhöhle, Nasennebenhöhle und des oberen Respirationstraktes ~60–65 % der Tumoren sind Malignome.

Maligne Tumoren

Diagnostik

wie bei den benignen Tumoren
Malignitätskriterien:
Bei Auftreten einer Parese des N. fazialis ist mit sehr hoher Wahrscheinlichkeit mit einem Malignom zu rechnen.
Schnelles Wachstum! Ausnahme (adenoidzystisches Karzinom):
Schmerzen
Infiltration der Umgebung (Haut, Mandibula)
Lymphknotenschwellungen am Hals

Hauptsymptom

- meist dolenter, einseitiger, teilweiser derber, nicht verschieblicher Knoten mit Malignitätskriterien

Nebensymptome

- zusätzliche Lymphknotenschwellung(en)
- Fazialisparese
- Trismus

Therapie

operative Entfernung des Tumors mit Neck-Dissection und postoperativer Bestrahlung
Wenn keine Parese des N. fazialis besteht und sich intraoperativ keine Infiltration zeigt, wird auf eine Resektion des Nerven verzichtet, da die Lebensqualität sehr leidet, ohne wesentlich die Überlebenszeit zu verlängern.

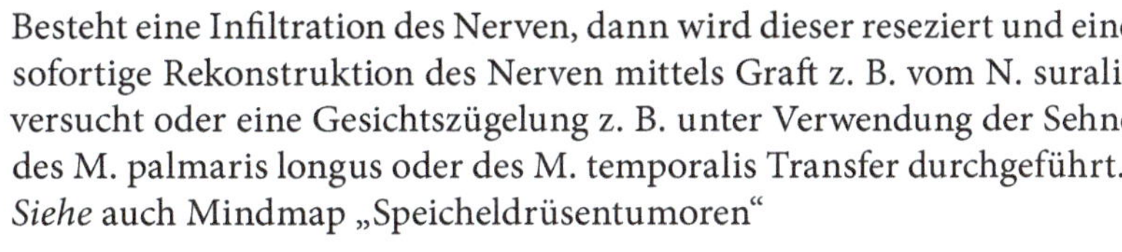
Besteht eine Infiltration des Nerven, dann wird dieser reseziert und eine sofortige Rekonstruktion des Nerven mittels Graft z. B. vom N. suralis versucht oder eine Gesichtszügelung z. B. unter Verwendung der Sehne des M. palmaris longus oder des M. temporalis Transfer durchgeführt. *Siehe* auch Mindmap „Speicheldrüsentumoren“

Einige wichtige Malignome der Kopfspeicheldrüsen

■ **Mukoepidermoid-Karzinom**

häufigster maligner Tumor, besonders in der Parotis und den kleinen Speicheldrüsen vorkommend

Man unterscheidet „low grade“- und „high grade“-Tumoren:

Low grade sind hochdifferenzierte Tumorzellen mit sehr guter Heilungschance.

High grade sind niedrigdifferenzierte Tumorzellen mit sehr schlechter Heilungschance.

■ **Adenoidzystisches Karzinom**

zweithäufigster maligner Tumor

charakteristisch: frühe perineurale Infiltration

langsames Wachstum, aber frühe Fazialisparese!

hämatogene Metastasierung

Patienten dürfen nie aus der Tumorkontrolle entlassen werden, da es sehr spät (1–2 Jahrzehnte) nach der Erstdiagnose zu lokalen und Fernmetastasen (Lunge) kommt.

■ **Azinuszell-Karzinom**

vorwiegend in Gl. parotis vorkommend

Man unterscheidet wie beim Mukoepidermoid-Karzinom „low grade“- und „high grade“-Tumoren.

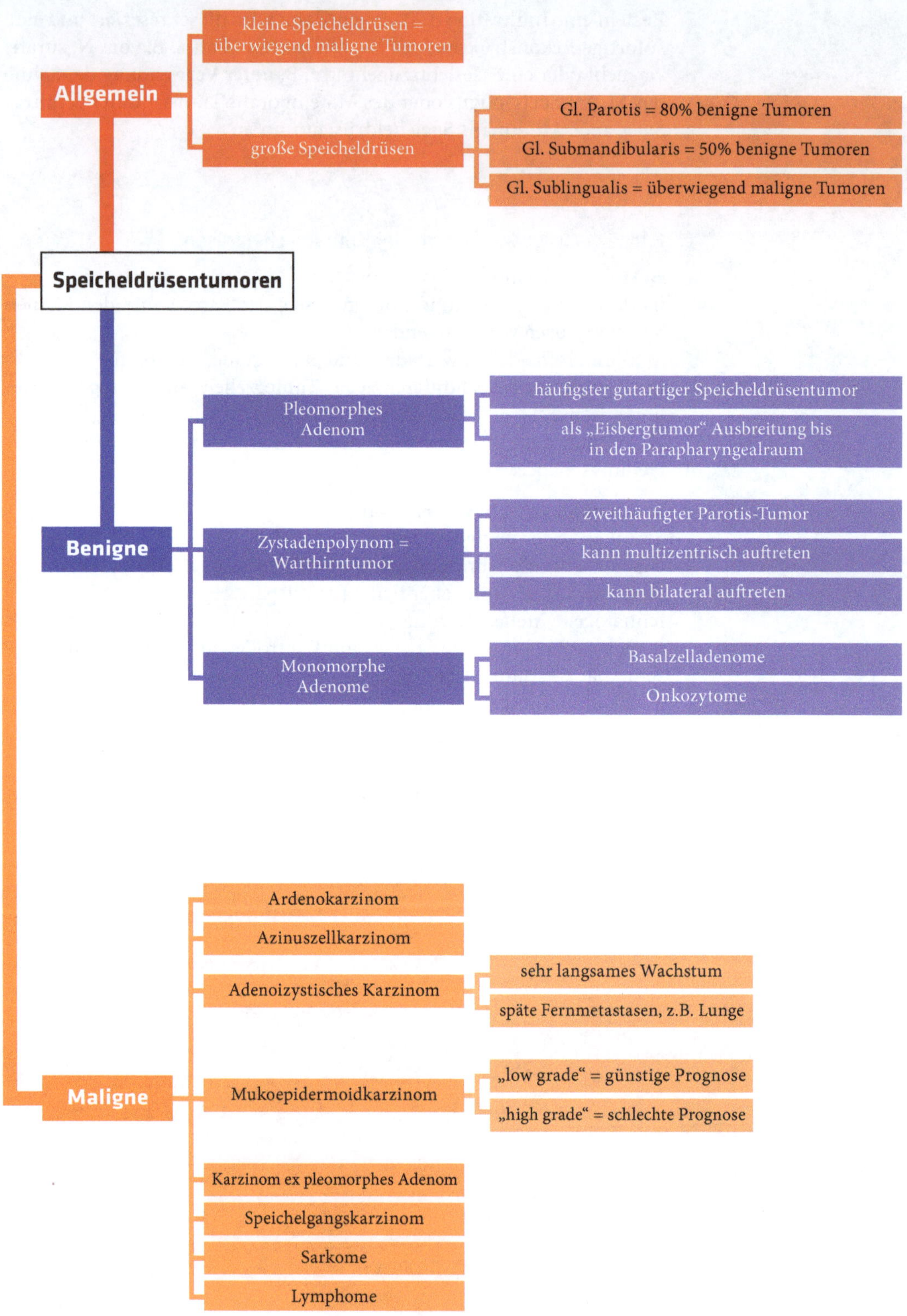
Speicheldrüsentumoren
Allgemein
kleine Speicheldrüsen = überwiegend maligne Tumoren
große Speicheldrüsen
Gl. Parotis = 80% benigne Tumoren
Gl. Submandibularis = 50% benigne Tumoren
Gl. Sublingualis = überwiegend maligne Tumoren
Benigne
Pleomorphes Adenom
häufigster gutartiger Speicheldrüsentumor
als „Eisbergtumor" Ausbreitung bis in den Parapharyngealraum
Zystadenpolynom = Warthirntumor
zweithäufigter Parotis-Tumor
kann multizentrisch auftreten
kann bilateral auftreten
Monomorphe Adenome
Basalzelladenome
Onkozytome
Maligne
Ardenokarzinom
Azinuszellkarzinom
Adenoizystisches Karzinom
sehr langsames Wachstum
späte Fernmetastasen, z.B. Lunge
Mukoepidermoidkarzinom
„low grade" = günstige Prognose
„high grade" = schlechte Prognose
Karzinom ex pleomorphes Adenom
Speichelgangskarzinom
Sarkome
Lymphome

Tumoren des Halses

Benigne Tumoren

1. Paragangliome

Definition

Tumoren aus dem Paraganglion vagale, jugulare und caroticum
In 10–20 % kommt es zu bilateralem Auftreten.

Hauptsymptom

- nicht schmerzhafte, manchmal pulsierende Raumforderung am lateralen Hals

Nebensymptome

- Die Raumforderung ist in kranio-kaudaler Richtung fixiert, lässt sich aber seitlich verschieben.
- Hustenreiz und Heiserkeit bei Reizung des N. vagus

Diagnose

Anamnese
HNO-Status
Radiologie: Sonographie-Hals, CT, MR-Angio, präoperative Angiographie
Mutationsbestimmung von Men1- und Men2-Genen (bei Mutationen kommt es gehäuft zu Phäochromozytomen in der Nebennierenrinde)
Bestimmung von Katecholaminen und Vanillinmandelsäure im Harn (Ausschluss von Phäochromozytom)

Therapie

Exstirpation interdisziplinär mit Gefäßchirurgie

2. Lipome

Definition

gutartiges Fettgeschwulst

Hauptsymptom

- weich umschriebene, nicht schmerzhafte Raumforderungen

Therapie

Exzision

3. Neurinome

Definition

gutartiger Tumor der Schwann'schen Zellen
Lokalisation: Plexus cervicalis und brachialis, Hirnnerven IX–XI

Hauptsymptom

- Schwellung im betroffenen Bereich

Nebensymptome

- fakultativ Schmerzen und Funktionsbeeinträchtigung des betroffenen Nerven

Diagnose	CT/MRT
Therapie	Exzision

4. Madelung-Fetthals

Definition	wahrscheinlich Neoplasie des braunen Fettgewebes am Hals
Ursache	angeschuldigt werden Alkoholabusus, Hyperurikämie, Diabetes mellitus, obstruktives Schlafapnoesyndrom
Hauptsymptom	■ ringförmige Fettgeschwulst am Hals
Diagnose	klinisches Erscheinungsbild Sonographie des Halses und Kopf- und Hals-CT
Therapie	chirurgische Entfernung des überschüssigen Fettgewebes

Maligne Tumoren

Siehe Grundlagenkapitel „Onkologie des Kopf- und Halsbereiches" (Seite 361)

Laterale Halszysten und -fisteln

Definition

Es handelt sich um eine Hemmungsfehlbildung durch nicht vollständige Rückbildung des Sinus cervicalis. Die Fistel oder Zyste verläuft durch die Karotisgabel und kann bis zum unteren Tonsillenpol reichen.

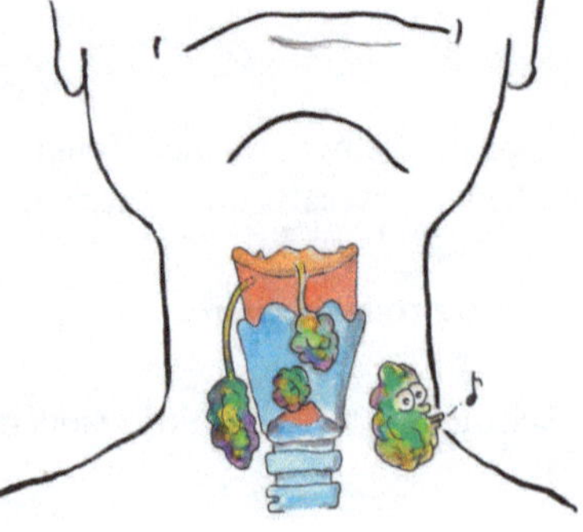

Abb. 3: Darstellung einer lateralen und einer medialen Halszyste

Epidemiologie

Zysten werden in der Regel zwischen dem 15. und 40. Lebensjahr bemerkt.
Fisteln fallen meist unmittelbar nach der Geburt auf.

Hauptsymptom

- blande, schmerzlose, prall elastische Schwellung medial des M. sternocleidomastoideus und Kieferwinkel, bei Entzündung kommt es zu einer Größenzunahme.

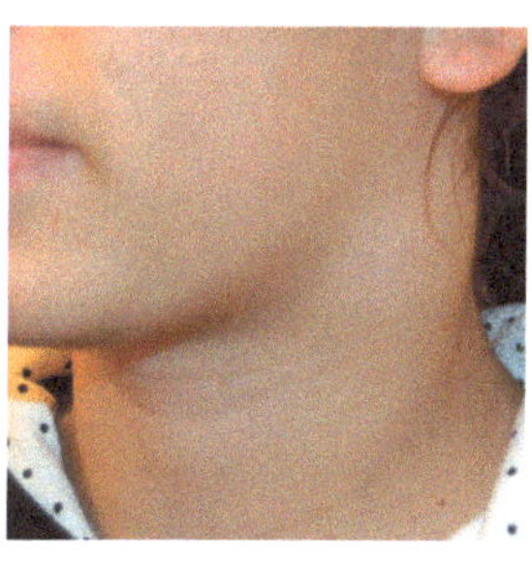

Abb. 4:
Halsschwellung durch eine laterale Halszyste in typischer Lokalisation

Diagnose

Anamese: Größenfluktuation während der Mahlzeiten? Rezidiverende Entzündungen im Bereich der Fistel?
HNO-Status: Schwellung oder Fistelöffnung medial des M. sternokleidomastoideus
Bildgebung: Halsultraschall oder CT/MRT

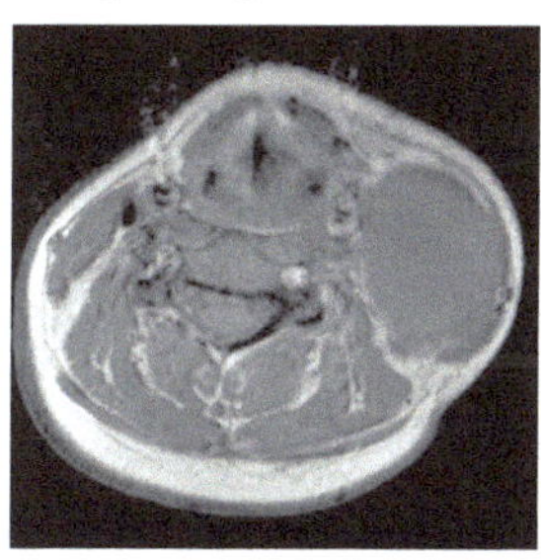

Abb. 5:
MRT einer sehr großen lateralen Halszyste

Therapie

operative Entfernung, evtl. in Kombination mit einer Tonsillektomie

Mediane Halszysten und -fisteln

Definition

embryologische Hemmungsfehlbildung durch eine unvollständige Obliteration des Ductus thyreoglossus

Pathogenese

Obliteriert der Ductus kaudal des Zungenbeins, verbleibt ektopes Schilddrüsengewebe im Zungengrund.
Obliteriert der Ductus cranial des Zungenbeins, entsteht eine mediane Halszyste.

Hauptsymptom

- schmerzlose, prall elastische, häufig intermittierende Schwellung median zwischen Kinn und Schilddrüse
- Fisteln fallen durch Sekretion und die Fistelöffnung auf.

Diagnose

Anamnese: Bestand die Schwellung seit der frühesten Kindheit?
HNO-Status: kugelige mediane Schwellung submental gelegen
Bildgebung: Halsultraschall, dabei auch überprüfen, ob eine Schilddrüse vorhanden ist, manchmal ist das ektope Gewebe im Zungengrund das einzige Schilddrüsengewebe.

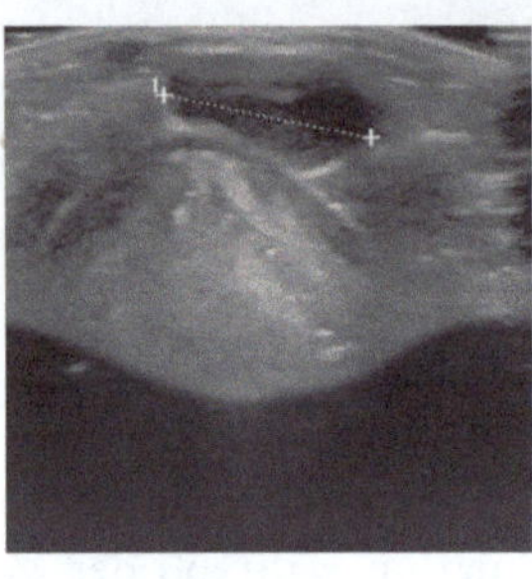

Abb. 6: Sonographie einer submentalen medianen Halszyste

Therapie

Operative Entfernung, dabei ist die partielle Resektion des Hyoids obligat (der Ductus thyreoglossus zieht durch Zungenbeinkörper), da sonst eine hohe Rezidivgefahr besteht.

Akute Sialadenitis

Definition

akute virale oder bakterielle Entzündung der kleinen und großen Speicheldrüsen

Akute virale Sialadenitis

Ursache

häufig Mumpsvirus (Familie der Paramyxoviren), führt zum klinischen Bild des Mumps (Parotitis epidemica)
selten: Zytomegalievirus, Coxsackie-, Echo-, Parainfluenzaviren

Infektionsweg

Tröpfcheninfektion mit einer Inkubationszeit von ca. 18 Tagen

Hauptsymptome

- diffuse teigige, sehr schmerzhafte Schwellung mit Ödem im Bereich der Parotis bds.
- „Hamsterbacken“

Nebensymptome

- zervikale Lymphknotenschwellung, zuerst einseitig, dann beidseits
- bei sekundär bakterieller Entzündung Austritt von eitrigem Sekret aus dem Ausführungsgang der Parotis (Stenon-Gang)
- Fieber

Komplikationen

Meningoenzephalitis: starke Kopfschmerzen mit Meningismus, Gefahr von Hirnnervenlähmungen
Labyrinthitis: Schwindel mit Möglichkeit der einseitigen Ertaubung
Mumpsorchitis: Hodenschwellung mit Gefahr der Sterilität

Diagnostik

Anamnese
HNO-Status
Nachweis des Antikörper-Titeranstiegs nach 2–3 Wochen (beweisend für die Erkrankung)

Therapie

NSAIDs
Flüssigkeitszufuhr
Saure Bonbons steigern die Speichelsekretion.
bei Mumps auch Essigsaure Tonerde-Umschläge
Antibiotikagabe nur bei V. a. bakterielle Superinfektion

Akute bakterielle Sialadenitis

Ursachen

Staphylococcus aureus, Streptokokken, Hämophilus influenzae
Sialolithiasis
mangelnde Flüssigkeitszufuhr (Marasmus)
Prädisponierend sind Diabetes mellitus, Immunschwäche, mangelnde orale Hygiene, schlechter Zahnstatus.

Hauptsymptom

- schmerzhafte, diffuse Schwellung der Parotis, seltener der Gl. submandibularis oder sublingualis.

Nebensymptome

- putride Sekretion aus dem Stenon-Gang
- Rötung der Haut über der Gl. parotis oder submandibularis
- submentale Rötung und Schwellung bei Entzündung der Gl. sublingualis
- Kieferklemme
- Fieber

Diagnose

Anamnese
HNO-Status: bei Massage der Gl. parotis Austritt von putridem Sekret aus dem Stenon'schen Gang

Therapie

Antibiotikagabe, z. B. Amoxicillin plus Clavulansäure
NSAIDs
Flüssigkeitszufuhr
sialogene Maßnahmen: saure Bonbons lutschen, Kaugummi kauen etc.

Chronische Sialadenitis

Chronische Sialadenitis der Gl. submandibularis (= Küttner Tumor)

Ursachen meist unbekannt, wahrscheinlich begünstigt durch kongenitale Gangsektasien und chronisch-rezidivierende Obstruktionen durch Konkrementbildung

Hauptsymptom
- rezidivierende schmerzhafte Schwellung der Speicheldrüse

Nebensymptom
- putride Sekretion aus Drüsenausführungsgängen

Diagnose
Anamnese
HNO-Status, insbesondere bimanuelle Palpation der Speicheldrüsen, *siehe* Grundlagenkapitel „HNO-Untersuchungen" (Seite 270)
Hals-Sonographie
evtl. CT/MR

Komplikation Abszess

Therapie bei frustranen konservativen Therapieversuchen als ultima ratio chirurgische Entfernung der Gl. submandibularis

Sialolithiasis

Definition Konkremente im Gangsystem der Speicheldrüsen

Lokalisation ~75 % in der Gl. submandibularis, ~25 % in der Gl. parotis
meist Männer im mittleren Lebensalter

Ursache verminderte Flüssigkeitszufuhr, erniedrigter pH-Wert, Abnahme der Speichelviskosität

Hauptsymptom
- schmerzhafte Schwellungen im Bereich der Speicheldrüse, besonders unmittelbar nach Nahrungsaufnahme

Diagnose
Anamnese: Auftreten der Beschwerden nach den Mahlzeiten
HNO-Status: druckdolente Schwellung der jeweiligen Speicheldrüse
Halsultraschall

Therapie

Antibiotika
NSAIDs
Konkrement im Ausführungsgang der Gl. submandibularis: Schlitzung des Ganges und Entfernung des Konkrements

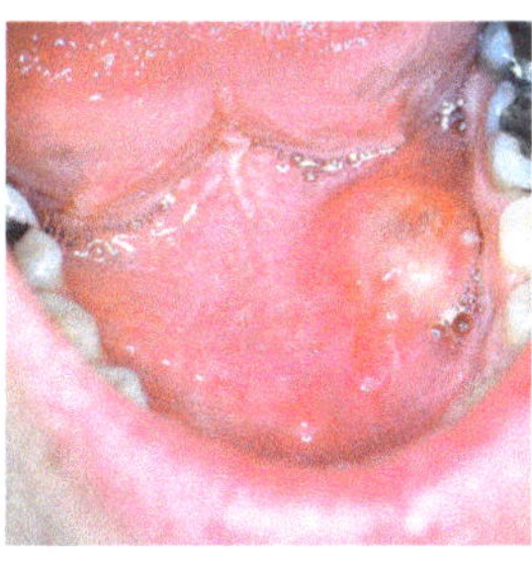

Abb. 7:
Konkrement im Ausführungsgang der li. Gl. submandibularis

intraglanduläres Konkrement: chirurgische Entfernung der Drüse oder Versuch der endoskopischen Steinentfernung

Konkrement in der Gl. parotis: konservativer Therapieversuch: Flüssigkeitszufuhr steigern, Speichelfluss anregen mit sauren Bonbons, Kaugummi oder sonstige sialogene Maßnahmen; chirurgisch: laterokaudale Parotidektomie

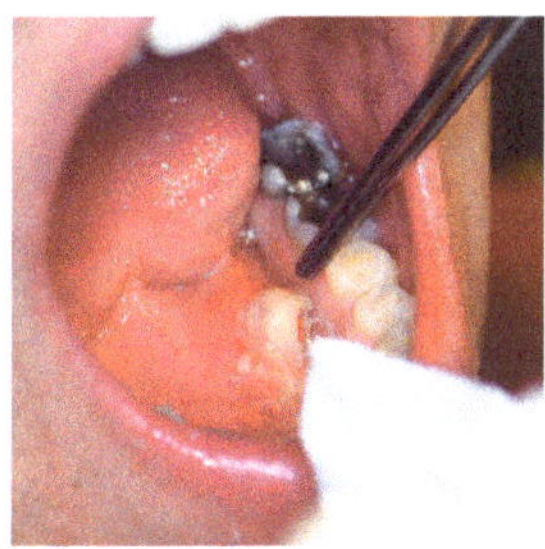

Abb. 8:
Nach Schlitzung des Ganges kann der Speichelstein entfernt werden.

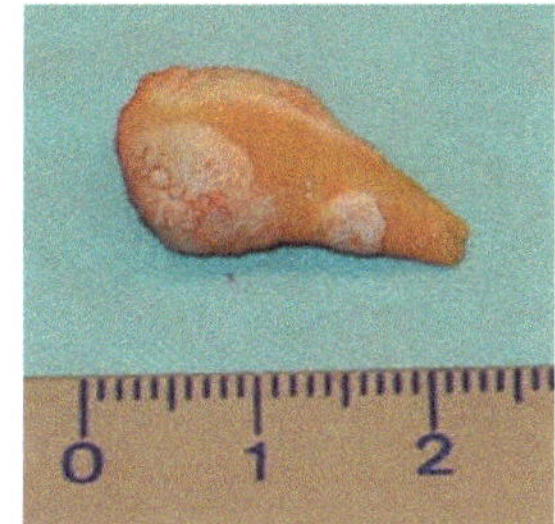

Abb. 9:
Konkrement

Komplikationen

rezidivierende Infektionen, im Falle der Gl. submandibularis Entstehung eines sog. Küttner Tumors möglich (s. oben)

Hämoptoe

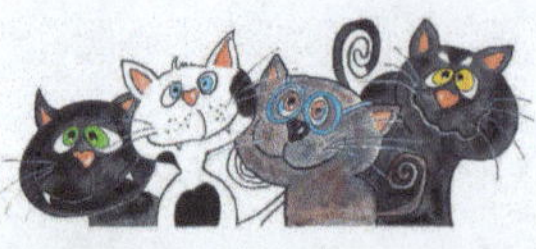

Differentialdiagnose Hämoptoe*

Kongenital/ Iatrogen	Infektiös/ Idiopathisch/	Trauma Toxisch	Tumor (Neoplasie)	Endokrin/ Metabolisch	Neurologisch	Systemisch
Adenotomie Tonsillektomie Zahnbehandlung	Lungentuberkulose Bronchitis Pneumonie (Legionellose) Bronchiektasie	Pfählungsverletzung Thoraxtrauma (Lungenriß)	Mundhöhle-Pharynx-Larynx → *Onkologie*	angeborne Gerinnungsstörung Mukoviszidose		Nächtliche Epistaxis → *Nasenbluten* Lungenembolie
Antikoagulantien (Marcumar® Aspirin®)	Lungenabszess	Zungenbiß Zahnfleischverletzungen	Bronchialkarzinom Bronchusadenom	Pulmonale Hypertonie		Morbus Osler
Probeexcision (direkt, transthorakal)		Fremdkörper in den unteren Atemwegen	Metastasen			Herzinsuffizienz
Bronchoskopie		Granulationen im Trachostomabereich	Hämangiome			Mitralstenose

*) Hämoptoe: Abhusten größerer Blutmengen (> 50 ml)
Hämoptype: Abhusten oder Ausspucken von blutig tingiertem Speichel

Hämoptoe, Hämoptyse

Definition

Aushusten von Blut (Hämoptoe) oder von Speichel mit Blutbeimengungen (Hämoptyse).
Pseudohämoptyse ist scheinbares Bluthusten bei starkem Bluten aus Nasen, Rachen oder Magen-Darm-Trakt.

Ätiologie (siehe Kittens)

Hauptsächliche Ursache für Bluthusten können Tumoren, entzündliche Erkrankungen, Herz-Kreislauf-Erkrankungen, Gerinnungsstörungen und Thoraxtraumen sein.
Der Blutverlust gefährdet den Patienten in der Regel nicht. Subjektiv wird die Blutmenge durch Schleimbeimengung überschätzt. Die Gefahr liegt in der Aspiration mit Beeinträchtigung der Atmung.

Diagnose

Anamnese
HNO-Status inklusive flexibler Laryngopharyngoskopie zum Ausschluss einer Blutungsquelle im oberen Aerodigestivtrakt.
radiologisch: Thorax-Röntgen oder CT
diagnostische und therapeutische Bronchoskopie
komplette internistische und pulmologische Abklärung

Therapie

Behandlung der Grunderkrankung
Die Vorstellung des Patienten beim HNO-Arzt dient in der Regel dem Ausschluss einer Blutungsquelle im oberen Aerodigestivtrakt, z. B. bei HNO-Tumorpatienten. In diesem Fall wird im Rahmen einer Panendoskopie in Allgemeinnarkose die Blutungsquelle lokalisiert und gestillt.

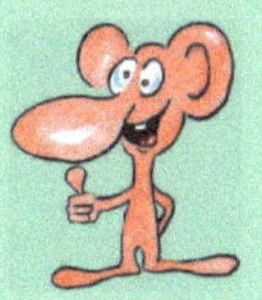

Tipps & Tricks

Die Unterscheidung einer echten Hämoptoe von einer Blutung aus dem Nasen- und Rachenraum oder dem Magen-Darm-Trakt ist nicht immer verlässlich möglich. Selbst bei starkem Nasenbluten oder Blutungen aus dem Magen kann verschlucktes Blut anschließend abgehustet werden. Dieses scheinbare Bluthusten bezeichnet man als „Pseudohämoptyse". Daher muss bei jeder „Hämoptoe" immer ein kompletter HNO-Status inklusive einer flexiblen Laryngopharyngoskopie durchgeführt werden.

Fallbeispiel

Ein 78-jähriger gehbehinderter Mann in etwas reduziertem Allgemeinzustand spuckt in den letzten Wochen 1- bis 2-mal täglich nach heftigem Husten etwas frisches Blut aus. Er ist seit zwei Jahrzehnten starker Zigarettenraucher (40–60 Stück täglich). Eine Bronchoskopie brachte ebenso keinen Hinweis auf eine Blutungsquelle wie die HNO-Statuserhebung mit indirekter Spiegeltechnik. Es fiel lediglich eine chronische Laryngitis auf. Da das Bluthusten unvermindert anhielt, wurde eine Panendoskopie in Intubationsnarkose durchgeführt. Bei der Mikrolaryngoskopie konnte dabei als Blutungsquelle ein kleiner, tief infiltrierender Tumor im Bereich des Petiolus epiglotidis entdeckt werden. Es wurde eine Probeexzision entnommen und die blutenden Tumorareale koaguliert. Postoperativ kam es zu keinen weiteren Blutungen. Der Hals war palpatorisch unauffällig und die radiologische Durchuntersuchung ergab keinen Hinweis auf Lymphknotenmetastasen. Der histologische Befund zeigte ein mäßig differenziertes Plattenepithelkarzinom. Da der Patient einen operativen Eingriff strikt ablehnte, wurde eine primäre Strahlentherapie durchgeführt.

Heiserkeit

- Heiserkeit
- Akute Laryngitis
- Chronische Laryngitis
- Reinke-Ödem
- Benigne Raumforderungen des Larynx
- Granulom im Bereich des Processus vocalis
- Leukoplakie
- Laryngozele
- Einseitige „Rekurrensparese“
- Laryngopharyngealer Reflux

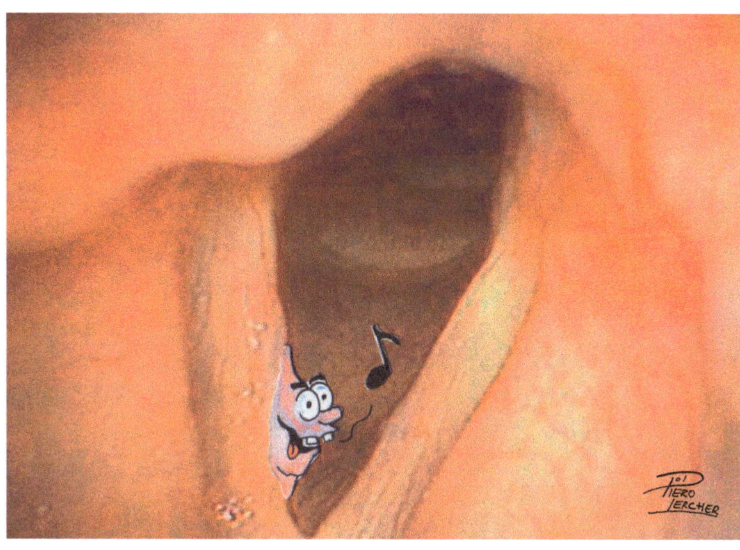

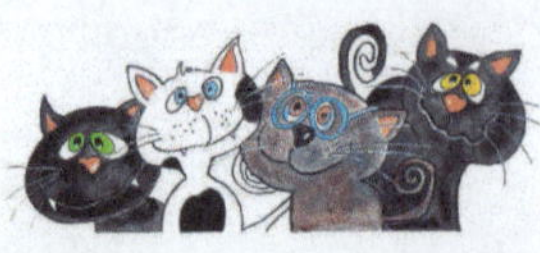

Differentialdiagnose Heiserkeit

Kongenital/ iatrogen	Infektiös/ idiopathisch	Trauma toxisch	Tumor (Neoplasie)	Endokrin/ metabolisch	neurologisch	systemisch
Laryngozele Läsion des N. recurrens Glottissegel	Laryngitis acuta Laryngitis subglottica Epiglottitis → *Halsschmerzen* Perichondritis des Kehlkopfes Diphtherie	Intubationstraumagranulom Kehlkopftrauma Reinke-Ödem chemische Reize	Larynxkarzinome → *Onkologie* Leukoplakie gutartige Raumforderungen des Larynx	Reflux Hypothyreose	Rekurrensparese einseitig → *Hirnnervenlähmung* Vagusparese einseitig → *Hirnnervenlähmung* psychogen Spasmen der Larynxmuskulatur M. Parkinson Schlaganfall Multiple Sklerose	Allergie → *Allergie* Trockenheit der Schleimhäute als Nebenwirkung von Medikamenten

Heiserkeit

Definition

Dysphonie = Stimmstörung, wobei das Hauptsymptom die Heiserkeit ist
Aphonie = Stimmlosigkeit

Akute Laryngitis

Definition

Akute, meist virale Infektion der Kehlkopfschleimhaut im Rahmen einer „common cold“

Ursache

Rhinoviren
Influenza- und Parainfluenzaviren
RS-Viren
Bordatella pertussis (heute selten)

Hauptsymptom

- Heiserkeit bis Aphonie

Nebensymptome

- Halsschmerzen
- erhöhte Temperatur
- Rhinitis
- Husten

Diagnostik

HNO-Status: in der direkten oder indirekten Laryngoskopie sieht man die gerötete Schleimhaut des Larynx und der Stimmlippen.

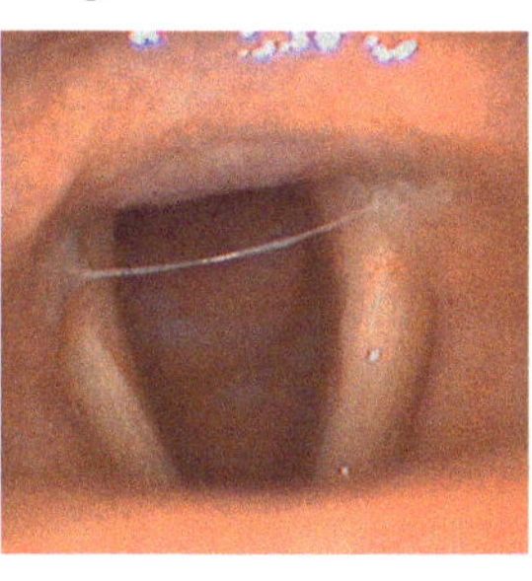

Abb. 1:
Akute Laryngitis mit geröteter Larynxschleimhaut und vermehrter Gefäßzeichnung der Stimmlippen

Therapie

Stimmschonung (nicht flüstern!)
NSAID
viel Flüssigkeit trinken
Antibiotikagabe nur bei Zeichen der Superinfektion

Chronische Laryngitis

Definition

chronische Schädigung der Stimmlippen durch exogene Noxen und durch falschen Stimmgebrauch

Ursachen

Rauchen!
Lufttrockenheit durch eine Klimaanlage

Hauptsymptom

- Heiserkeit

Nebensymptome

- leichte Halsschmerzen
- Räusperzwang

Diagnostik

Anamnese: insbesondere Rauchgewohnheit erfragen
HNO-Status: direkte oder indirekte Laryngoskopie: chronisch veränderte, evtl. hyperplastische Schleimhaut („hyperplastische chronische Laryngitis"), mit erweiterten Gefäßen

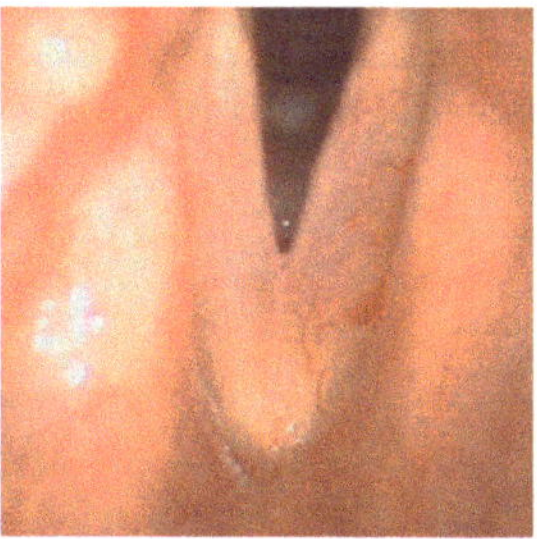

Abb. 2:
Laryngitis chronica, Vasektasien der Stimmlippenschleimhaut

Therapie

exogene Noxen ausschalten
striktes Rauchverbot
Inhalationen von Soledampf
bei Persistenz der chronischen Laryngitis Durchführung einer Mikrolaryngoskopie mit Probeexzision

Reinke-Ödem

Definition

multifaktoriell bedingtes Ödem (Transsudat) der Stimmlippen im Reinke-Raum (Lamina propria), das später gallertig organisiert wird

Ursachen

Rauchen, Stimmbelastung, Hypothyreose, Allergien

Hauptsymptome

- Heiserkeit
- tiefer, rauer Stimmklang, „Whisky-Stimme"

Nebensymptom

- wechselnde Sprechstimmlage

Diagnose

Anamnese:
insbesondere Rauchgewohnheiten erfragen
HNO-Status: Die direkte oder indirekte Laryngoskopie zeigt glasig-lappige ödematöse Stimmlippen, die in der Glottis flattern können, wobei die Stimmlippenbeweglichkeit nicht eingeschränkt ist.

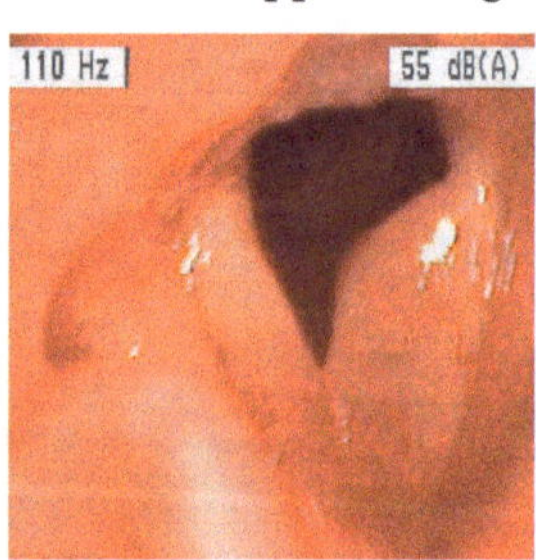

Abb. 3: Reinke-Ödem mit glasig-lappigen, ödematös veränderten Stimmlippen

Allergie und Schwerhörigkeit abklären

Therapie

exogene Noxen ausschalten
striktes Rauchverbot
Stimmschonung
Medikamentöse Therapie ist wirkungslos: mikrolaryngoskopische Abtragung und postoperativ phoniatrische Therapie

Benigne Raumforderungen des Larynx

Definition

gutartige Neubildung des Larnyx

Stimmlippenpolyp	Erwachsene
Stimmlippenzyste	Erwachsene
Papillom des Larynx	Kinder/Erwachsene
Stimmlippenüberlastungsknötchen	Kinder/Erwachsene (Schrei- oder Sängerknötchen)

Ursache

Eine (berufliche) Überbeanspruchung der Stimme (Phonotrauma) führt zu Fibrosierung und Epithelverdickung der Stimmlippen in Form von „Sängerknötchen".

Kommt noch eine chronischer Entzündung hinzu, führt dies zur polypösen Schleimhauthyperplasie: Bildung eines Stimmlippenpolyp

Zystische Veränderungen der kleinen Schleimdrüsen der Larynxschleimhaut führen zu Stimmlippenzysten.

Infektion mit dem humanen Papillomavirus (HPV)

juvenile Form:	multiple Papillome oder Papillomrasen
adukte Form:	meist solitäre Papillome

Cave

Das Entartungsrisiko ist abhängig vom HPV-Typ:

HPV 6 und 11 „low risk"-Virus:	kaum Entartungsrisiko
HPV 16 und 18 „high risk"-Virus:	hohes Entartungsrisiko

Hauptsymptome

- Heiserkeit

Nebensymptome:

- Räusperzwang
- Bei entsprechender Größe ist auch Dyspnoe möglich.

Diagnostik

Anamnese

HNO-Status: die direkte oder indirekte Laryngoskopie zeigt die entsprechenden Befunde

Sängerknötchen: kleine bilaterale Knötchen am Übergang vom vorderen zum mittleren Stimmlippendrittel

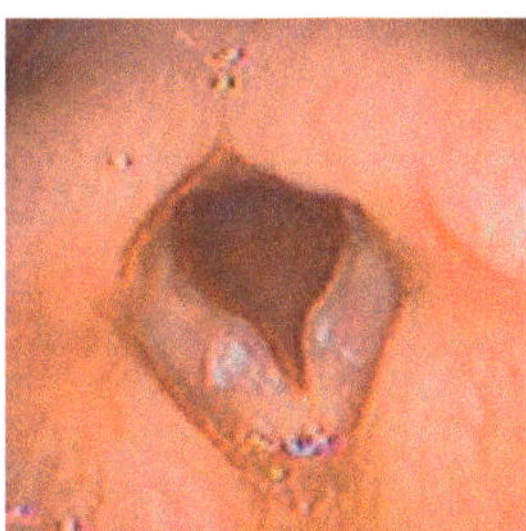

Abb. 4: Sängerknötchen („Schreiknötchen") bei einem Kind

Stimmlippenpolypen: einseitig, vordere zwei Drittel der Stimmlippe

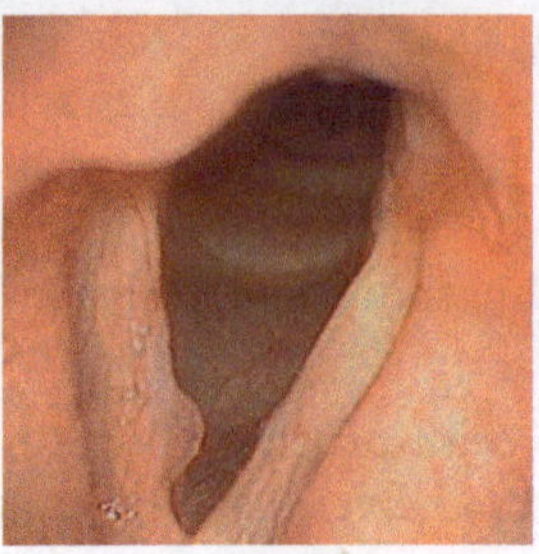

Abb. 5: Stimmlippenpolyp im vorderen Drittel der rechten Stimmlippe

Zysten: überall im Larnyx, glatte kugelige Raumforderung
Papillome: beetartige, weiche Tumorrasen

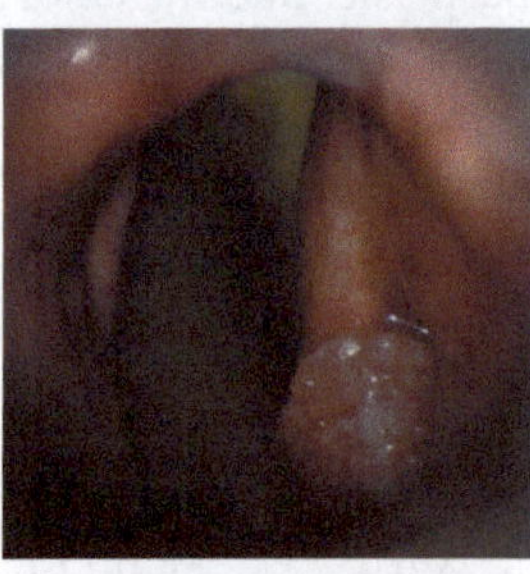

Abb. 6: Solitäres Larynxpapillom im Bereich des Processus vocalis rechts

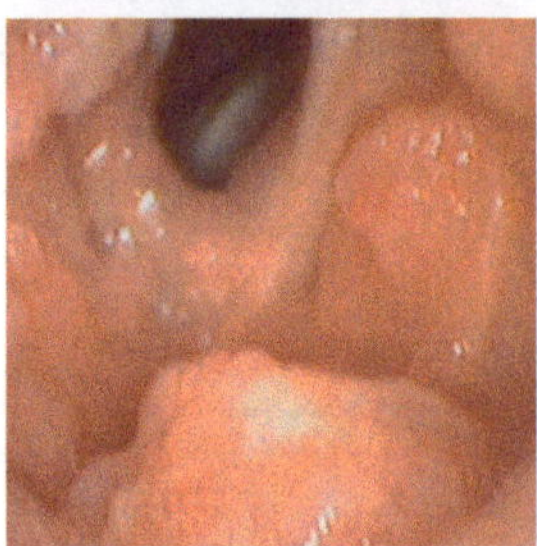

Abb. 7: Larynxpapillomatose beim Kind mit diffusen Papillomrasen

Therapie

Sängerknötchen: logopädische Therapie

Polypen, Zysten: mikrolaryngoskopische Abtragung mit Mikroinstrumenten

Papillomatose: Abtragung mit dem CO_2-Laser; es besteht ein Entartungsrisiko bei Infektion mit „high risk"-Viren. Deshalb sind Kontrollmikrolaryngoskopien in regelmäßigen Abständen notwendig.

Granulom im Bereich des Processus vocalis – „Intubationsgranulom"

Definition

Granulationsgewebe an der medialen Seite des Aryhöckers im Bereich des Processus vocalis und der hinteren Kommissur, an der kontralateralen Seite kommt es einer Pachydermie der Schleimhaut.

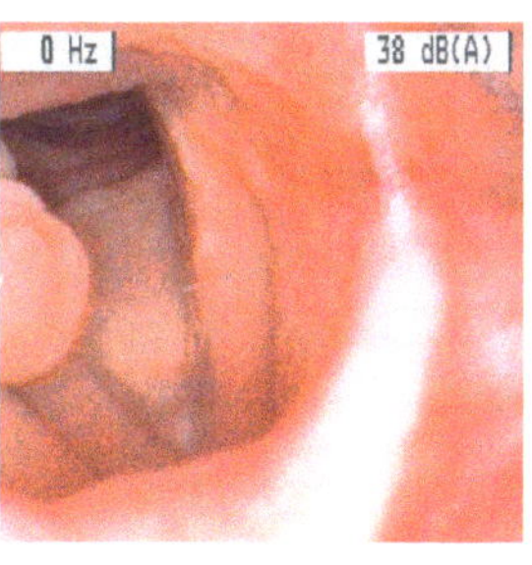

Abb. 8:
Stimmlippengranulom rechts mit Gegendruckstelle (Pachydermie) an der linken Stimmlippe

Ursachen

Intubationstrauma
Reflux

Hauptsymptom

- Heiserkeit

Diagnostik

Anamnese: insbesondere Sodbrennen und Reflux erfragen
HNO-Status: Die direkte oder indirekte Laryngoskopie zeigt das Granulom an der Medialseite des Aryhöckers.

Therapie

Antirefluxtherapie sofern möglich, kein Exzisionsversuch, da hier natürlich wieder ein Trauma gesetzt wird

Leukoplakie

Definition

weißlicher Fleck der Stimmlippen
Leukoplakie ist ein klinischer Begriff, daher ist ohne Biopsie zur histologischen Abklärung keine Dignitätszuordnung möglich.

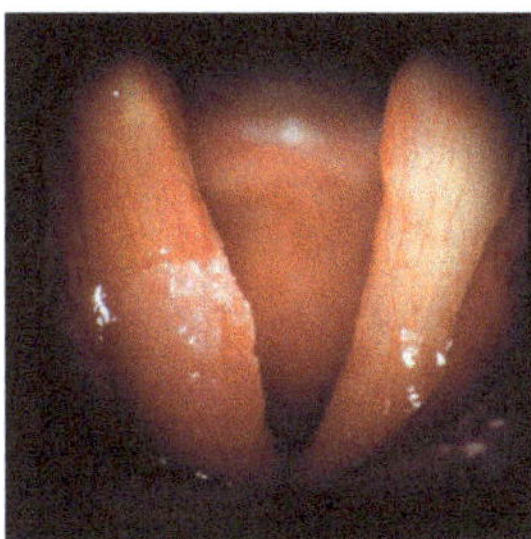

Abb. 9:
Leukoplakie der rechten Stimmlippe

Bei einer Leukoplakie kann es sich histologisch um die folgenden Krankheitsbilder des Larynxepithels handeln:
Hyperplasie/Hyperkeratose
Dysplasie Grad I
Dysplasie Grad II
Dysplasie Grad III = Carcinoma in situ = intaktes Stratum basale
Übergang in invasives Karzinom

Cave

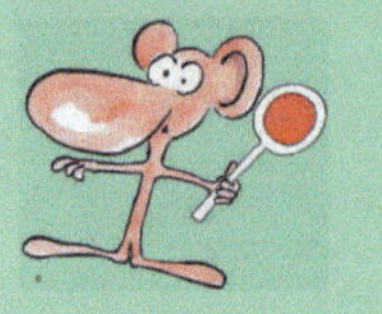

In bis zu 25 % der Fälle mikroinvasives Karzinom = maligne Zellen in der gesamten Dicke der Mukosa, mit einzelnen Foci (Zellnestern), die bereits die Basalmembran durchbrechen.
invasives Karzinom

Hauptsymptom

- Heiserkeit

Nebensymptome

- Räusperzwang
- „Kratzen im Hals"

Diagnostik

Anamnese: insbesondere Alkohol- und Nikotinabusus und Reflux erfragen
HNO-Status: Die direkte oder indirekte Laryngoskopie zeigt die leukoplakische Veränderung.

Therapie

Rauchverbot
Alkoholverbot
Regel: Leukoplakie des Larynx = Probegewinnung im Rahmen einer Mikrolaryngoskopie oder, sofern möglich, komplette Abtragung

Laryngozele

Definition

zystische Aussackung des Sinus morgagni, luft- oder schleimgefüllt

Ursachen

angeborene Fehlbildung oder berufsbedingte, repetitive intraglottische Druckerhöhung
Beispiele sind der Glasbläser und der „Trompeter".

Typen

1. Innere Laryngozele: Die Laryngozele befindet sich innerhalb des Schildknorpels – selten.
2. Äußere Laryngozele: Die Zele protrudiert durch die Membrana thyrohyoidea nach außen.
3. Gemischte Laryngozele: Kombination aus 1 und 2

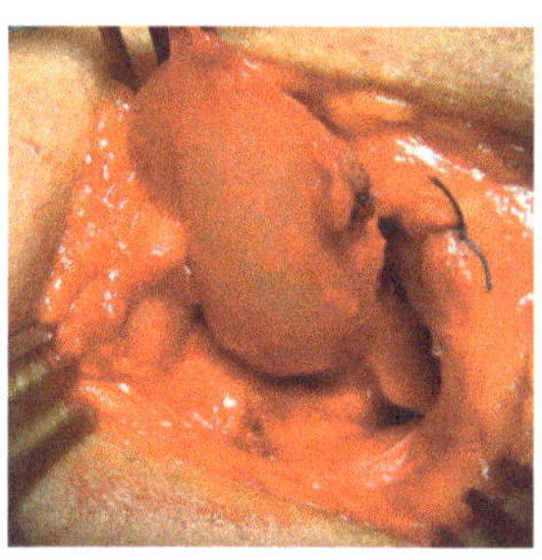

Abb. 10:
Intraoperativer Situs einer äußeren Laryngozele

Hauptsymptom

- Heiserkeit

Nebensymptome

- Halsschwellung bei intralaryngealer Druckerhöhung (externe Laryngozele)
- Stridor, wenn die Laryngozele intralaryngeal zu groß wird

Diagnostik

Anamnese: insbesondere Berufsanamnese
HNO-Status: Larynxbefund mit Spiegeluntersuchung oder flexibler Larnygoskopie erheben
Bildgebung: CT

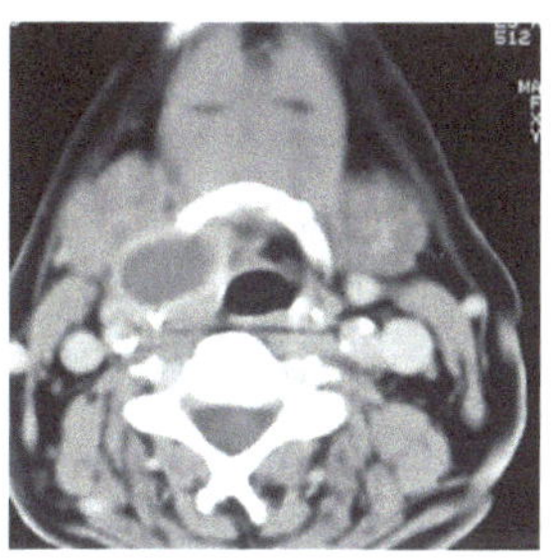

Abb. 11:
CT einer gemischten Laryngozele

Therapie

Operation: endoskopische Marsupialisation (Laser) für innere Laryngozelen
offene (externe) Halsoperation für gemischte und äußere Laryngozelen

Einseitige „Rekurrensparese" = Parese des N. laryngeus inferior = einseitige Stimmlippenlähmung

Definition

Einseitiger Ausfall des N. laryngeus inferior = recurrens führt zu einseitiger Lähmung der inneren Kehlkopfmuskulatur.
Siehe auch Mindmap „Larynxmuskulatur"

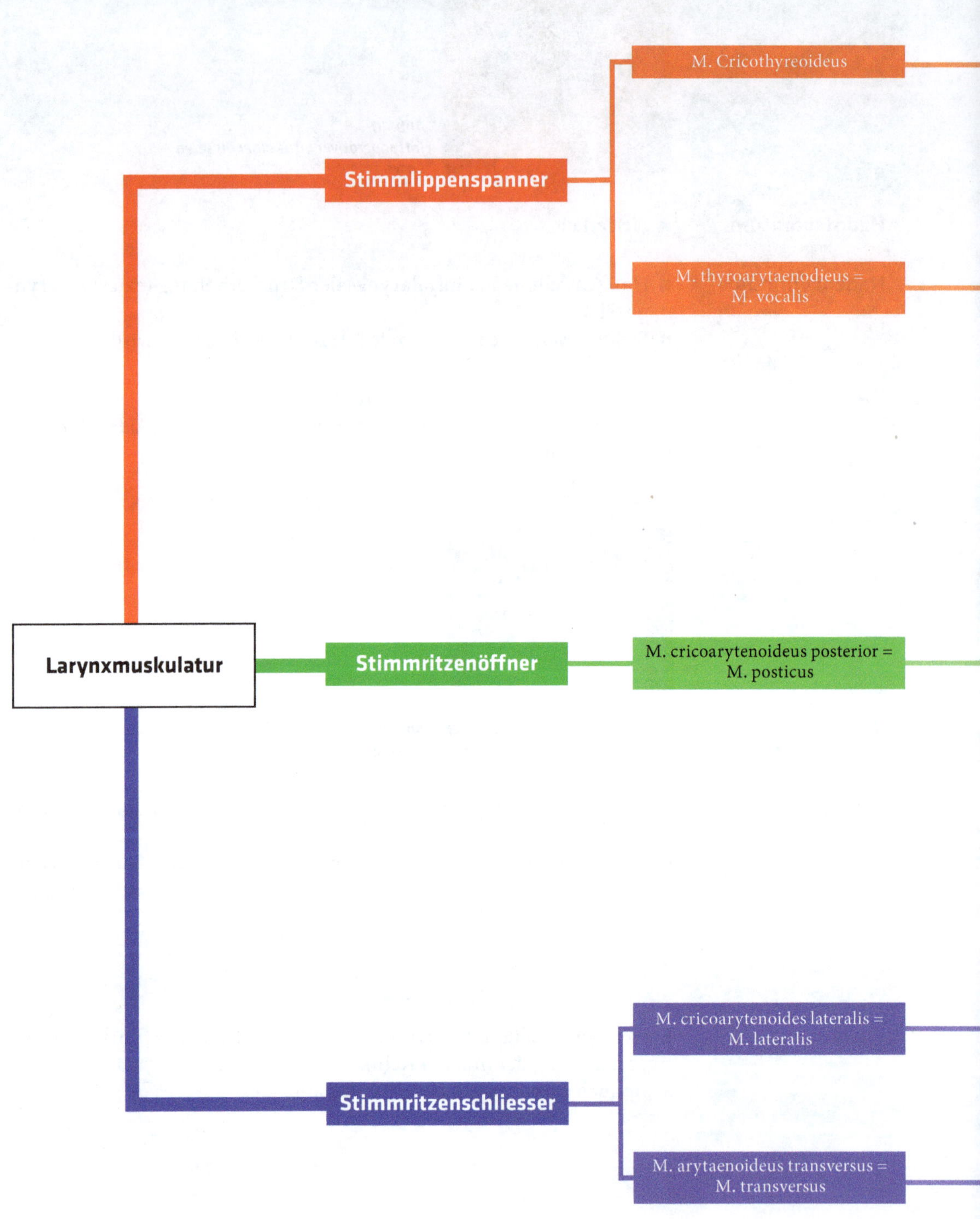
M. Cricothyreoideus
Stimmlippenspanner
M. thyroarytaenodieus =
M. vocalis
Larynxmuskulatur
Stimmritzenöffner
M. cricoarytenoideus posterior =
M. posticus
M. cricoarytenoides lateralis =
M. lateralis
Stimmritzenschliesser
M. arytaenoideus transversus =
M. transversus

Oberrand des Ringknorpels zum Unterrand des Schildknorpels

Nähert den Schildknorpel an den Ringknorpel, Stimmlippenspannung

Funktionsausfall: Stimmlippe schlaff

Cave: Einziger äußerer Kehlkopfmuskel,
alle anderen Muskeln sind innere Larynxmuskeln!

Einziger Muskel, der vom N. laryngeus superior versogt wird; alle anderen werden vom N. laryngeus inferior = N. recurrens! inerviert.

Innenfläche Schildknorpel zu Processus Vocalis des Aryknorpels

Spannung der Stimmlippen, Verengung der Stimmritze = Rima glottidis

Funktionsausfall

- einseitig: schlaffe Stimmlippe
- beidseitig: ovalärer Spalt zwischen den Stimmlippen

Siehe auch: Stimmritzenschliesser

Von Ringknorpelplatte zum Processus muscularis des Aryknorpels

Cave: einziger Glottisöffner, Zug am Proc. muscularis des Aryknorpels nach hinten

Funktionsausfall

- einseitig: mediane Stimmlippe: Dysphonie
- beidseitig: Glottis kann nicht geöffnet werden – Dyspnoe!

Vom seitlichen Ringknorpel zum Proc. musc. des Aryknorpels

Glottisverschluss durch Zug am Proc. musc. des Aryknorpels nach anteromedial

Funktionsausfall: Glottis kann nicht vollständig geschlossen werden,
bei Phonation bleibt eine „rhomboide" Öffnung im hinteren Drittel

Liegt zwischen den Aryknorpeln

Annäherung der Aryknorpel

Funktionsausfall: Glottis kann nicht vollständig verschlossen werden,
bei Phonation bleibt ein „dreieckiger" Spalt zwischen den Aryknorpeln

Ursachen

Der Ausfall kann peripher neurogener (häufig) oder zentraler (selten) Ursache sein.

peripher neurogen:
iatrogen nach Schilddrüsenoperation
Malignome des Mediastinums, Bronchien, Larnyx, Schilddrüse
Kehlkopftraumen
Kompression durch Aortenaneurysma
Schädelbasisfraktur
postinfektiös: Influenza, Lyme-Borreliose uvm.

zentral:
MS, amyotrophe Lateralsklerose uvm.

Hauptsymptom

- Heiserkeit

Nebensymptom

- Aspiration

Diagnostik

Anamnese: insbesondere nach vorangegangenen Schilddrüsenoperationen fragen
HNO-Status: direkte und indirekte Laryngoskopie: In Respirationsstellung steht die gelähmte Stimmlippe in Paramedianstellung.

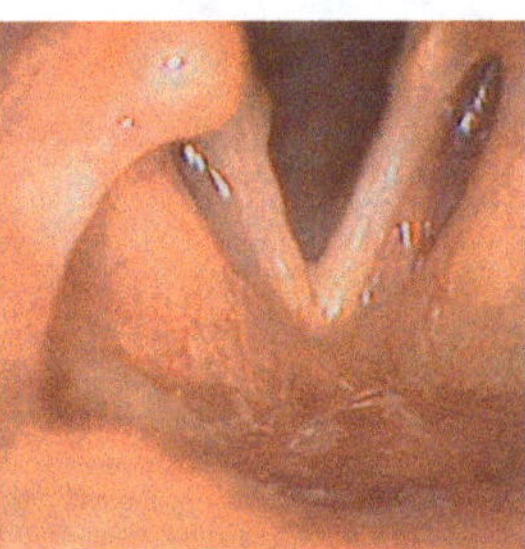

Abb. 12: Rekurrensparese rechts: Die rechte Stimmlippe steht während der Respiration in Paramedianstellung

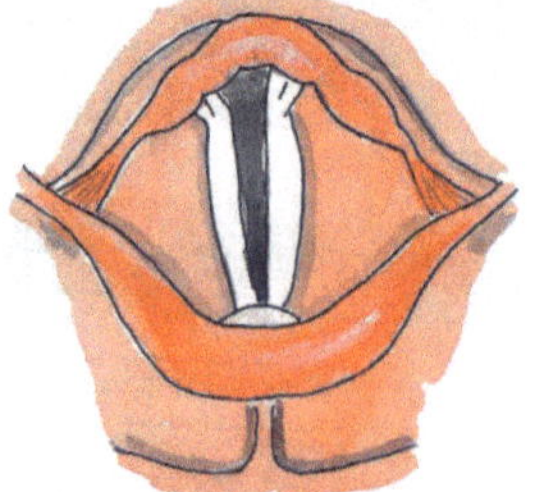

Abb. 13: Rekurrensparese rechts

Bei zusätzlichem Ausfall des N. laryngeus superior kommt es zu einer Lähmung der äußeren Kehlkopfmuskulatur und zu einer gestörten sensiblen Innervation der Schleimhaut im Bereich der oberen Kehlkopfetage. Die Lähmung des M. cricothyreoideus führt zu einer Erschlaffung der ipsilateral gelähmten Stimmlippe, was zu einer „behauchten", schwachen Stimme führt. Die Folge ist eine Intermediärstellung der gelähmten Stimmlippe. Bei Fortbestand kommt es zum ipsilateralen Vorfall des Aryknorpels.

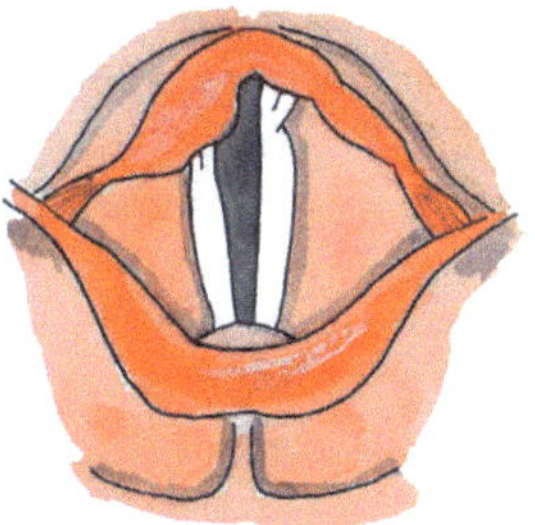

Abb. 14:
Rekurrensparese rechts plus Ausfall des N. laryngeus superior – „Intermediärstellung"

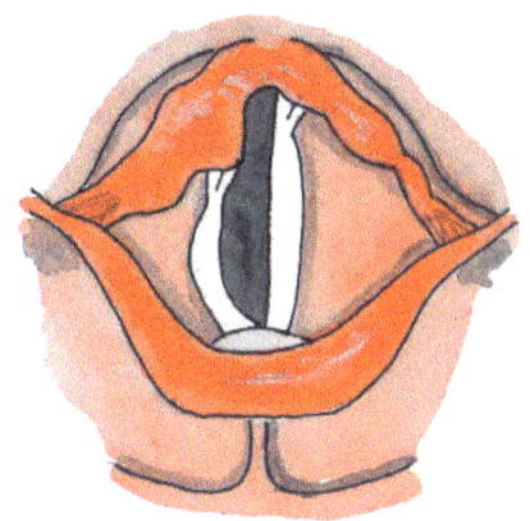

Abb. 15:
lang bestehende Rekurrensparese, ipsilateraler Vorfall des Aryknorpels, schlaffe Parese – „Kadaverstellung"

Stroboskopie
Bildgebung: CT des Kopf-Hals-Bereichs und des Thorax: mediastinales Malignom ausschließen!
Schilddrüsenuntersuchung

Therapie

Behandlung der Grunderkrankung
Bei einseitiger neurogener Lähmung (z. B. Rekurrensschwäche nach Schilddrüsenoperation) und nach Ausschluss von Malignomen:
medikamentöse Behandlung mit Kortison und Vitamin B
logopädische Therapie zur Vermeidung der Muskelatrophie
stimmverbessernde Operationen durch Verbesserung des Glottisschlusses:
Stimmlippenaugmentation der gelähmten Seite mit Kollagen oder Bauchfett
Thyreoplastik Typ I: glottisverengender Eingriff durch Medialisation der gelähmten Stimmlippe

Laryngopharyngealer Reflux (LPR)

Definition

Entzündung der laryngealen Mukosa durch Säurereflux

Ursache

Säurereflux

Hauptsymptom

- Heiserkeit

Nebensymptome

- Hustenattacken
- Globusgefühl
- Räusperzwang
- Im Gegensatz zum gastroösophagealen Reflux (GERD) kommt es hier meist nicht zu Sodbrennen.

Diagnostik

Anamnese: insbesondere nach Ess- und Rauchgewohnheiten fragen
HNO-Status: Die direkte oder indirekte Laryngoskopie zeigt die Entzündung und das Ödem der Schleimhaut im Bereich der hinteren Kommissur, der Supraglottis und der Stimmlippen: Laryngitis gastrica
Bildgebung: Schluckröntgen
24 h pH-Metrie „Gold-Standard"
Ösophagusmanometrie

Therapie

Verhaltensumstellung
Rauchverbot
beim Schlafen Kopfende des Bettes hochstellen
Dinner canceling
kein Kaffee, Schokolade, scharfe Speisen, destillierte Alkoholika etc.

Antirefluxtherapie
Protonenpumpeninhibitoren: Üblicherweise ist für den LPR die doppelte GERD-Dosis notwendig.
Chirurgische Therapie:
Fundiplicatio durch den Allgemeinchirurgen
Unbehandelter LPR kann zum Larynxkarzinom führen.
Siehe Grundlagenkapitel „Onkologie des Kopf- und Halsbereichs" (Seite 361)

Neben den organischen gibt es funktionelle Ursachen für Dysphonie = Stimmstörung. *Siehe* Mindmap „Funktionelle Stimmstörungen".

Von den organischen und funktionellen Dysphonien müssen die Sprach- und Sprechstörungen unterschieden werden. *Siehe* Mindmap „Sprach- und Sprechstörungen".

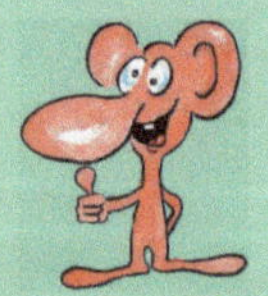

Tipps & Tricks

Laryngopharyngealer Reflux wird oft als Allergie, subakute-chronische Entzündung oder Asthma bronchiale verkannt.

Fallbeispiel Einseitige Rekurrensparesel

Bei Frau Anette S., 65 Jahre, wurde wegen einer Struma nodosa eine Schilddrüsenoperation durchgeführt. Unmittelbar postoperativ bemerkte sie eine Heiserkeit und verminderte Stimmbelastbarkeit. Über Atemnot klagte sie nicht. In der Spiegeluntersuchung stellt der HNO-Arzt eine Rekurrensparese links fest.

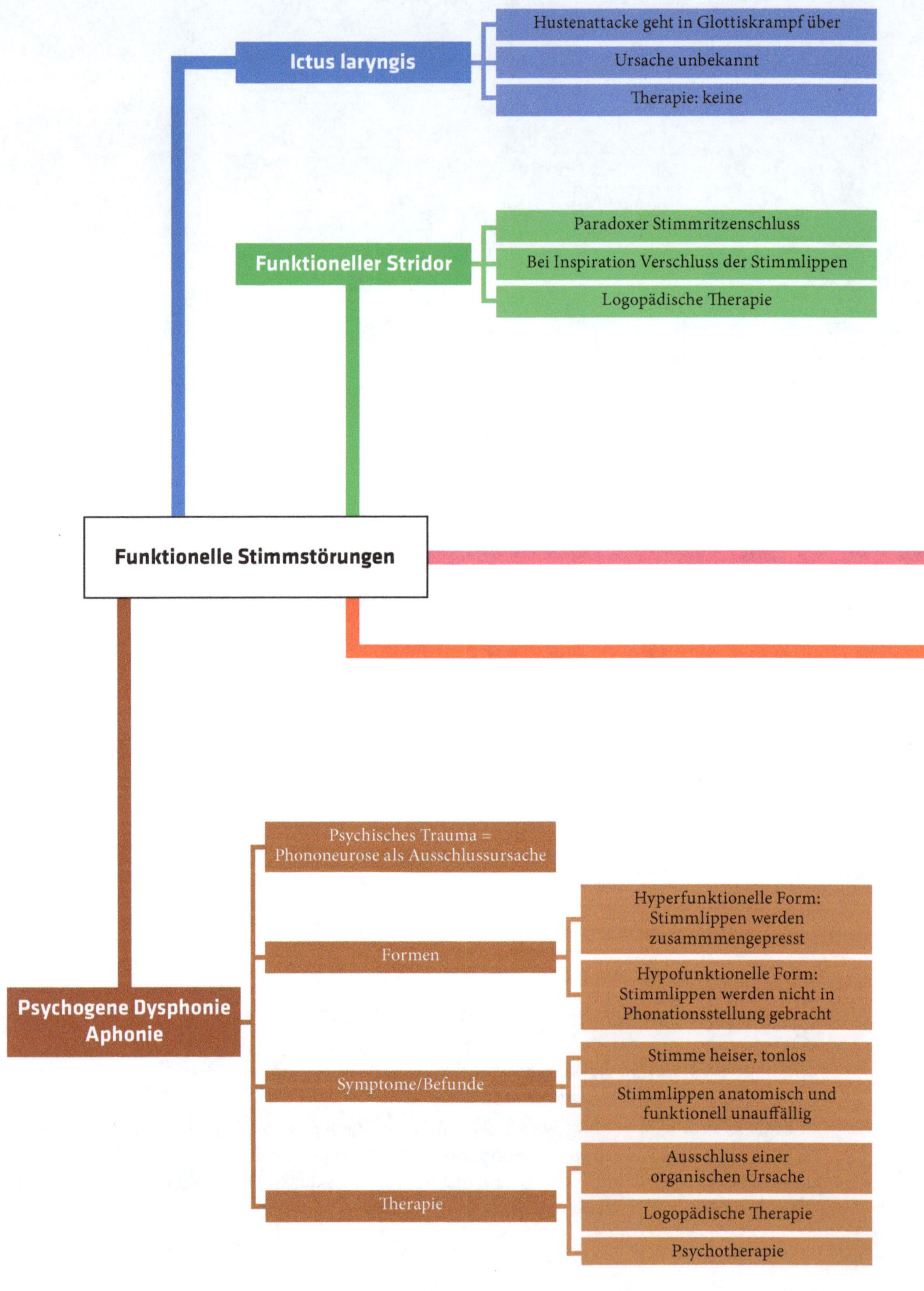
Ictus laryngis
Hustenattacke geht in Glottiskrampf über
Ursache unbekannt
Therapie: keine
Funktioneller Stridor
Paradoxer Stimmritzenschluss
Bei Inspiration Verschluss der Stimmlippen
Logopädische Therapie
Funktionelle Stimmstörungen
Psychogene Dysphonie Aphonie
Psychisches Trauma = Phononeurose als Ausschlussursache
Formen
Hyperfunktionelle Form: Stimmlippen werden zusammmengepresst
Hypofunktionelle Form: Stimmlippen werden nicht in Phonationsstellung gebracht
Symptome/Befunde
Stimme heiser, tonlos
Stimmlippen anatomisch und funktionell unauffällig
Therapie
Ausschluss einer organischen Ursache
Logopädische Therapie
Psychotherapie

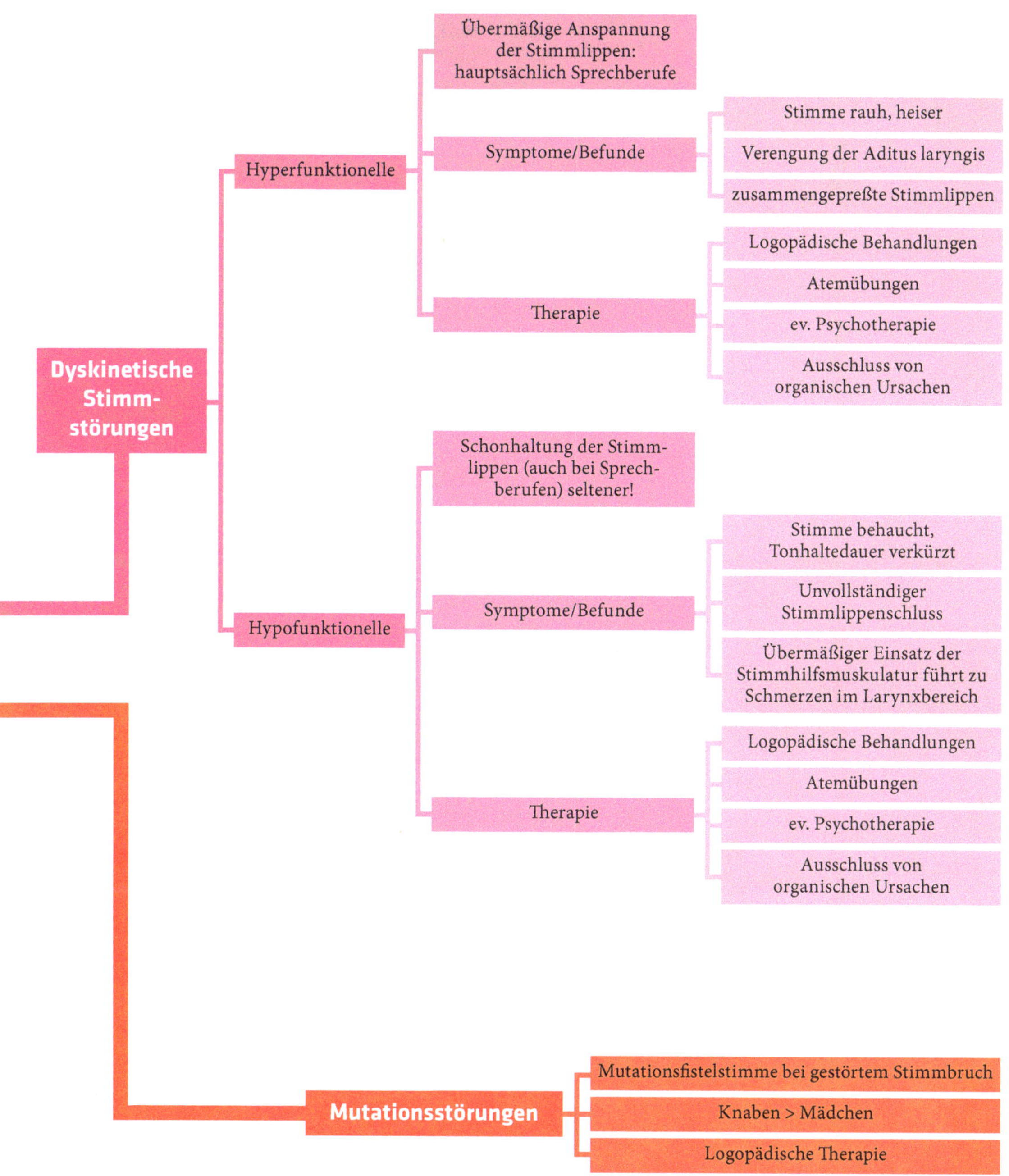
Dyskinetische Stimmstörungen
Hyperfunktionelle
Übermäßige Anspannung der Stimmlippen: hauptsächlich Sprechberufe
Symptome/Befunde
Stimme rauh, heiser
Verengung der Aditus laryngis
zusammengepreßte Stimmlippen
Therapie
Logopädische Behandlungen
Atemübungen
ev. Psychotherapie
Ausschluss von organischen Ursachen
Hypofunktionelle
Schonhaltung der Stimmlippen (auch bei Sprechberufen) seltener!
Symptome/Befunde
Stimme behaucht, Tonhaltedauer verkürzt
Unvollständiger Stimmlippenschluss
Übermäßiger Einsatz der Stimmhilfsmuskulatur führt zu Schmerzen im Larynxbereich
Therapie
Logopädische Behandlungen
Atemübungen
ev. Psychotherapie
Ausschluss von organischen Ursachen
Mutationsstörungen
Mutationsfistelstimme bei gestörtem Stimmbruch
Knaben > Mädchen
Logopädische Therapie

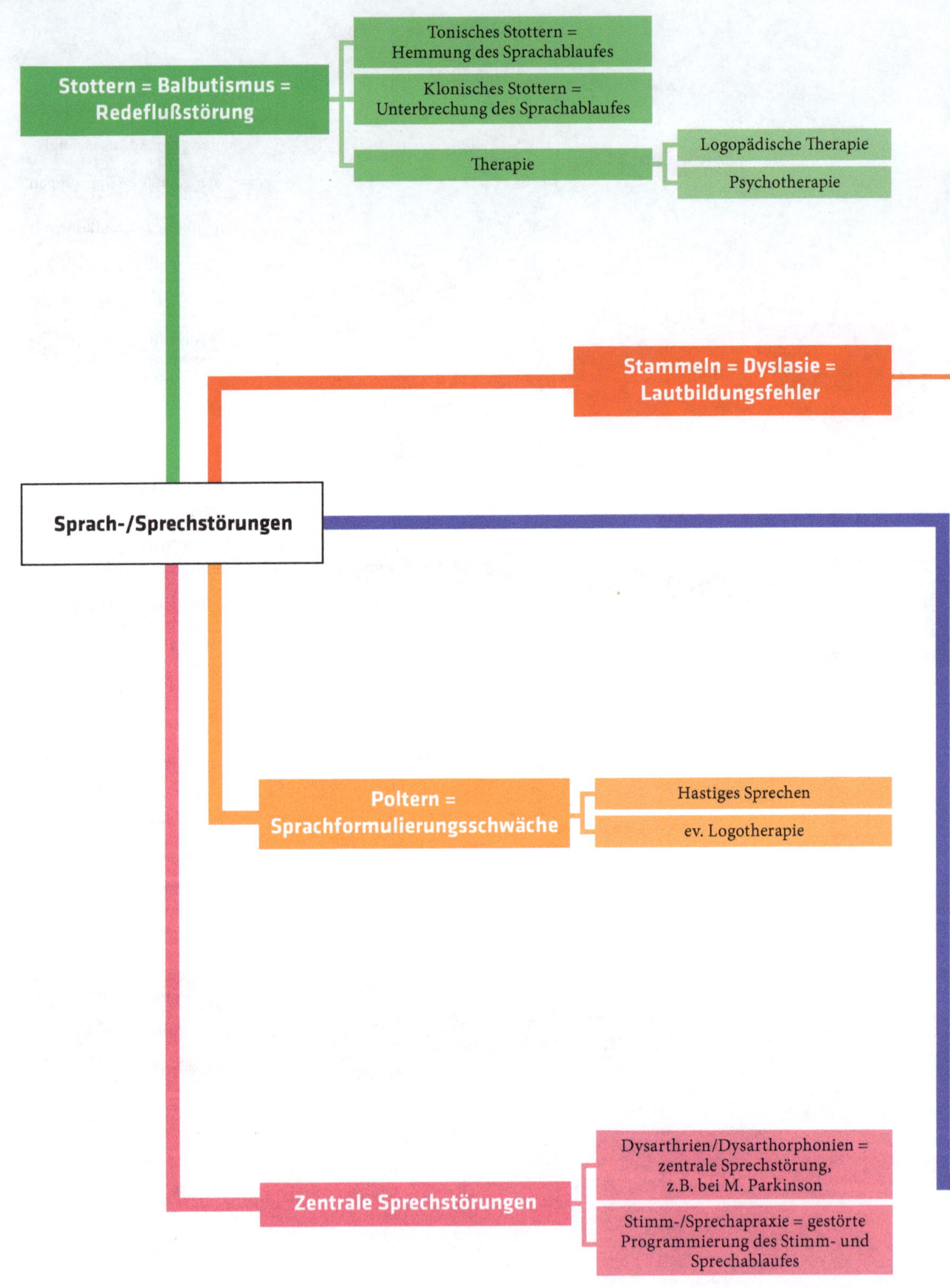
Tonisches Stottern =
Hemmung des Sprachablaufes
Stottern = Balbutismus =
Redeflußstörung
Klonisches Stottern =
Unterbrechung des Sprachablaufes
Logopädische Therapie
Therapie
Psychotherapie
Stammeln = Dyslasie =
Lautbildungsfehler
Sprach-/Sprechstörungen
Poltern =
Sprachformulierungsschwäche
Hastiges Sprechen
ev. Logotherapie
Dysarthrien/Dysarthorphonien =
zentrale Sprechstörung,
z.B. bei M. Parkinson
Zentrale Sprechstörungen
Stimm-/Sprechapraxie = gestörte
Programmierung des Stimm- und
Sprechablaufes

- Sigmatismus
  - Lispeln, Falschbildung von S-Lauten
  - Sigmatismus addentalis = Zungenspitze wird gegen die Schneidezähne gepresst
  - Sigmatismus interdentalis = Zungenspitze wird zwischen die Zähne gedrückt
  - Sigmatismus lateralis
  - Asigmatismus = S-Laut wird komplett gegen einen anderen Buchstaben ausgetauscht
- Gammazismus, Kappazismus, Lambdazismus, Rhotazismus
  - Seltener als Sigmatismus
  - Falschbildung der Laute G, K, L und R
- Rhinophonie = Rhinotalie = Näseln
  - Rhinphonia clausa = geschlossenes Näseln
    - Schnupfen
    - vergrößerte Adenoide
    - Polyposis nasi
  - Rhinphonia aperta = offenes Näseln
    - Gaumenspalte
    - Gaumensegelschwäche
  - Rhinophonia mixta
  - Therapie
    - Kausale Ursache behandeln
    - Kieferorthopädie, kieferchirurgische Behandlung
    - Logopädische Therapie

Zentrale Sprachstörungen = Aphasie/Dysphasie

- Tumor, Blutung im Sprachzentrum
- Motorische Aphasie = Störung der Wortbildung
- Sensorische Aphasie = Störung des Sprachverständnisses bei normalem Sprechvermögen
- Amnestische Aphasie = Störung der Worterinnerung, Wortfindungsstörung etc. z.B. bei otogenem Hirnabszess

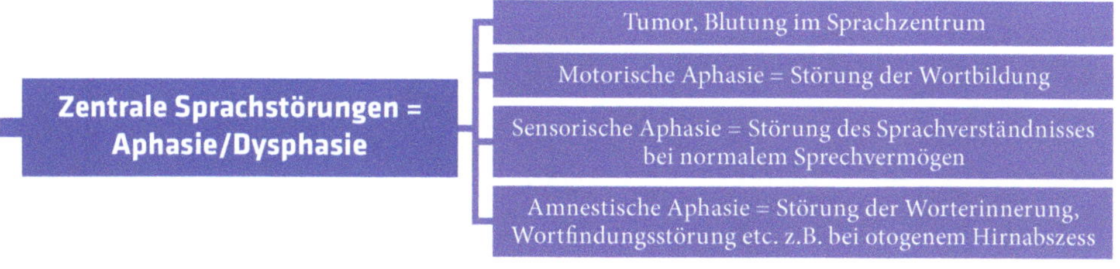

Hirnnervenlähmung

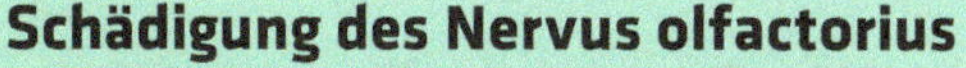
Schädigung des Nervus olfactorius

Schädigung des Nervus trigeminus

Schädigung des Nervus fazialis

Schädigung des Nervus vestibulocochlearis

Schädigung des Nervus glossopharyngeus

Schädigung des Nervus vagus

Schädigung des Nervus accessorius

Schädigung des Nervus hypoglossus

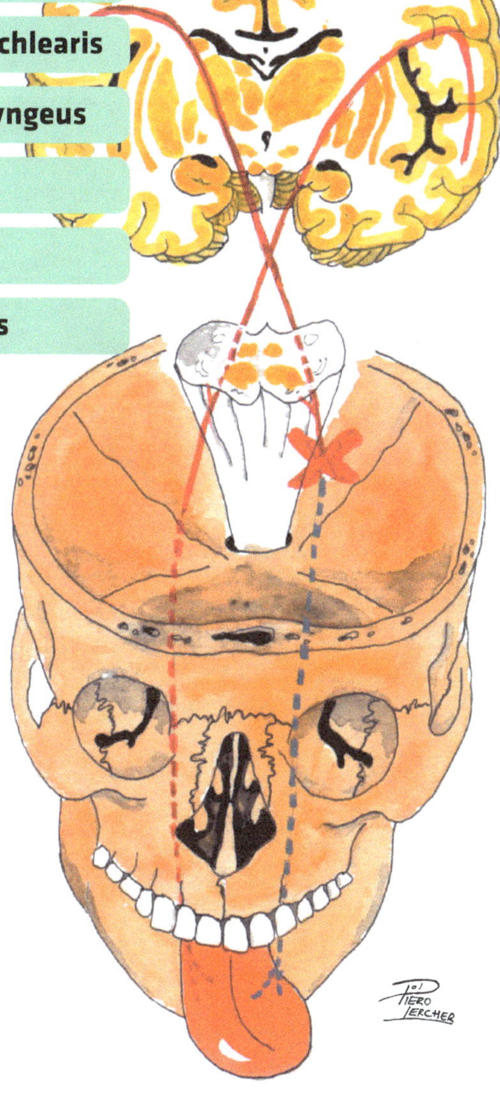

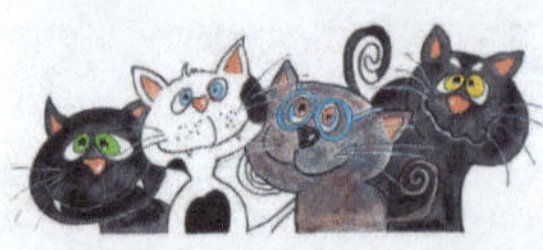

Differentialdiagnose Hirnnervenlähmung der Hirnnerven des HNO-Bereiches I, V, VII, VIII, IX, X, XI, XII

Kongenital/ iatrogen	Infektiös/ idiopathisch	Trauma toxisch	Tumor (Neoplasie)	Endokrin/ metabolisch	neurologisch	systemisch
Operationen HNO Schilddrüse	Entzündungen im Bereich der Nerven Herpes Zoster Poliomyelitis Meningitiden Cholesteatom Diphterie	Schädelbasisfraktur (frontal, lateral) Schlaganfall Aneurysmen der A. vertebralis oder basilaris	Mundhöhle, Epi-Meso-Hypopharynx Larynx Parotis Schädelbasis Halsmetastasen → *Onkologie*	diabetische Neuropathie	Motoneuronerkrankung progressive Bulbärparalyse Syringobulbie	
Melkerson-Rosenthal	Facialislähmung	alkoholische Polyneuropathie			Multiple Sklerose	Thrombose des Sinus sigmoideus
		Blei, Arsen			amyotrophe Lateralsklerose	
					Guillain-Barré-Syndrom	

Schädigung des Nervus olfactorius (Hirnnerv I)

Definition

Die Funktionseinschränkung des N. olfactorius führt zur Verminderung der Riechfunktion.

Verlauf

Siehe Grundlagenkapitel „Anatomie und Physiologie" (Seite 305)

Ursache

Siehe Kittens-Tabelle „Riechstörungen"

Hauptsymptome

- Anosmie
- Hyposmie

Nebensymptome

- sekundäre Geschmacksstörung bei Anosmie oder Hyposmie

Diagnose

HNO-Status, insbesondere anteriore Rhinoskopie
Nasennebenhöhlen-CT, craniales CT
Riechprüfung („Sniffin' sticks")

Therapie

Wenn eine Raumforderung im Bereich der Riechspalte die Ursache darstellt (z. B. Polyposis nasi, Tumoren), wird eine FESS „Functional Endoscopic Sinus Surgery" durchgeführt.
Vorstellung beim Neurologen

Schädigung des Nervus trigeminus (Hirnnerv V)

Definition

Die Funktionseinschränkung des N. trigeminus führt zu Sensibilitäts- und Motilitätseinschränkungen im Kopf-Hals-Bereich.

Verlauf

Siehe Grundlagenkapitel „Anatomie und Physiologie“ (Seite 305)

Einteilung

N. ophtalmicus (V1): hat nur sensible Fasern! Diese versorgen: Stirn, Oberlid, Konjunctiva, Hornhaut, Nase und Nasenschleimhaut und Nasennebenhöhlen.
N. maxillaris (V2): hat nur sensible Fasern! Diese versorgen: Unterlid, Wange, Oberlippe, Gaumen und Pharynx, Sinus maxillaris – ethmoidalis und spenoidalis
N. manidibularis (V3):
Seine sensiblen Fasern versorgen Unterlippe, Zähne, Gingiva, Kinn.
Seine motorischen Fasern versorgen die Kaumuskulatur bestehend aus: M. masseter, M. temporalis, M. pterygoideus lateralius et medialis, M. tensor veli palatini, M. mylohyoideus und Vorderbauch des M. digastricus.

Ursache

zentral: Tumor (Hirntumor), Ischämie, Meningitis, erhöhter Hirndruck
peripher: Tumor (Trigeminusneurinom), Trauma, Nasennebenhöhlenentzündungen, Trigeminusneuralgie (idiopathisch oder viral bedingt durch Herpes simplex oder Varizella Zoster Viren)

Pathophysiologie

zentrale Läsionen: je nach betroffenem Trigeminus Kern → kreisförmige Sensibiltätsausfälle perioral ausgehend (= Sölder Linien)
periphere Läsionen:
N. ophtalmicus: Kornealreflex nicht mehr auslösbar!
N. mandibularis → betroffenes Kiefer weicht zur gesunden Seite ab, weiters Dysphagie, Sensibilitätsausfälle, Schmerzen

Trigeminusneuralgie:

Ursache

idiopathisch: fragliche Kompression des Nerven durch arterielle Gefäße
Auftreten im Rahmen einer Multiplen Sklerose oder bei Hirntumoren.
Auslöser einer Attacke können sein: Kauen, Sprechen, Schlucken, Zähneputzen, Berührung im Gesicht, kalter Luftzug.

Hauptsymptom

- spontan auftretender stechender Schmerz (Dauer: Sekunden bis Minuten)

Nebensymptome

- Rötung im Trigeminusgebiet
- Depression
- Suizidgefahr!

Diagnose

HNO-Status
Kraniales CT, MRT
Vorstellung beim Neurologen
Trigeminusneuralgie ist eine Ausschluss-Diagnose!

Therapie

medikamentöse Therapie durch den Neurologen: Carbamazepin oder Oxcarbazepin
operativ: Ausschaltung des Ganglion Gasseri durch Koagulation, Kompression oder mikrovaskuläre Entlastung bei Kompression durch Gefäße

Wallenberg-Syndrom

Definition

verminderte Schmerz- und Temperaturempfindung der ipsilateralen Gesichts- und der gegenseitigen Körperhälfte

Pathophysiologie

durch Thrombose in der A. cerebellaris posterior inferior oder Ischämie in der Medulla oblongata → Unterbrechung des Tr. spinothalamicus → dieser ist verantwortlich für Schmerz- und Temperaturempfindung der gegenseitigen Körperhälfte und des N. trigeminus → Informationen über Schmerz und Temperatur der ipsilateralen Seite des Gesichtes

Hauptsymptom

- *Siehe* Definition

Nebensymptome

- Schwindel, Emesis, Horner Syndrom, Sensibilitätsstörungen, Funktionsstörung der Stimmlippen → Dysphonie
- Diagnose/Management:
- klinische Untersuchung: Trigeminusdruckpunkte prüfen:
- über dem Auge: Nervus supraorbitalis aus der Incisura supraorbitalis
- unter dem Auge: Nervus infraorbitalis aus dem Foramen infraorbitale
- am Kinn: Nervus mentalis aus dem Foramen mentale
- weiters: CCT, CT-Kopf-Hals, Vorstellung beim Neurologen → weitere Therapie nach der Ursache!

Prognose

in Abhängigkeit von der Ursache

Schädigung des Nervus fazialis (Hirnnerv VII)

Definition

Die eingeschränkte Funktion des N. facialis (HN VII) führt zur Bewegungseinschränkung der mimischen Muskulatur.

Verlauf

Siehe Grundlagenkapitel „Anatomie und Physiologie“ (Seite 305)

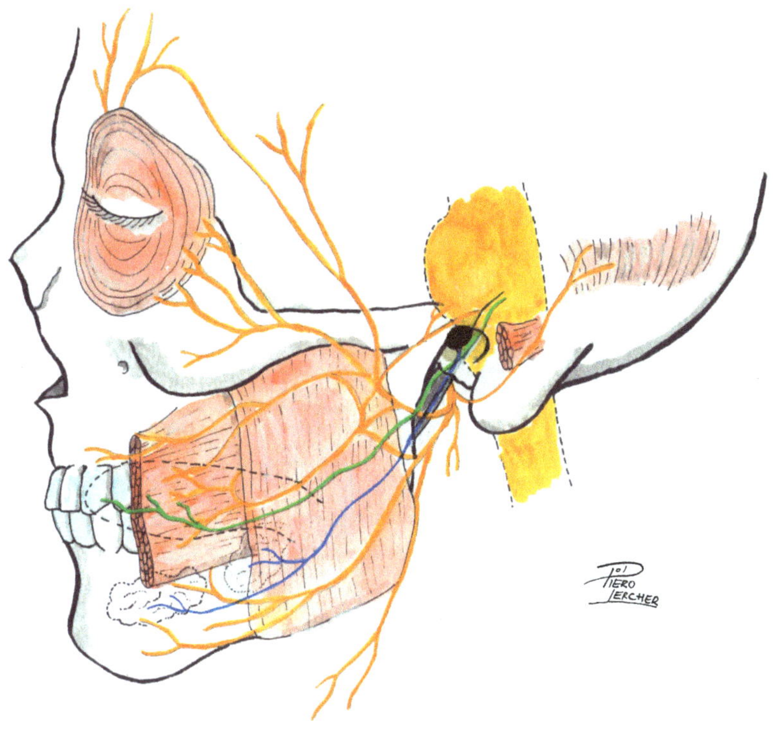

Abb. 1: Verlauf des Nervus fazialis

Einteilung

periphere Fazialisparese: Schädigung des Nerven vom Kerngebiet bis zur mimischen Muskulatur
zentrale Fazialisparese: Schädigung der Nervenfasern von der motorischen Großhirnrinde bis zum Kerngebiet

Ursache

Periphere Fazialisparese:

idiopathische Fazialisparese (= Bell'sche Parese): mit 70–80 % der Paresen die häufigste Form, es wird eine Infektion mit Herpes simplex I Virus vermutet.
prädisponierende Faktoren: Stress, Luftzug, Fazialisparese als Komplikation einer Mastoiditis oder eines Cholesteatoms.

infektiöse Fazialisparese: Bei Reaktivierung von Varicella zoster kann es selten zu einem Zoster oticus kommen. Wenn hierbei der N. fazialis mitbeteiligt ist, wird auch von einem „Ramsay-Hunt-Syndrom" gesprochen. Weiters ist im Rahmen von EBV- oder HIV-Infektionen und auch bei Tbc oder Neurolues die Ausbildung einer Fazialisparese möglich.

Fazialisparesen im Rahmen von Autoimmunerkrankungen: Guillain-Barré Syndrom, Melkersson-Rosenthal Syndrom, Heerfordt Syndrom (Sarkoidose + Fazialisparese)

Tumorinfiltration als Ursache einer Fazialisparese: maligne Parotistumoren, Metastasen im Bereich der Wange oder des Ohres

Trauma als Ursache einer Fazialisparese: Verletzungen der Schädelbasis (Felsenbeinfrakturen), Gesichtsfrakturen

iatrogene Fazialisparese: postoperativ (Parotisoperationen)

angeborene Fazialisparese: sehr selten: Moebius Syndrom: beidseitige Parese der Nn. Fazialis und Abduzens.

Pathophysiologie

Durch Entzündung kommt es zur ödematösen Anschwellung des Nerven im knöchernen Kanal und somit zur Kompression und damit zu einer gestörten Knochenleitung.

Hauptsymptom

- Asymmetrie des Gesichtes durch eine Lähmung der mimischen Gesichtsmuskulatur

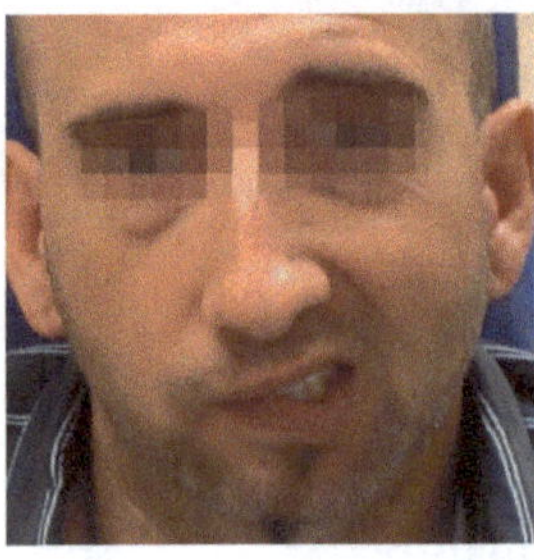

Abb. 2:
Periphere Fazialisparese rechts

Nebensymptome

- trockene Augen durch inkompletten Lidschluss
- unkontrolliertes Speicheln und erschwerte Nahrungsaufnahme durch die Unmöglichkeit, den Mundwinkel anzuheben

Diagnose

HNO-Status, auch Blick ins Ohr, um einen Zoster oticus auszuschließen (herpetiforme Effloreszenzen im äußeren Gehörgang und am Trommelfell)
Stirnrunzeln **nicht** möglich!

Ursache

Die Nervenfasern des Ramus frontalis kreuzen nur intrazerebral auch zur anderen Seite, deshalb können Patienten mit einer zentralen Parese die Stirn runzeln, Patienten mit einer peripheren Parese können dies eben nicht (*siehe* auch Grundlagenkapitel „Anatomie und Physiologie", Seite 305).
Bell-Phänomen: Bei inkomplettem Lidschluss bewegen die Patienten kompensatorisch die Augen nach oben, um das Auge vom Lid dennoch „halbwegs" bedecken zu können.

Schädigung des Nervus fazialis

- vor der Chorda tympani führt zu Geschmacksstörungen
- vor dem Abgang des N. intermedius und der Chorda tympani führt zu einer Abahme der Speichelsekretion
- vor dem Abgang des N. stapedius führt aufgrund des nun fehlenden Stapediusreflexes zu einer Hyperakusis
- vor dem Abgang des N. petrosus major führt zu einer verminderten Tränensekretion, nachzuweisen mit dem so genannten Schirmer-Test

Therapie

Uhrglasverband bei inkomplettem Lidschluss verhindert die Austrocknung der Hornhaut, Augentropfen als Tränenersatz verordnen. bei Zoster oticus Gabe von Acyclovir

ausschleichende Kortisongabe unter antibiotischer Abschiermung bei idiopathischer Parese
Wenn nach Tumoroperation oder schwerem Trauma eine Rückkehr der Nervenfunktion nicht zu erwarten ist, kann mittels Implantation eines Gold-Inlays in das Oberlid der Lidschluss verbessert werden. Weiters kann der Mundwinkel z. B. mit einem Stück der palmaris longus-Sehne angehoben werden, dadurch werden Essen und Trinken deutlich erleichtert.
In aufwändigeren Operationen, z. B. durch Implantation eines mikrovaskulären Transplantats des M. gracilis, kann die Mimik teilweise wiederhergestellt werden. Schlussendlich ist eine neurale Anastomose des Stumpfes des N. facialis an den N. hypoglossus möglich. Hier ist allerdings mit Syskinesien zu rechnen, d. h. bei Zungenbewegung kommt es zur Mitbewegung der Gesichtsmuskulatur.

Prognose

idiopathische Fazialisparese: Spontanheilung zwischen 3 Wochen und mehreren Monaten

Zentrale Fazialisparese

Ursache

Hirninfarkt (Blutungen), Hirn- und Schädelbasistumoren, Multiple Sklerose

Diagnose

HNO-Status
Neurologie, sofern der Patient nicht eben von dort kommt.
CCT
Lumbalpunktion

Therapie

abhängig von der Grundkrankheit, in der Regel durch die Neurologie; ansonsten symptomatische Maßnahmen wie bei der peripheren Parese

Prognose	je nach Ursache unterschiedlich

Schädigung des Nervus vestibulocochlearis (Hirnnerv VIII)

Definition	Die Funktionseinschränkung des N. vestibulocochlearis führt zur Einschränkung des Gleichgewichts- und Hörorgans.
Verlauf	*Siehe* Grundlagenkapitel „Anatomie und Physiologie" (Seite 305)
Ursache	*Siehe* Kittens-Tabelle „Hirnnervenlähmung"
Hauptsymptom	■ Schwindel und Hörverlust
Nebensymptome	■ Übelkeit ■ Emesis ■ Nystagmus ■ Gangunsicherheit
Diagnose	HNO-Status Schwindelprüfung und audiologische Abklärung *Siehe* Grundlagenkapitel „HNO-Untersuchungen" (Seite 270) MRT des Kleinhirnbrückenwinkels zum Ausschluss eines Akustikusneurinoms neurologische Abklärung
Therapie	Hörgerätversorgung Cochlear Implant-Versorgung Behandlung eines Akustikusneurinoms (je nach Größe und Lage observieren, operieren oder eine Gamma-Knife-Behandlung durchführen)
Prognose	in Abhängigkeit von der Ursache

Schädigung des Nervus glossopharyngeus (Hirnnerv IX)

Definition	Die Funktionseinschränkung des N. glossopharyngeus führt zur Bewegungseinschränkung des Gaumenbogens, zu Sensibilitätsstörungen im Bereich des Rachens und der Zunge sowie zu Geschmackstörungen (sensorische Fasern in der Zunge).
Verlauf	*Siehe* Grundlagenkapitel „Anatomie und Physiologie" (Seite 305)

Ursache	Intoxikation durch bakterielle Infektion: Clostridien (Tetanus), Tollwut iatrogen: nach Tonsillektomie Hirn- und Schädelbasistumoren
Hauptsymptom	■ Dysphagie
Nebensymptome	■ Geschmacksstörung ■ Parästhesien der Zunge
Diagnose	HNO-Status: Bei Intonation von „A“ wird die Uvula zur gesunden Seite gezogen („Kulissenphänomen“).
Therapie	Therapie der Grunderkrankung logopädische Therapie
Prognose	symptomatische Verbesserung durch logopädische Therapie

Schädigung des Nervus vagus (Hirnnerv X)

Definition	Die Funktionseinschränkung des N. vagus führt zu Bewegungseinschränkungen der Stimmlippen (N. laryngeus inferior) und zu Sensibilitätsstörungen im Bereich des Kehlkopfes (N. laryngeus superior) und im Gehörgang sowie zu Geschmacksstörungen (sensorische Fasern im Rachen).
Verlauf	*Siehe* Grundlagenkapitel „Anatomie und Physiologie“ (Seite 305)
Ursachen	■ Schilddrüsenoperation ■ Thoraxchirurgie ■ Speiseröhrentumoren ■ mediastinale Raumforderungen ■ idiopathisch
Hauptsymptome	■ einseitige Parese: Heiserkeit ■ beidseitige Parese: Atemnot und Stridor
Nebensymptome	Aspiration Geschmacksstörung

Diagnose indirekte und direkte Laryngoskopie

Therapie einseitige Parese: logopädische Therapie
Thyreoplastik Typ I: Medialisierung der paretischen Stimmlippe
beidseitige Parese:
Durchführen einer glottiserweiternden Operation: Entweder wird eine Processus vocalis-Resektion mit dem CO_2-Laser oder eine Stimmlippenlateralisation mittels Lichtenberger-Naht durchgeführt. Als Ultima ratio wird bei drohendem Ersticken ein Tracheostoma angelegt.

Prognose abhängig von der Ursache, bei der idiopathischen Parese ist auch eine Spontanremission möglich

Schädigung des Nervus accessorius (Hirnnerv XI)

Definition Die eingeschränkte Funktion des N. accessorius (HN XI) führt zur Bewegungseinschränkung der Schulter, wobei die Patienten den Arm der betroffenen Seite nicht über den Kopf heben können.

Verlauf *Siehe* Grundlagenkapitel „Anatomie und Physiologie" (Seite 305)

Ursache iatrogen: während einer Neck-Dissection
Metastasen am Hals können den Nerv komprimieren oder infiltrieren.

Pathophysiologie Der N. accessorius wird von zwei Spinalwurzeln gebildet:
Radix spinalis: zuständig für die Bewegung des M. sternocleidomastoideus
Radix cranialis: zuständig für die Bewegung des M. trapezius

Hauptsymtpom
- Der Arm kann nicht über den Kopf gehoben werden

Nebensymptome
- Atrophie der betroffenen Arm- und Schultermuskulatur

Diagnose HNO-Status
Den Patienten die Arme abwechselnd über das Schulterniveau heben lassen, hierbei wird die Seitendifferenz auffallen.

Therapie

Wenn anamnestisch eine vorangegangene Operation als Ursache wegfällt, besteht ein hochgradiger Verdacht auf einen Tumor im Bereich der Schädelbasis oder eine sonstige intrakranielle Läsion, die mittels MRT abgeklärt wird.
Liegt eine iatrogene Schädigung des Nerven vor, sollte möglichst schnell nach der Operation mit einer physikalischen Therapie begonnen werden.

Prognose

abhängig von der Ursache
Durch Bewegungstherapie kann die Funktion deutlich verbessert werden.

Schädigung des Nervus hypoglossus (Hirnnerv XII)

Definition

Eine Schädigung des N. hypoglossus führt zur Bewegungseinschränkung der Zunge.

Verlauf

Siehe Grundlagenkapitel „Anatomie und Physiologie" (Seite 305)

Ursache

Hirn- und Schädelbasistumoren
iatrogen nach Operationen im Kopf- und Halsbereich

Pathophysiologie

einseitige Parese: Die Zunge weicht beim Herausstrecken zur gesunden Seite ab (durch den Tonus des gesunden M. genioglossus).
beidseitige Parese: vollständige Funktionseinschränkung der Zunge

Hauptsymptom

- Sprachstörung

Nebensymptome

- Die Störung in der Bolusbildung und Transport von Nahrung führt zur Dysphagie mit Gewichtsabnahme und bei beidseitiger Parese aufgrund der ausgeprägten Sprachstörung zur sozialen Isolation.

Diagnose

Im HNO-Status weicht die Zunge zur kranken Seite! Bei beidseitiger Parese kann die Zunge nicht mehr bewegt werden.
CT und MRT zur Abklärung von Läsionen im Verlauf des Hirnnerven

Management

einseitige Lähmung: logopädische Therapie
beidseitige Lähmung: PEG Sonde, logopädische Therapie

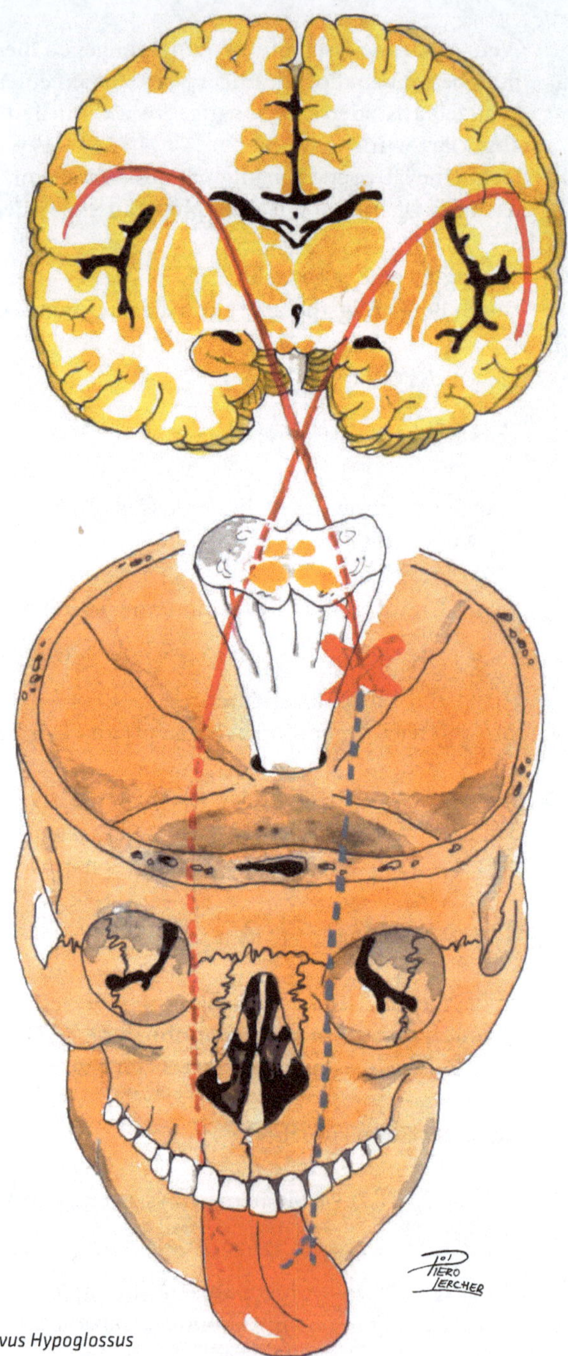

Abb. 3:
Anatomischer Verlauf des Nervus Hypoglossus

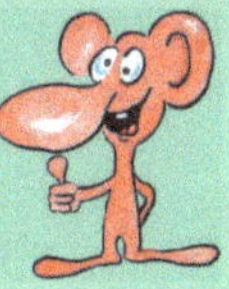

Tipps & Tricks

Wodurch wird erkennbar, dass ein Uhrglasverband des Auges nicht mehr dicht ist? Es fehlt der Beschlag (Wasserdampf) an der Innenseite des Glases, der Verband muss erneuert werden.

Fallbeispiel

Ein 45-jähriger Patient war bei kühlen Außentemperaturen mit unbedecktem Kopf mit seinem Cabrio unterwegs. Nach ca. zwei Stunden bemerkt der Mann die teilweise gelähmte linke Gesichtshälfte.
Er sucht sofort eine HNO-Notfallambulanz auf. Dort wird eine partielle periphere Parese des Nervus fazialis links diagnostiziert. Er erhält ein Kortikosteroid i. V.., eine Vitamin-A-Augensalbe und einen Uhrglasverband und wird für den nächsten Tag zur Fortsetzung der Behandlung und Durchuntersuchung wiederbestellt.

Hörminderung

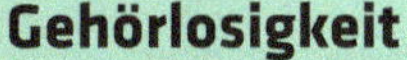

- Gehörlosigkeit
- Cerumen obturans
- Hörsturz
- Lärmschwerhörigkeit
- Presbyacusis
- Tubenventilationsstörung
- Otosklerose

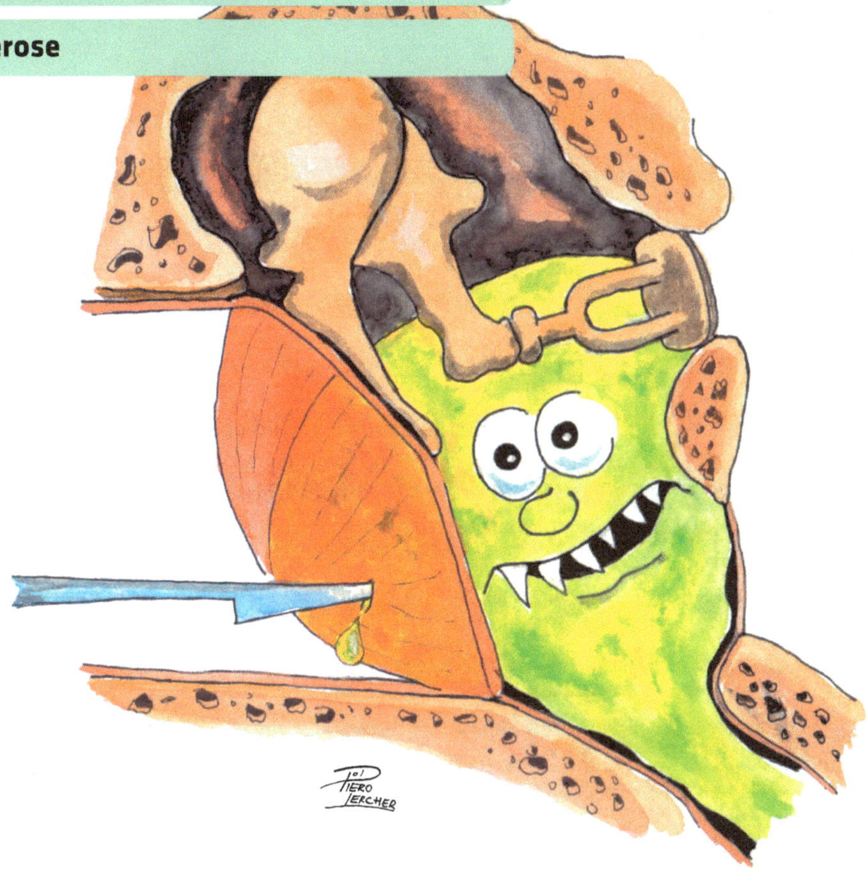

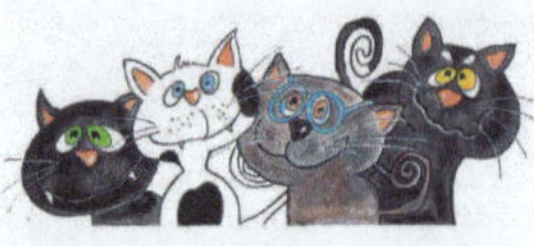

Differentialdiagnose Hörminderung – Taubheit

Kongenital/ iatrogen	Infektiös/ idiopathisch	Trauma toxisch	Tumor (Neoplasie)	Endokrin/ metabolisch	neurologisch	systemisch
Connexin 26-Mutation Cogan-Syndrom Down-Syndrom Alport-Syndrom basiläre Impression Ohrmissbildungen ototoxische Medikamente: Aminoglycoside Schleifendiuretika Gehörlosigkeit	Cerumen obturans Otitis externa diffusa Myringitis bullosa, Otitis media acuta Labyrinthitis → *Ohrenschmerzem* Otitis media chronica → *Otorrhoe* Tubenventilationsstörung Zoster oticus → *Ohrenschmerzen* Hörsturz Meningoencephalitis Morbus Menière → *Schwindel*	Fremdkörper Trommelfellverletzung Knalltrauma Explosionstrauma akutes Lärmtrauma akustischer Unfall Barotrauma Schläfenbeinfraktur Contusio Elektrounfall und Bitzschlag Lärmschwerhörigkeit	Ohrmuschel Gehörgang Glomustumor Akustikusneurinom	Otosklerose Nephropathie Diabetes mellitus Hyperlipoproteinämie Hypothyreoidismus	psychogen Simulation Aggravation Zervikalsyndrom Multiple Sklerose	Presbyacusis Gefäßerkrankungen Autoimmunkrankheiten

Gehörlosigkeit

Definition

Fehlen der Hörfähigkeit aufgrund eines nicht ausgebildeten Hörsinns

Angeborene oder frühkindlich erworbene Gehörlosigkeit oder hochgradige Hörminderung führt zu Störungen der Sprach- und Persönlichkeitsentwicklung.

Epidemiologie

In Österreich ist eines von 1000 Neugeborenen gehörlos.

Ursachen

Siehe Kittens-Tabelle „Hörminderung“
Siehe Mindmap „Syndromale Hörstörungen“

Diagnose

Siehe Grundlagenkapitel „HNO-Untersuchungen“ (Seite 270)

Otoakustische Emission und automatische BERA (Brainstem Evoked Response Audiometry) werden für das Neugeborenen-Hörscreening verwendet.

Der möglichst frühe Zeitpunkt der Diagnose spielt eine entscheidende Rolle für den Behandlungsbeginn und somit für die Entwicklung des Kindes.

Hauptsymptom

- fehlende oder hochgradig gestörte Sprachentwicklung
- Falls kein Screening erfolgt, wird Gehörlosigkeit relativ spät entdeckt, da die erste Lallperiode (6. Woche bis 6. Monat) auch vom gehörlosen Kind mitgemacht wird.

Nebensymptome

- Intelligenzdefekte
- Persönlichkeitsentwicklungsstörung

Therapie

Falls die anatomischen Strukturen intakt sind, insbesondere der Hörnerv, kann ab dem 6. Lebensmonat eine Cochlea-Implantation beidseits durchgeführt werden. Mit entsprechendem postoperativem Hörtraining ist der Besuch einer Regelschule dann in vielen Fällen möglich. Das Cochlea Implant ist eine Hörprothese, die sich aus einem hinter dem Ohr getragenen externen Teil (Mikrofon, Sprachprozessor, Batterie und Spule) und dem eigentlichen Implantat besteht, das sich aus einem weiteren Magneten, einer Empfangsspule, dem Stimulator und dem Elektrodenträger mit den Stimulationselektroden zusammensetzt.

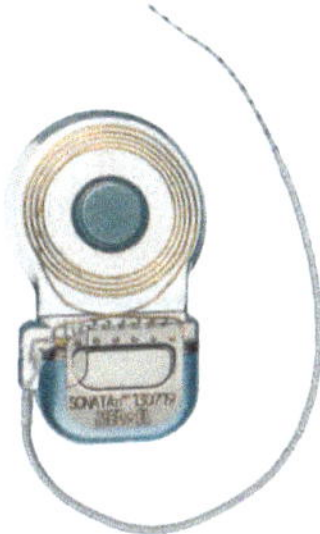

Abb. 1: Cochlear Implant

Bei der Operation wird zuerst das Mastoid ausgebohrt (Mastoidektomie), anschließend wird eine posteriore Tympanotomie durchgeführt, d. h. das Mittelohr vom Mastoid aus eröffnet. Über diese Öffnung wird nun eine Cochleostomie angelegt und die Elektroden in die Cochlea eingeführt. Die Empfangsspule wird retroaurikulär unter der Haut platziert. Die Sendespule des Prozessors haftet mithilfe der Magneten auf der Kopfhaut über der Empfangsspule des Implantats. Die Energieversorgung des Implantats wird mittels elektromagnetischer Induktion durch die Kopfhaut gewährleistet. Die Übertragung der Signale erfolgt mit Hochfrequenzwellen.
Bei der parallelen Stimulierung können zwei oder mehr Elektroden gleichzeitig die Hörnerven reizen, bei der sequenziellen Stimulierung erfolgt die Stimulierung nacheinander.
Die Gebärdensprache ermöglicht den Gehörlosen, bei denen eine Cochlea-Implantation nicht durchgeführt werden kann, oder hochgradig Schwerhörigen eine Kommunikation und wird in eigens dafür geschaffenen Instituten gelehrt.

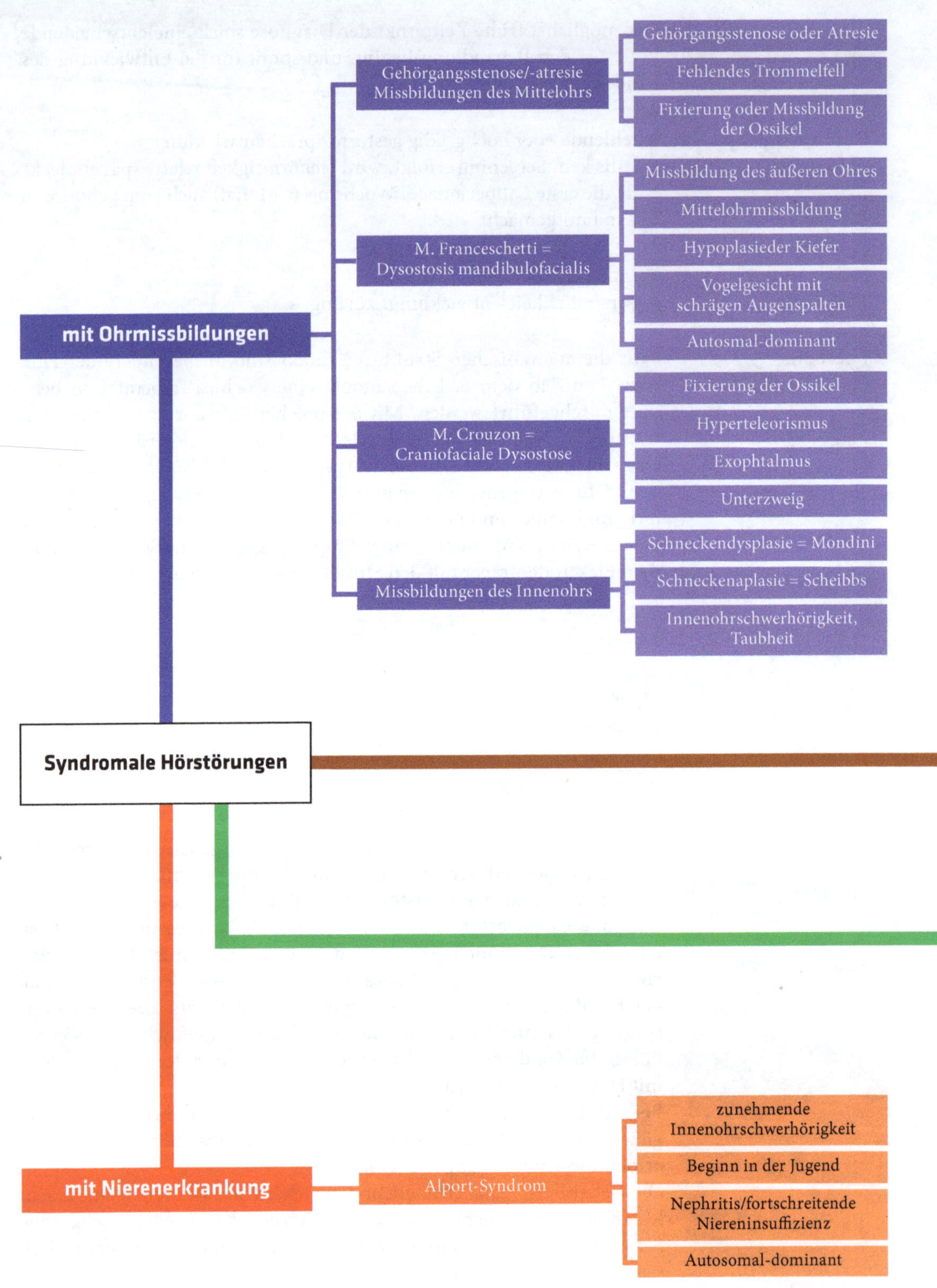

Syndromale Hörstörungen
mit Ohrmissbildungen
Gehörgangsstenose/-atresie Missbildungen des Mittelohrs
Gehörgangsstenose oder Atresie
Fehlendes Trommelfell
Fixierung oder Missbildung der Ossikel
M. Franceschetti = Dysostosis mandibulofacialis
Missbildung des äußeren Ohres
Mittelohrmissbildung
Hypoplasieder Kiefer
Vogelgesicht mit schrägen Augenspalten
Autosomal-dominant
M. Crouzon = Craniofaciale Dysostose
Fixierung der Ossikel
Hyperteleorismus
Exophtalmus
Unterzweig
Missbildungen des Innenohrs
Schneckendysplasie = Mondini
Schneckenaplasie = Scheibbs
Innenohrschwerhörigkeit, Taubheit
mit Nierenerkrankung
Alport-Syndrom
zunehmende Innenohrschwerhörigkeit
Beginn in der Jugend
Nephritis/fortschreitende Niereninsuffizienz
Autosomal-dominant

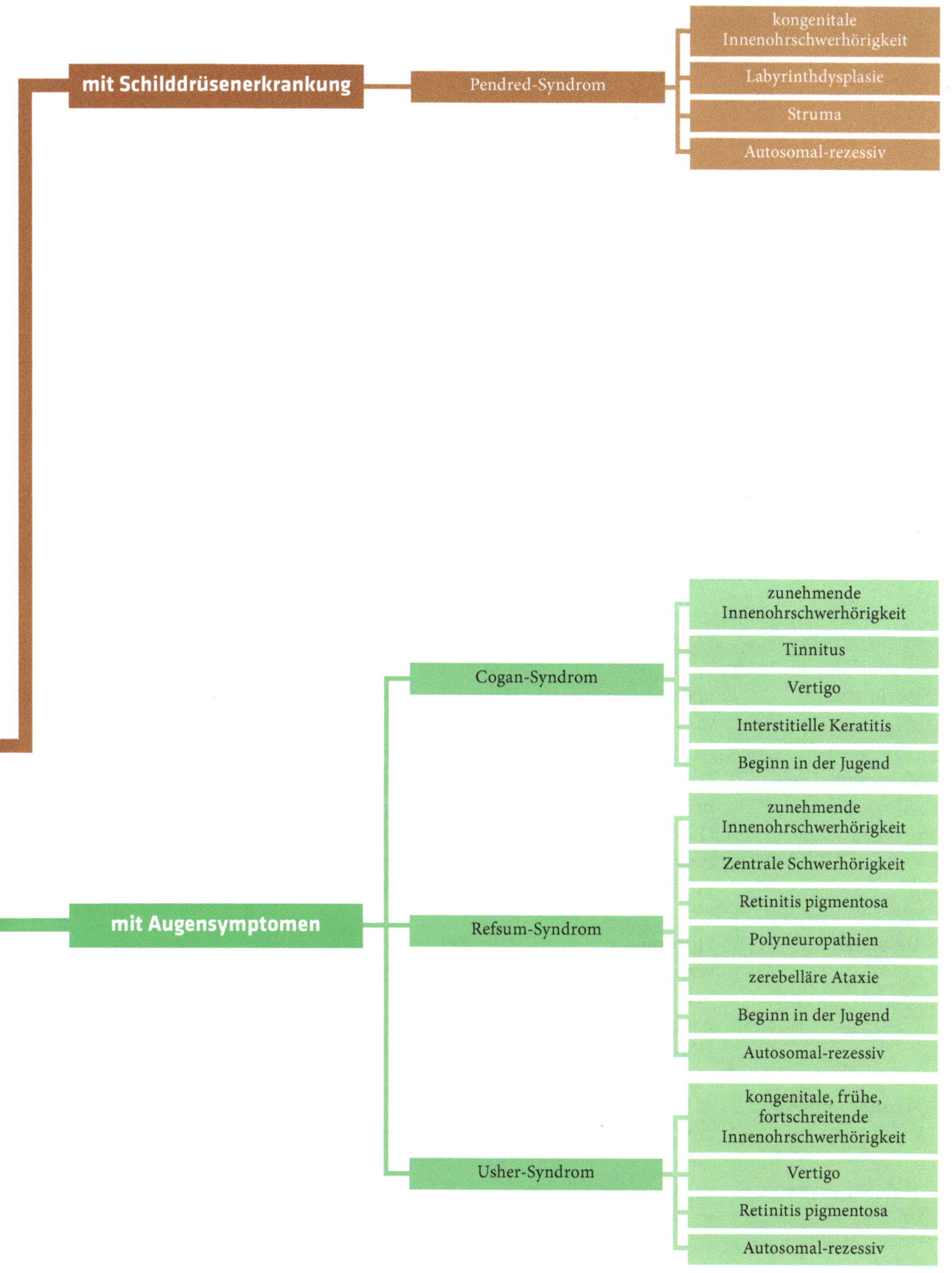
mit Schilddrüsenerkrankung
Pendred-Syndrom
kongenitale Innenohrschwerhörigkeit
Labyrinthdysplasie
Struma
Autosomal-rezessiv
mit Augensymptomen
Cogan-Syndrom
zunehmende Innenohrschwerhörigkeit
Tinnitus
Vertigo
Interstitielle Keratitis
Beginn in der Jugend
Refsum-Syndrom
zunehmende Innenohrschwerhörigkeit
Zentrale Schwerhörigkeit
Retinitis pigmentosa
Polyneuropathien
zerebelläre Ataxie
Beginn in der Jugend
Autosomal-rezessiv
Usher-Syndrom
kongenitale, frühe, fortschreitende Innenohrschwerhörigkeit
Vertigo
Retinitis pigmentosa
Autosomal-rezessiv

Prognose

sehr gut, hängt aber auch ab von ggf. gleichzeitig bestehenden anderen neurologischen Defekten

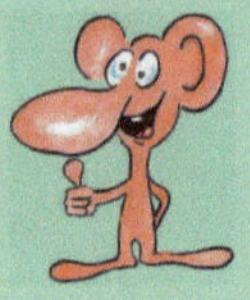

Tipps & Tricks

Frühversorgung von hörbehinderten Kindern mit Hörgeräten oder Cochlear Implant anstreben, da eine längere Nichtaktivierung der zentralen Hörbahn zu einer zusätzlichen auditiven Leistungsminderung führt.

Cerumen obturans

Definition

übermäßige Ansammlung von Zerumen („Ohrenschmalz") mit teilweiser oder kompletter Verlegung des äußeren Gehörganges

Zerumen

Das bakterizide Sekret apokriner Schweißdrüsen und der Talg ekkriner Haarbalgdrüsen des äußeren Gehörganges nehmen abgestoßene Härchen, Epithelschuppen und Verunreinigungen der Haut des äußeren Gehörganges auf, der Transport erfolgt im Sinne eines Selbstreinigungsmechanimus (Migration) nach außen.

Ursachen

Störung der Migration des Zerumens Richtung Ohrmuschel
vermehrte Produktion
Selbstmanipulation
enger Gehörgang
Hörgeräte

Hauptsymptome

- Hörminderung
- Völlegefühl

Nebensymptome

- Tinnitus
- Juckreiz

Diagnose

Anamnese: vorangegangene Trommelfellperforation, Schläfenbeinfrakturen, Ohroperationen
Otoskopie: gelblich-braune bis schwarze Zerumenmassen unterschiedlicher Konsistenz

Therapie

Ohrspülung mit lauwarmem Wasser (nur bei intaktem Trommelfell)
Zerumenentfernung mit Ohrhäkchen oder Sauger
bei impaktiertem Zerumen mit Peroxid oder Olivenöl aufweichen

Hörsturz

Definition

plötzliche Innenohrschwerhörigkeit, meist unilateral, mit > 30 dB über zumindest drei benachbarte Frequenzen

Ursache

~ 90 % der Fälle sind idiopathisch, seltener sind Infektionen (Viren, Mycoplasmen, Toxoplasmose)
Angeschuldigt werden Mikrozirkulationsstörungen, Vorkommen auch bei Autoimmunerkrankungen (M. Wegener) oder einer Rundfenstermembranruptur nach akustischem Trauma, Schläfenbeinfrakturen
Es kann sich um eine erste Episode eines M. Menière handeln, Multiple Sklerose, sehr selten Neurosarkoidose
Tumoren (Akustikusneurinom, Lymphom, Leukämie, Meningeom)

Epidemiologie

5–20/100 000/Jahr

Hauptsymptom

- plötzliche Hörminderung bis Hörverlust

Nebensymptome

- Tinnitus
- Vertigo in bis zu 40 % der Fälle

Diagnostik

Anamnese: plötzliches Auftreten der Hörminderung
HNO-Status:
Ohrmikroskopie: Gehörgang und Trommelfell unauffällig
Stimmgabel: Weber lateralisiert ins gesunde Ohr, Rinne ist im kranken Ohr negativ
Tonaudiogramm: betroffenes Ohr zeigt eine Absenkung der Hörschwelle

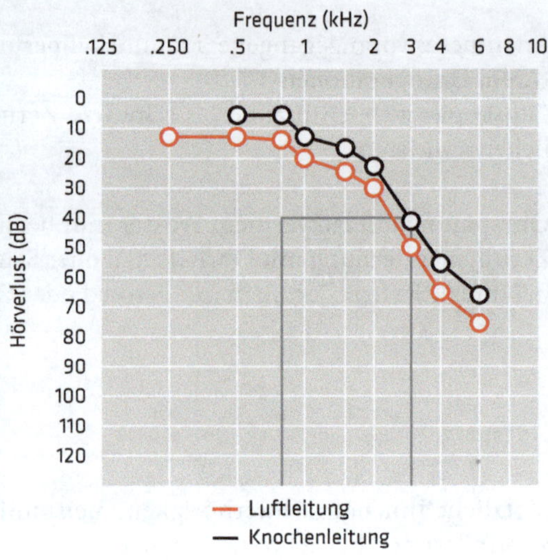

Abb. 2: Tonaudiogramm bei Innenohrschwerhörigkeit

MRT: Ausschluss einer retrocochleären Ursache, z. B. Akustikusneurinom

Therapie

ausschleichendes Kortisonschema
Alle anderen Therapieverfahren haben in großen Studien keine signifikante Wirkung gezeigt.

Prognose

gut: umso jünger der Patient ist
je früher die Kortisongabe erfolgte
bei pantonalem Hörverlust im mittleren Bereich
spontane Remission: ~60 %

Lärmschwerhörigkeit

Definition

A: Lärmschwerhörigkeit induziert durch chronische Lärmexposition
B: Lärmschwerhörigkeit als Folge eines Explosionstraumas = akutes akustisches Trauma

Ursache

Lärm am Arbeitsplatz
Rasenmähen
Holzarbeit etc.
Explosionstraumata: Schuss, Explosion

Hauptsymptom

- Hörverlust

Nebensymptom

- Tinnitus

Diagnostik

Anamnese: insbesondere auf Lärmexposition achten
HNO-Status: Ohrmikroskopie: Gehörgang und Trommelfell beidseits bland
Tonaudiogramm: Innenohrschwerhörigkeit mit Maximum bei 4 kHz und ca. 75 dB
Bildgebung: MRT nur bei seitenasymmetrischer Innenohrschwerhörigkeit von mehr als 40 dB

Therapie

Lärmschutz
Hörgerät

Presbyakusis

Definition

altersbedingte, zunehmende Schallempfindungsschwerhörigkeit ohne erkennbare Ursache

Mögliche Ursachen

Atrophie der Stria vascularis
altersbedingter Verlust der Haarzellen
Versteifung der Basilarmembran

Hauptsymptom

- Bilaterale, symmetrische schleichende Hörminderung

Nebensymptom

- Tinnitus

Diagnostik

Ohrmikroskopie: Gehörgang und Trommelfell beidseits bland
Tonaudiogramm: typischer Hochtonabfall bei Presbyakusis

Therapie

beidohrige Hörgeräteversorgung

Hörgerät:
Luftleitungs-Hörer: Hier ist das Ohrpassstück im Gehörgang (IO = im Ohr, kosmetisch bevorzugt, allerdings geringe Verstärkung). Dieses soll dicht sitzen, sonst entsteht durch Rückkopplung ein pfeifender Ton.
Knochenleitungshörer: an der Brille montiert oder dem Mastoid anliegend (HdO = hinter dem Ohr, kosmetisch ungünstig, allerdings hohe Verstärkung): verwendet bei Schallleitungsschwerhörigkeit oder Gehörgangsmissbildung
BAHA (bone anchored hearing aid): knochenverankert – hier wird der Verstärker durch eine Schraube im Knochen verankert.

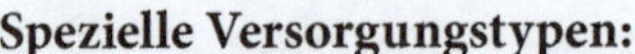

Spezielle Versorgungstypen:
Cros- (Contralateral Routing of Signals) Hörbrille: Bei einseitiger Taubheit wird der Schall vom tauben auf das hörende Ohr umgeleitet, um „beidohriges Hören" zu erreichen.
Bi-Cros-Versorgung: Ist das Restgehör eines Ohres zu gering, um mit einem Hörgerät genutzt zu werden, werden die Hörgeräte so eingestellt, dass der Schall von beiden Seiten des Kopfes zu dem Ohr mit dem besseren Restgehör geleitet wird.

Tubenventilationsstörung

Definition

Verschluss der Eustachischen Röhre durch Schwellung der Tubenschleimhaut oder Verlegung des Tubenostiums

Pathophysiologie

Der Verschluss der Tube führt zu einer Minderbelüftung der Mittelohrräume, der resultierende Unterdruck im Mittelohr führt zur vermehrten Bildung von Becherzellen und verminderter Zilientätigkeit.
Folgen: Trommelfellretraktion und Flüssigkeitsansammlung
Wenn dieser Kreislauf nicht unterbrochen wird und vermehrt Becherzellen gebildet werden, wird das Sekret im Mittelohr immer dicker:
Serotympanon → Seromucotympanon → Mucotympanon
Der negative Druck im Mittelohr kann – über längere Zeit bestehend – zu Retraktionstaschen des Trommelfells und schlussendlich zum Cholesteatom führen.

Ursachen

akute Infekte des oberen Respirationstraktes
Allergie
Verlegung des Tubenostiums durch hypertrophe Adenoide und Gaumenmandeln
Verlegung des Tubenostiums durch ein Nasenrachenfibrom oder ein Epipharynxkarzinom beim Erwachsenen

Cave

Ausschluss eines Malignoms bei Erwachsenen bei persistierender (einseitiger) Tubenventilationsstörung durch Epipharyngoskopie, MRI oder evtl. Probeexzision.

Diagnostik

Ohrmikroskopie: Sekret hinter dem retrahierten Trommelfell, klar bis bernsteinfarben bei Serotympanon oder Seromukotympanon, gelblich-bläulich bei Mukotympanon (= „glue ear", das Sekret im Mittelohr ist zäh wie „Klebstoff")

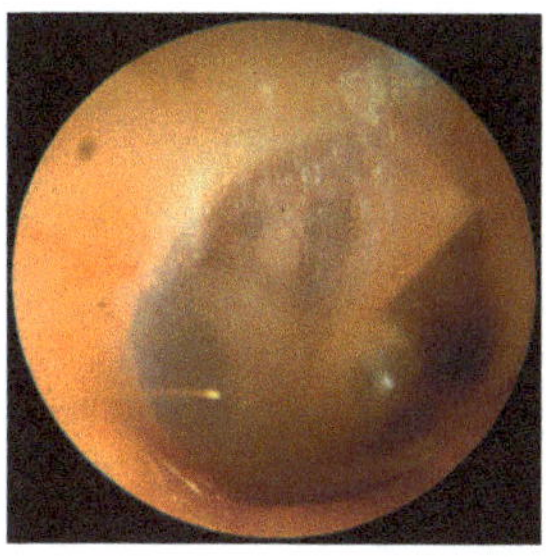

Abb. 3: Seromukotympanon rechts. Hinter dem Trommelfell ist bernsteinfarbene Flüssigkeit zu sehen.

Stimmgabel: Weber lateralisiert ins kranke Ohr, Rinne ist im kranken Ohr negativ.

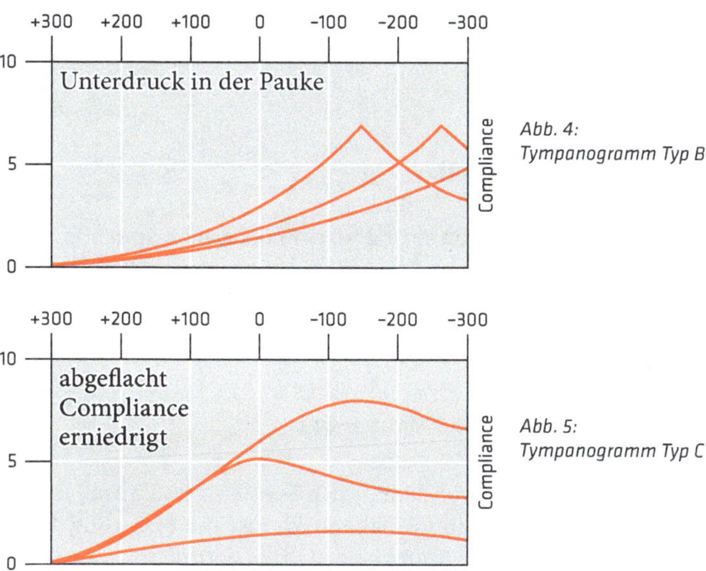

Abb. 4: Tympanogramm Typ B

Abb. 5: Tympanogramm Typ C

Tympanogramm: Typ B oder C. *Siehe* auch Grundlagenkapitel „HNO-Untersuchungen" (Seite 270).

Hauptsymptom

- Hörminderung

Nebensymptome

- „Glucksen" oder „Knacksen" im Ohr

Therapie

Behandlung der Grundkrankheit
abschwellende Nasentropfen
nötigenfalls Adenoidektomie, Tonsillektomie
Parazentese = Trommelfellschnitt im vorderen, unteren Trommelfellquadranten und Paukenhöhlenabsaugung; wenn das Sekret zu zäh ist, wird eine Paukendrainage mit Paukenröhrchen durchgeführt.

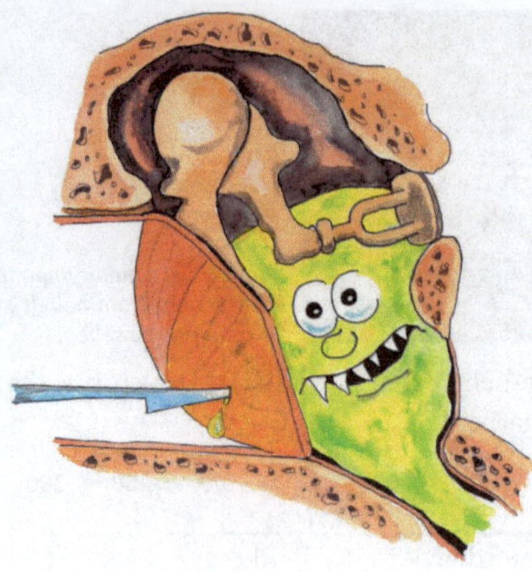

Abb. 6: Die Parazentese wird im vorderen unteren Quadranten durchgeführt, da die Gehörknöchelchenkette sich im hinteren oberen befindet. Diese darf während einer Parazentese auf keinen Fall berührt werden.

Otosklerose

Definition

Erkrankung der knöchernen Innenohrkapsel. Durch pathologische Resorption und Deposition von Knochen kommt es zur Fixation der Stapes-Fußplatte mit kombinierter Schallleitungs-/Schallempfindungsschwerhörigkeit.

Epidemiologie

Frau : Mann = 2 : 1

Zwei Hauptlokalisationen

a) vor dem ovalen Fenster (Fissula ante fenestram)
b) und Ringbandsklerose mit Fixierung der Stapediusplatte
Meist sind beide Ohren betroffen.

Hauptsymptom

- schleichend zunehmende kombinierte Schallleitungs-/Schallempfindungsschwerhörigkeit

Nebensymptom

- Tinnitus in 60 % der Fälle

Diagnostik

Ohrmikroskopie: Gehörgang und Trommelfell sind beidseits bland
„Schwartze-Zeichen“: Während der osteoklastischen Aktivität kommt es zu einer vermehrten Vaskularisation und somit Rötung des Promontoriums. Diese wird durch das Trommelfell erkannt.
Stimmgabel: Weber lateralisiert ins kranke Ohr, Rinne ist im kranken Ohr negativ; Gelle: Empfindung eines schwankungslosen, „gleichförmigen“ Tones
Tonaudiogramm: Schallleitungs- oder kombinierte Schallleitungs-/Schallempfindungsstörung mit Carhart-Senke (= artifizieller Schallempfindungsverlust bei 2000 Hz durch Fixierung der Stapes-Fußplatte)

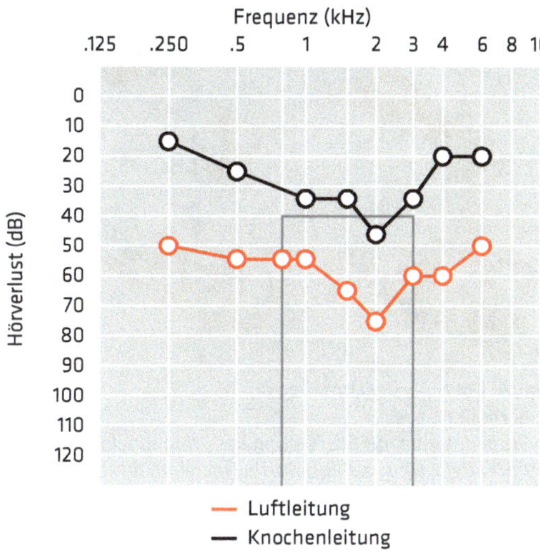

Abb. 7: Tonaudiogramm bei Otosklerose mit typischer Carhart-Senke bei 2000 Hertz

Stapediusreflex: fehlend
Tympanogramm: Typ A
Siehe auch Grundlagenkapitel „HNO-Untersuchungen" (Seite 270)

Therapie

Eine Hörgeräteversorgung ist eine Alternative zur Chirurgie, unbehandelt führt die Krankheit zur Taubheit.

Chirurgie:
Indikation: Schalleitungsverlust > 20 %, gute Sprachdiskrimination
Stapedektomie: ursprüngliche Beschreibung: Entfernung des gesamten Stapes. Verschluss des Vestibulums mit Bindegewebe. Drahtprothese vom Inkus ins Vestibulum. Höhere Komplikationsrate als bei heutzutage durchgeführten Eingriffen.

Stapedotomie: Entfernung der Stapessuprastruktur unter Belassung der Fußplatte, die mechanisch durchbohrt wird. Prothese vom Inkus durch das Loch in der Fußplatte in das Vestibulum.

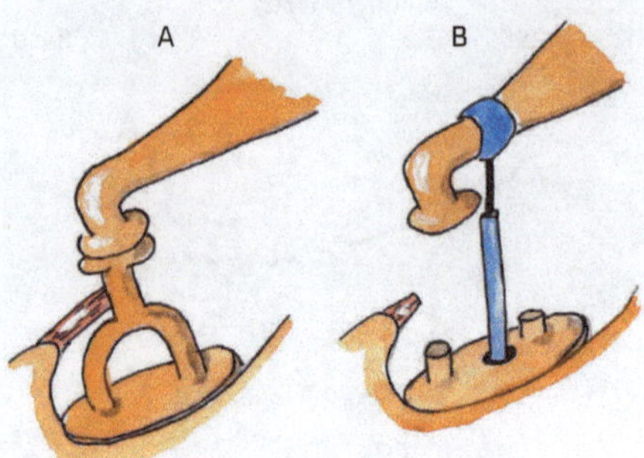

Abb. 6: Chirurgie der Otosklerose
A: normaler Situs
B: Stapedotomie mit Entfernung des Steigbügels unter Belassung der Fußplatte. Nachdem diese durchbohrt wurde (mechanisch oder mit dem Laser), Einsetzen einer Prothese, die am Inkus befestigt wird.

Komplikationen

Hörverlust (1%), Ertaubung. Patienten müssen über die Alternative eines Hörgerätes aufgeklärt werden.
Fazialisparese < 1%

Fallbeispiel

Eine Lehrerin mittleren Alters sucht wegen zunehmender Hörminderung den HNO-Arzt auf. In der Anamnese gibt sie an, dass auch ihre Mutter ab der Lebensmitte mit einem Hörgerät versorgt worden ist. Im HNO-Status sind die Gehörgänge und beide Trommelfelle völlig unauffällig. Bei der Tonaudiometrie zeigt sich beidseits eine kombinierte Schallleitungs-/Schallempfindungsschwerhörigkeit, wobei die Schallleitungsschwerhörigkeit mehr als 30 dB beträgt. Auffällig ist die beidseitige Carhart-Senke bei 2 kHz. Die Stapediusreflexprüfung ist beidseits negativ. Bei beidseitiger Otosklerose wird die Patientin über die Möglichkeit einer Operation, also der Stapesplastik, und die Alternative einer Hörgeräteversorgung aufgeklärt.
Die Patientin entscheidet sich für die Operation.

Husten

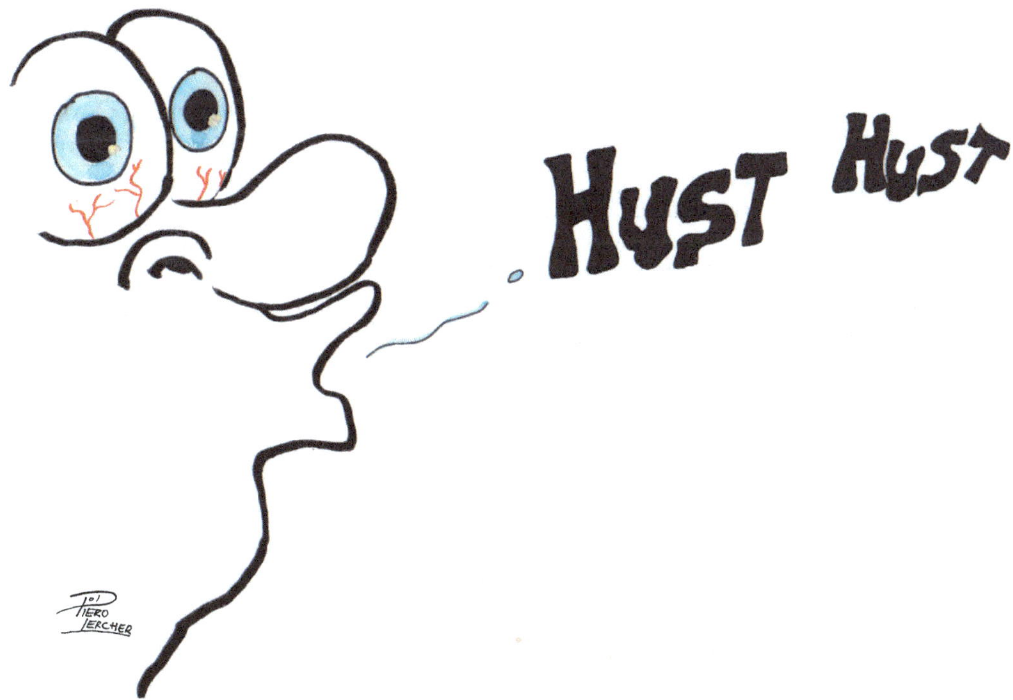

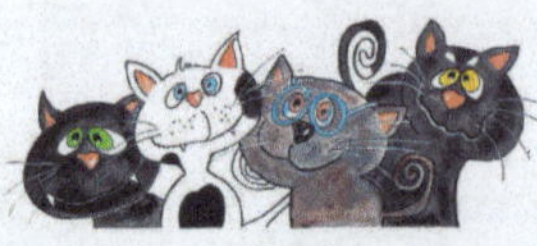

Differentialdiagnose Husten

Kongenital/ iatrogen	Infektiös/ idiopathisch	Trauma toxisch	Tumor (Neoplasie)	Endokrin/ metabolisch	neurologisch	systemisch
ösophagotracheale Fisteln Medikamente, z. B. ACE-Hemmer	Laryngitis → *Heiserkeit* Laryngitis subglottica → *Stridor* Perichondritis des Kehlkopfes Sinusitis akute/ chronische → *orofazialer Schmerz* chronische Bronchitis Pneumonie Pertussis Tuberkulose	Tabakrauch Kehlkopftrauma: äußeres, stumpfes/scharfes, inneres → *Stridor* Fremdkörper im Larynx/Trachea → *Aspiration* exogene allergische Aveolitis Reizgas industrieller Staub	Larynx → *Onkologie* Bronchus Papillome	Angioödem → *Stridor* Reflux → *Dysphagie*	Reizung des Ramus auricularis N. vagi bei Gehörgangsreinigung → *Anatomie*	Asthma brochiale Bronchiektasien COPD Lungenfibrose Pleuraerguss Herzinsuffizienz

Husten

Definition

Husten ist ein allgegenwärtiges Symptom, mit dem praktische Ärzte und Fachärzte verschiedenster Spezialisierung konfrontiert werden. Husten ist ein Schutzmechanismus, um die oberen und tiefen Atemwege von übermäßigen Sekreten und Fremdmaterialien zu reinigen. Dabei kommt es zum explosionsartigen Ausstoßen von Luft durch die Kontraktion der Muskulatur des Larynx, des Zwerchfells, des Thorax und Abdomens. Husten kann willkürlich ausgelöst werden oder durch den Hustenreflex bedingt sein. Bei mechanischer oder chemischer Reizung senden die Rezeptoren in den Schleimhäuten des Pharynx, Larynx und Tracheobronchialbaums Impulse, hauptsächlich über sensible Fasern des N. glossopharyngeus und N. vagus, an das medulläre Hustenzentrum im Gehirn.

Hustenphasen:
Inspiration:
Durch maximale Inspiration wird ein großes Atemvolumen in die Lungen gebracht.
Expiration:
Die Glottis wird plötzlich geöffnet und es kommt zur explosionsartigen Exspiration der Luft mit darin enthaltenen überschüssigen Sekreten und Fremdkörpern. Die ausgestoßene Luft erreicht Geschwindigkeiten von über 100 km/h.

Hustendauer:
Akuter Husten dauert kürzer als drei Wochen und ist in aller Regel durch akute Infekte des oberen Respirationstraktes ausgelöst und selbstlimitierend.
Chronischer Husten dauert länger als drei Wochen und erfordert eine Durchuntersuchung.

Art des Hustens:
Unproduktiver Husten („Reizhusten"):
reflektorisch bei Reizung der Atemwege durch Noxen (Zigarettenrauch, Staub, Fremdkörper)
am Beginn von Infekten der oberen Luftwege
Nebenwirkungen von Medikamenten (z. B. ACE-Hemmer)
Produktiver Husten(„Husten mit Auswurf"):
Erkältungskrankheiten der tiefen Atemwege
chronisch obstruktive Lungenerkrankungen
Lungenentzündungen
Bluthusten (Hämoptyse)
Siehe Symptomkapitel „Hämoptoe" (Seite 82)

Ursachen

Siehe Kittens-Tabelle „Husten"
Die Ursachen sind vielfältig. Aus Sicht des HNO-Arztes sind folgende Krankheiten auszuschließen:

- Fremdkörper in den oberen Atemwegen
- Tumoren im oberen Aerodigestivtrakt
- Pharynxerkrankungen
- Larynxerkrankungen
- Sinusitis und „postnasal drip"

Hauptsymptom

- Husten

Nebensymptome

- im Wesentlichen abhängig von der Grunderkrankung

Diagnose

Anamnese: Hier ist insbesondere Häufigkeit und Dauer des Hustens sowie die Art des Sputums (Konsistenz, Blutbeimengung etc.) zu erfragen. Weiters sind eine gewerbliche Exposition zu Stäuben oder Chemikalien und Nikotin- und Alkoholabusus auszuschließen.
HNO-Status: Ausschluss von laryngealen und pharyngealen Erkrankungen, insbesondere von Tumoren. Hinweise auf Reflux („Laryngitis gastrica") und Zeichen einer akuten Respirationstraktinfektion beachten; anteriore Rhinoskopie zum Ausschluss einer Sinusitis mit oder ohne Polyposis.
Allergieaustestung (bei V. a. Reflux):
Ösophagusmanometrie und pH-Metrie
Weiterführende pulmologische Abklärung: Bronchoskopie mit Alveolarlavage, Sputumuntersuchung, Spirometrie

Therapie

Von der Grundkrankheit abhängig. *Siehe* entsprechende Kapitel.
Bei trockenem Reizhusten symptomatisch mit Antitussiva; das sind zentral am medullären Hustenzentrum wirksame Opioidderivate, wobei häufig Codein verwendet wird.
Bei produktivem Husten werden Expektorantien, also Mukolytika und Sekretolytika zur Verflüssigung des Schleims verwendet, damit dieser leichter abhustbar wird. Der therapeutische Nutzen ist allerdings zweifelhaft.
Wesentlich ist eine ausreichende Flüssigkeitszufuhr zur Verflüssigung des Schleims.

Cave

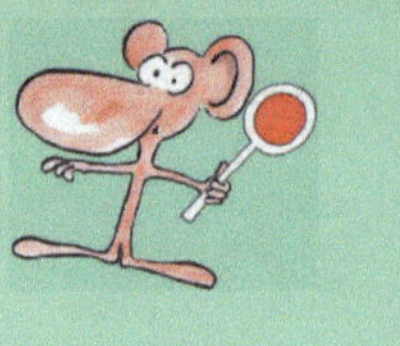

Die Diagnostik und Therapie eines chronischen Hustens sollte durch einen Pulmologen erfolgen.

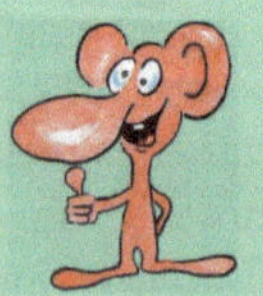

Tipps & Tricks

Die gleichzeitige Gabe von hustensedierenden und sekretolytischen Medikamenenten bei produktivem Husten, besonders in der Nacht, ist kontraproduktiv und führt zu einem bronchialen Sekretstau, insbesondere bei Kindern.

Fallbeispiel

Eine 35 Jahre alte Verkäuferin sucht wegen eines schon zwei Wochen dauernden Hustens im Zusammenhang mit einer Erkältung die Apotheke auf. Sie hat einen produktiven Husten und fühlt sich abgeschlagen. Am Beginn der Krankheit hat sie wegen Fiebers Aspirin® und später gegen den Husten einen pflanzlichen Hustensaft genommen. Nun will sie ein stärker wirkendes Medikament haben. Der Apotheker verweigert ihr aber die Gabe von codeinhältigen Hustentropfen mit dem Hinweis, dass bei so lange bestehenden Symptomen eine HNO-fachärztliche Untersuchung unerlässlich ist. Dieser erfährt von der Patientin, dass sie schon seit ca. neun Monaten immer wieder stimmliche Probleme gehabt hat und der Infekt jetzt dazugekommen sei. Der HNO-Arzt findet bei der Lupenlaryngoskopie neben Zeichen einer subakuten Laryngitis einen gestielten Polypen am freien Rand der linken Stimmlippe im vorderen Drittel. Er überweist die Patientin an eine HNO-Abteilung zur mikrolaryngoskopischen Abtragung des Polypen und histologischen Aufbereitung des OP-Präparates.

Kieferklemme

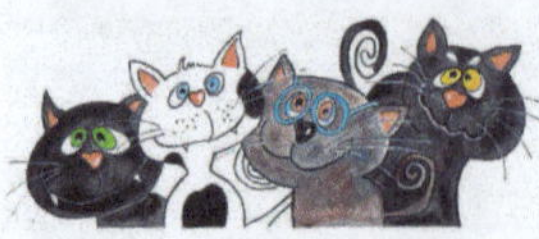

**Differentialdiagnose Kieferklemme = erschwerte Mundöffnung
Kiefersperre = Unmöglichkeit, den Mund zu schließen**

Kongenital/ iatrogen	Infektiös/ idiopathisch	Trauma toxisch	Tumor (Neoplasie)	Endokrin/ metabolisch	neurologisch	systemisch
postop.: Weisheitszahn-extraktion Leitungs-anästhesesie des N. alveolaris inf.	Parotitis → *Hals-schwellung* Glossitis Peri-Para-Retro-tonsillarabszess → *Hals-schmerzen* Costen-Syndrom Tetanus	Diskusprolaps im Kiefergelenk Unterkiefer-fraktur	Mundhöhle-Oropharynx → *Onkolgie*		Epilepsie	

Kieferklemme oder „Trismus“

Definition

Unvermögen, den Mund zu öffnen.
Ein verwandter Begriff ist „Kiefersperre“, d.h. die Unfähigkeit, den Mund zu schließen.

Ursachen

Siehe Kittens-Tabelle „Kieferklemme“
Lokale Ursachen u. a.:
oropharyngeale Tumoren
Nasennebenhöhlentumoren
Peritonsillar-, Parapharyngealabszess
retinierter Weisheitszahn
Frakturen des Unter- oder Oberkiefers
Kiefergelenksarthritis
Generalisierte Ursachen u. a.:
Tetanus
Enzephalitis
Epilepsie
Hysterie
Eine Kieferklemme mit einer zusätzlichen Atemnotsituation stellt eine herausfordernde Notfallsituation dar.

Hauptsymptom

- Kieferklemme

Nebensymptome

- hängen von der Grunddiagnose ab und reichen von banalen Weisheitszahnschmerzen bis zu Kachexie bei einem inoperablen Oropharynxkarzinom

Diagnose

Anamnese: auf eventuelle Tumoranamnese achten!
HNO-Status: Mundinspektion, soweit möglich
flexible Nasolaryngoskopie
Bildgebung: Kopf-Hals-CT, Kiefergelenks-CT
zahnärztliches Konsil

Therapie

Behandlung der Grundkrankheit
wenn neben der Kieferklemme eine zusätzliche Atemnotsituation auftritt (z. B. Tumorarrosionsblutung eines Karzinoms im Trigonum retromolare): Durchführung einer Koniotomie oder Tracheotomie
Der Versuch einer nasalen fiberoptischen Intubation darf nur unter den richtigen Umgebungsbedingungen stattfinden, d. h. wenn sich der Patient bereits in einem OP befindet.

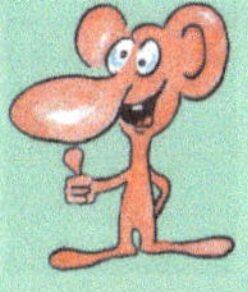

Tipps & Tricks

Nach einer Tumoroperation im Bereich des Oropharynx kann postoperativ eine Kieferklemme resultieren. In der Rehabilitation des Tumorpatienten wird dieser auch angeleitet, Dehnungsübungen für das Unterkiefer, also die Mundöffnung durchzuführen.
Es ist im medizinischen Fachhandel eine Reihe von Instrumenten dafür erhältlich, allerdings kann der Patient dies auch ganz einfach mit einem Stapel von Holzspateln durchführen, den er in die verminderte Mundöffnung schiebt und diese dabei sanft aufdehnt. Die zunehmende Dicke des Stapels über eine mehrwöchige Trainingsphase korreliert mit der verbesserten Mundöffnung.

Fallbeispiel

Ein 34-jähriger Mann kommt um drei Uhr morgens mit schmerzverzerrtem Gesicht in eine HNO-Notfallambulanz. Er berichtet von starken Schluckbeschwerden, ins linke Ohr ausstrahlenden Halsschmerzen und Fieber. Sein Allgemeinzustand ist deutlich reduziert. Auffallend ist die „kloßige" Sprache. Bei der Untersuchung der Mundhöhle und des Rachens fällt ein starker Mundgeruch und Speichelfluss auf. Die Inspektion der Mundhöhle ist durch die Kieferklemme erschwert, allerdings kann ein Peritonsillarabszess links diagnostiziert werden. Die Larynxinspektion mit dem flexiblen Nasopharyngoskop zeigt kein laryngeales Begleitödem. Der Patient wird stationär aufgenommen und erhält nach Ausschluss einer Penicillinallergie Amoxicillin und Clavulansäure i. v. sowie ein nichtsteroidales Antiphlogistikum. Eine Abszessinzision bringt keine wesentliche Entlastung und daher wird eine sofortige „heiße" (so genannt wegen Operation in einem entzündlichen Gebiet) Tonsillektomie vorbereitet.

Kopfschmerzen

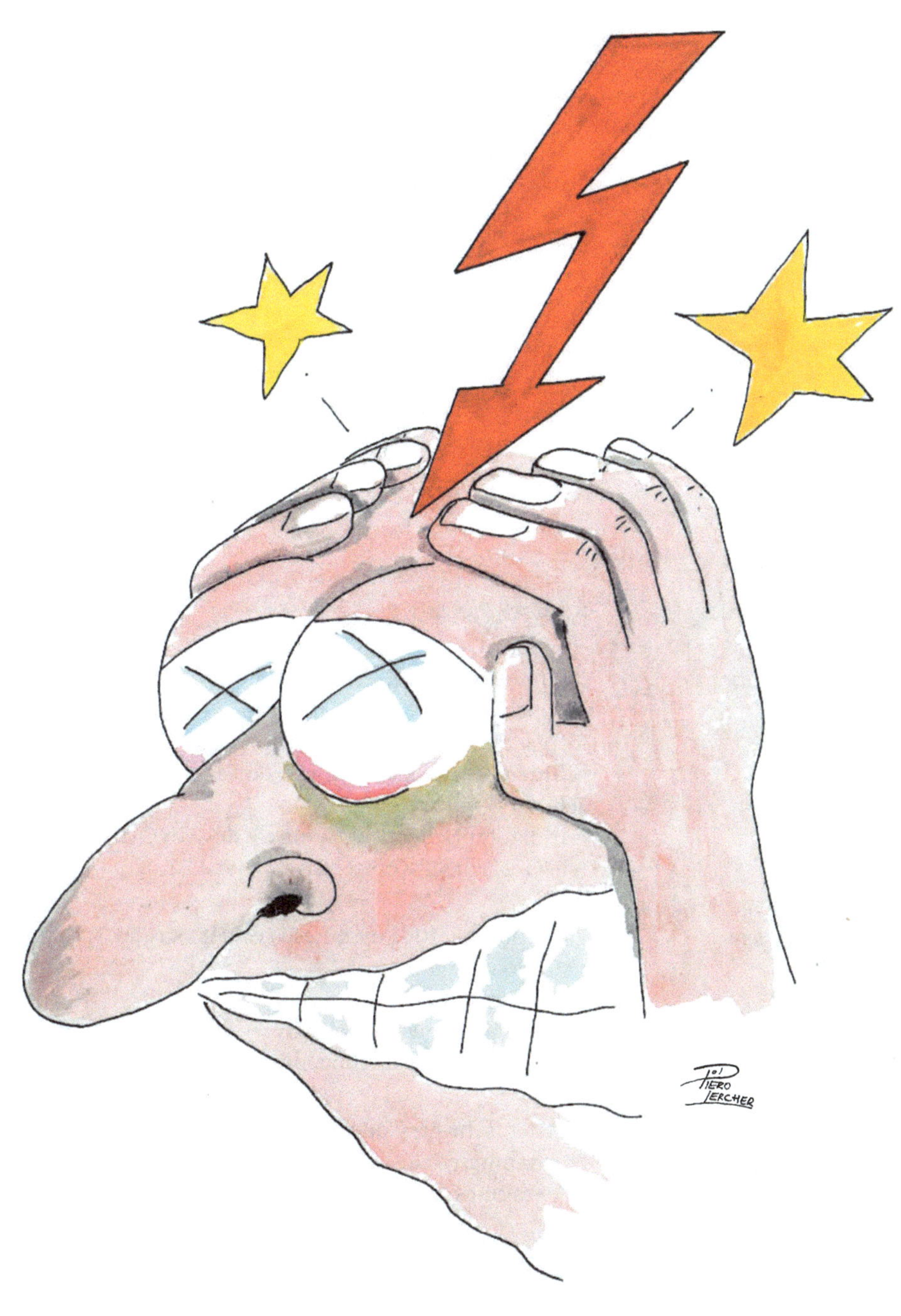

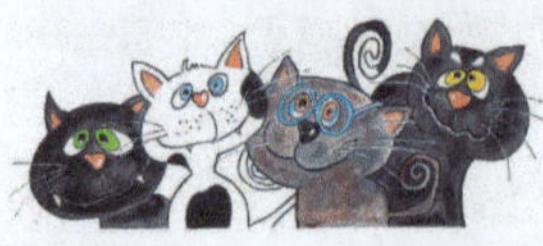

Differentialdiagnose Kopfschmerz – außer orofazialer Kopfschmerz

Kongenital/ iatrogen	Infektiös/ idiopathisch	Trauma toxisch	Tumor (Neoplasie)	Endokrin/ metabolisch	neurologisch	systemisch
Thornwaldzyste → *Foetor ex ore* *St. P. Liquorpunktion* Medikamenten-Nebenwirkung z. B. Betablocker Privin Nitrate Analgetika	Virusinfekte Riesenzellarteriitis HORTON Meningitis	Zervikalsyndrom intrakranielle Blutungen Schädel-Hirn-Trauma Schläfenbeinfraktur Kälte Husten Entzug von: Coffein Kokain Opiaten Fremdkörper Nase NNH	Hirntumor juveniles Nasenrachenfibrom Meningeom	zyklusabhängig hypertone Krise Gravidität	Trigeminusneuralgie → *Hirnnervenlähmung* Migräne Cluster-Kopfschmerz Stress Spannungskopfschmerz	Allergie → *Allergie* akutes Glaukom Kälte Husten

Kopfschmerzen

Definition

komplexer Begriff, der ein sehr weites Spektrum möglicher Ursachen beschreibt

Kopfschmerz kann als eigenständiges Krankheitsbild – primärer Kopfschmerz – oder als Folge einer anderen Erkrankung – sekundärer Kopfschmerz – auftreten.

Für den typischen Kopfschmerz des HNO-Bereichs *siehe* Symptomkapitel „Orofazialer Kopfschmerz“ (Seite 220).

Diagnose

kann oft über die Anamnese gestellt werden
neurologischer Status
kraniales MRT
Oft ist eine interdisziplinäre Abklärung notwendig (Innere Medizin, Augenheilkunde, Orthopädie etc.)

Hinweise auf potenziell bedrohliche Kopfschmerzursachen sind

- Alter (sehr jung oder > 50 Jahre)
- Anamnesedauer < 6 Monate
- perakutes Einsetzen

Assoziation mit:
- atypischen oder isolierten Symptomen (z. B. Exanthem, morgendliches Erbrechen)
- Schädeltrauma, Infektion, Hypertonie
- prolongiertem neurologischem Defizit
- Auffälligkeiten im neurologischen Status

Kopfschmerzcharakteristik

Lokalisation: einseitig, beidseits
Qualität: pulsierend – pochend – klopfend, dumpf-drückend, stechend
Intensität: leicht – mäßig – stark
verstärkende und vermindernde Faktoren
Begleitsymptome: z. B. Übelkeit, Erbrechen, Photophobie, Phonophobie

Einteilung nach Häufigkeit

episodischer Kopfschmerz: < 15 Tage pro Monat
chronischer Kopfschmerz: > 15 Tage pro Monat
Einteilung des Kopfschmerzes nach der Klassifikation der Headache Society, *siehe* Mindmap „Kopfschmerzklassifikation der Headache Society"

Hauptsymptom

- Kopfschmerz

Therapie

abhängig von der Grunderkrankung

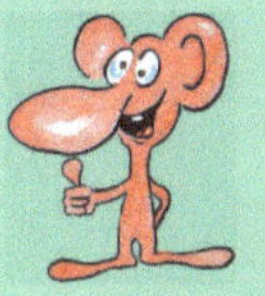

Tipps & Tricks

Markanten Änderungen der Kopfschmerzsymptomatik bei Patienten mit bekannten primären Kopfschmerzen ist besondere Beachtung zu schenken.

1. Migräne

2. Spannungskopfschmerz

3. Cluster-Kopfschmerz und chronische paroxysmale Hemikranie

Kopfschmerz-Klassifikation der Headache Society

4. Kopfschmerz ohne Strukturbeschädigung

5. Kopfschmerz nach Schädeltrauma

6. Kopfschmerz bei vaskulären Erkrankungen

7. Kopfschmerz bei nicht-vaskulären, intrakraniellen Erkrankungen

8. Kopfschmerz durch Pharmaka, Substanzen oder deren Entzug

9. Begleitkopfschmerz bei extrakraniellen Entzündungen

10. Kopfschmerz bei metabolischen Erkrankungen

11. Kopfschmerz bei HNO-, Augen-, Zahn- oder sonstigen Schädelerkrankungen

- 11.1 Schädelknochen
- 11.2 Hals
  - HWS
  - Retropharyngeale Tendinitis
- 11.3 Auge
- 11.4 Ohren
- 11.5 Nase und HNO
- 11.6 Zähne und Kiefer
- 11.7 Kiefergelenkserkrankungen

12. Kopfschmerz bei neurologischen Krankheitsbildern

13. Nicht klassifizierbarer Kopfschmerz

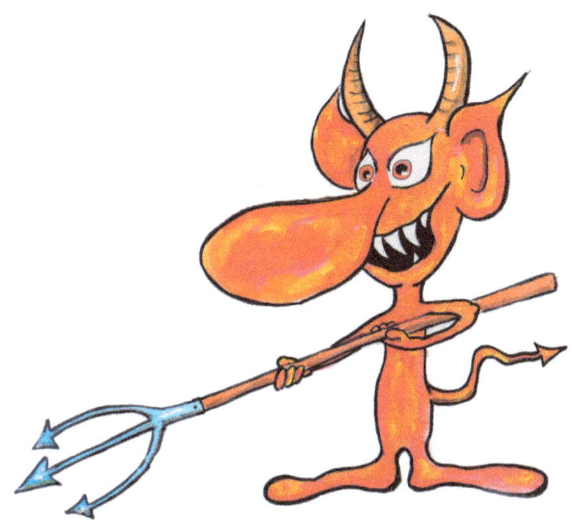

Fallbeispiel

Eine 27-jährige Patientin sucht wegen einer eitrigen Nasensekretion mit rechtsbetontem Kopfschmerz im Spätherbst einen HNO-Facharzt auf. Seit ihrer frühen Jugend ist sie wegen einer Inhalationsallergie gegen Birke, Hasel und Erle in fachärztlicher Behandlung. Ihre Beschwerden haben mit einem einfachen Schnupfen begonnen.
Die Patientin gibt einen einseitigen Kopfschmerz im Bereich der Stirnhöhle und des Auges an.
Bei der Untersuchung findet sich rechts besonders im mittleren Nasengang und als Eiterstraße an der Ororpharynxhinterwand rahmig-dicker, gelb-grüner Eiter. Die Schleimhaut der Nase ist gerötet und geschwollen. Zudem besteht eine Druck- und Klopfempfindlichkeit über der Stirnhöhle rechts. Der HNO-Arzt legt vorerst eine so genannte „hohe Ephedrin-Einlage" in den mittleren Nasengang beidseits ein. Nach ca. 10 min entfernt er diese, besondere Engstellen in der Nase kann er endoskopisch nicht feststellen. Sofort berichtet die Patientin von einer Verminderung des Druckgefühls. Danach verordnet der Arzt Clarythromycin, Paracetamol und einen abschwellenden Nasenspray und bestellt die Patientin für eine Verlaufskontrolle in fünf Tagen.

Mundbrennen

- **Mundbrennen, Zungenbrennen**
- **Burning mouth syndrome**
- **Soorstomatitis**
- **Aphtenerkrankungen**

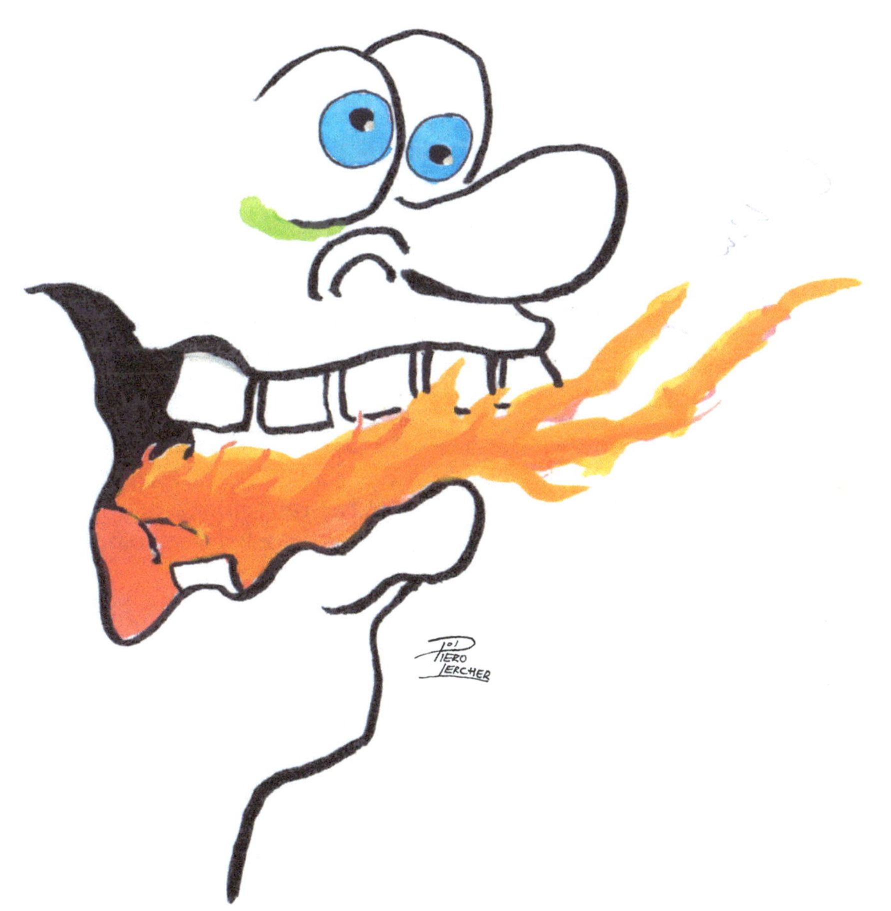

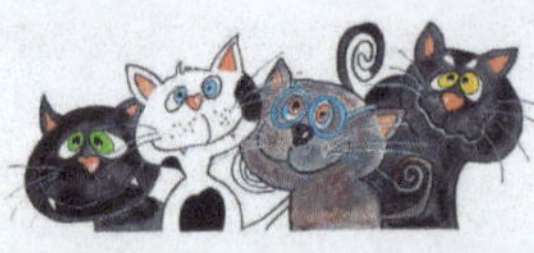

Differentialdiagnose Mundbrennen

Kongenital/ iatrogen	Infektiös/ idiopathisch	Trauma toxisch	Tumor (Neoplasie)	Endokrin/ metabolisch	neurologisch	systemisch
Post radiatio Psychopharmaka	Soorstomatitis Aphten-erkrankungen Cheilitis Sialadenitis → *Hals-schwellung* Burning mouth syndrome	Verletzungen der Speicheldrüsen und deren Ausführungsgänge Zahnpasta Prothesen	Mundhöhle Oropharynx → *Onkologie*	Reflux → *Dysphagie* Alkoholabusus, gesteigerter Kaffeekonsum Sicca-Syndrom Morbus Sjögren → *Mundtrockenheit* Vitaminmangel Diabetes mellitus Menopause	Depression Angststörungen	Allergien → *Allergie* Lichen ruber planus

Mundbrennen, Zungenbrennen

Definition

brennendes Gefühl im Bereich der Zunge oder der gesamten Schleimhäute der Mundhöhle

Ursachen

Siehe Kittens-Tabelle „Mundbrennen"
Siehe Mindmap „Mundschleimhauterkrankungen"
Burning mouth syndrome (BMS) s. unten
Candida-Infektion, „Soorstomatitis" s. unten
Aphtenerkrankungen s. unten
im Rahmen von Zungenveränderungen: z. B. Lingua exfoliativa areata oder bei Plummer-Vinson-Syndrom (Eisenmangelanämie)
Vitaminmangelzustände: Pellagra und Hunter-Glossitis
Unverträglichkeit von Nahrungsmitteln oder Zahnfüllmaterialien
im Rahmen von Dermatosen, z. B. Lichen ruber planus
uvm.

Hauptsymptom

- Brennen der Zunge oder Mundhöhle

Nebensymptome

- abhängig von der Grunderkrankung

Diagnostik

Anamnese: insbesondere nach Veränderungen der Lebensgewohnheiten, Umstellung der Ernährung, wiederholten Zahnarztbesuchen und metabolischen Krankheiten fragen.

HNO-Status: bei der Mundhöhleninspektion auf die Art der Effloreszenzen achten: Rötung, Blasenbildung, Erosionen, abwischbare Beläge etc.

Therapie

abhängig von der Grundkrankheit

„Burning mouth syndrome" (BMS)

Definition

Mundbrennen trotz klinisch unauffälliger Mundschleimhaut

Ursache

unbekannt, kommt fast nur bei Frauen nach der Menopause vor

Diagnose

Auschlussdiagnose, unauffällige Schleimhaut der Mundhöhle

Hauptsymptom

- Brennen der Zungenspitze, des vorderen harten Gaumens und der Lippen

Nebensymptome

- Mundtrockenheit
- Geschmacksveränderung

Therapie

symptomatisch mit Mundspülungen

Soorstomatitis

Definition

Infektion der Mundschleimhaut mit Candida albicans. Da der Hefepilz als Saprophyt Teil der Mundflora ist, deutet sein Anwachsen auf eine Abwehrschwäche.

Ursachen

Zytostatika- und Strahlentherapie
unbehandelter Diabetes mellitus
HIV-Erkrankung
Langzeittherapie mit Antibiotika oder Kortisoninhalern (Asthma bronchiale)

Hauptsymptom

- Mundbrennen

Diagnose

Anamnese: insbesondere auf vorangegangene onkologische Therapie achten
Mundhöhleninspektion: Es finden sich weißliche, abwischbare „joghurtartige" Beläge auf rötlichem, leicht blutendem Grund (invasiver Pilz!). Blickdiagnose!

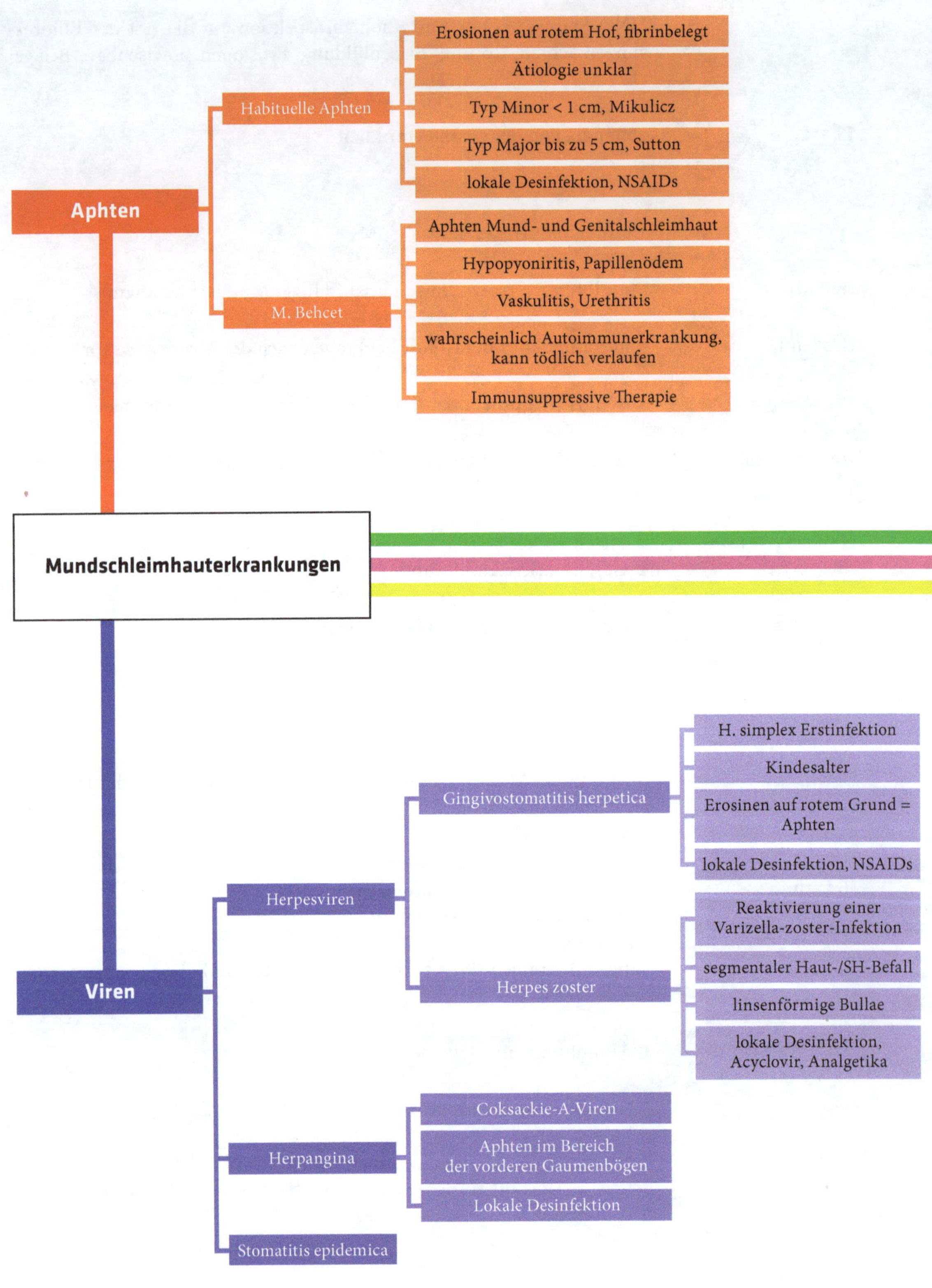
Aphten
Habituelle Aphten
Erosionen auf rotem Hof, fibrinbelegt
Ätiologie unklar
Typ Minor < 1 cm, Mikulicz
Typ Major bis zu 5 cm, Sutton
lokale Desinfektion, NSAIDs
M. Behcet
Aphten Mund- und Genitalschleimhaut
Hypopyoniritis, Papillenödem
Vaskulitis, Urethritis
wahrscheinlich Autoimmunerkrankung, kann tödlich verlaufen
Immunsuppressive Therapie
Mundschleimhauterkrankungen
Viren
Herpesviren
Gingivostomatitis herpetica
H. simplex Erstinfektion
Kindesalter
Erosinen auf rotem Grund = Aphten
lokale Desinfektion, NSAIDs
Herpes zoster
Reaktivierung einer Varizella-zoster-Infektion
segmentaler Haut-/SH-Befall
linsenförmige Bullae
lokale Desinfektion, Acyclovir, Analgetika
Herpangina
Coksackie-A-Viren
Aphten im Bereich der vorderen Gaumenbögen
Lokale Desinfektion
Stomatitis epidemica

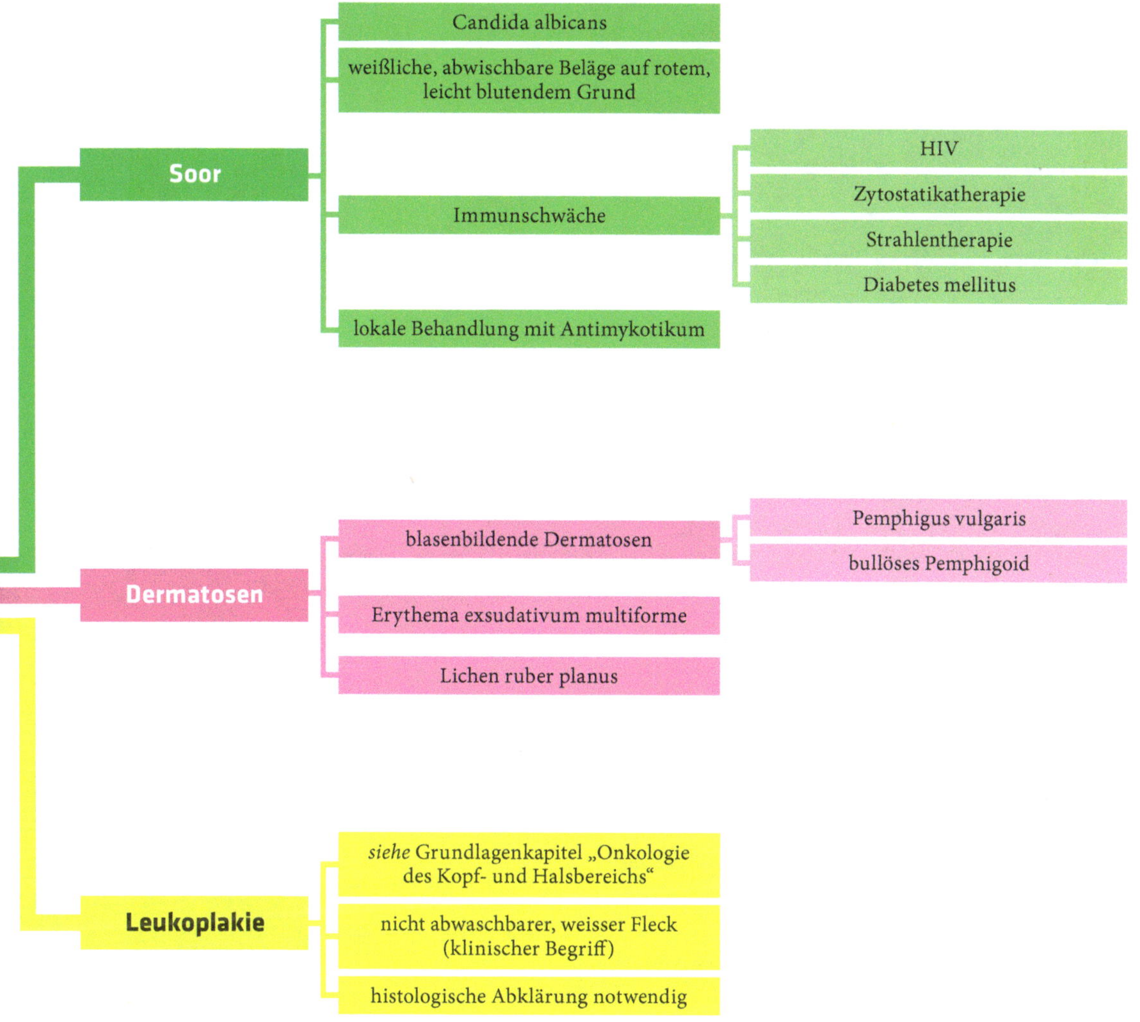
Soor
Candida albicans
weißliche, abwischbare Beläge auf rotem, leicht blutendem Grund
Immunschwäche
HIV
Zytostatikatherapie
Strahlentherapie
Diabetes mellitus
lokale Behandlung mit Antimykotikum
Dermatosen
blasenbildende Dermatosen
Pemphigus vulgaris
bullöses Pemphigoid
Erythema exsudativum multiforme
Lichen ruber planus
Leukoplakie
siehe Grundlagenkapitel „Onkologie des Kopf- und Halsbereichs“
nicht abwaschbarer, weisser Fleck (klinischer Begriff)
histologische Abklärung notwendig

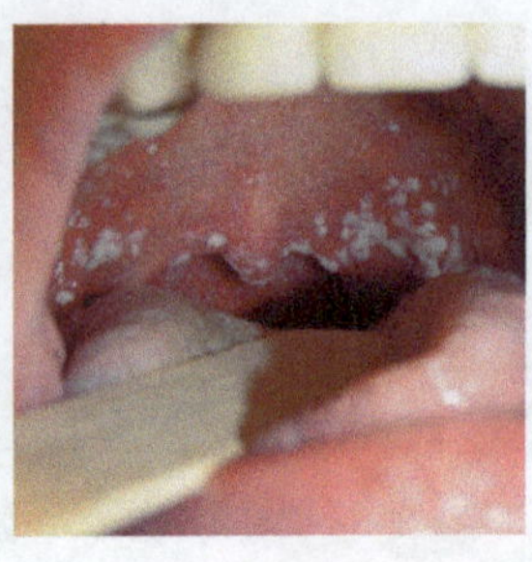

Abb. 1:
Soorstomatitis. Weißliche, abwischbare Beläge auf leicht verletzlichem Grund

Therapie

orale Antimykotika für einige Wochen

Aphtenerkrankungen

Definition

Erosionen der Mundschleimhaut

Typen

Habituelle Aphten
Morbus Behcet (Autoimmunerkrankung, bevorzugt männliche Jugendliche)

Ursache

unbekannt

Hauptsymptom

- Mundbrennen

Nebensymptome

- kein Fieber
- bei M. Behcet zusätzlich Augensymptomatik, rheumatische Beschwerden, Nierenbeteiligung

Diagnose

Anamnese: insbesondere auf die Schilderung eines schubhaften, rezidivierenden Verlaufs achten
HNO-Status:

Habituelle Aphten:	Erosionen der Mundschleimhaut, fibrinbelegt
Typ minor:	< 1 cm, meist einzelne Läsion
Typ major:	> 1 cm bis mehrere Zentimeter, bis zu fünf Läsionen
Typ herpetiform:	bis zu hundert Läsionen

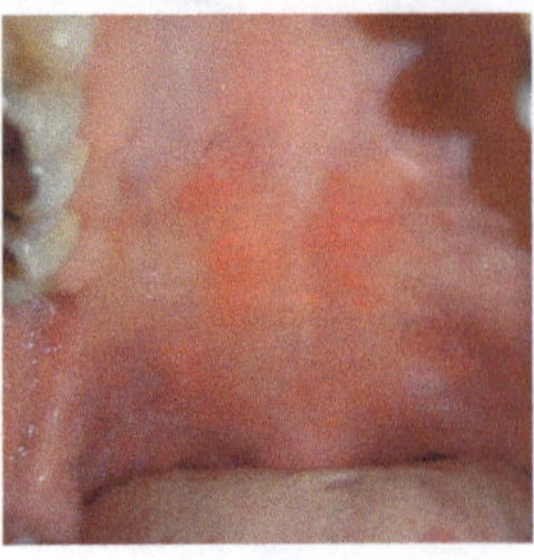

Abb. 2:
Orale Aphten Typ minor

Bei M. Behcet neben den Aphten Typ major: rezidivierende Aphten der Genitalschleimhaut, Augensymptome: Iritis mit Hypopyon und Uveitis, rheumatische Symptome und Nierenbeteiligung. Potenziell tödliche Erkrankung.

Therapie

Habituelle Aphten:
NSAID
desinfizierende Mundspülungen
evtl. topische Kortikosteroide

M. Behcet:
topische oder systemische Kortikosteroide
immunsuppressive Therapie

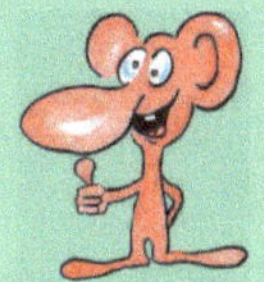

Tipps & Tricks

Bei der Durchuntersuchung eines Patienten mit Plummer Vinson-Syndrom immer ein Ösophaguskarzinom ausschließen.

Mundtrockenheit

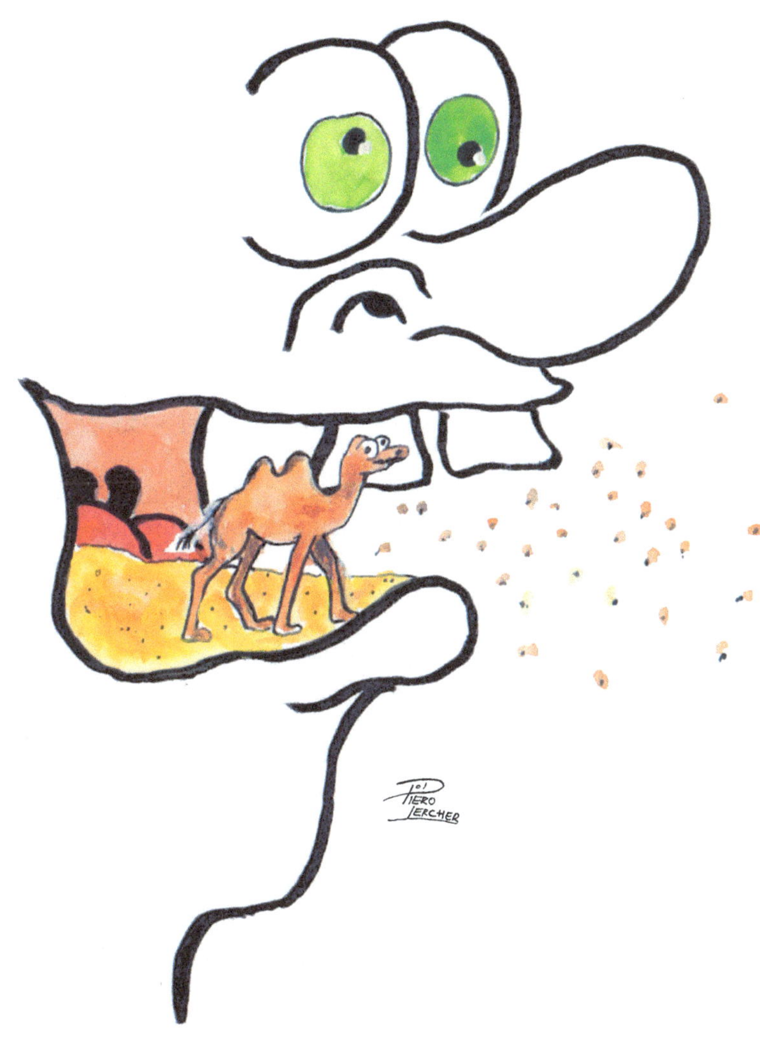

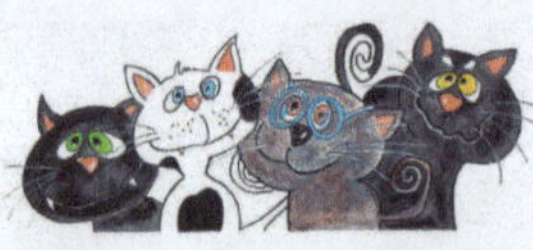

Differentialdiagnose Mundtrockenheit

Kongenital/ iatrogen	Infektiös/ idiopathisch	Trauma toxisch	Tumor (Neoplasie)	Endokrin/ metabolisch	neurologisch	systemisch
Post radiatio Mundatmung bei: adenoiden Vegetationen Lippen-, Kiefer-, Gaumenspalte Choanalatresie → *Nasenatmungsbehinderung* postop.: Septorhinoplastiken → *Formveränderung* Medikamentennebenwirkungen: Diuretika Antihypertensiva Antihistaminika Zytostatika	Sialadenitis → *Halsschwellung* behinderte Nasenatmung unterschiedlichster Ätiologie: → *Nasenatmungsbehinderung*	Fractura nasi Mittelgesichtsfrakturen → *Formveränderung* Verzehr von: Zierpflanzen Amphetaminen Cannabis Alkohol Koffein	Nasen- und Nasenrachen → *Onkologie* Polyposis nasi → *Nasenatmungsbehinderung*	Flüssigkeitsverlust oder verminderte Aufnahme: Diarrhoe, Emesis, Schwitzen chronische Niereninsuffizienz Leberzirrhose Diabetes mellitus Menopause	Depression Angststörungen	Sicca-Syndrom Morbus Sjögren rheumatoide Arthritis Insektizide

Mundtrockenheit „Xerostomie“

Definition

trockene Schleimhäute der Mundhöhle

Ursachen

Siehe Kittens-Tabelle „Mundtrockenheit“
Siehe Mindmap „Medikamentöse Nebenwirkungen“

Häufige Ursachen

Dehydratation
Speicheldrüsenerkrankungen; *siehe* Symptomkaptitel „Halsschwellungen“ (Seite 63)
Strahlensialadenitis s. unten
M. Sjögren s. unten
Diabetes mellitus
Hyperthyreose
Medikamente: insbesondere Psychopharmaka

Hauptsymptom

- Trockenheit der (Mund-) Schleimhaut

Nebensymptome

- abhängig von der Grunderkrankung

Diagnostik

Anamnese: insbesondere nach rezidivierenden Schwellungen der Speicheldrüsen, vorangegangener Strahlentherapie im Kopf- und Halsbereich und Medikamenteneinnahme fragen
HNO-Status: bei der Mundhöhleninspektion insbesondere auf Trockenheit der Schleimhäute achten; bimanuelle Palpation der großen Speicheldrüsen durchführen!
Bildgebung: Halssonographie
Feinnadelpunktion betroffener Speicheldrüsen

Therapie

symptomatische Gabe von Speichelersatzmitteln, viel Flüssigkeit trinken

Sjögren-Syndrom

Definition

Autoimmunerkrankung mit chronischer Sialadenitis
„Sicca-Syndrom“: ausgeprägte Mundtrockenheit mit Infektionen, Karies und Keratoconjunctivitis sicca

Ursachen

Antikörperbildung gegen das Speichelgangsepithel, in weiterer Folge kommt es zur Parenchymatrophie der Speicheldrüsen mit lymphozytärer Infiltration

Hauptsymptom:

- ausgeprägte Mundtrockenheit

Nebensymptome

- beidseits, teigige, diffus geschwollene Parotis mit Beteiligung der Glandulae submandibulares und sublinguales
- Karies
- Hypo-Ageusie
- Zungenbrennen

Diagnostik

Anamnese
HNO-Status
Tiefe Stanzbiopsie der enoralen Unterlippenschleimhaut: hier können die mitbefallenen kleinen Speicheldrüsen diagnostiziert werden.
Nachweis von autoreaktiven Antikörper

Komplikationen

schwere Karies

Therapie

Käsepappel- oder Eibischwurzeltee
Speichel- und Tränenflüssigkeitsersatz
Pilocarpin zur Stimulation der Speichelproduktion
Immunsuppression der Grunderkrankung

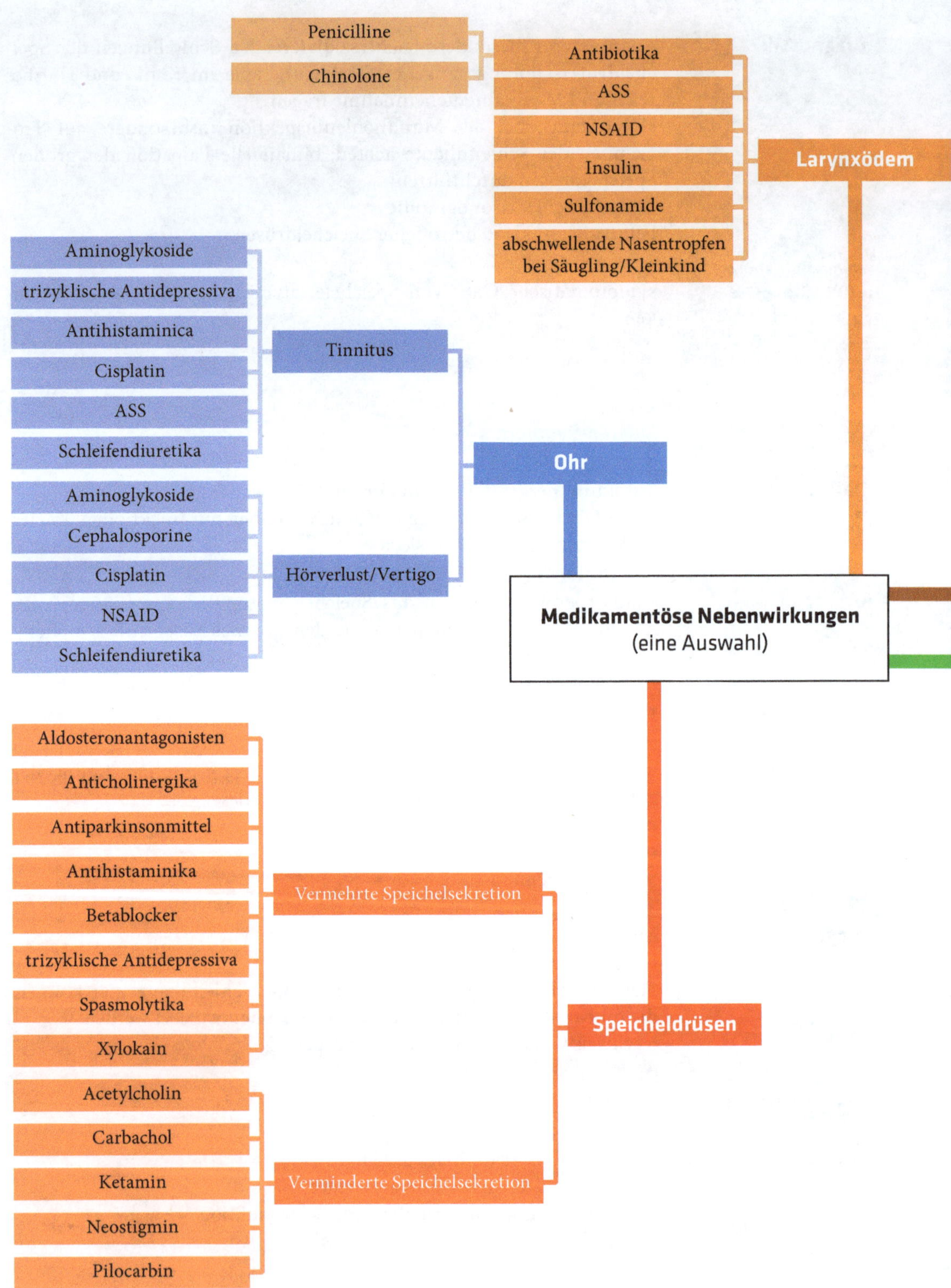
Penicilline
Chinolone
Antibiotika
ASS
NSAID
Insulin
Sulfonamide
abschwellende Nasentropfen bei Säugling/Kleinkind
Larynxödem
Aminoglykoside
trizyklische Antidepressiva
Antihistaminica
Cisplatin
ASS
Schleifendiuretika
Tinnitus
Ohr
Aminoglykoside
Cephalosporine
Cisplatin
NSAID
Schleifendiuretika
Hörverlust/Vertigo
Medikamentöse Nebenwirkungen
(eine Auswahl)
Aldosteronantagonisten
Anticholinergika
Antiparkinsonmittel
Antihistaminika
Betablocker
trizyklische Antidepressiva
Spasmolytika
Xylokain
Vermehrte Speichelsekretion
Speicheldrüsen
Acetylcholin
Carbachol
Ketamin
Neostigmin
Pilocarbin
Verminderte Speichelsekretion

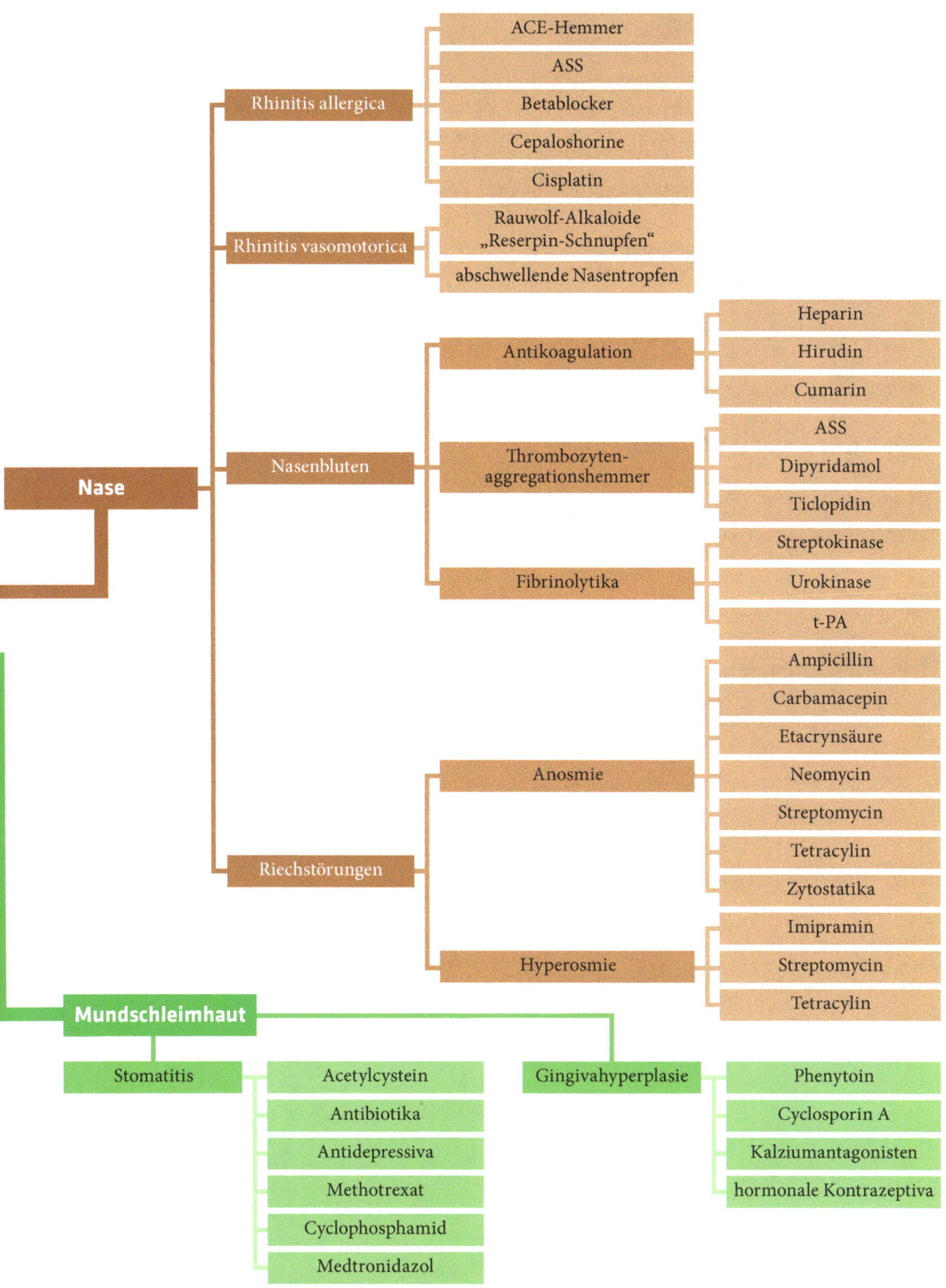

Nase
Rhinitis allergica
ACE-Hemmer
ASS
Betablocker
Cepaloshorine
Cisplatin
Rhinitis vasomotorica
Rauwolf-Alkaloide „Reserpin-Schnupfen“
abschwellende Nasentropfen
Nasenbluten
Antikoagulation
Heparin
Hirudin
Cumarin
Thrombozyten-aggregationshemmer
ASS
Dipyridamol
Ticlopidin
Fibrinolytika
Streptokinase
Urokinase
t-PA
Riechstörungen
Anosmie
Ampicillin
Carbamacepin
Etacrynsäure
Neomycin
Streptomycin
Tetracylin
Zytostatika
Hyperosmie
Imipramin
Streptomycin
Tetracylin
Mundschleimhaut
Stomatitis
Acetylcystein
Antibiotika
Antidepressiva
Methotrexat
Cyclophosphamid
Medtronidazol
Gingivahyperplasie
Phenytoin
Cyclosporin A
Kalziumantagonisten
hormonale Kontrazeptiva

Strahlensialadenitis

Ursache	Eine Bestrahlungstherapie mit einer Gesamtdosis von mehr als 15 Gy führt bereits zur irreversiblen Schädigung besonders der Azini von serösen Drüsenanteilen und somit zu einem Ungleichgewicht zugunsten der muzinösen Drüsenanteile innerhalb der Speicheldrüsen: In der Folge kommt es zur Eindickung des Speichels.
Diagnose	Anamnese HNO-Status
Hauptsymptom	■ ausgeprägte Mundtrockenheit
Nebensymptome	■ Karies ■ Hypo-Ageusie ■ Zungenbrennen
Therapie	symptomatisch mit befeuchtenden Maßnahmen: Salbei- oder Eibischtee künstlicher Speichel reichlich Flüssigkeitszufuhr
Prognose	Eine teilweise Erholung kann nach einem längeren Zeitraum (ca. zwei Jahre) eintreten.

Nasenatmungsbehinderung

- Adenoide
- Nasenseptumdeviation
- Nasenseptumhämatom
- Choanalatresie
- Juveniles Nasenrachenfibrom
- Rhinitis acuta
- Allergische Rhinitis
- Rhinitis atrophica
- Rhinitis chronica simplex
- Rhinitis gravidarum
- Rhinitis medicamentosa
- Rhinitis idiopathica

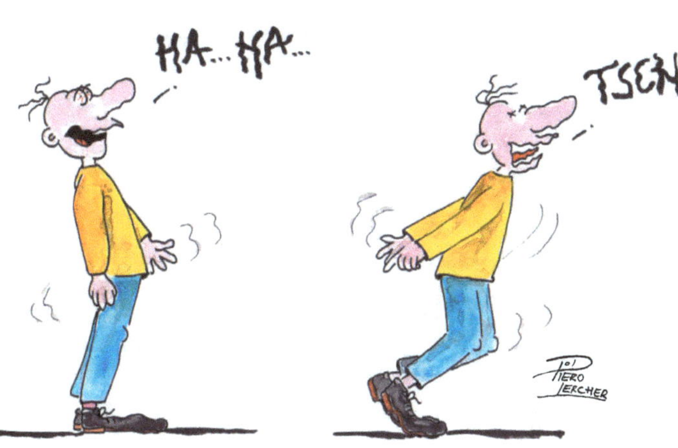

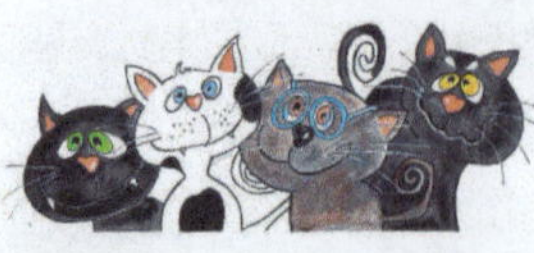

Differentialdiagnose Nasenatmungsbehinderung

Kongenital/ iatrogen	Infektiös/ idiopathisch	Trauma toxisch	Tumor (Neoplasie)	Endokrin/ metabolisch	neurologisch	systemisch
adenoide Vegetationen Septumdeviation Choanalatresie Rhinitis medicamentosa Schiefnase Sattelnase Spannungsnase → *Formveränderung und Trauma*	Rhinitis acuta Rhinitis chronica Rhinitis atrophicans Rhinitis vasomotorica Rhinitis allergica Nasenmuschelhyperplasie Sinusitis acuta und chronica → *rhinogener Kopfschmerz*	Nasenbeinfraktur → *Formveränderung und Trauma* Privinismus Fremdkörper	juveniles Nasenrachenfibrom invertiertes Papillom Ästhesioneuroblastom	Rhinitis gravidarum	Meningozele	Wegener Granulomatose

Adenoide

(Synonyme: hyperplastische Rachenmandel, adenoide Vegetationen; die umgangssprachliche Bezeichnung „Polypen" ist nicht korrekt und sollte vermieden werden).

Definition

hyperplastisches lymphoepitheliales Gewebe am Nasenrachendach

Pathogenese

Die Adenoide führen zur Obstruktion des Nasopharynx und in weiterer Folge zur Belüftungsstörung der Tuba Eustachii und unbehandelt zum Seromukotympanon.
Weiters scheint die chronische Mundatmung („Facies adenopathica") die Entwicklung von Karies zu fördern.

Hauptsymptom

- behinderte Nasenatmung und Schnarchen (Rhonchopathie)

Nebensymptome

- Schlafstörungen
- Leistungseinbußen
- Zahnfehlstellung und Bissfehlstellung

Folgeerkrankungen

Folge der Tubenventilationsstörung: Seromukotympanon
rezidivierende Rhinopharyngitis
Sinusitis, Bronchitis

Diagnose

Anamnese: Ronchopathie und Facies adenopathica (durch die Nasenatmungsbehinderung hat das Kind immer einen leicht geöffneten Mund)
HNO-Status: anteriore/posteriore Rhinoskopie

Therapie

Adenotomie in Vollnarkose.

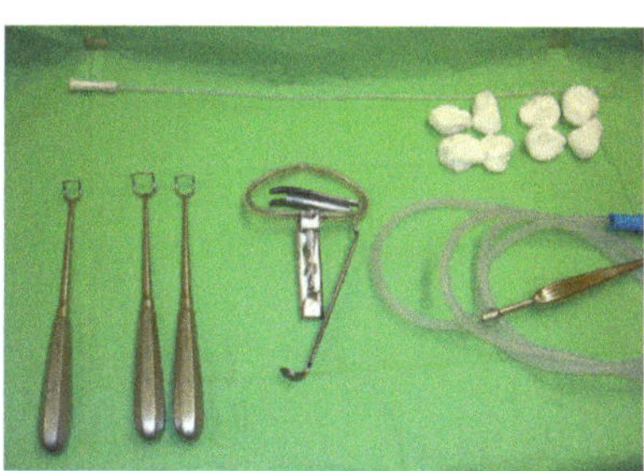

Abb. 1:
Adenotomiebesteck: Die Ausschälung der adenoiden Vegetationen erfolgt mit dem Beckmann'schen Ringmesser, hier in drei Größen abgebildet.

Nasenseptumdeviation

Definition

Das knorpelige Septum hat entweder eine Schieflage oder knorpelige und knöcherne Sporne oder Leisten.

Ursachen

angeboren: schnelleres Wachstum des Septums im Verhältnis zum knöchernen Gesichtsschädel
posttraumatisch: Frakturen im Bereich des knorpeligen Nasenseptums

Hauptsymptom

- behinderte Nasenatmung

Nebensymptome

- Schnarchen
- Geruchs-/Geschmacksbeeinträchtigung
- chronische Rhinosinusitis durch Verlegung des mittleren Nasenganges
- gestörte Ästhetik: Eine Septumdeviation kann zur Schieflage der gesamten äußeren Nase führen, bei massiver „subluxatio septi“ wird das knorpelige Septum im Bereich des Nasenstegs von außen sichtbar.

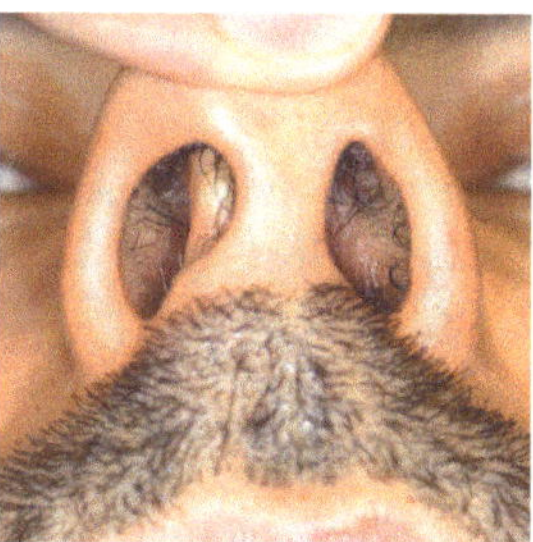

Abb. 2:
Subluxatio septi nasi nach rechts

Diagnose

HNO-Status: Die Septumdeviation wird nach vorangegangener Abschwellung der Nasenschleimhaut bei der anterioren Rhinoskopie beurteilt.

Therapie

Bei einer rein knorpeligen Septumdeviation wird eine Septumplastik durchgeführt.
Bei Schiefstand auch der Nasenbeine wird eine Septorhinoplastik notwendig.

Nasenseptumhämatom

Definition

Einreißen der Blutgefäße zwischen Perichondrium und knorpeligem Nasenseptum. Dadurch kommt es zur Einblutung mit gleichzeitiger Unterversorgung des Septumknorpels.

Cave

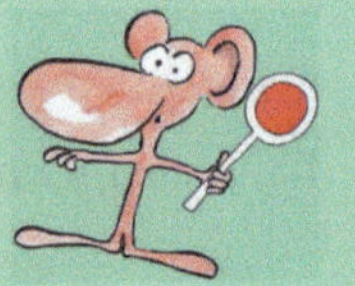

Bei Nichtbehandlung kommt es zur Knorpelnekrose mit Septumperforation oder Deformation der Nase (Sattelnase).

Ursachen

- Nasentrauma
- iatrogen
- postoperativ nach Septum- oder Septorhinoplastiken

Hauptsymptom

- plötzliche schmerzlose Anschwellung der Septumschleimhaut mit gleichzeitig behinderter Nasenatmung

Nebensymptome

- gerötete Nasenschleimhaut
- teigige Schwellung

Diagnose

Anamnese
HNO-Status: Bei der anterioren Rhinoskopie ist das Hämatom der Nasenscheidewand zu sehen. Die teigige Schwellung ist mit einem Instrument leicht zu palpieren.

Therapie

Eröffnen der teigigen Schwellung durch Stichinzision mit dem Skalpell
Einlegen einer Drainage (schmale Latex-Lasche)
beidseitige Nasentamponade, um Gegendruck aufzubauen
Antibiotikagabe
NSAIDs
abschwellende Nasentropfen

Choanalatresie

Definition

einseitiger oder beidseitiger Verschluss der Choane

Epidemiologie

häufigste Ursache der Atemnot bei Neugeboren
weiblich > männlich
bilateral > unilateral
knöchern (90 %), membranös (10 %) oder sehr selten osseomembranös

Hauptsymptome

- Bei beidseitiger Choanalatresie: Durch die komplette Nasenatmungsbehinderung kann das Neugeborene nicht gleichzeitig saugen und schlucken, daher kommt es beim Versuch der Nahrungsaufnahme zur Zyanose.
- Bei einseitiger Choanalatresie: Rhinorrhoe und rezidivierende Rhinitiden

Diagnostik

Anamnese
Endoskopie
CT: Vor der geplanten OP ist immer ein CT durchzuführen, um sonstige Anomalien im Bereich des Rachens und der Schädelbasis auszuschließen.

Therapie

chirurgisches Eröffnen der Choanalatresie und Einlage eines Platzhalters (Silikonröhrchen) für mehrere Wochen

Prognose

Je später die OP gemacht werden muss, umso höher ist die Chance, dass die Choane offen bleibt!

Juveniles Nasenrachenfibrom

Definition

gutartiger, lokal destruierender Gefäßtumor im Nasopharynx
Durch Größenwachstum werden umliegende Strukturen (Schädelbasis) zerstört.

Epidemiologie

nur männliche Jugendliche

Ursachen

unklar, aber prädisponierende Faktoren: androgen induziertes Zellwachstum, Wachstumsfaktoren wie TGF-b und IGF-II

Hauptsymptome

- behinderte Nasenatmung
- rezidivierende Epistaxis

Nebensymptome

- Wangenschwellung
- Geruchs- und Geschmacksstörung
- Gewichtsverlust
- Hörminderung
- Veränderung der Stimme

Diagnose

Anteriore Rhinoskopie: Bläuliche Tumormassen keinesfalls biopsieren, massive Blutungen können die Folge sein.
CT, MRT
Angiographie und Embolisation der lumenstärksten „feeder vessels" vor einer geplanten Operation

Therapie

Chirurgie
endoskopische Abtragung bei kleinen Tumoren
offener Zugang über eine laterale Rhinotomie oder transoral über eine Spaltung des weichen und harten Gaumens
Bestrahlungstherapie

Prognose

spontane Remissionsrate nach der Pubertät
bei ausgedehnten Tumoren häufig Rezidiv
Nach Bestrahlungstherapie der Jugendlichen können später strahleninduzierte Karzinome auftreten!

Rhinitis acuta (= Coryza)

Definition

akute Entzündung der Nasenschleimhaut

Ursache

Picornaviren, Adenoviren, Influenzaviren, Coronaviren

Epidemologie

Die häufigste Infektionserkrankung ohne Ausbildung einer Immunität stellt aufgrund der Krankenstände unzähliger Betroffener ein volkswirtschaftliches Problem dar.

Pathogenese

Die Übertragung erfolgt über eine Tröpfchen- und Schmierinfektion. Bei Unterkühlung kommt es zu einer reflektorischen Durchblutungsänderung im Epithel mit Herabsetzung der Flimmerepithelaktivität. Dies begünstigt eine höhere Anfälligkeit für Viren.
Die Inkubationszeit beträgt 3–7 Tage.

Hauptsymptome

- behinderte Nasenatmung
- klare Sekretion aus der Nase
- Juckreiz und Niesattacken
- Geruchs- und Geschmacksstörungen

Nebensymptome	▪ Augentränen ▪ Kopfschmerzen ▪ Abgeschlagenheit ▪ evtl. Fieber
Diagnose	Anamnese anteriore Rhinoskopie: Nasenschleimhaut gerötet, klares Nasensekret
Therapie	abschwellende Nasentropfen für 7–10 Tage Nasenspülungen mit Kochsalzlösung NSAIDs entsprechende Flüssigkeitszufuhr

Allergische Rhinitis (= Rhinitis allergica)

Definition	IgE-vermittelte Entzündung der Nasenschleimhaut vom Sofort-Typ I
Epidemiologie	Es sind ca. 20 % der Weltbevölkerung betroffen.
Einteilung	saisonale allergische Rhinitis (Heuschnupfen, Pollinosis) oder intermittierende allergische Rhinitis ganzjährige (perenniale) allergische Rhinitis (Hausstaubmilbenallergie) (Beschwerdedauer von zumindest 4 Wochen muss vorliegen) berufsbedingte allergische Rhinitis
Ursachen	genetische Veranlagung zur Atopie übermäßige Hygiene Umweltschadstoffe
Hauptsymptome	▪ behinderte Nasenatmung ▪ pharyngealer Juckreiz ▪ Rhinorrhoe ▪ Konjunktivitis
Nebensymptome	▪ eingeschränkte Leistungsfähigkeit ▪ Schnarchen ▪ Seromukotympanon ▪ Sinusitis ▪ Asthma ▪ Überempfindlichkeit gegenüber Kälte, Tabakrauch und verschmutzte Luft
Pathogenese	*Siehe* Grundlagenkapitel „Allergie des Kopf- und Halsbereichs“ (Seite 381)

Erstkontakt

Der erste Kontakt mit dem Allergen wird als Sensibilisierung bezeichnet und löst noch keine Symptome aus! Dendritische Zellen oder Makrophagen der Schleimhaut präsentieren das Antigens T-Lymphozyten, diese regen B-Lymphozyten zur Differenzierung und Bildung von Klonen an. In weiterer Folge kommt es zur Produktion von IgE-Antiköpern. Diese werden an Mastzellen gebunden.

Zweitkontakt

Zumindest zwei IgE-Antikörper und das Allergen verbinden sich („bridging") auf der Oberfläche der Mastzelle, worauf diese Histamin (innerhalb von 2 Stunden), Leukotriene (v. a. zwischen 2–48 Stunden) und plättchenaktivierenden Faktor (PAF) sezerniert. Diese Mediatoren sind u. a. für die Symptome Schleimhautschwellung, Juckreiz, Niesen und Rhinorrhoe verantwortlich.

Diagnostik

Anamnese
HNO-Status: livid geschwollene Nasenmuscheln bei anteriorer Rhinoskopie
Ausschluss eines Seromukotympanons
Bei V. a. Sinusitis chronica sollte ein koronares Nasennebenhöhlen-CT durchgeführt werden.
Prick-Test
RAST

Therapie

Allergenkarenz (Meidung des Allergens):
Bei Tierhaar-, oder Hausstaubmilbenallergie sollte eine häufigere Reinigung und Lüftung des Schlafraums durchgeführt werden, Bei Pollenallergien häufig die Kleidung wechseln und die Haare waschen, ins Freie nur nach einem kräftigen Regenschauer. Aufenthalte am Meer oder im Hochgebirge sind empfohlen.
Eine konsequente Karenz ist in der Regel nicht durchführbar.

Medikamentöse Behandlung:
Dinatriumglicinsäure
Antihistaminika der zweiten und dritten Generation („nicht sedierend")
topische Glukokortikoide
Mastzelldegranulationshemmer: Nedocromil, Ketotifen
Hyposensibilisierungstherapie:
Diese auch als „*Allergieimpfung*" oder „*Spezifische Immuntherapie*" bezeichnete Therapie soll die überschießende Reaktion des Immunsystems auf ein Allergen (z. B. Gräser, Birken-, Hasel-, Erlen-, Beifußpollen, Hausstaubmilbe, Tierhaare, Schimmelpilze, Insektengifte) reduzieren. Ein Erfolg der Therapie ist an der Verringerung der Beschwerden zu erkennen, im besten Fall treten diese gar nicht mehr auf.
Die Indikationen für eine Hyposensibilisierungstherapie sind die allergische Rhinitis und leichtes bis mittleres allergisches Asthma bronchiale.

Formen:
Subkutane Immuntherapie (SCIT)
Die Allergene liegen in wässriger Lösung vor (Insektengiftallergene) oder sind an einen Depotträger (z. B. Aluminiumhydroxid, Kalziumphosphat) gebunden. Die Dosis wird anfänglich gesteigert, dann wird eine Erhaltungstherapie in Abständen von 4–6 Wochen fortgeführt, damit sich das Immunsystem an das Allergen „gewöhnt" und es statt der Bildung von IgE- zur Bildung von IgG-Antikörpern kommt. Dies ist der derzeitige Gold-Standard.
Sublinguale Immuntherapie (SLIT)
Hier werden die Allergene über die Mundschleimhaut aufgenommen. Die Zuführung erfolgt über Tropfen oder Schmelztabletten, die allerdings täglich eingenommen werden müssen. Der Vorteil liegt in der einfachen Einnahme durch den Patienten.

Risiken

Lokalreaktion: Schwellung
Urticaria, „Quaddeln" (Antihistaminika)
Systemisch:
Niesanfälle und starker Juckreiz
Asthmaanfall
anaphylaktischer Schock
(Nach s. c. Injektion muss der Patient 30 Minuten unter ärztlicher Aufsicht bleiben!)

Rhinitis atrophica

Ursache

unbekannt

Prädisponierende Faktoren

ausgedehnte Resektionen im Bereich der Nase (Tumorresektion, Septum und Muschelresektionen), Strahlentherapie bei Malignomen der Nasennebenhöhlen, Drogenmissbrauch (Kokain)

Hauptsymptome

- behinderte Nasenatmung

Nebensymptome

- Foetor ex naso
- Geruchs- und Geschmackssinn eingeschränkt

Diagnose

Anamnese
anteriore Rhinoskopie: ausgeprägte Trockenheit der Schleimhaut mit massiver Borkenbildung

Therapie

symptomatisch durch Nasenduschen mit Kochsalzlösungen
chirurgische Verkleinerung der Nasenhaupthöhle bei ausgedehnten Defekten als Versuch, damit die Befeuchtung der Oberflächen zu verbessern

Rhinitis chronica simplex

Definition
chronische Rhinitis ohne morphologische Veränderung der Nasenschleimhaut

Ursache
steht im Zusammengang mit rezidivierenden Sinusitiden, anatomischen Barrieren (Adenoide, Septumdeviation und -sporn), Umweltschadstoffen und berufsbedingten Schmutzbelastungen

Hauptsymptome
- behinderte Nasenatmung
- Rhinorrhoe

Nebensymptome
- Reizhusten („Postnasal-Drip-Syndrom")
- Geruchs- und Geschmacksstörungen

Diagnose
Anamnese
anteriore Rhinoskopie: Nasenschleimhaut gerötet, Borkenbildung ist möglich

Therapie
Vermeidung von Noxen (Umwelt, Beruf)
operative Beseitigung von anatomischen Barrieren
topische Kortikoide als Langzeittherapie und abschwellende Nasentropfen für 7–10 Tage
Nasenspülungen mit Kochsalzlösung

Rhinitis gravidarum

Definition
Rhinopathie durch die hormonelle Umstellung während der Schwangerschaft

Ursache
östrogenbedingte Schwellung der Nasenschleimhaut

Hauptsymptom
- behinderte Nasenatmung

Nebensymptome
- Schmerzen und Druck in den Nasennebenhöhlen, insbesondere im Sinus frontalis
- Geruchs- und Geschmackssinn eingeschränkt

Diagnose
Anamnese
anteriore Rhinoskopie: ausgeprägte Schwellung und Rötung der Schleimhaut

Therapie	nur wenn unbedingt notwendig: kurzzeitiger Einsatz von topischen Kortikoiden für 3–4 Tage evtl. Rotlicht-Therapie
Prognose	Nach der Geburt normalisieren sich die Schleimhäute sofort!

Rhinitis medicamentosa

Definition	arzneimittelinduzierte Rhinopathie
Ursache	langdauernder Gebrauch von abschwellenden Nasentropfen und Einnahme von Kontrazeptiva oder Antihypertensiva
Hauptsymptom	■ behinderte Nasenatmung
Nebensymptome	■ Geruchs- und Geschmackssinn eingeschränkt
Diagnose	Anamnese anteriore Rhinoskopie: ausgeprägte Schwellung, Rötung, und Trockenheit der Schleimhaut
Therapie	Vermeidung, sofern möglich, der ursächlichen Medikamente Kochsalzspülungen, topischer Kortikoidnasenspray

Rhinitis idiopathica („Rhinitis vasomotorica")

Definition	Rhinitis unbekannter Ursache
Ursache	Vermutung: Eine Störung der parasympathischen Innervation der Gefäße in der nasalen Schleimhaut führt zur Schwellung der Nasenschleimhaut und Drüsen.
Hauptsymptom	■ behinderte Nasenatmung
Nebensymptom	■ Rhinorrhoe ■ Niesreiz
Diagnose	Anamnese anteriore Rhinoskopie: Nasenschleimhaut trocken und „höckerig"
Therapie	topische Kortikoidnasensprays Nasenspülungen mit Kochsalzlösung evtl. operative Sanierung der hypertrophen Nasenmuscheln und vorliegender Septumdeviationen

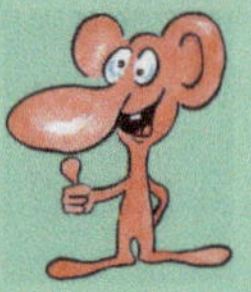

Tipps & Tricks

Eine wechselseitige Anschwellung der Nasenmuscheln ohne äußeren Reiz. bezeichnet man als Nasenzyklus. Er tritt bei ca. 80 % der Menschen auf, soll der Regeneration der Nasenschleimhaut dienen und wird durch den Hypothalamus gesteuert, der den Sympathikotonus der Nasenschleimhaut regelt.

Fallbeispiel

Eine 22-jährige Sekretärin sucht ihren HNO-Arzt wegen einer lange bestehenden Nasenatmungsbehinderung der linken Seite auf. Anamnestisch gibt die Patientin einen Sturz auf die Nase in der Kindheit an, ein vor kurzem durchgeführter Allergietest war negativ. Bei der anterioren Rhinoskopie zeigt sich eine massive Septumdeviation nach links, die selbst nach Abschwellung der Nasenschleimhaut noch nasenatmungsbehindernd wirkt. Der HNO-Arzt rät der Patient zu einer Septumoperation (Septumplastik).

Nasenbluten

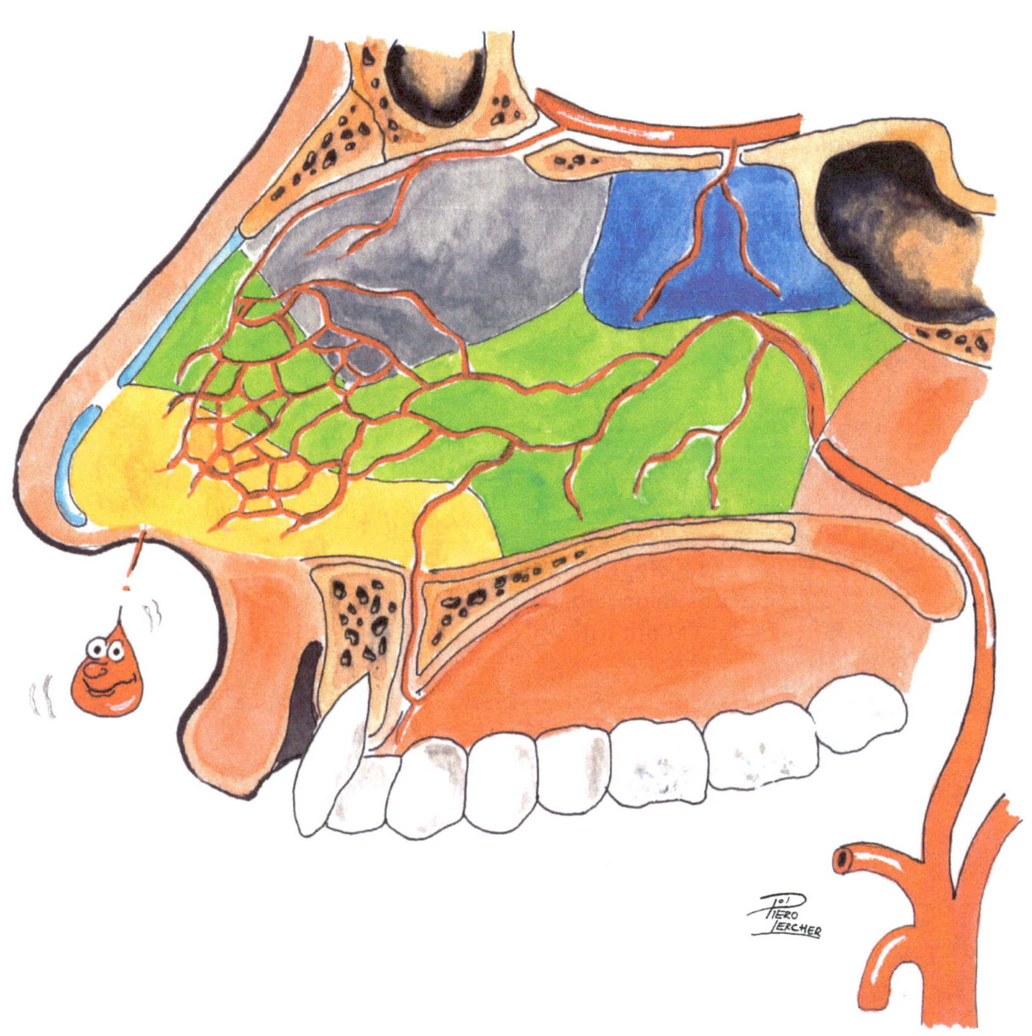

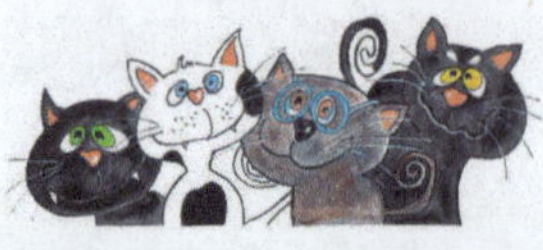

Differentialdiagnose Nasenbluten

Kongenital/ iatrogen	Infektiös/ idiopathisch	Trauma toxisch	Tumor (Neoplasie)	Endokrin/ metabolisch	neurologisch	systemisch
Morbus Osler-Rendu-Weber Medikamentös: Acetylsalicylsäure Marcoumar Plavix → *Mindmap „medikamentöse Nebenwirkungen"*	Common cold Masern Influenza Scharlach → *Halsschmerzen*	Nasenprellung Nasenbeinfraktur heftiges Schnäuzen Entfernen von Borken Chemikalien (z. B. Chlor)	Nasen- und Nasennebenhöhlenmalignome	Hypertonie Gerinnungsstörung Menstruation Gravidität Diabetes mellitus		Allergie → *Allergie* Trockenheit der Schleimhäute als NW von Medikamenten → *Mindmap „medikamentöse Nebenwirkungen"*

Epistaxis

Definition

Nasenbluten ist der häufigste Notfall in der HNO-Heilkunde.
Gefäßversorgung der Nase:
Siehe Grundlagenkapitel „Anatomie und Physiologie" (Seite 305)
Siehe Mindmap „Epistaxis"

Ursachen

lokal:
Nasenscheidewand: Trauma, Perforation, Entzündung, ausgedünnte Schleimhaut über Septumsporn oder Leiste
Schleimhaut- und Gefäßschäden: akute Rhinitis, Allergie, Fremdkörper

systemisch:
arterielle Hypertonie, Arteriosklerose, Influenza, Gravidität, Diabetes mellitus, hämorrhagische Diathesen (Koagulopathien, Thrombozytopenie, Vaskulopathien)

Hauptsymptom

- Nasenbluten, von geringem „Tröpfeln" bis zu lebensgefährlichen Blutungen (z. B. marcoumarisierte Patienten)

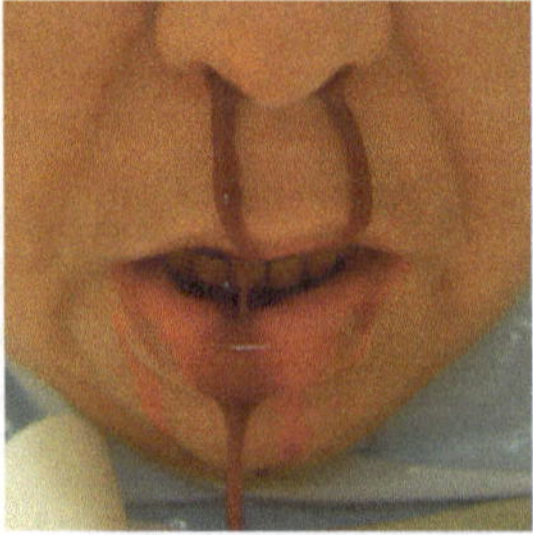

Abb. 1: Patient mit Epistaxis

Nebensymptome

- Panik, da oftmals die verlorene Blutmenge durch den Patienten weit überschätzt wird
- Erbrechen, wenn zu viel Blut verschluckt wurde

Diagnostik

Anamnese: Einnahme von gerinnungshemmenden Medikamenten etc.
anteriore Rhinoskopie: Lokalisation der Blutungsquelle
Blick in den Mund: Abrinnspuren aus dem Epipharynx ausschließen
Blutdruckmessung
Gerinnungsparameter (Thrombozytenanzahl, Gerinnungszeit, PTT, TPZ, TZ)

Therapie

Erstmaßnahmen:
Kompression der Nasenflügel
Oberkörper aufrecht halten und Kopf nach vorne beugen, da Verschlucken von Blut unweigerlich zu Übelkeit und Erbrechen führt
Eisbeutel in den Nacken oder an Stirn

Maßnahmen durch den HNO-Arzt:
Entfernen der Blutkoagula aus der Nasenhöhle
Einlegen eines Wattebausches, getränkt mit einem α-Sympathomimetikum (z. B. Naphazolin) zur Abschwellung und Lidocain zur Schleimhautanästhesie
wenn die Blutungsquelle in der anterioren Rhinoskopie gut lokalisierbar ist und nicht stark blutet:
Elektrokoagulation
chemische Koagulation (z. B. $AgNo_3$, $KmNo_4$ etc.)

Cave

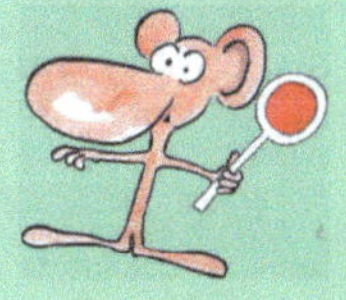

Nicht an korrespondierenden Stellen am Nasenseptum beidseits, dies führt später zu einer Septumperforation!

Hämostyptika als Schwamm (schonend – für Kinder)
bei stärkerer Blutung:
vordere Tamponade mit salbengetränkten Gazestreifen: dies muss beidseits erfolgen, um den notwendigen Gegendruck aufzubauen
industriell vorgefertigte Tamponaden mit oder ohne integriertem Ballon

Cave

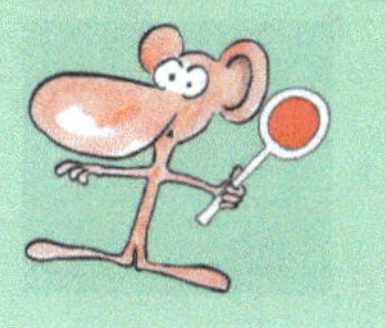

Blut kann über den Rachen ablaufen, deshalb immer die Rachenhinterwand auf Abrinnspuren kontrollieren.

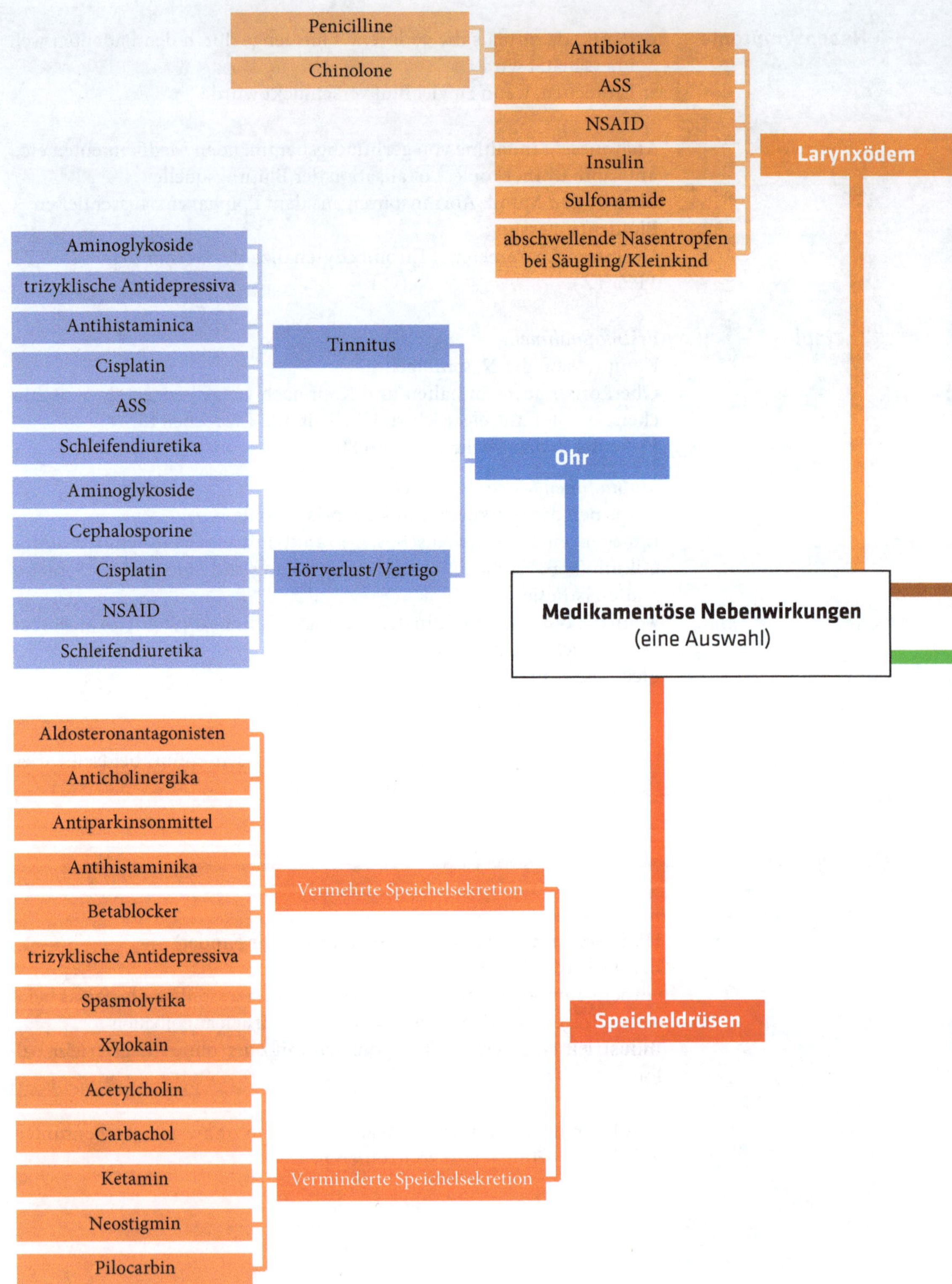
Penicilline
Chinolone
Antibiotika
ASS
NSAID
Insulin
Sulfonamide
abschwellende Nasentropfen bei Säugling/Kleinkind
Larynxödem
Aminoglykoside
trizyklische Antidepressiva
Antihistaminica
Cisplatin
ASS
Schleifendiuretika
Tinnitus
Ohr
Aminoglykoside
Cephalosporine
Cisplatin
NSAID
Schleifendiuretika
Hörverlust/Vertigo
Medikamentöse Nebenwirkungen
(eine Auswahl)
Aldosteronantagonisten
Anticholinergika
Antiparkinsonmittel
Antihistaminika
Betablocker
trizyklische Antidepressiva
Spasmolytika
Xylokain
Vermehrte Speichelsekretion
Acetylcholin
Carbachol
Ketamin
Neostigmin
Pilocarbin
Verminderte Speichelsekretion
Speicheldrüsen

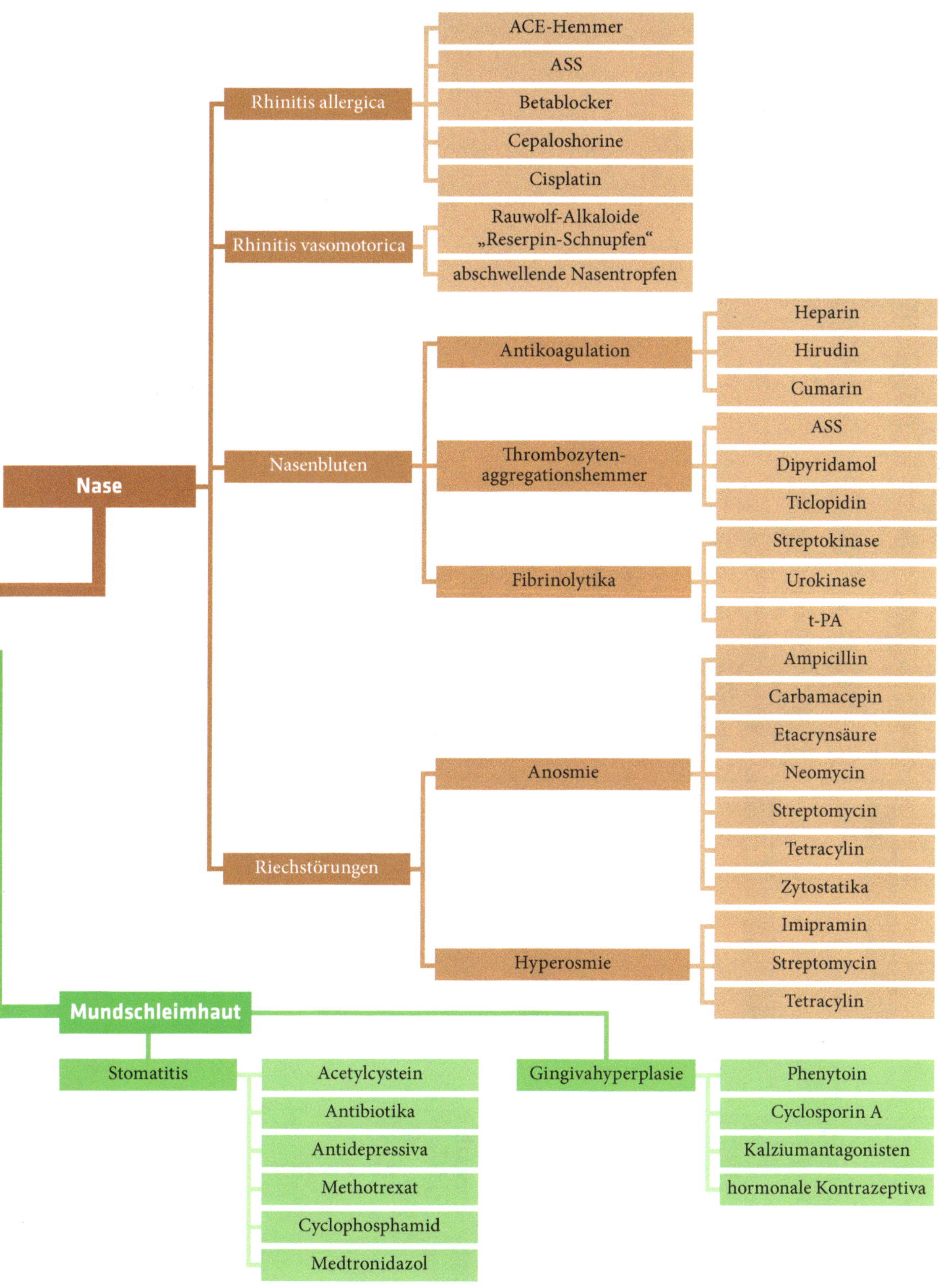
ACE-Hemmer
ASS
Rhinitis allergica
Betablocker
Cepaloshorine
Cisplatin
Rauwolf-Alkaloide „Reserpin-Schnupfen“
Rhinitis vasomotorica
abschwellende Nasentropfen
Heparin
Antikoagulation
Hirudin
Cumarin
ASS
Thrombozyten-aggregationshemmer
Dipyridamol
Nase
Nasenbluten
Ticlopidin
Streptokinase
Fibrinolytika
Urokinase
t-PA
Ampicillin
Carbamacepin
Etacrynsäure
Anosmie
Neomycin
Streptomycin
Tetracylin
Riechstörungen
Zytostatika
Imipramin
Hyperosmie
Streptomycin
Tetracylin
Mundschleimhaut
Stomatitis
Acetylcystein
Gingivahyperplasie
Phenytoin
Antibiotika
Cyclosporin A
Antidepressiva
Kalziumantagonisten
Methotrexat
hormonale Kontrazeptiva
Cyclophosphamid
Medtronidazol

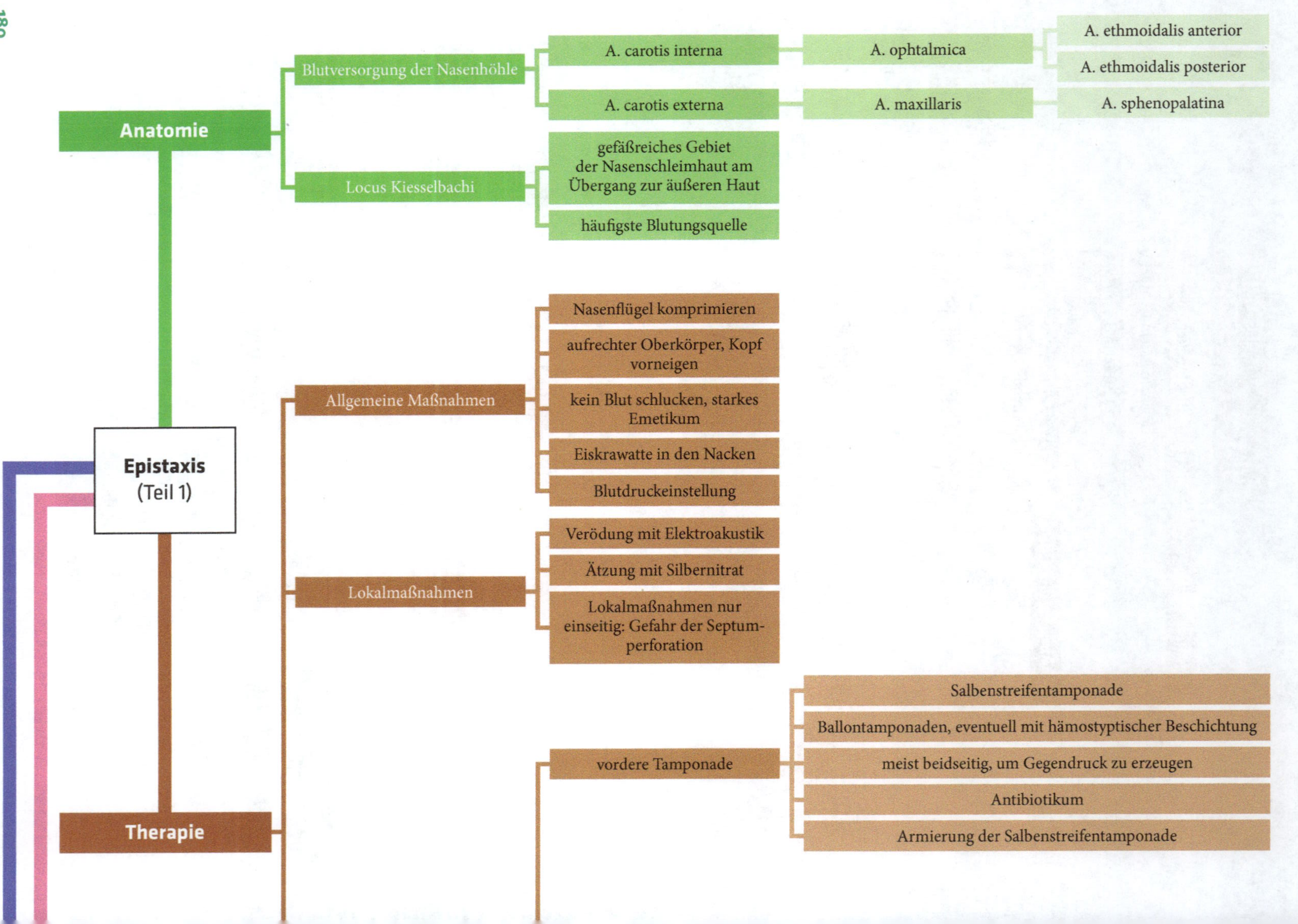
Epistaxis
(Teil 1)
Anatomie
Blutversorgung der Nasenhöhle
A. carotis interna
A. ophtalmica
A. ethmoidalis anterior
A. ethmoidalis posterior
A. carotis externa
A. maxillaris
A. sphenopalatina
Locus Kiesselbachi
gefäßreiches Gebiet der Nasenschleimhaut am Übergang zur äußeren Haut
häufigste Blutungsquelle
Therapie
Allgemeine Maßnahmen
Nasenflügel komprimieren
aufrechter Oberkörper, Kopf vorneigen
kein Blut schlucken, starkes Emetikum
Eiskrawatte in den Nacken
Blutdruckeinstellung
Lokalmaßnahmen
Verödung mit Elektroakustik
Ätzung mit Silbernitrat
Lokalmaßnahmen nur einseitig: Gefahr der Septumperforation
vordere Tamponade
Salbenstreifentamponade
Ballontamponaden, eventuell mit hämostyptischer Beschichtung
meist beidseitig, um Gegendruck zu erzeugen
Antibiotikum
Armierung der Salbenstreifentamponade

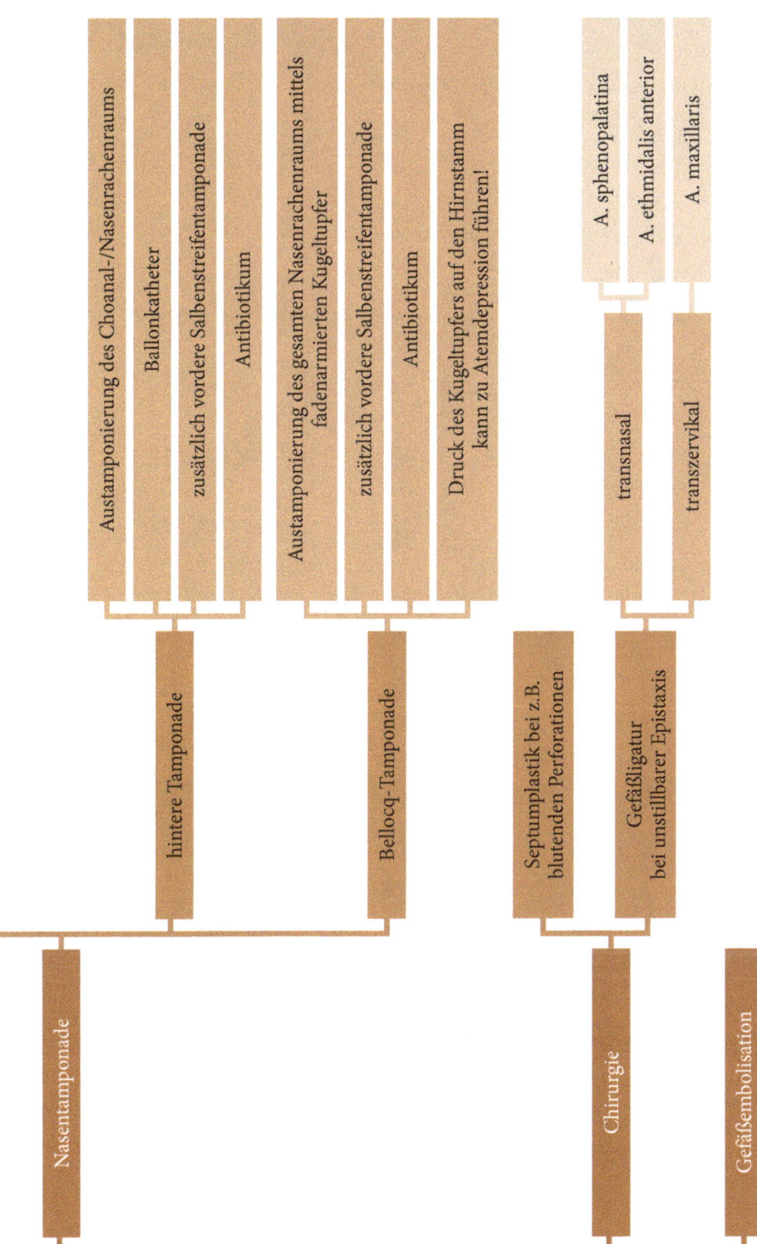
Nasentamponade
hintere Tamponade
Austamponierung des Choanal-/Nasenrachenraums
Ballonkatheter
zusätzlich vordere Salbenstreifentamponade
Antibiotikum
Bellocq-Tamponade
Austamponierung des gesamten Nasenrachenraums mittels fadenarmierten Kugeltupfer
zusätzlich vordere Salbenstreifentamponade
Antibiotikum
Druck des Kugeltupfers auf den Hirnstamm kann zu Atemdepression führen!
Chirurgie
Septumplastik bei z.B. blutenden Perforationen
Gefäßligatur bei unstillbarer Epistaxis
transnasal
A. sphenopalatina
A. ethmidalis anterior
transzervikal
A. maxillaris
Gefäßembolisation

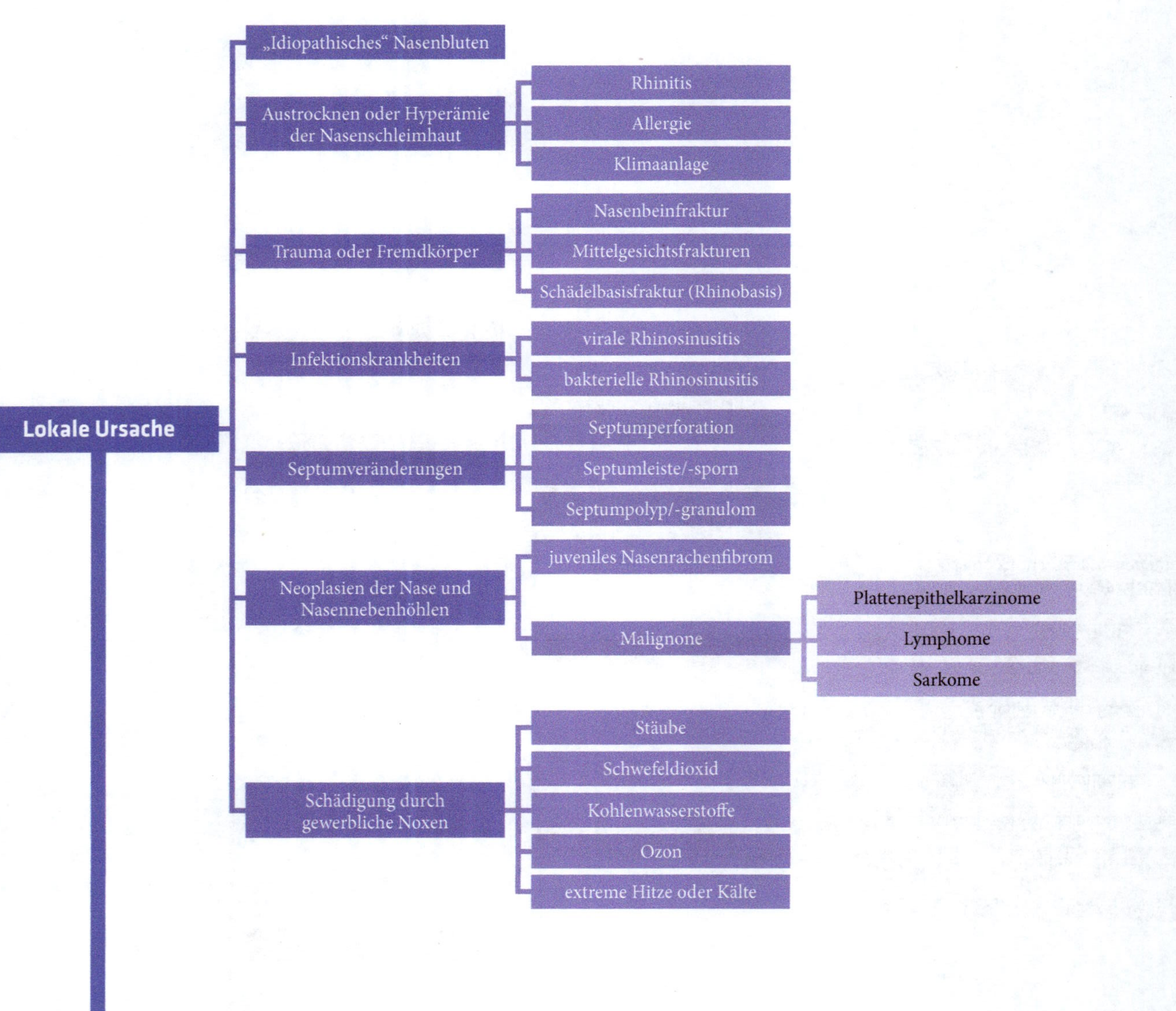
Lokale Ursache
„Idiopathisches“ Nasenbluten
Austrocknen oder Hyperämie der Nasenschleimhaut
Rhinitis
Allergie
Klimaanlage
Trauma oder Fremdkörper
Nasenbeinfraktur
Mittelgesichtsfrakturen
Schädelbasisfraktur (Rhinobasis)
Infektionskrankheiten
virale Rhinosinusitis
bakterielle Rhinosinusitis
Septumveränderungen
Septumperforation
Septumleiste/-sporn
Septumpolyp/-granulom
Neoplasien der Nase und Nasennebenhöhlen
juveniles Nasenrachenfibrom
Malignone
Plattenepithelkarzinome
Lymphome
Sarkome
Schädigung durch gewerbliche Noxen
Stäube
Schwefeldioxid
Kohlenwasserstoffe
Ozon
extreme Hitze oder Kälte

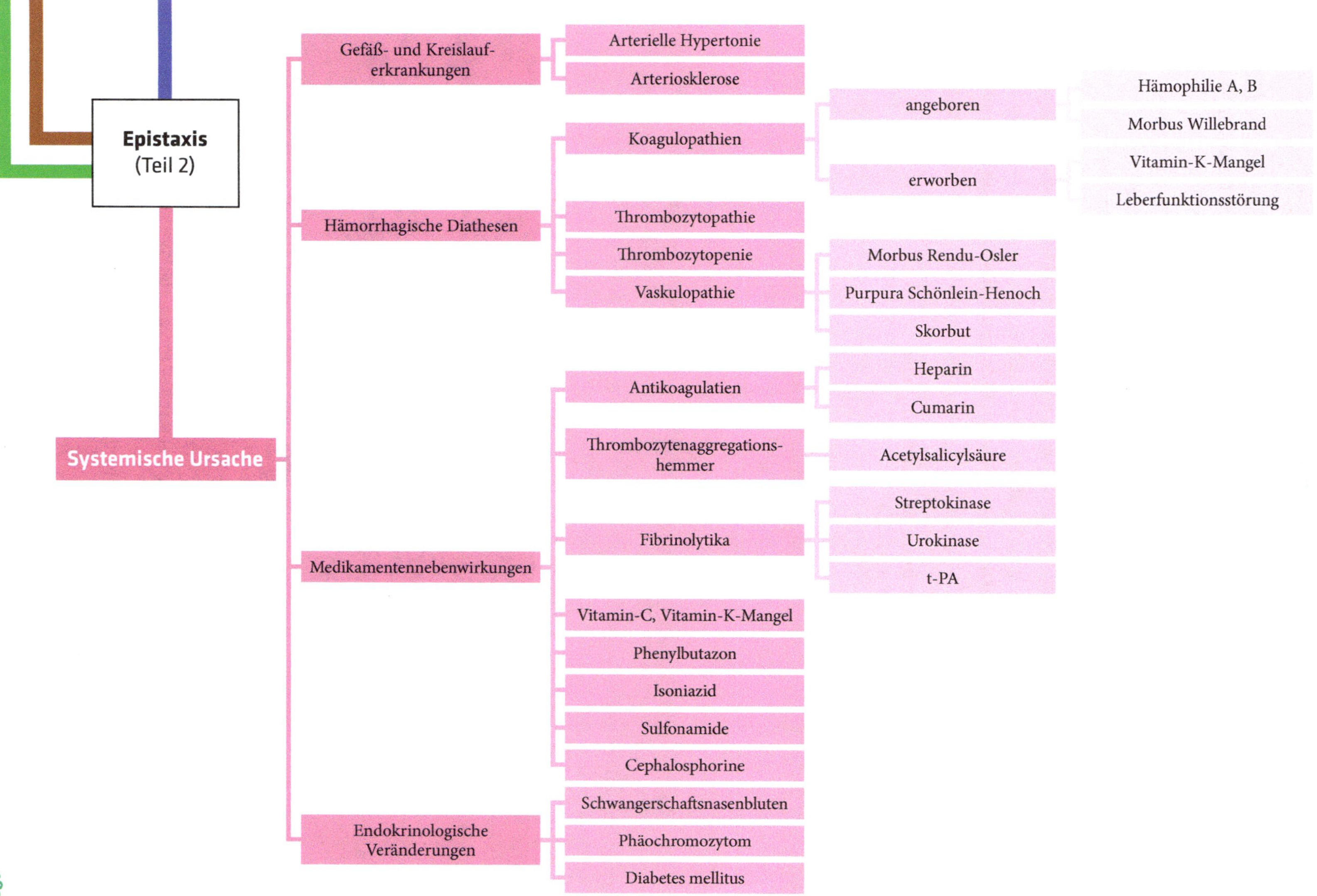
Epistaxis
(Teil 2)
Systemische Ursache
Gefäß- und Kreislauf-
erkrankungen
Arterielle Hypertonie
Arteriosklerose
Hämorrhagische Diathesen
Koagulopathien
angeboren
Hämophilie A, B
Morbus Willebrand
erworben
Vitamin-K-Mangel
Leberfunktionsstörung
Thrombozytopathie
Thrombozytopenie
Vaskulopathie
Morbus Rendu-Osler
Purpura Schönlein-Henoch
Skorbut
Medikamentennebenwirkungen
Antikoagulatien
Heparin
Cumarin
Thrombozytenaggregations-
hemmer
Acetylsalicylsäure
Fibrinolytika
Streptokinase
Urokinase
t-PA
Vitamin-C, Vitamin-K-Mangel
Phenylbutazon
Isoniazid
Sulfonamide
Cephalosphorine
Endokrinologische
Veränderungen
Schwangerschaftsnasenbluten
Phäochromozytom
Diabetes mellitus

Bei starker Blutung, insbesondere aus den hinteren Nasenabschnitten, wird eine kombinierte hintere und vordere Nasentamponade eingebracht, eine sog. „Bellocq-Tamponade“: Große, armierte Kugeltupfer werden in den Epipharynx eingebracht und vor den Choanen platziert, die Nasenhaupthöhle wird gegentamponiert.

Bei Blutungen die durch diese Maßnahmen nicht stoppbar sind:
endoskopisches Clipping/Veröden der A. sphenoplalatina
Ligatur der A. maxillaris über einen transzervikalen Zugang
Embolisation der zuführenden Gefäße
Siehe Mindmap „Wichtigste Gefäße der A. carotis externa“

Begleitmaßnahmen

Einstellung von Blutdruck, Gerinnung
Antibiotikumgabe ist obligat, wenn der Epipharynx austamponiert werden muss, da hier die Gefahr eines Staphylokokken-Toxin-Schock-Syndroms besteht.
Bei einer hinteren Nasentamponade muss der Patient stationär aufgenommen werden.

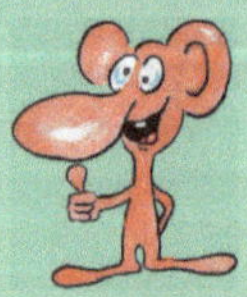

Tipps & Tricks

Das Blut soll nicht geschluckt werden, da es bei größeren Mengen aufgrund des hohen Proteingehaltes zu nachfolgender Übelkeit, Erbrechen und Kollapsneigung kommt.
Daher ist eine der Erstmaßnahmen: Oberkörper des Patienten aufrichten, den Kopf nach vorne gebeugt halten, der Betroffene soll die Nasenflügel selbst komprimieren. Bei geringen Blutungen aus Locus Kiesselbachi sind oft diese Maßnahmen ausreichend, um die Blutung zumindest vorübergehend zu stoppen.

Fallbeispiel

Eine 64-jährige Frau kommt mit heftigem Nasenbluten aus dem rechten Nasenloch in die HNO-Ambulanz. In nach vorne geneigter Kopf- und Rumpfhaltung und unter Kompression der Nasenflügel und Auflage einer kalten Kompresse auf den Nacken wird die Patientin von einer Schwester zum nächstgelegenen Untersuchungsplatz geführt. Der Stationsarzt befreit zunächst mit einem Sauger die Nasenhaupthöhlen von frischem Blut und Blutkoagel und legt dann beidseits einen Wattbausch ein, der mit einer α-sympathometischen (Abschwellung) und lokalanästhetischen (Oberflächenanästhesie) Lösung getränkt ist.
Nach Entfernen der Wattebäusche ist nun in der anterioren Rhinoskopie ein deutlicher arterieller Gefäßstumpf im Bereich des rechten Nasenseptums zu sehen. Dieser kann nun problemlos mit der Elektrokaustik verödet werden. Nach einer 30-minütigen Beobachtungszeit, in der es zu keiner weiteren Blutung kommt und sich auch der Blutdruck wieder auf normale Werte gesenkt hat, kann die Patientin mit entsprechender Nasenpflege (Nasenöl und Kochsalzspray) nach Hause entlassen werden.

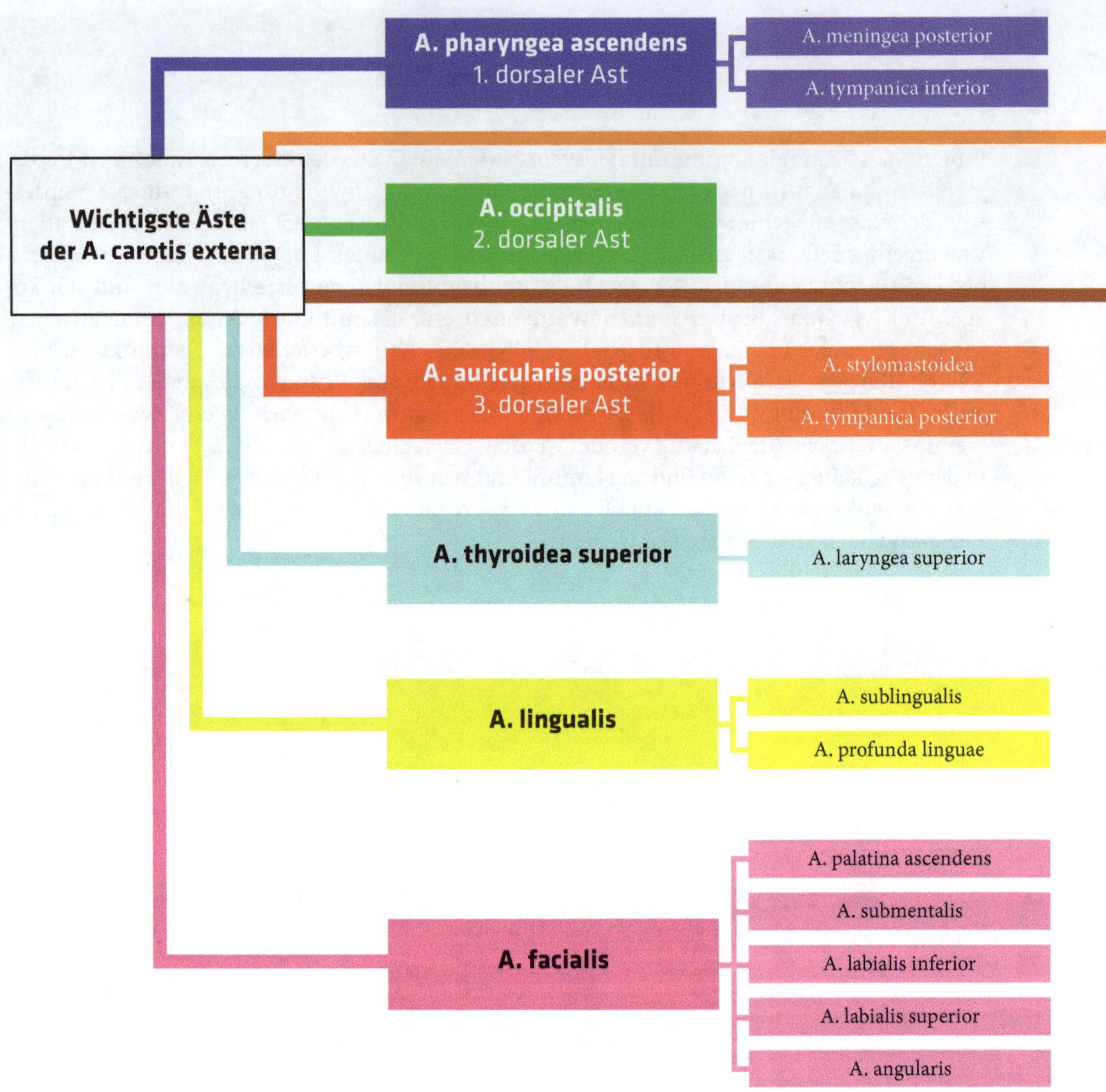
Wichtigste Äste der A. carotis externa
A. pharyngea ascendens
1. dorsaler Ast
A. meningea posterior
A. tympanica inferior
A. occipitalis
2. dorsaler Ast
A. auricularis posterior
3. dorsaler Ast
A. stylomastoidea
A. tympanica posterior
A. thyroidea superior
A. laryngea superior
A. lingualis
A. sublingualis
A. profunda linguae
A. facialis
A. palatina ascendens
A. submentalis
A. labialis inferior
A. labialis superior
A. angularis

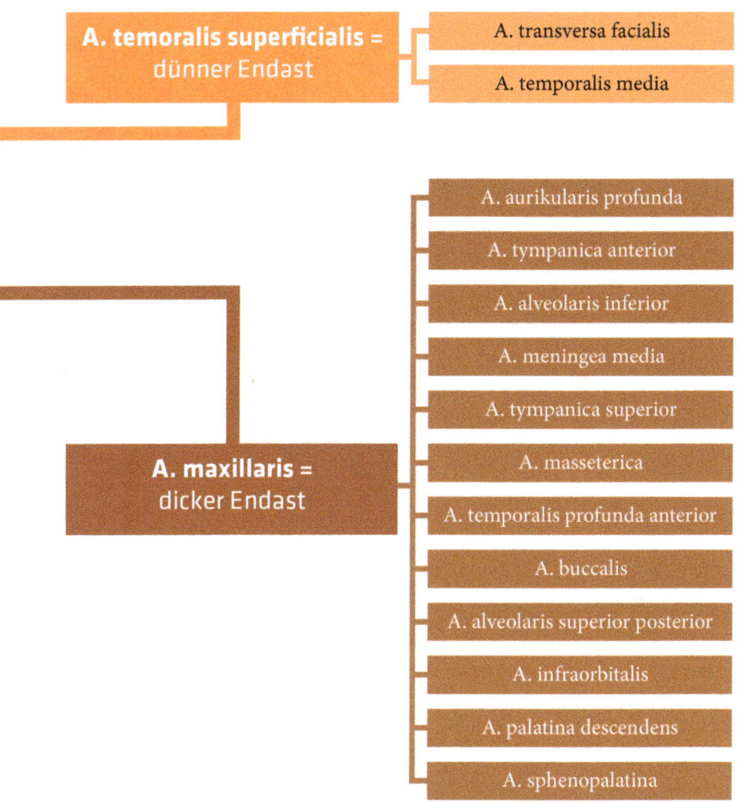
A. temoralis superficialis =
dünner Endast
A. transversa facialis
A. temporalis media
A. aurikularis profunda
A. tympanica anterior
A. alveolaris inferior
A. meningea media
A. tympanica superior
A. masseterica
A. temporalis profunda anterior
A. buccalis
A. alveolaris superior posterior
A. infraorbitalis
A. palatina descendens
A. sphenopalatina
A. maxillaris =
dicker Endast

Ohrenschmerzen

- **Fremdkörper im äußeren Gehörgang**
- **Otitis externa**
- **Otitis media acuta**
- **Grippeotitis**
- **Erysipel der Ohrmuschel**
- **Perichondritis der Ohrmuschel**

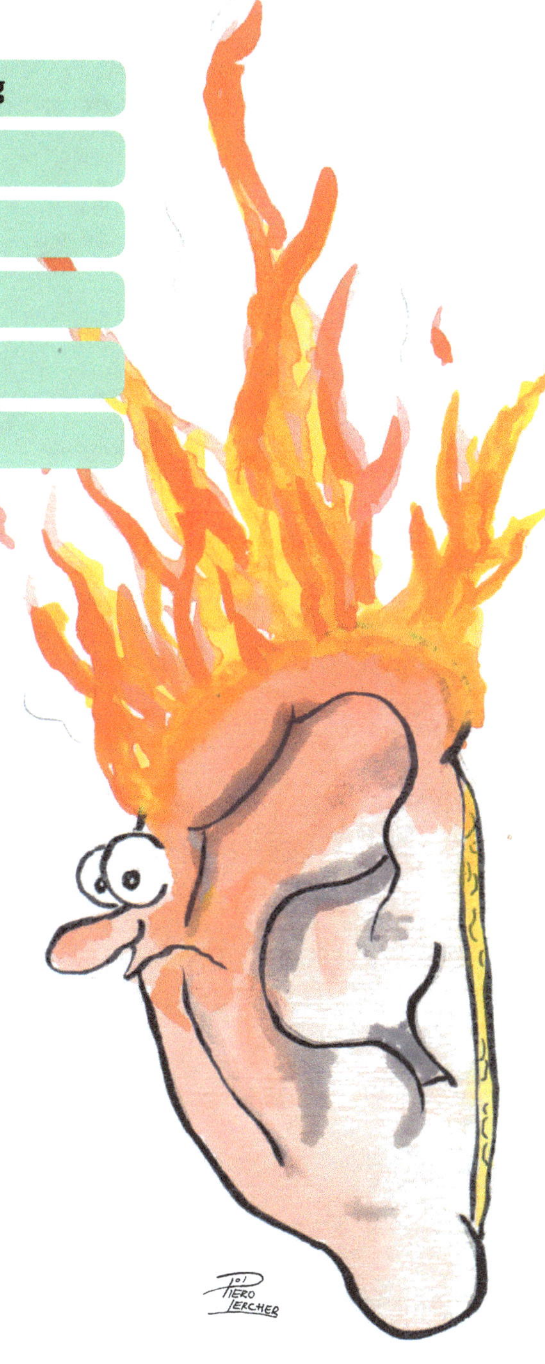

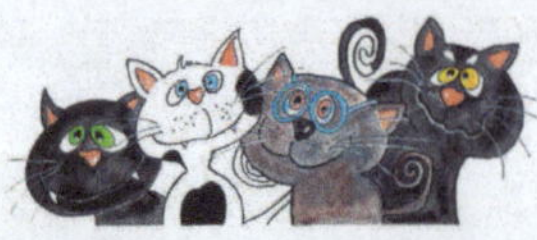

Differentialdiagnose Ohrenschmerzen

Kongenital/ iatrogen	Infektiös/ idiopathisch	Trauma toxisch	Tumor (Neoplasie)	Endokrin/ metabolisch	neurologisch	systemisch
brüske Gehörgangsreinigung	Otitis externa Myringitis bullosa Otitis media acuta Ohrmuschelperichondritis Erysipel der Ohrmuschel Tubenventilationsstörung fortgeleiteter Schmerz ins Ohr: Pharyngitis Tonsillitis Peri-, Para-, Retrotonsillarabszess dentogen Kiefergelenk Kaumuskulatur HWS	Barotrauma → *Hörverminderung* Othämatom Gehörgangsverletzung Bissverletzung der Ohrmuschel Fremdkörper Schlag aufs Ohr Trommelfellverletzung Knalltrauma Erfrierung Verbrennung Verbrühung	Basaliom Plattenepithelkarzinom der Ohrmuschel und des Gehörganges Felsenbeintumor		Zoster oticus psychogen	Effloreszenzen bullöser Dermatosen im Gehörgang

Fremdkörper im äußeren Gehörgang

Ursachen

Cerumen obturans, Insekten, Oropax (kommerzielle Wachskugeln als Lärmschutz), Spielzeug (Perlen, Maiskörner), posttraumatischer Blutkoagel

Hauptsymptom

- Druckschmerz

Nebensymptom

- Hörminderung
- Otorrhoe

Diagnose

Anamnese: insbesondere bei Kindern die Art und Form des Fremdkörpers erheben
HNO-Status: Ohrmikroskopie: Ist das Trommelfell intakt? Ist der Gehörgang verletzt?

Therapie

Bei intaktem Trommelfell: Ohrspülung. Bei Insekten auf Manipulation verzichten, Öltropfen in den Gehörgang und dann das Insekt mit Wasser ausspülen.
Bei perforiertem Tromelfell: Extraktion mit Ohrhäkchen und antibiotische Abschirmung des Patienten; keine Pinzette verwenden, schmerzt und Fremdkörper wird nur weiter nach innen geschoben.
Wenn die Entfernung bei Kindern aufgrund der verminderten Compliance nicht möglich ist, muss der Fremdkörper in Sedierung oder manchmal in Allgemeinnarkose entfernt werden.

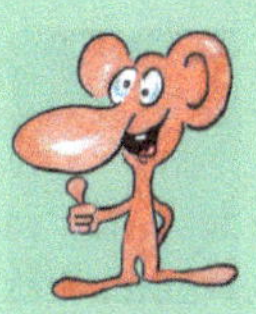

Tipps & Tricks

Der Reinigungsmechanismus des Ohres funktioniert bei normaler Anatomie selbstständig. Daher sollte man durch die Anwendung von Wattestäbchen oder anderen harten Gegenständen diesen Vorgang nicht stören. Hörgeräteträger sollten regelmäßig beim Facharzt die Gehörgänge reinigen lassen.

Otitis externa

Formen

Otitis externa diffusa
Otitis externa circumscripta
Otitis externa maligna sive necroticans

Otitis externa diffusa – „Badeotitis"

Definition

Entzündung der Haut des äußeren Gehörganges, meist durch bakterielle Infektion
selten: Pilzinfektion oder auf Basis einer allergischen (Kontakt-) Dermatitis oder Seborrhoe

Ursachen

Mikrotraumen (Wattestäbchen etc.) und/oder pH-Erhöhung im äußeren GG: Durch Wasserretention nach dem Schwimmen oder aggressive GG-Reinigung besteht erhöhte Infektionsgefahr, da der Lipidfilm der Haut und das bakteriostatische Cerumen fehlen.
Otorrhoe bei chronischer Otitis media

Risikopatienten
Immunsupprimierte (z. B. HIV), Diabetes mellitus, Schwimmer, Patienten mit allergischen Hauterkrankungen des Gehörganges

Pathogene Keime
Pseudomonas aeruginosa
Staphylokokkus aureus
Pilze (Candida albicans, Aspergillus flavus oder niger)

Hauptsymptom
- Ohrenschmerzen

Nebensymptome
- Pruritus (bei Pilzen Hauptsymptom)
- Otorrhoe
- Schwellung
- Hörverminderung

Diagnose
Anamnese: insbesondere auf Bade- oder Tauchgänge achten
HNO-Status: Ohrinspektion: geröteter, geschwollener Gehörgang, gelblicher Detritus
Trommelfellperforation bei zugrunde liegender chronischer Otitis media
Die sog. Externapunkte sind positiv = Schmerzen bei Zug an der Ohrmuschel oder Druck auf den Tragus/Antitragus

Therapie
Gehörgangsreinigung:
Ohrspülung mit lauwarmem Wasser, Debridement des Gehörganges mit dem Ohrsauger
Einlegen eines Salbenstreifens (Antibiotikum, Kortison, Antimykotikum)
Ohrtropfen mit Antibiotika und Kortison oder einem Antimykotikum
NSAID
orale Antibiotika: bei gleichzeitig bestehender Otitis media acuta oder bereits bestehender präaurikulärer Lymphknotenschwellung
bestehenden Diabetes mellitus Typ I/II behandeln
Zeichen der Otitis externa maligna nicht übersehen (Granulationsgewebe im äußeren Gehörgang, Hirnnervenausfälle)!

Otitis externa circumscripta

Definition
Furunkel der Haarfollikel des lateralen Gehörganges

Pathogener Keim
meist Staphylococcus aureus

Hauptsymptom
- Ohrenschmerz

Nebensymptom

- fluktuierende Schwellung
- Hörminderung durch verlegten Gehörgang

Diagnose

Anamnese
Ohrinspektion

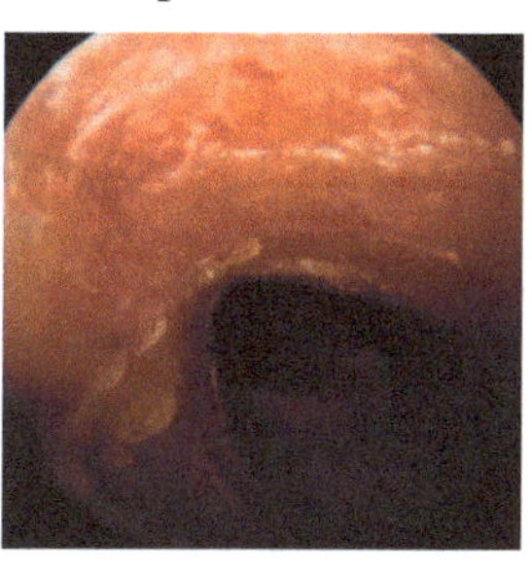

Abb. 1:
Otitis externa diffusa mit Desquamation der gesamten Gehörgangshaut

Therapie

Inzision und Drainage des Furunkels
antibiotische Ohrtropfen

Otitis externa maligna = Otitis externa necroticans

Definition

seltene, aber aggressive Infektion des äußeren Gehörganges, die progressiv auf die umliegenden Weichteile und die knöcherne Schädelbasis übergreift und in einer Osteomyelitis mündet
hohe Letalität

Risikopatienten

immunsupprimierte Patienten (HIV, Diabetes mellitus)
nach Bestrahlung des Kopf- und Halsbereichs, insbesondere des Schläfenbeins

Pathogener Keim

Pseudomonas aeruginosa

Hauptsymptome

- massive Otalgie

Nebensymptome

- Otorrhoe
- Hirnnervenausfälle: zuerst meist der N. fazialis, später N. glossopharyngeus, N. vagus und N. accessorius

Diagnose

Anamnese: insbesondere auf sehr lange bestehende Gehörgangsentzündungen achten
HNO-Status: Ohrinspektion: Granulationsgewebe am Boden des äußeren Gehörganges im Bereich der Korpel-/Knochengrenze durchwachsend
Bildgebung: CT des Schläfenbeines

Technetium- und Gallium-Knochenscan, oder falls vorhanden: SPECT
Abstrich und Bakterienkultur
Biopsie des äußeren Gehörganges bei negativem Bakterienabstrich und zum Ausschluss eines Karzinoms

Therapie

parenterale Gabe von pseudomonaswirksamen Antibiotika (z. B. Ciprofloxacin, Piperacillin, Tazobactam)
regelmäßige Reinigung des äußeren Gehörganges
hyperbare Sauerstofftherapie
chirurgisches Debridement der osteomyelitischen Areale
Bestehenden Diabetes mellitus Typ I/II behandeln!
Interdisziplinäres Zusammenarbeiten, Infektiologen zuziehen!

Komplikationen

Meningitis, Sinusthrombose, Sepsis, letaler Ausgang möglich

Otitis media acuta

Definition

kürzer als drei Wochen dauernde Entzündung der Schleimhaut des Mittelohres (Tympanon)

Ursache

Adenoide Vegetationen und hypertrophe Tonsillen führen zu einer Tubenventilationsstörung.
Eine Tubenventilationsstörung erzeugt negative Druckverhältnisse im Mittelohr, damit kommt es zu Transsudation von Flüssigkeit ins Tympanon, die wiederum eine aufsteigende Infektion fördert.

Cave

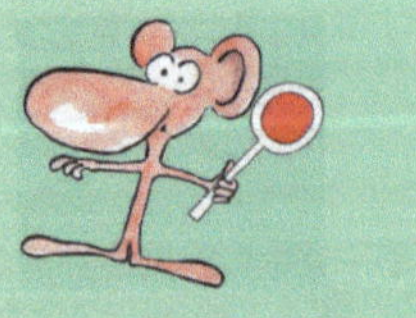

Bei Säuglingen und Kleinkindern ist die Tube kurz, gerade und weit; auch dies begünstigt eine aufsteigende Infektion aus dem Epipharynx.

Pathogene Keime

In vielen Fällen ist es ein primär viraler Infekt.
Mikrobiologische Trias:
Streptokokkus pneumoniae
Haemophilus influenzae
Moraxella catharralis

Hauptsymptom

- Ohrenschmerzen
- Säuglinge und Kleinkinder haben einen sog. „Ohrzwang“ mit ständigem Ziehen an der Ohrmuschel.

Nebensymptome

- Hörminderung
- Otorrhoe
- Tinnitus
- Fieber
- verminderter Allgemeinzustand

Diagnose

Anamnese: insbesondere auf vorangegangene „grippale Infekte" achten
HNO-Status: Ohrmikroskopie: Man sieht ein „entdifferenziertes" (inflammiertes, verdicktes) Trommelfell.
Flüssigkeit im Mittelohr, evtl. sichtbare Luftblasen
Perforation mit pulsierendem Eiteraustritt

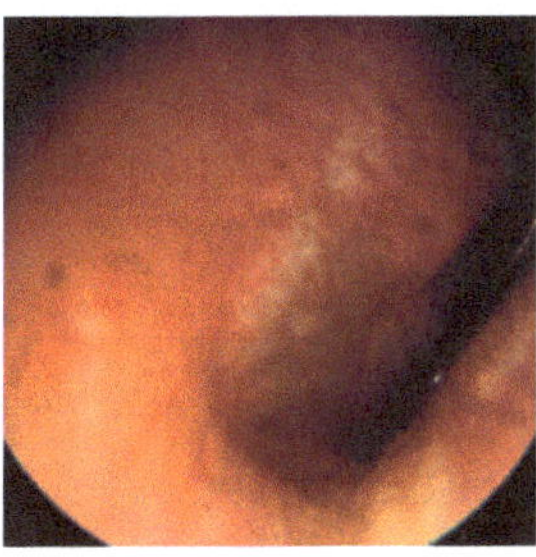

Abb. 2: Otitis media acuta: Das Trommelfell ist gerötet, vorgewölbt und entdifferziert, aber noch intakt.

Klopfdolenz über dem Mastoid deutet auf eine Mastoiditis hin.
Stimmgabelprüfungen: *Weber* „lateralisiert" ins kranke Ohr, es kommt zu einer verstärkten Hörempfindung auf dieser Seite. Kommt es im Verlauf einer Otitis media acuta zu einer Lateralisation ins gesunde Ohr, besteht der Verdacht auf eine zusätzliche Schallempfindungsschwerhörigkeit im erkrankten Ohr. Die Endotoxine von Bakterien im Mittelohrerguss können das Innenohr und den Hörnerv schädigen.

Therapie

Antibiotika: z. B. Amoxicillin + Clavulansäure, da eine Mischinfektion von grampositiven und gramnegativen Keimen vorliegen kann
abschwellende Nasentropfen: alpha-Sympathomimetika: Oxymetazolin, Ephedrin o. Ä.; nichtsteroidale Antiphlogistika (NSAID), Mefaminsäure, Diclofenac o. Ä.

Komplikationen

Siehe Mindmap „Entzündliche otogene Komplikationen"

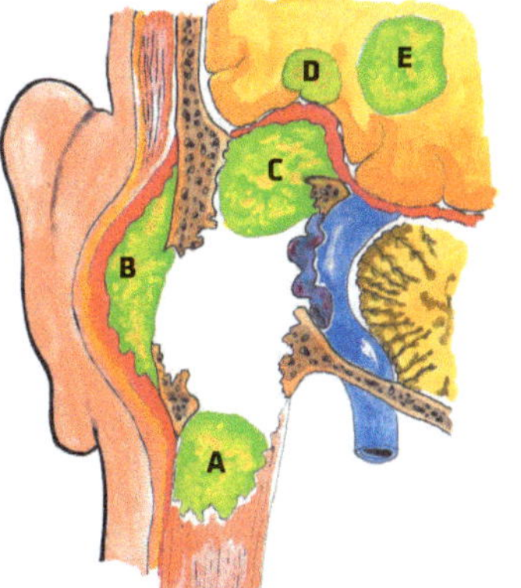

Abb. 3: Schematische Darstellung der extra- und intrakraniellen Komplikationen der Otitis media acuta.
A: Bezold-Mastoiditis
B: Mastoiditis mit subperiostalem Abszess
C: Epiduralabszess
D: Subdrualabszess
E: Schläfenlappenabszess

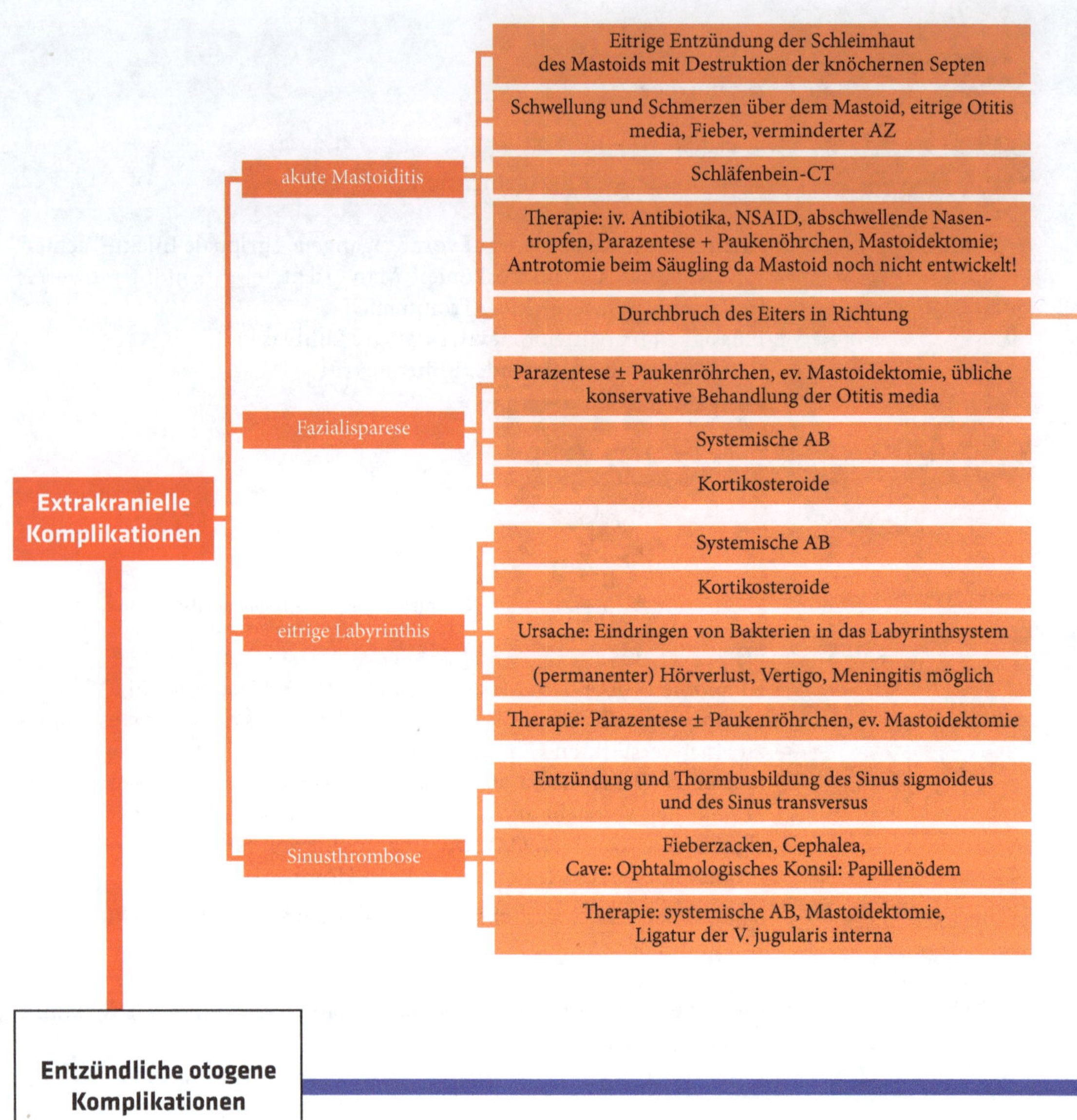

Entzündliche otogene Komplikationen

Jochbogen = Zygomatizitis mit Schwellung und Schmerzen im Bereich Jochbogen und Kiefergelenk

Pyramidenspitze des Felsenbeins = Petroapicitis

- Gradenigo-Syndrom = Pyramidenspitzensyndrom
  - Retrobulärer Schmerz
  - Abduzensparese
  - Otorrhoe
- Fieber, Meningismus

Mastoidspitze unter dem Ansatz des M. Sternokleidomastoideus = Bezod-Abszess mit Schmerzen und Schwellung der seitlichen Halsweichteile DD: Torticollis

Subperiostalabszess = Durchbruch des Eiters in Richtung Kortikalis des Mastoids mit Abheben des Periosts

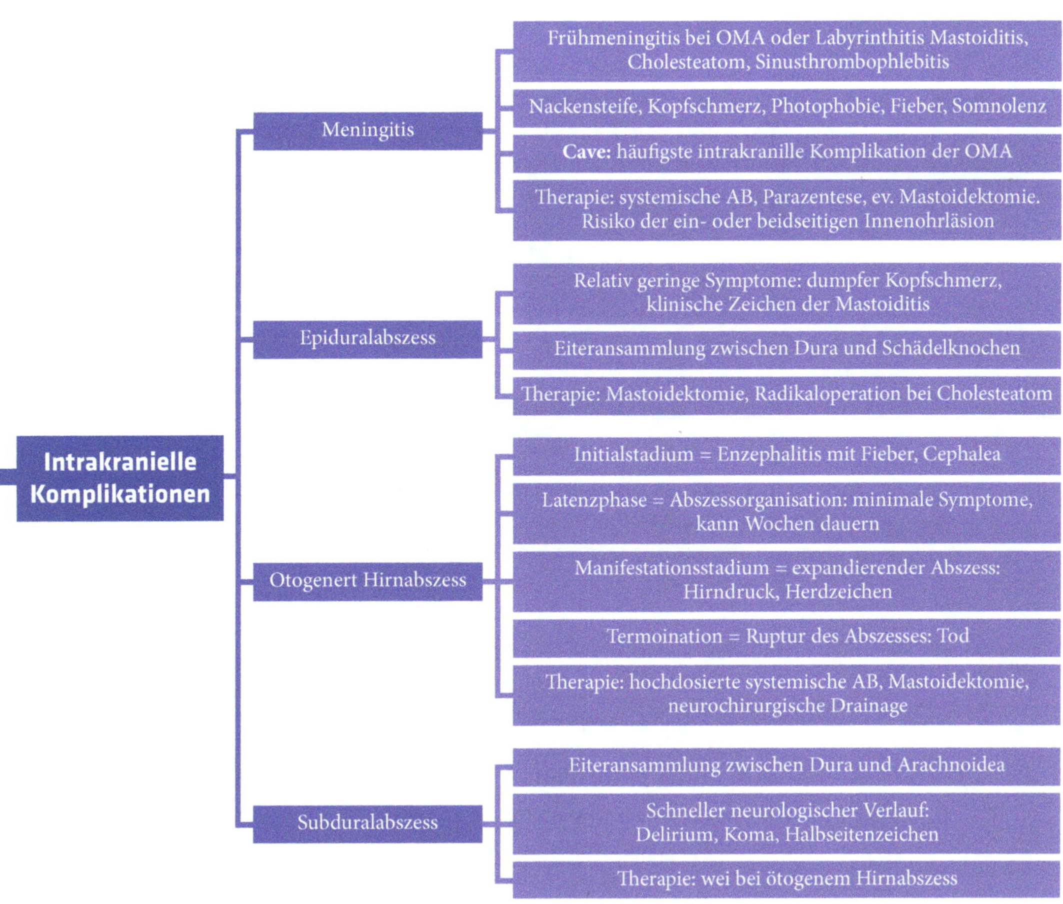

Grippeotitis = hämorrhagische Otitis media = Myringitis bullosa

Definition

Entzündung des Trommelfells und des medialen Anteils des Gehörganges unter Bildung von Blutblasen

Ursache

Aufgrund der hämorrhagischen Entzündung wird eine virale Genese vermutet, allerdings lassen sich bei nur ca. 25 % aller Patienten virale Gensequenzen in der Mittelohrflüssigkeit nachweisen.

Epidemiologie

5–10 % aller akuten Mittelohrentzündungen sind bullöse Myringitiden (m : w = 1,8 : 1).
Bei der Grippeotitis liegt eine höhere Inzidenz an Innenohrbeteiligungen vor als bei „normaler" Otitis media acuta.

Hauptsymptome

- starke Ohrenschmerzen
- Innenohrschwerhörigkeit mit Hochtonverlust bei zwei Drittel aller Patienten

Nebensymptome

- serös-blutige Otorrhoe
- Vertigo bei seröser Labyrinthitis

Diagnose

Anamnese: insbesondere auf Schwindelsymptome achten
HNO-Status: In der Ohrmikroskopie zeigt sich die typische „Myringitis bullosa".

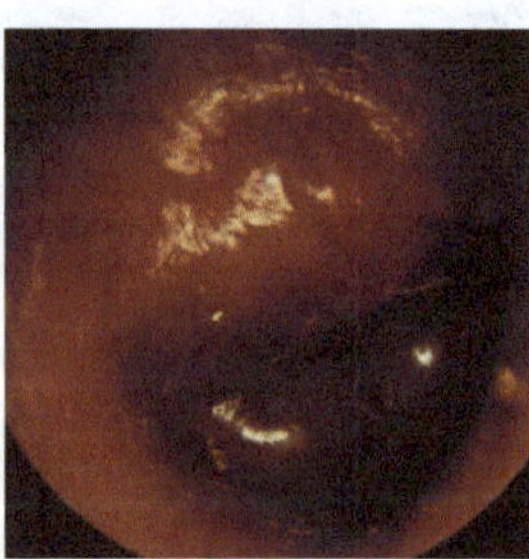

Abb. 4: Grippeotitis: Hämorrhagisch-bullöse Entdifferenzierung des Trommelfells

Stimmgabel: Bei Innenohrbeteiligung lateralisiert der Weber ins gesunde Ohr.
Reintonaudiogramm: bei V. a. auf Schallempfindungsschwerhörigkeit
Frenzelbrille: bei V. a. seröse Labyrinthitis: horizontaler Reiznystagmus

Therapie

Schmerzmedikation (NSAID)
Amoxicillin/Clavulansäure (Augmentin)
abschwellende Nasentropfen
bei zusätzlicher Schallempfindungsschwerhörigkeit: Methylprednisolon (> 250 mg) i. v. und Eröffnung des Trommelfells (Parazentese) zum Abfluss des (viralen) Mittelohrsekrets
bei zusätzlicher seröser Labyrinthitis: Parazentese

Fallbeispiel

Ein 25-jähriger Manager kommt Ende Februar wegen heftigster Ohrschmerzen rechts nachts in die HNO-Notfallambulanz. Er berichtet von einem plötzlich beginnenden, seit einer Woche bestehenden schweren Infekt mit Fieberschüben bis 39,8 °C und starken Kopf-, Glieder- und Muskelschmerzen, trockenem Husten und behinderter Nasenatmung. Bei der Otoskopie findet die diensthabende Assistenzärztin hämorrhagische Blasen im trommelfellnahen Gehörgang und im Trommelfell. Seit einem Tag hat er auch Schwindel, der mittels Frenzelbrille als otogen im Sinne eines Ausfallsnystagmus identifiziert wird. Eine sofortige stationäre Aufnahme wird unter der Diagnose Grippeotitis mit Layrinthitis veranlasst.

Erysipel der Ohrmuschel

Definition

Hautinfektion durch β-hämolysierende Streptokokken Gruppe A.

Ursache

Bagatellverletzung der Haut, z. B. Gehörgangsverletzung mit Wattestäbchen oder Fingernagel

Hauptsymptom

- Brennende Schmerzen und Rötung im befallenen Areal, über die Ohrmuschel reichend, das Ohrläppchen ist mitbetroffen.

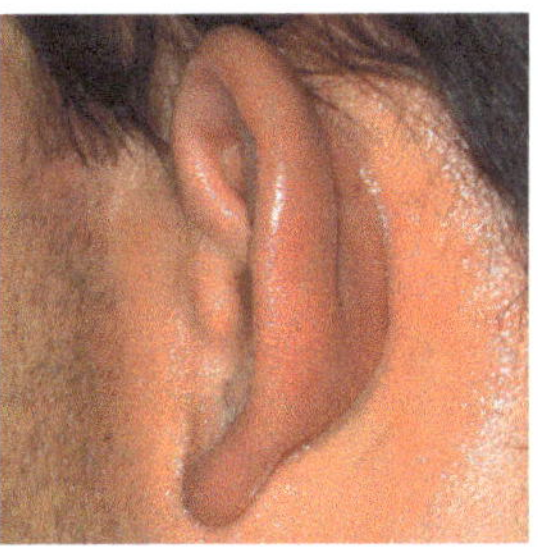

Abb. 5: Erysipel der Ohrmuschel: Rötung der gesamten Ohrmuschel – auch des Ohrläppchens – der sich auch prä- und retroauriculär ausbreitet.

Nebensymptome

- überwärmtes und erhabenes Hautareal, mit einer Demarkationslinie gegen die gesunde Umgebung abgesetzt

Diagnose

Anamnese: insbesondere auf die Schilderung von Bagatellverletzungen achten
HNO-Status: Mitbefall des Ohrläppchens beachten. Bei der Perichondritis der Ohrmuschel ist der Lobulus nicht betroffen, da hier kein Knorpel vorhanden ist.

Therapie

perorale oder intravenöse Penicillintherapie

Perichondritis der Ohrmuschel

Definition

Infektion des Perichondriums der Ohrmuschel

Ursachen

spitzes oder stumpfes Trauma
stumpfes Trauma:
Otserom/Othämatom-Superinfektion-Perichondritis
fortgeleitete Otitis externa

Pathogene Keime

Pseudomonas aeruginosa, Staphylokokkus aureus

Hauptsymptom

- schmerzhafte, geschwollene und gerötete Ohrmuschel (nicht das Ohrläppchen, hier ist kein Knorpel vorhanden)

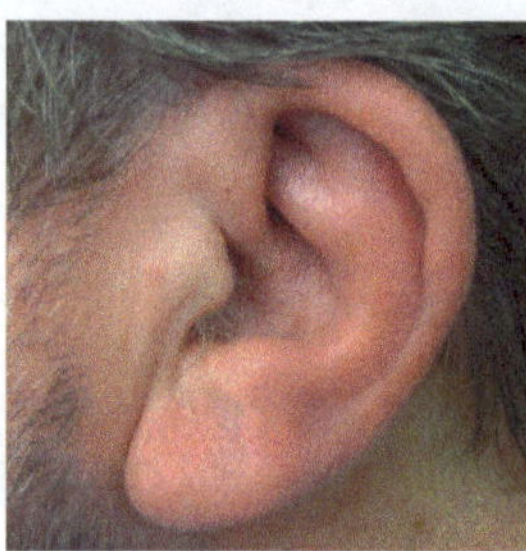

Abb. 6: Perichondritis der Ohrmuschel. Der Lobulus ist im Gegensatz zum Erysipel nicht betroffen.

Nebensymptom

- regionäre Lymphknotenschwellung

Diagnose

Anamnese: insbesondere auf Verletzungen achten
HNO-Status: Bei der Ohrinspektion der geschwollenen und geröteten Ohrmuschel ist das Ohrläppchen ausgespart, da dieses keinen Knorpel enthält.

Therapie

Antibiotikagabe: orale Fluorochinolone (z. B. Ciprofloxacin)
NSAID (z. B. Mefanaminsäure, Metamizol, Diclofenac)
lokale Applikation von antibiotikahältigen Salben
Bei Auftreten einer fluktuierenden Schwellung sollte eine Abszess-Drainage durchgeführt werden, eventuell ist auch eine operative Entfernung von nekrotischem Knorpel notwendig.

Otorrhoe

Chronische Otitis media

Chronisch mesotympanale Otitis media

Cholesteatom

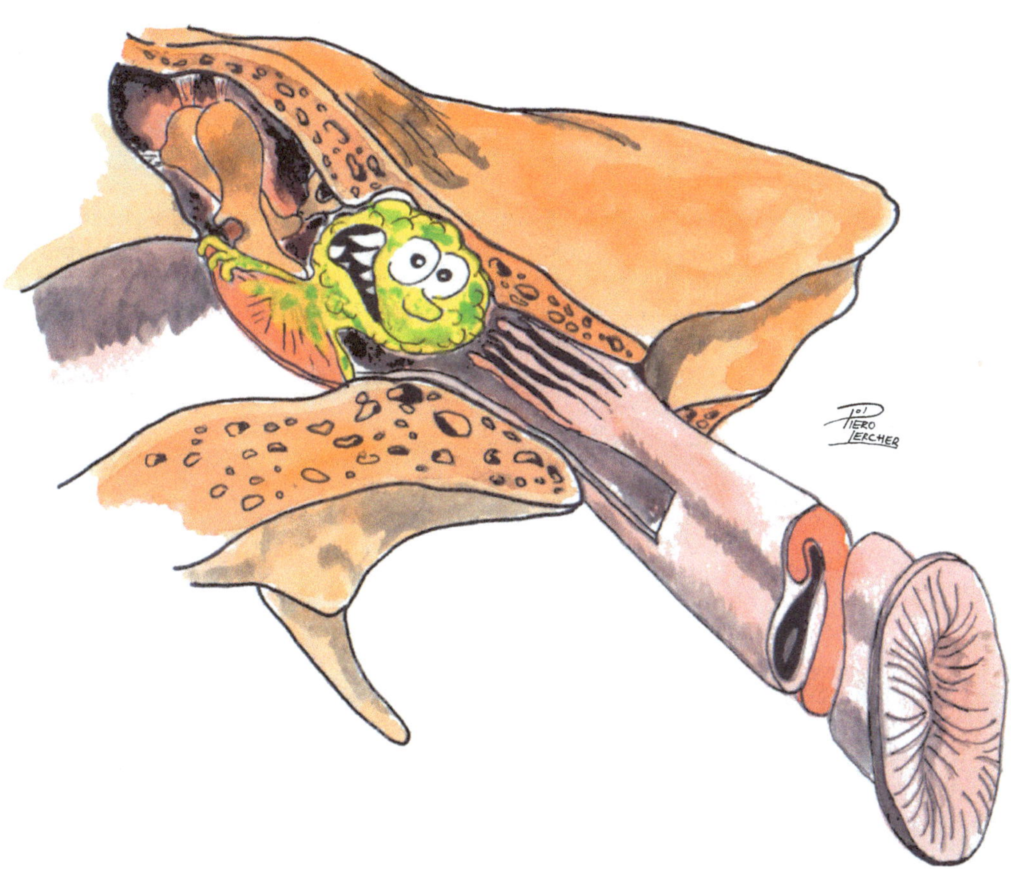

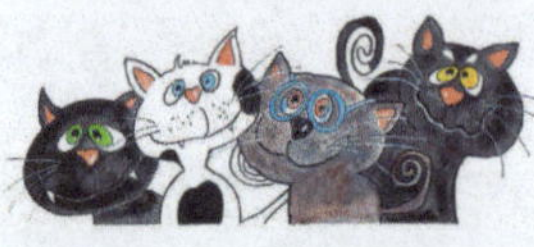

Differentialdiagnose Otorrhoe

Kongenital/ iatrogen	Infektiös/ idiopathisch	Trauma toxisch	Tumor (Neoplasie)	Endokrin/ metabolisch	neurologisch	systemisch
St. post. Mittelohroperation St. post. Gehörgangsreinigung	Zerumen → *Hörminderung* Otitis externa Otomycose Myringitis bullosa Otitis media chronica → *Ohrenschmerzen* Parotisfistel Mittelohrtuberkulose Otitis media acuta	Gehörgangstrauma Trommelfellperforation → *Ohrenschmerzen* Schläfenbeinfraktur → *Hörminderung*	Gehörgangskarzinom Mittelohrkarzinom			Wegener-Granulomatose bullöse Dermatosen

Chronische Otitis media

Definition

chronische Entzündung der Mittelohrschleimhaut auf Basis einer unbehandelten Tubenventilationsstörung seit der Kindheit und damit einhergehender Minderpneumatisation des Mastoids
Ausdruck der Krankheit ist die lang bestehende und permanente Trommelfellperforation.

Ursache

Tubenventilationsstörung
rezidivierende Otitis media acuta

Einteilung

chronisch mesotympanale Otitis media
Cholesteatom = „chronische Knocheneiterung“

Chronisch mesotympanale Otitis media

Pathogenese

Hier wird durch den chronischen Entzündungsreiz die Schleimhaut des Mittelohrs (Tympanon) metaplastisch in ein sezernierendes espiratorisches Epithel umgebaut.

Diagnose

Anamnese
Ohrmikroskopie:
Zentrale Trommelfellperforation, d. h. der Anulus fibrosus ist intakt. Auf das Vorhandensein von Granulationspolypen, auch im Gehörgang möglich, ist zu achten.

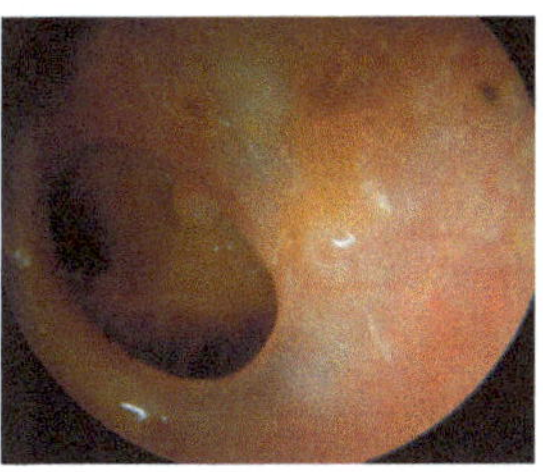

Abb. 1: Otitis media chronica mesotypmanalis – Schleimhauteiterung: Große zentrale Perforation mit geringer Sekretion. Kalknarbe im oberen Trommelfellrest. Anteile der Gehörknöchelchenkette liegen frei.

Radiologie:
Schläfenbein-CT: Pneumatisationsgrad des Mastoids beachten. Ist die Gehörknöchelchenkette intakt? Ist der N. facialis in seinem Verlauf durch das Mittelohr knöchern gedeckt? Ist ein Cholesteatom ausgeschlossen?
Tonaudiogramm:
Es findet sich eine Schallleitungsschwerhörigkeit.

Hauptsymptom

- eine lange, oft seit der Kindheit bestehende schleimig-eitrige Otorrhoe

Nebensymptome

- Hörverminderung
- Ohrjucken
- Tinnitus

Therapie

Die Therapie der chronischen Otitis media ist die Tympanoplastik, s. unten.
Vorbereitende Maßnahmen:
Für eine erfolgreiche Tympanoplastik muss präoperativ das „laufende Ohr" trockengelegt werden. Maßnahmen hierfür sind antibiotische Ohrtropfen (keine Aminogykoside – ototoxisch!) mit Kortisonzusatz, wobei durch die topische Anwendung bis zu 1000-fach höhere Konzentrationen an Antibiotika erreicht werden als bei systemischer Gabe. Bei persistierender Otorrhoe muss ein Abstrich gemacht und die Antibiotikatherapie angepasst werden.
Zusätzlich kann der Patient Ohrspülungen mit Peroxid oder verdünntem Essigwasser durchführen, wobei der niedrige pH-Wert der Lösungen die im Gehörgang vorkommenden Pseudomonas aeruginosa oftmals besser bekämpft als die antibiotischen Ohrentropfen.

chronisch epitympanale Otitis media (Cholesteatom)

Cave

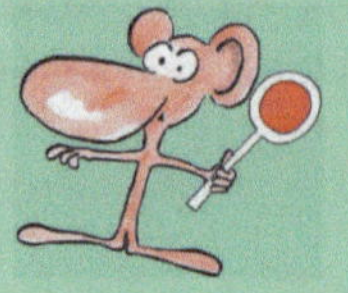

Der Begriff Cholesteatom ist eine historische Fehlbezeichnung, da es sich dabei nicht um einen Tumor handelt, wie die Endung „-om" erahnen lassen würde, sondern um eine lokal destruierende Knocheneiterung.

Pathogenese

Wenn es durch die Tubenventilationsstörung zur Bildung von Retraktionstaschen des Trommelfells kommt, kann verhornendes Plattenepithel in die schleimhautausgekleideten Räume des Mittelohres kommen und hier ein Cholesteatom bilden.
Das Cholesteatom besteht aus einer Epithelmatrix und einer Perimatrix aus Granulationsgewebe. Durch die chronische Entzündung kommt es durch Osteoklasten zur Knochenresorption. Durch die Superinfektion der Cholesteatommassen mit Pseudomonas aeruginosa entsteht der typische süßlich-fötide Geruch.
Einteilung des Cholesteatoms:
Angeborenes Cholesteatom: Es findet sich eine „Cholesteatom-Perle" hinter einem intakten Trommelfell. Sehr selten und eine Ausnahme, da hier das Trommelfell per definitionem intakt sein muss, um diese Diagnose stellen zu können.
Erworbenes Cholesteatom: Es entsteht pathogenetisch wie oben geschildert. Die weitere Einteilung erfolgt nach dem Ort der Bildung der Retraktionstasche:
Flaccidacholesteatom: Im Bereich der Pars flaccida ist das Trommelfell nur zweischichtig und begünstigt die Bildung von Retraktionstaschen, somit ist das Flaccidacholesteatom die häufigste Form. Es kommt im Laufe der Cholesteatomentwicklung zu einer vollständigen Abschnürung der Retraktionstasche, wodurch verhornendes Plattenepithel im Tympanon eingeschlossen wird. Hier bildet sich nun das eigentliche Cholesteatom, dabei kommt es zur Zerstörung des epitympanalen Trommelfellrandes. Durch die chronische Knocheneiterung im Epitympanon (= Prussak'scher Raum) kann es zur Zerstörung des Tegmen tympani, also des sehr dünnen Daches des Tympanon kommen und somit in die mittlere Schädelgrube einbrechen und in einem Schläfenlappenabszess oder einer Meningitis münden.

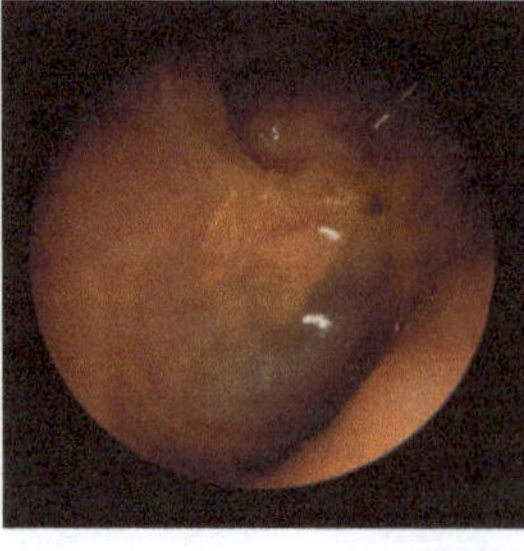

Abb. 2:
Tensacholesteatom: Einwachsen von verhornendem Plattenepithel ins Tympanon durch einen traumatischen oder entzündlichen Trommelfelldefekt in der Pars tensa. Hier entwickelt sich das seltenere Tensacholesteatom primär im Mesotympanon.

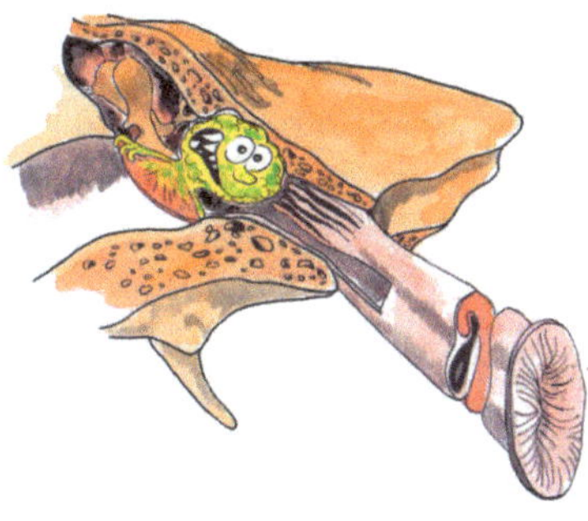

Abb. 3: Cholesteatom mit Arrosion des Tegmen tympani

Diagnose

wie bei chronisch mesotympanaler Otitis media
Ohrmikroskopie: Epitympanal sind weißlich-schuppige Cholesteatommassen zu sehen.

Hauptsymptom

- eine lange, oft seit der Kindheit bestehende süßlich-fötide Otorrhoe

Nebensymptome

- Hörverminderung, Schallleitungsschwerhörigkeit durch Arrosion der Gehörknöchelchenkette
- Ohrjucken
- Schwindel: bei Arrosion des lateralen Bogenganges
- retroaurikulärer Schmerz

Therapie

Wie bei der chronisch-mesotympanalen Otitis media gibt es als einzige Therapieoption die Operation. Auch hier muss zuerst das „laufende Ohr“ trockengelegt werden. Oberstes Ziel, ähnlich wie bei der Tumorchirurgie, ist die komplette Entfernung des Cholesteatoms, da es sonst unweigerlich zum Rezidiv kommt, daneben die Rekonstruktion der Gehörknöchelchenketten und – wenn überhaupt noch möglich – die Gehörverbesserung. Hier muss neben einer Tympanoplastik auch eine Mastoidektomie (s. unten) des minderpneumatisierten Mastoids durchgeführt werden.

Komplikationen

Siehe Mindmap „Entzündliche otogene Komplikationen“

Zugang zum Mittelohr bei der Tympanoplastik

Enauraler, „transmeataler“ Zugang: Bei entsprechend weitem Gehörgang und entsprechend kleinem Trommelfelldefekt kann die Tympanoplastik via Gehörgang operiert werden.
Retroaurikulärer Zugang: Jedes Ohr kann über diesen Zugang operiert werden. Hierbei wird die Ohrmuschel nach vorne geklappt und der Gehörgang von hinten eröffnet.

Arten von Transplantaten zum Trommelfellverschluss

Faszie des M. temporalis (sehr häufig verwendet)
Perichondrium oder Knorpelscheibe vom Tragus oder aus der Concha auriculae

Typen der Tympanoplastik

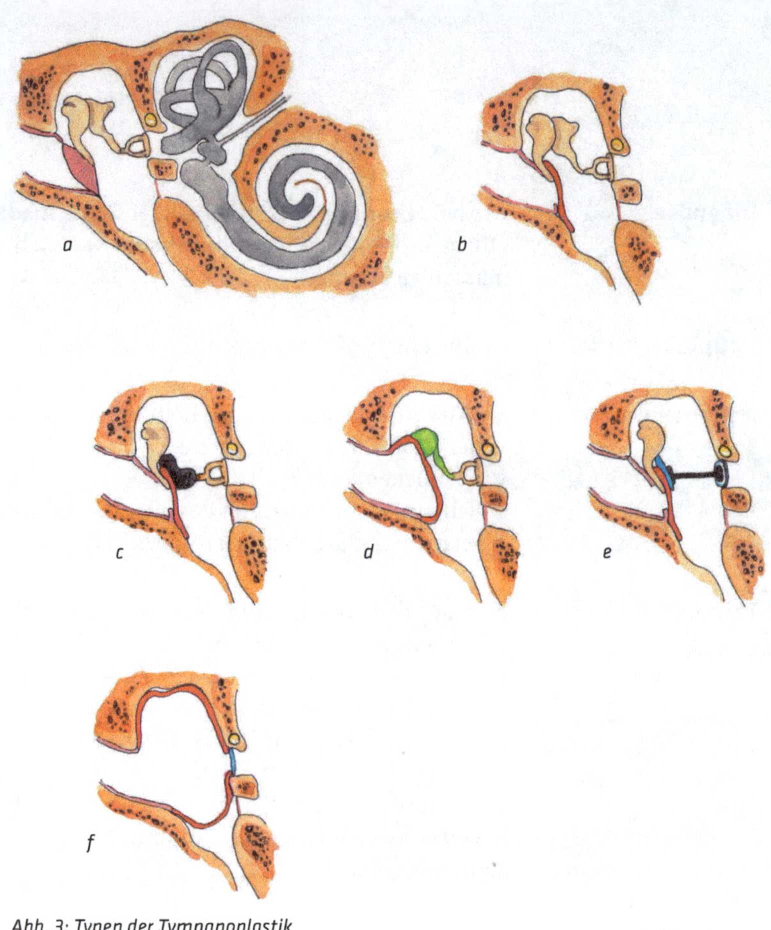

Abb. 3: Typen der Tympanoplastik
a) Normaler Situs
b) Typ I Myringoplastik
c) Typ II Ossikuloplastik
d) Typ IIIa Kettenrekonstruktion mittels Amboßinterponat
e) Typ IIIc Kettenrekonstrukton mit einer Tonalprothese
f) Typ IV kleine Pauke

Typ I (Myringoplastik):
Verschluss des Trommelfelldefektes bei komplett erhaltener Gehörknöchelchenkette

Typ II: Verschluss des Trommelfelldefektes
Rekonstruktion der minimal geschädigten Gehörknöchelchenkette

Typ III: Verschluss des Trommelfelldefektes bei (zumindest) erhaltener und funktionierender Stapesfußplatte oder des gesamten erhaltenen Stapes

Komplett erhaltener Stapes:
Typ IIIa: Rekonstruktion mit autologem Gehörknöchelchen (ein zurechtgeschliffener Ambossteil (sofern noch vorhanden) wird zwischen Hammergriff und Stapes „geklemmt").

Typ IIIb: Rekonstruktion mit einer PORP (partial ossicular replacement prosthesis aus Keramik oder Metall), die zwischen den Stapes und den Hammergriff oder das Trommelfelltransplantat (Knorpel) geklemmt wird

Erhaltene Stapesfußplatte:
Typ IIIc: Rekonstruktion mit einer TORP (total ossicular replacement prosthesis aus Keramik oder Metall), die zwischen Stapesfußplatte und den Hammergriff oder das Trommelfelltransplantat (Knorpel) geklemmt wird

Typ IV: Verschluss des Trommelfelldefektes bei erhaltener Stapesfußplatte und hochgradiger Tubenventilationsstörung
Hier wird der Schall direkt vom Trommelfelltransplantat auf die Stapesfußplatte und somit das ovale Fenster übertragen. Das Resultat der Operation ist eine kleine Pauke.

Mastoidektomie:
Ausbohren aller pneumatischen Zellen des Mastoids und Erweiterung des Antrums, der Verbindung zum Mittelohr. Hierbei muss auf folgende Strukturen geachtet werden: den Sinus sigmoideus, die Dura der mittleren Schädelgrube und den N. fazialis.

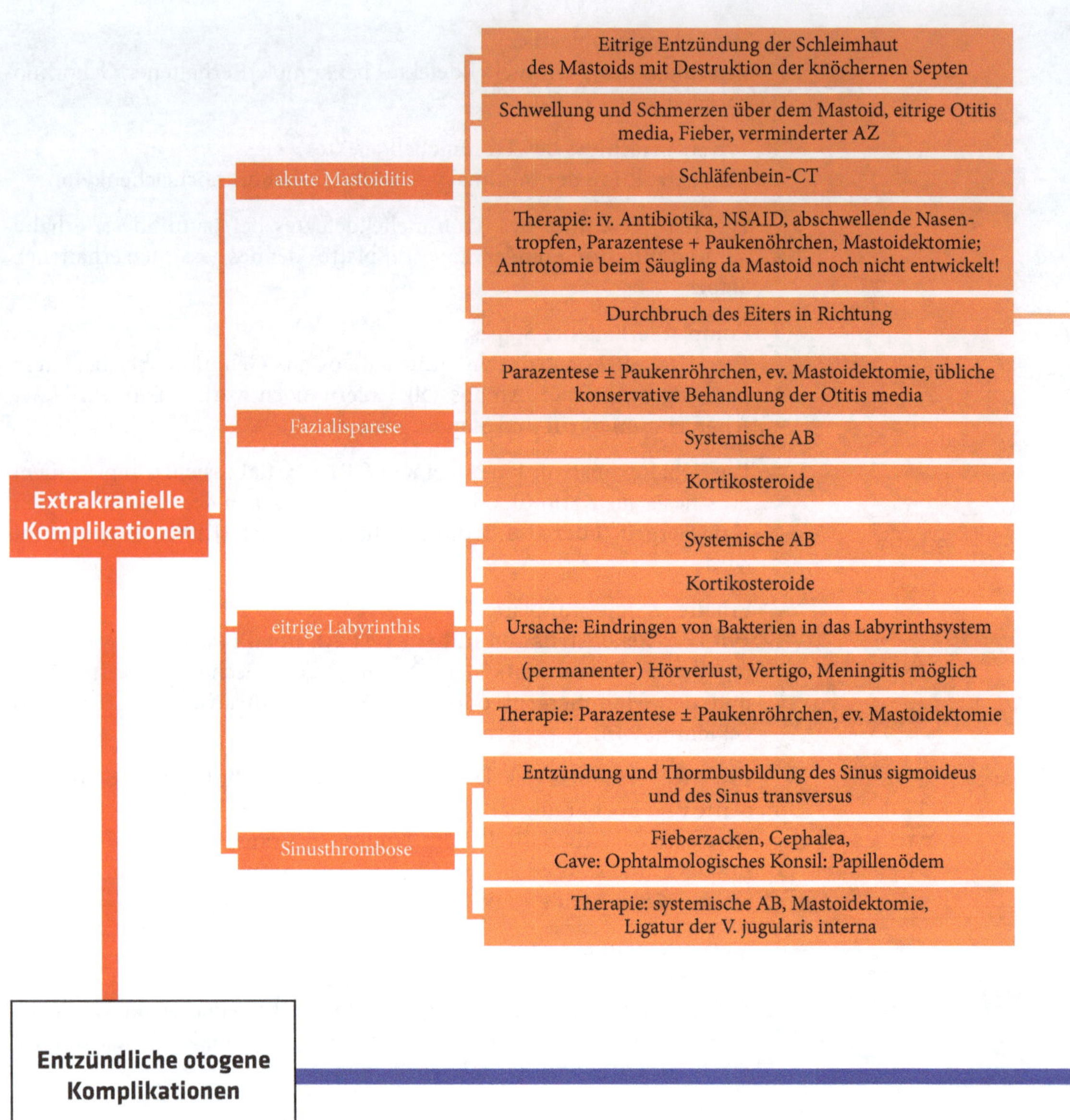
Extrakranielle Komplikationen
akute Mastoiditis
Eitrige Entzündung der Schleimhaut des Mastoids mit Destruktion der knöchernen Septen
Schwellung und Schmerzen über dem Mastoid, eitrige Otitis media, Fieber, verminderter AZ
Schläfenbein-CT
Therapie: iv. Antibiotika, NSAID, abschwellende Nasentropfen, Parazentese + Paukenöhrchen, Mastoidektomie; Antrotomie beim Säugling da Mastoid noch nicht entwickelt!
Durchbruch des Eiters in Richtung
Fazialisparese
Parazentese ± Paukenröhrchen, ev. Mastoidektomie, übliche konservative Behandlung der Otitis media
Systemische AB
Kortikosteroide
eitrige Labyrinthis
Systemische AB
Kortikosteroide
Ursache: Eindringen von Bakterien in das Labyrinthsystem
(permanenter) Hörverlust, Vertigo, Meningitis möglich
Therapie: Parazentese ± Paukenröhrchen, ev. Mastoidektomie
Sinusthrombose
Entzündung und Thormbusbildung des Sinus sigmoideus und des Sinus transversus
Fieberzacken, Cephalea, Cave: Ophtalmologisches Konsil: Papillenödem
Therapie: systemische AB, Mastoidektomie, Ligatur der V. jugularis interna
Entzündliche otogene Komplikationen

- Jochbogen = Zygomatizitis mit Schwellung und Schmerzen im Bereich Jochbogen und Kiefergelenk
- Pyramidenspitze des Felsenbeins = Petroapicitis
  - Gradenigo-Syndrom = Pyramidenspitzensyndrom
    - Retrobulärer Schmerz
    - Abduzensparese
    - Otorrhoe
  - Fieber, Meningismus
- Mastoidspitze unter dem Ansatz des M. Sternokleidomastoideus = Bezod-Abszess mit Schmerzen und Schwellung der seitlichen Halsweichteile DD: Torticollis
- Subperiostalabszess = Durchbruch des Eiters in Richtung Kortikalis des Mastoids mit Abheben des Periosts

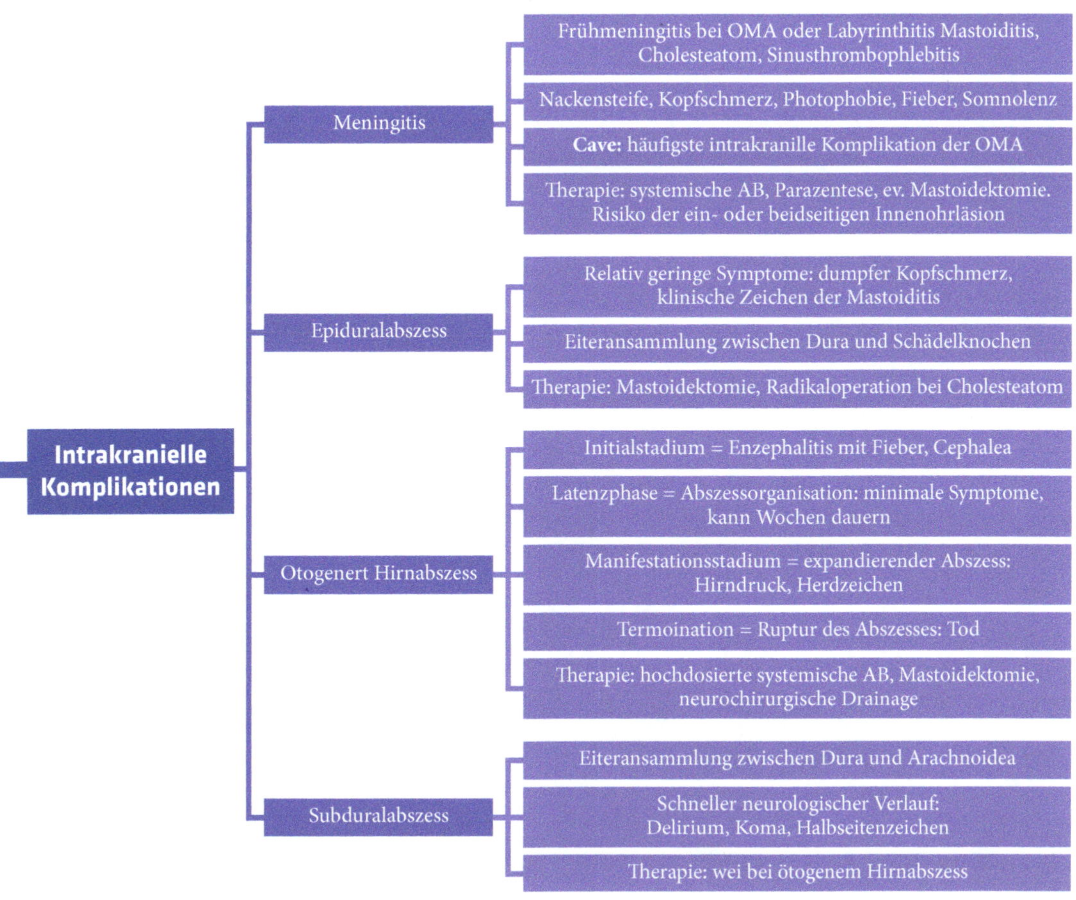

Räusperzwang

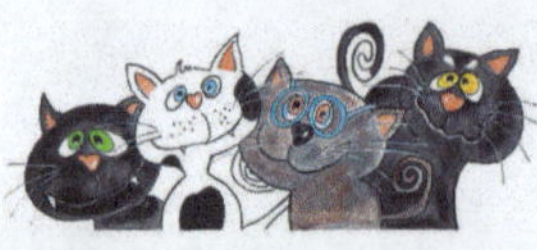

Differentialdiagnose Räusperzwang

Kongenital/ iatrogen	Infektiös/ idiopathisch	Trauma toxisch	Tumor (Neoplasie)	Endokrin/ metabolisch	neurologisch	systemisch
öophagotracheale Fistel → Husten	Pharyngitis → *Halsschmerzen* Laryngitis acuta Reinke-Ödem → *Heiserkeit* Tracheitis → *Husten* Sinusitis → Rhinogener Kopfschmerz Hypopharynxdivertikel → *Dysphagie*	Staub und inhalative Reizstoffe laryngotrachealer Fremdkörper kraniomandibuläre Dysfunktion	Stimmlippe Bronchus → *Onkologie* Stimmlippenpolyp Stimmlippenpapillom Phonationsknötchen → *Heiserkeit*	Reflux → *Dysphagie* Struma → *Globus*	HWS-Syndrom	Inhalationsallergie → *Allergie* Asthma bronchiale

Räusperzwang

Definition

Räuspern ist ein willkürlich herbeigeführtes laryngeales Geräusch durch „Aneinanderreiben“ der Stimmlippen. Es gibt einen fließenden Übergang zum „Hüsteln“. Ausgelöst wird das Räuspern durch ein Kratzen im Hals vor und während des Sprechens mit Störung des Stimmklanges.
Tritt es gewohnheitsmäßig auf, wird von einem „Räusperzwang“ gesprochen. Auf Dauer können Schäden an den Stimmlippen auftreten.

Ursachen

Siehe Kittens-Tabelle „Räusperzwang“
Alle laryngealen Krankheiten: *Siehe* Kapitel Stridor, Atemnot, Mindmaps „funktionelle Stimmstörungen“ und „Sprach/Sprechstörungen“
Hypopharynxdivertikel
Reflux
psychogen

Diagnose

Anamnese
HNO-Status: insbesondere auf laryngeale oder hypopharyngeale Krankheiten achten
Bei V. a. Reflux den Patienten zur Ösophagusmanometrie und pH-Metrie überweisen.
phoniatrische Abklärung
pulmologische Abklärung

„Psychischer“ Räusperzwang ist eine Ausschlussdiagnose! Das psychiatrische Konsil wird erst zum Schluss eingeholt!

Hauptsymptom

- Räuspern

Nebensymptome

- Globusgefühl
- Heiserkeit
- Trockenheitsgefühl im Rachen und Kehlkopf
- Würgereiz
- Sodbrennen

Therapie

in Abhängigkeit von der Ursache

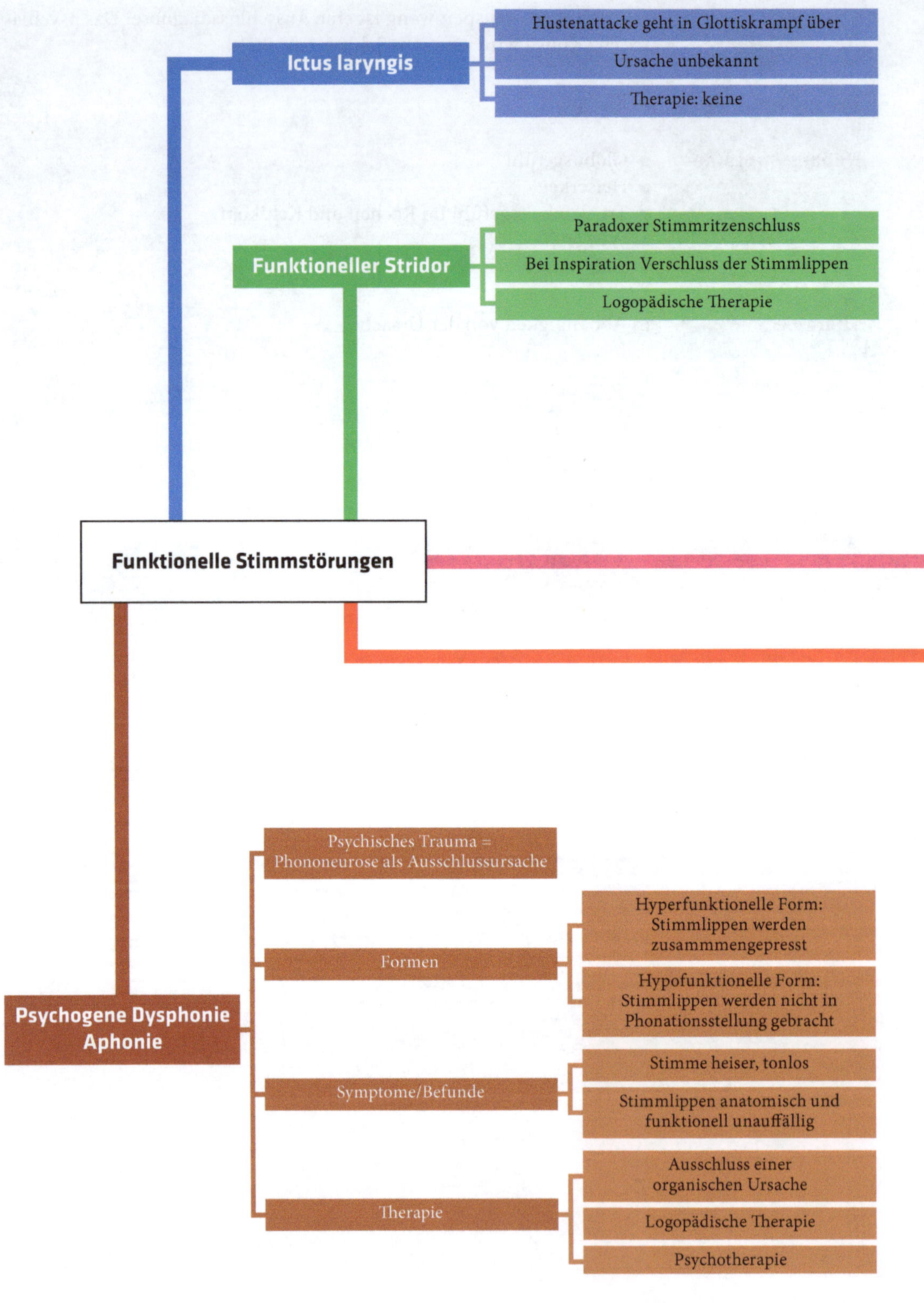
Ictus laryngis
Hustenattacke geht in Glottiskrampf über
Ursache unbekannt
Therapie: keine
Funktioneller Stridor
Paradoxer Stimmritzenschluss
Bei Inspiration Verschluss der Stimmlippen
Logopädische Therapie
Funktionelle Stimmstörungen
Psychogene Dysphonie Aphonie
Psychisches Trauma = Phononeurose als Ausschlussursache
Formen
Hyperfunktionelle Form: Stimmlippen werden zusammmengepresst
Hypofunktionelle Form: Stimmlippen werden nicht in Phonationsstellung gebracht
Symptome/Befunde
Stimme heiser, tonlos
Stimmlippen anatomisch und funktionell unauffällig
Therapie
Ausschluss einer organischen Ursache
Logopädische Therapie
Psychotherapie

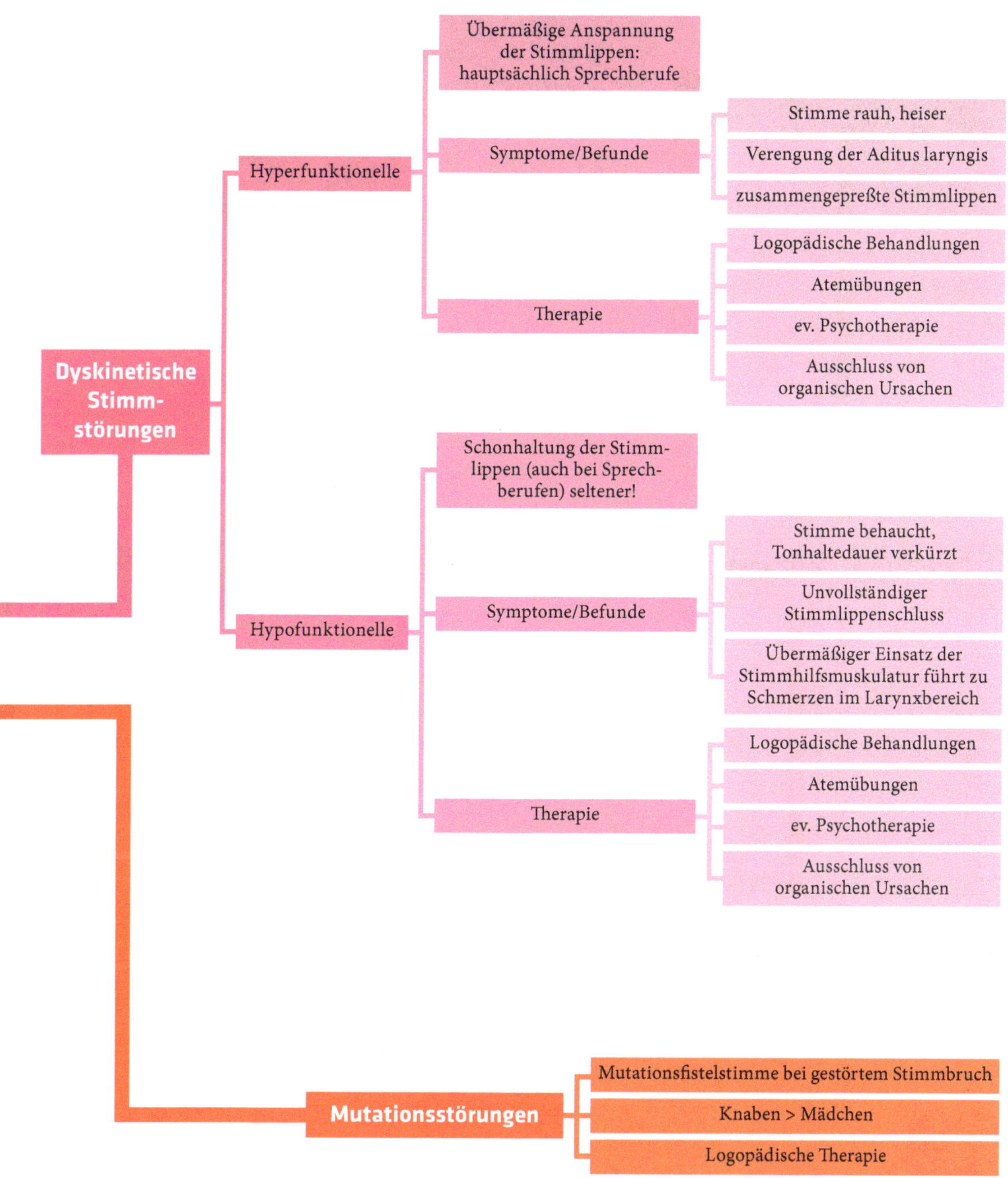
Dyskinetische Stimm-störungen
Hyperfunktionelle
Übermäßige Anspannung der Stimmlippen: hauptsächlich Sprechberufe
Symptome/Befunde
Stimme rauh, heiser
Verengung der Aditus laryngis
zusammengepreßte Stimmlippen
Therapie
Logopädische Behandlungen
Atemübungen
ev. Psychotherapie
Ausschluss von organischen Ursachen
Hypofunktionelle
Schonhaltung der Stimm-lippen (auch bei Sprech-berufen) seltener!
Symptome/Befunde
Stimme behaucht, Tonhaltedauer verkürzt
Unvollständiger Stimmlippenschluss
Übermäßiger Einsatz der Stimmhilfsmuskulatur führt zu Schmerzen im Larynxbereich
Therapie
Logopädische Behandlungen
Atemübungen
ev. Psychotherapie
Ausschluss von organischen Ursachen
Mutationsstörungen
Mutationsfistelstimme bei gestörtem Stimmbruch
Knaben > Mädchen
Logopädische Therapie

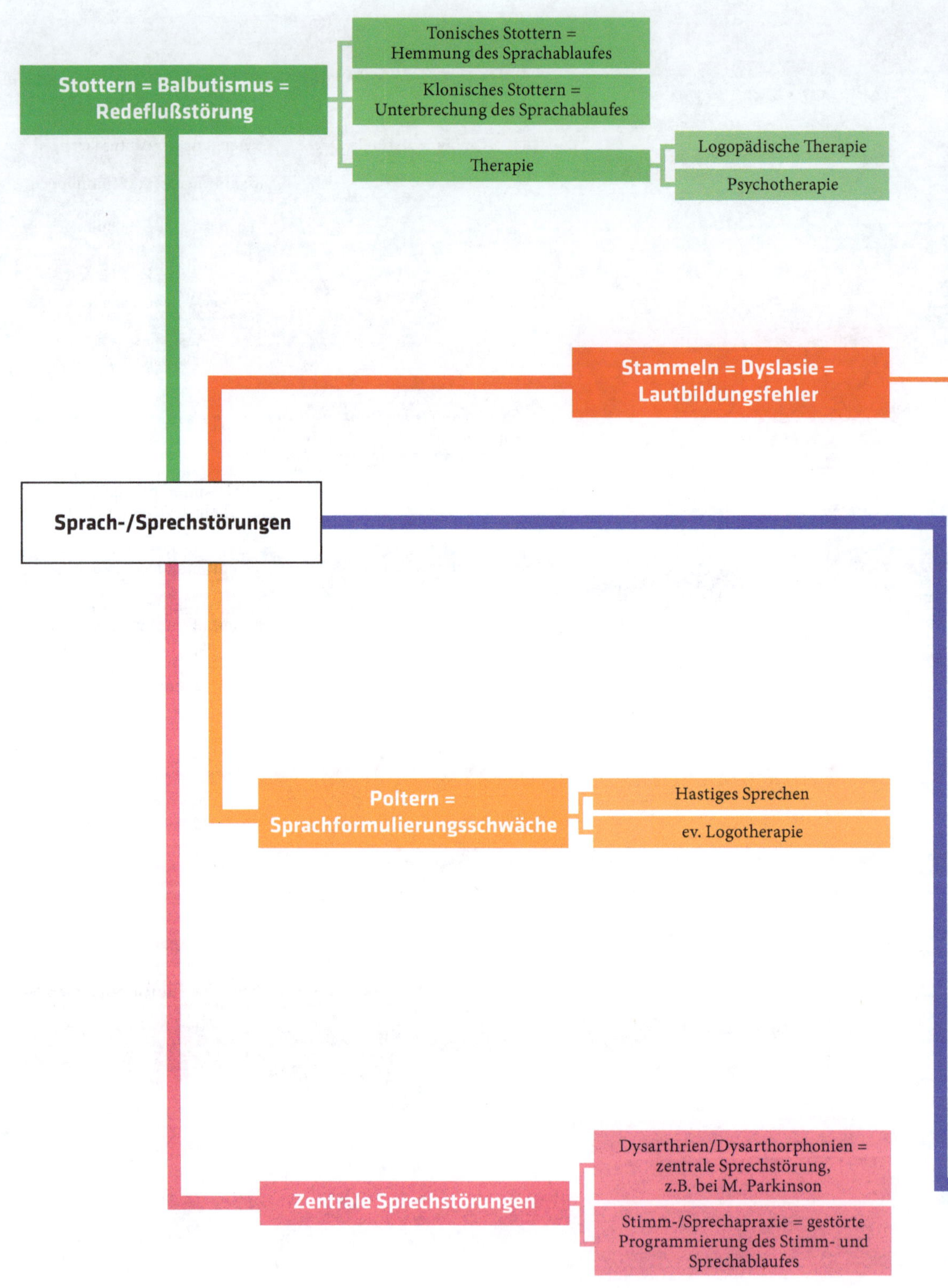
Stottern = Balbutismus = Redeflußstörung
Tonisches Stottern = Hemmung des Sprachablaufes
Klonisches Stottern = Unterbrechung des Sprachablaufes
Therapie
Logopädische Therapie
Psychotherapie
Stammeln = Dyslasie = Lautbildungsfehler
Sprach-/Sprechstörungen
Poltern = Sprachformulierungsschwäche
Hastiges Sprechen
ev. Logotherapie
Zentrale Sprechstörungen
Dysarthrien/Dysarthorphonien = zentrale Sprechstörung, z.B. bei M. Parkinson
Stimm-/Sprechapraxie = gestörte Programmierung des Stimm- und Sprechablaufes

- Sigmatismus
  - Lispeln, Falschbildung von S-Lauten
  - Sigmatismus addentalis = Zungenspitze wird gegen die Schneidezähne gepresst
  - Sigmatismus interdentalis = Zungenspitze wird zwischen die Zähne gedrückt
  - Sigmatismus lateralis
  - Asigmatismus = S-Laut wird komplett gegen einen anderen Buchstaben ausgetauscht
- Gammazismus, Kappazismus, Lambdazismus, Rhotazismus
  - Seltener als Sigmatismus
  - Falschbildung der Laute G, K, L und R
- Rhinophonie = Rhinotalie = Näseln
  - Rhinphonia clausa = geschlossenes Näseln
    - Schnupfen
    - vergrößerte Adenoide
    - Polyposis nasi
  - Rhinphonia aperta = offenes Näseln
    - Gaumenspalte
    - Gaumensegelschwäche
  - Rhinophonia mixta
  - Therapie
    - Kausale Ursache behandeln
    - Kieferorthopädie, kieferchirurgische Behandlung
    - Logopädische Therapie

Zentrale Sprachstörungen = Aphasie/Dysphasie

- Tumor, Blutung im Sprachzentrum
- Motorische Aphasie = Störung der Wortbildung
- Sensorische Aphasie = Störung des Sprachverständnisses bei normalem Sprechvermögen
- Amnestische Aphasie = Störung der Worterinnerung, Wortfindungsstörung etc. z.B. bei otogenem Hirnabszess

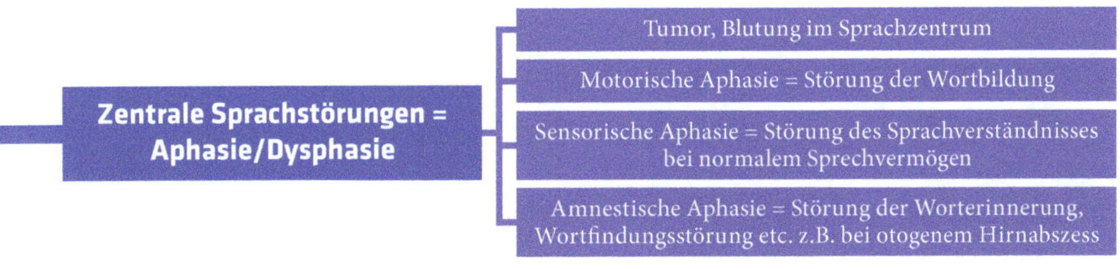

Rhinogener Kopfschmerz

Sinusitis acuta

Sinusitis chronica

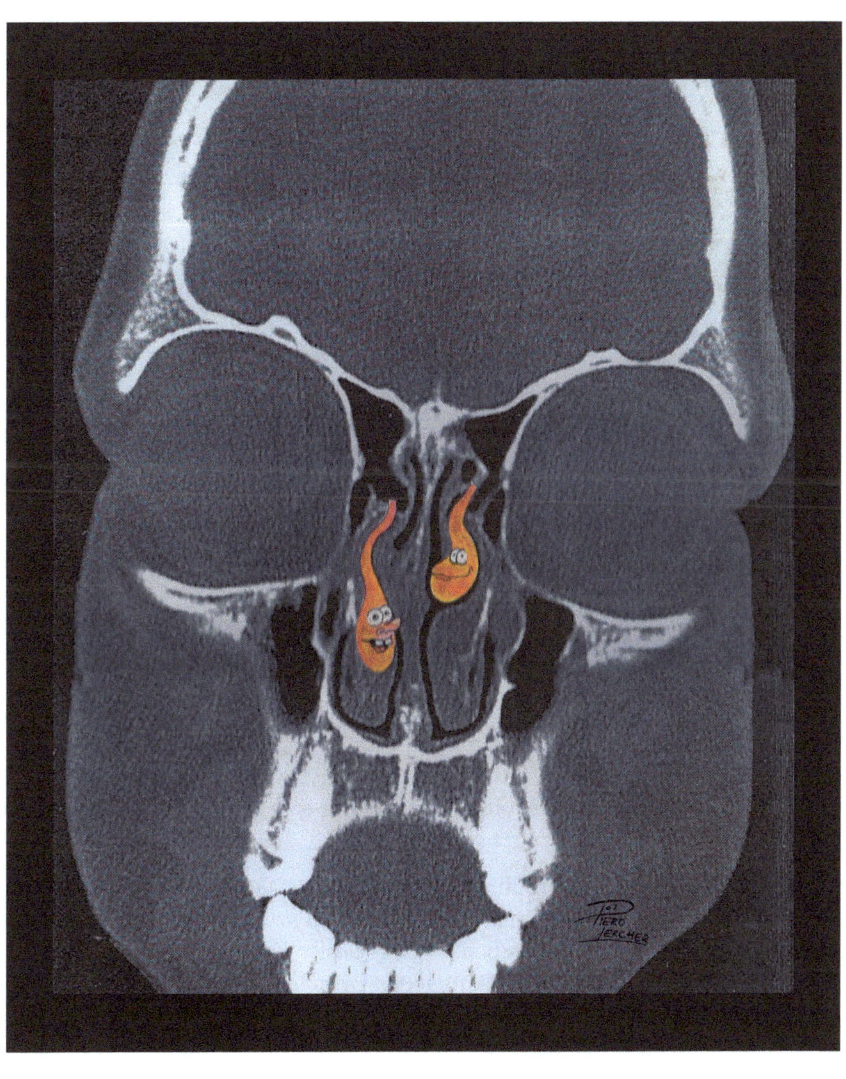

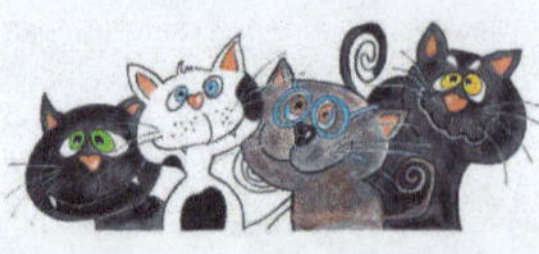

Differentialdiagnose rhinogener Kopfschmerz

Kongenital/ iatrogen	Infektiös/ idiopathisch	Trauma toxisch	Tumor (Neoplasie)	Endokrin/ metabolisch	neurologisch	systemisch
massive Septumdeviation Nasenmuschel-Synechien	Sinusitis acuta Sinusitis chronica Nasenfurunkel Herpesinfektion → *Gesichtsschwellung*	Prothesendruckstellen Fremdkörper in Nase, Mund, Rachen, Auge posttraumatisch Intoxikationen, z. B. Alkohol Nikotin Koffeinentzug	Nase NNH Kiefer Mundhöhle → *Onkologie*		Trigeminusneuralgie Neuralgie des N. nasoziliaris und des N. auriculotemporalis Neuritis n. optici → *Hirnnervenlähmung* Zoster ophthalmicus psychisch	Höhenkrankheit Caisson-Krankheit Stress Schlafentzug

Sinusitis acuta

Definition

akute Entzündung einer oder mehrerer Nasennebenhöhlen meist rhinogener Ursache

Jede Rhinitis hat eine „Begleitsinusitis", die allerdings nur klinisch relevant wird, wenn aufgrund anatomischer Gegebenheiten (Engstellen im Bereich der „ostiomeatalen Einheit") oder einer Schleimhautschwellung (z. B. bei Allergie) ein Abflusshindernis aus der jeweiligen Nasennebenhöhle besteht.

Eine akute Sinusitis dauert nicht länger als vier Wochen.

Die Nasennebenhöhlen entwickeln sich erst im Laufe der Kindheit (und können sich somit auch erst dann entzünden). Dies erklärt die Altersverteilung der Nasennebenhöhlenentzündungen:

Entzündung der Siebbeinzellen (= *Sinusitis ethmoidalis*) schon beim Neugeborenen möglich.

Kieferhöhlenentzündung (= *Sinusitis maxillaris*) ungefähr ab dem fünften Lebensjahr

Stirnhöhlenentzündung (= *Sinusitis frontalis*) oder Keilbeinhöhlenentzündung (= *Sinusitis sphenoidalis*) meist erst ab dem zehnten Lebensjahr
Nasennebenhöhlen können einzeln betroffen sein (z. B. Sinusitis maxillaris bei dentogener Ursache), es können mehrere Nebenhöhlen betroffen sein (Polysinusitis, alle Nebenhöhlen einer Seite) oder es sind alle Nebenhöhlen affektiert (Pansinusitis).

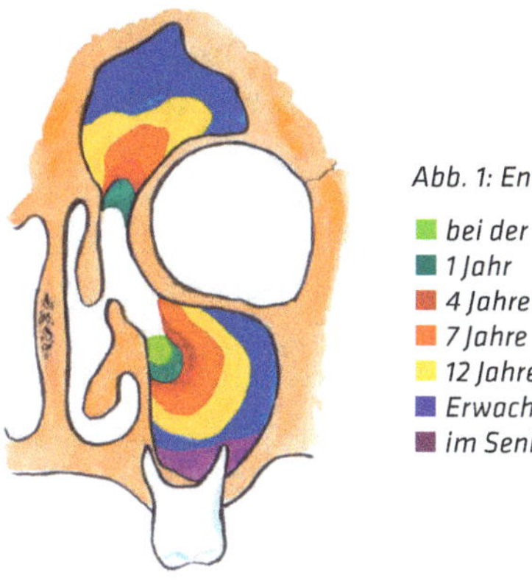

Abb. 1: Entwicklung der Nasennebenhöhlen

- bei der Geburt
- 1 Jahr
- 4 Jahre
- 7 Jahre
- 12 Jahre
- Erwachsener
- im Senium

Ursachen

viral: Rhino-, Korona-, Influenza-, Parainfluenzaviren

bakteriell: Streptococcus pneumoniae, Haemophilus influenzae und Moraxella catarrhalis sind die wichtigsten Erreger (gleiche Flora wie bei Otitis media acuta!)

fungal: Aspergillus fumigatus, meist bei dentogener Sinusitis maxillaris

Hauptsymptome

- Druckschmerzen über der betroffenen Nebenhöhle, der Sinus sphenoidalis projiziert nach parietal. Beim Vorbeugen nimmt der Schmerz zu.
- Nasenatmungsbehinderung
- Eitrige Rhinorrhoe; die Eiterstraße im mittleren Nasengang oder an der Rachenhinterwand fehlt allerdings, wenn sich bereits ein Empyem entwickelt.

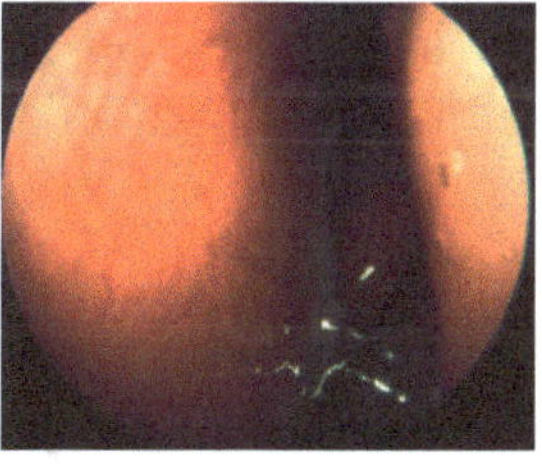

Abb. 2:
Akute eitrige Rhinosinusitis. Nasendoskopie links: Eiterstraße vom mittleren Nasengang über die untere Nasenmuschel reichend. Die Schleimhaut ist aufgrund der starken Entzündung gerötet und geschwollen.

Nebensymptome

- Riechstörung
- Fieber
- Husten
- Zahnschmerz
- druckschmerzhafte Austrittsstellen der Nn. supra- und infraorbitales

Diagnostik

Anamnese: Vorbeugekopfschmerz beachten

Anteriore Rhinoskopie: nach Abschwellen der Nasenhaupthöhle mit α-Sympathomimetika z. B. Naphazolin kann eine Eiterstraße im mittleren Nasengang gesehen werden.

Druckschmerzhaftigkeit über der betroffenen Nasennebenhöhle und den Austrittsstellen der Nn. supra- und infraorbitales.

Bildgebung nur notwendig vor geplanter OP

Therapie

Antibiotikum: Aufgrund der Mischinfektion mit H. influenzea (gramnegatives Stäbchen) sollte ein Penicillin mit erweitertem Spektrum oder ein Makrolid verwendet werden.
Abschwellende Nasentropfen, um durch Schleimhautabschwellung im Bereich der engen Eintrittspforte (= „ostiomeatale Einheit") in die Nasennebenhöhlen eine Belüftung bzw. einen Abfluss des gestauten Sekrets zu ermöglichen. Ergänzend kann hier ein Antihistaminikum gegeben werden.
NSAIDs, z. B. Paracetamol oder Mefaminsäure
Nasenspülungen mit Meer- oder Kochsalzlösung

Komplikationen

Siehe Mindmap „Komplikationen der akuten Sinusitis"
Die häufigste Komplikation ist die orbitale Komplikation einer Sinusitis acuta. Hierbei kommt es zum Übergreifen der Nasennebenhöhlenentzündung auf die Orbita mit Ausbildung einer Orbitalphlegmone und drohender Erblindungsgefahr.

Die orbitale Komplikation läuft in folgenden Stadien ab:

Stadium I: Orbitaödem:
Schwellung des Oberlides
keine Einschränkung der Bulbusbeweglichkeit
normaler Visus

Stadium II: Perostitis:
Entzündung im Bereich der Lamina papyracea
geringgradige Einschränkung der Augenbeweglichkeit und des Visus

Stadium III: subperiostaler Abszess:
Eiter zwischen Periorbita und Lamina papyracea
Augenbeweglichkeit und Visus eingeschränkt

Stadium IV: Orbitaphlegmone:
Proptosis und Ophthalmoplegie
deutliche Visuseinschränkung bis zur Erblindung

Unbehandelt kann eine Sinus cavernosus-Thrombose und Meningitis die Folge sein.

Bei der orbitalen Komplikation ist in der Regel eine rasche operative Sanierung mittels FESS (functional endoscopic sinus surgery) notwendig. Davor sollte unbedingt ein Nasennebenhöhlen-CT durchgeführt werden.

Sinusitis chronica

Definition

multifaktorielle Entzündung der Nasennebenhöhlen über mehr als zwölf Wochen mit Ausbildung einer chronisch-hyperplastischen Schleimhaut, die bei manchen Patienten in einer ausgeprägten Bildung von „Polypen“ (Polyposis nasi) mündet

Ursachen

allergische Rhinitis
Histaminintoleranz
Acetylsalicylat-Unverträglichkeit
Anatomische Engstellen im Bereich der ostiomeatalen Einheit begünstigen die Entstehung von Polypen.

Hauptsymptome

- dumpfer Kopfschmerz über den betroffenen Nasennebenhöhlen
- behinderte Nasenatmung
- Geruchsstörung

Nebensymptome

- „Postnasal-Drip-Syndrom“: Sekretabfluss aus den Nasennebenhöhlen in den Rachen
- Dies kann die Entstehung eines „sinubronchialen Syndroms“ fördern, d. h. eine jahrelang unbehandelte chronische Sinusitis kann über einen „Etagenwechsel“ in eine chronische Bronchitis/Asthma bronchiale münden.
- Pharyngitis chronica

Diagnostik

Anamnese: Unverträglichkeit auf Acetylsalicylat, Schimmelpilz oder Rotwein erfragen!
HNO-Status: Rhinoskopie: pathologisches Sekret oder Polypen im mittleren Nasengang ausschließen

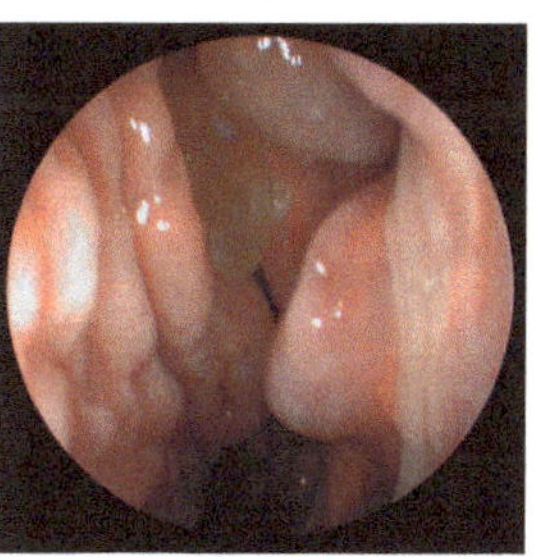

Abb. 3:
Polyposis nasi bei chronischer Sinusitis
koronares Nasennebenhöhlen-CT für die Planung der Therapie

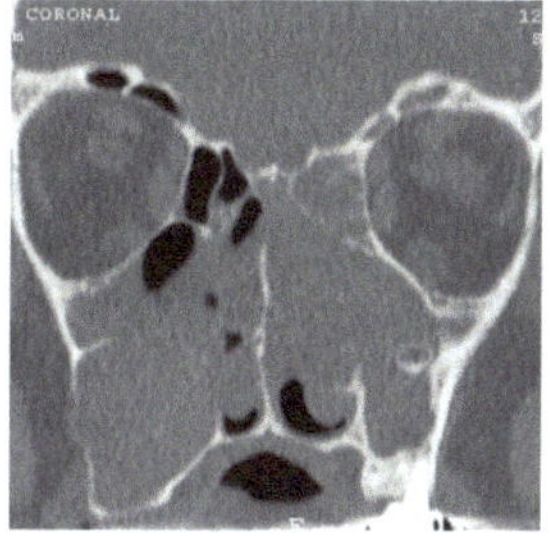

Abb. 4:
Koronares Nasennebenhöhlen-CT: Polyposis nasi im mittleren Nasengang

Allergieaustestung

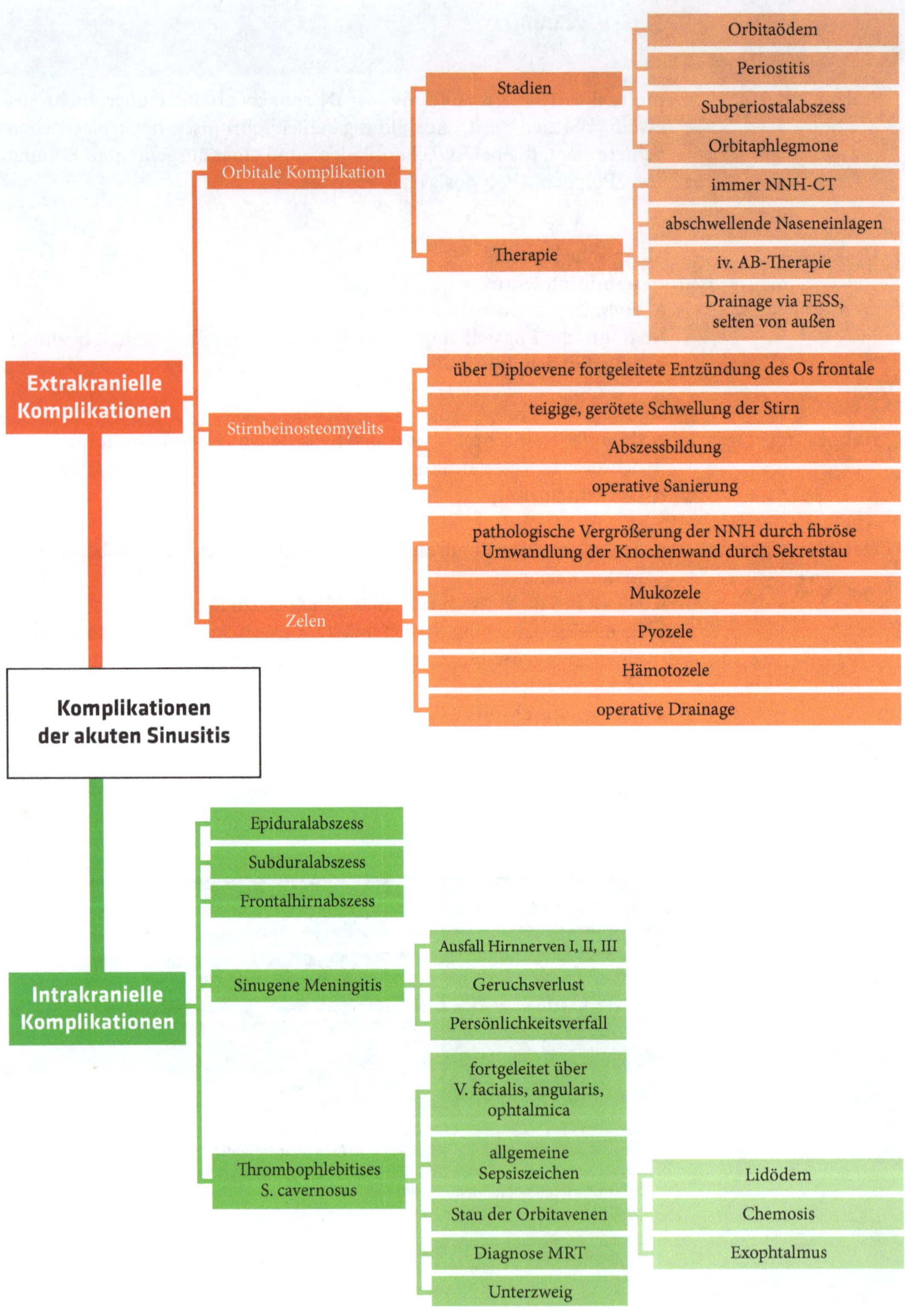
Komplikationen der akuten Sinusitis
Extrakranielle Komplikationen
Orbitale Komplikation
Stadien
Orbitaödem
Periostitis
Subperiostalabszess
Orbitaphlegmone
Therapie
immer NNH-CT
abschwellende Naseneinlagen
iv. AB-Therapie
Drainage via FESS, selten von außen
Stirnbeinosteomyelits
über Diploevene fortgeleitete Entzündung des Os frontale
teigige, gerötete Schwellung der Stirn
Abszessbildung
operative Sanierung
Zelen
pathologische Vergrößerung der NNH durch fibröse Umwandlung der Knochenwand durch Sekretstau
Mukozele
Pyozele
Hämotozele
operative Drainage
Intrakranielle Komplikationen
Epiduralabszess
Subduralabszess
Frontalhirnabszess
Sinugene Meningitis
Ausfall Hirnnerven I, II, III
Geruchsverlust
Persönlichkeitsverfall
Thrombophlebitises S. cavernosus
fortgeleitet über V. facialis, angularis, ophtalmica
allgemeine Sepsiszeichen
Stau der Orbitavenen
Lidödem
Chemosis
Exophtalmus
Diagnose MRT
Unterzweig

Konservative Therapie

topisches Glukokortikoid als Nasenspray
bei ausgeprägter Polyposis nasi Gabe von systemischen Kortioiden und einem Antihistaminikum für 6–8 Wochen

Chirurgische Therapie

In vielen Fällen wird mit konservativer Therapie keine adäquate Belüftung der Nasennebenhöhlen zu erreichen sein.
Dann wird eine FESS (functional endoscopic sinus surgery) durchgeführt. Im Gegensatz zu den früher von außen durchgeführten Operationen (Caldwell-Luc-Operation zur Eröffnung des Sinus maxillaris, Riedel'sche Operation zur Ausräumung des Siebbeins oder Beck'sche Bohrung zur Eröffnung der Stirnhöhlen), die heute nur noch sehr selten durchgeführt werden, werden bei der FESS die natürlichen Ostien der Nasennebenhöhlen im Bereich der ostiomeatalen Einheit über einen transnasalen, endoskopischen Weg eröffnet und erweitert. Hierbei wird das Prinzip genutzt, dass der mukoziliare Transport durch die Zilien des Flimmerepithels immer in Richtung der natürlichen Ostien führt.

Prognose

Vielfach sind, insbesondere bei äusgeprägter Polposis nasi, mehrfache FESS im Laufe der Jahre notwendig.

Rhinorrhoe

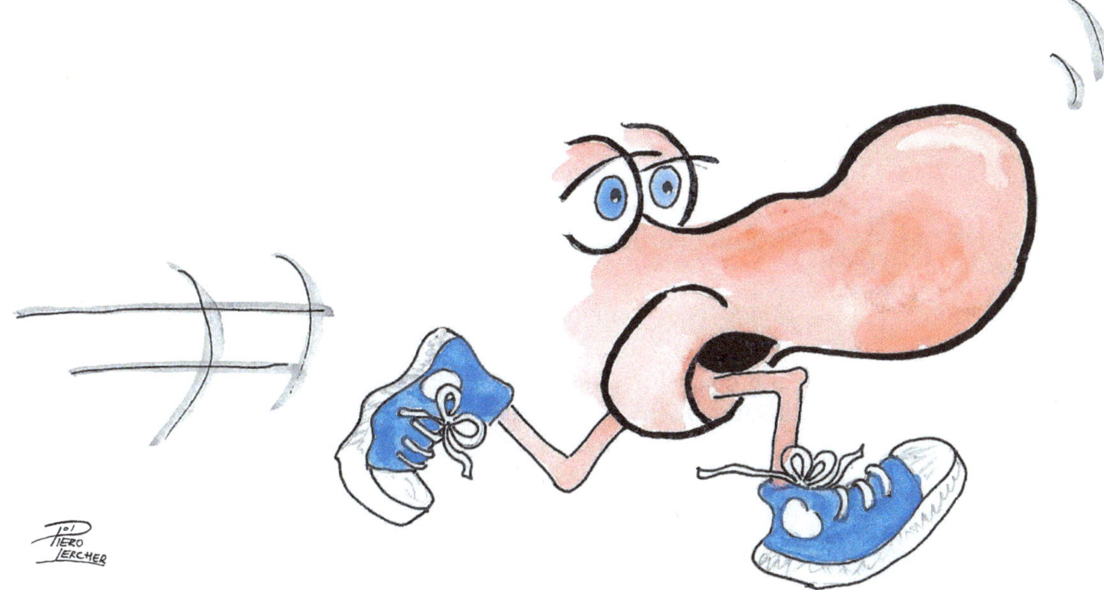

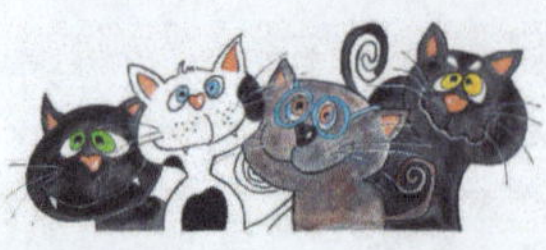

Differentialdiagnose Rhinorrhoe

Kongenital/ iatrogen	Infektiös/ idiopathisch	Trauma toxisch	Tumor (Neoplasie)	Endokrin/ metabolisch	neurologisch	systemisch
postop.: FESS, Hypophyse Septorhinoplastik Septumplastik Turbinoplastik → *Formveränderung und Trauma* medikamentös, z. B. Acetylsalicylsäure ACE-Hemmer Atropin Antihistaminika Psychopharmaka	Rhinitis allergica → *Nasen-atmungs-behinderung* Sinusitis → *Rhinogener Kopfschmerz* Influenza/ Parainfluenza-viren Adenoviren Herpesviren respiratorische Synzytialviren Coxsackie-Viren Paramyxoviren HIV	Fractura nasi Mittelgesichts frakturen → *Formveränderung und Trauma* Schädelhirn-trauma Zigarettenrauch Lösungsmittel (z. B. Nitro)	Nasen-Nasen-rachen → *Onkologie*	M. Cushing Rhinitis gravidarum → *Nasen-atmungs-behinderung* gustatorisch nasale Hyperre-aktivität	Cluster-Kopf-schmerz	Eosinophilie Rhinopathie Wegener Granuloma-tose

Rhinorrhoe

Definition

Rhinorrhoe ist die sichtbare Absonderung von dünnflüssig-wässrigem bis schleimig-eitrigem Nasensekret.

Ursache

Siehe Kittens-Tabelle „Rhinorrhoe"
Die für den HNO-Arzt wesentlichen Krankheiten mit dem Symptom „Rinorrhoe" wurden in den Kapiteln „Nasenatmungsbehinderung" und „Rhinogener Kopfschmerz" behandelt.

Rhinoliquorrhoe

Definition

Austritt von Liquor aus der vorderen Schädelbasis in die Nase

Epidemiologie

traumatisch: 80–90 % aller Fälle
atraumatisch: postoperativ ~10 %, spontan 3–4 %, Tumor und Entzündung 6–7 %

Ursachen

Trauma (Unfall, Sturz)
iatrogen (postoperativ nach Nasennebenhöhlen-, Hypophysen- oder Schädelbasiseingriffen)

Tumoren der Nasennebenhöhlen und Schädelbasis
Selten idiopathisch: Spontane Rhinoliquorrhoe tritt manchmal nach drastischer Gewichtsreduktion auf.
angeboren: durch Fisteln oder Zysten an der Schädelbasis

Hauptsymptome

- einseitige Rhinorrhoe von wasserklarer Flüssigkeit, besonders beim Bücken nach vorne
- Die Intervalle der Rhinoliquorrhoe sind unregelmäßig, verstärkt beim Aufsetzen nach längerem Liegen.

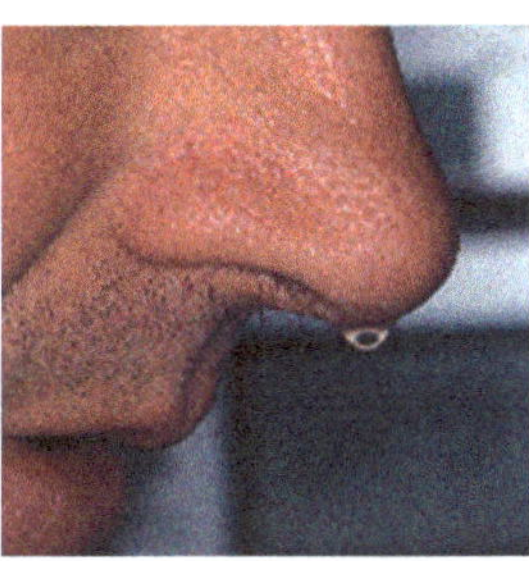

Abb. 1:
Rhinoliquorrhoe: Austritt von wasserklarer Flüssigkeit aus der Nase

Nebensymptome

- migräneartiger Kopfschmerz
- unklarer Vertigo
- ständiges Naseputzen

Diagnose

Anamnese: insbesondere Trauma oder vorangegange Operationen beachten
HNO-Status: meist keine Auffälligkeiten im HNO-Status
Einseitige Rhinorrhoe hinterlässt auf hellen Kleidungsstücken einen „Halo“, einen Flüssigkeitsring mit deutlichem Rand (Protein trennt sich von wässriger Phase).
Das vom Patient gesammelte Sekret zur Liquordiagnostik schicken.
Testung auf β2-Transferrin und β-trace-Protein
Bildgebung: hochauflösendes CT der Nasennebenhöhlen und der Schädelbasis durchführen
Der endgültige Nachweis auf Rhinoliquorrhoe ist erbracht, wenn nach intrathekaler Gabe von Fluorescin in der Nasenendoskopie mit Blaufilter eine gelb-grüne Flüssigkeit sichtbar wird. Fluorescinnachweis in der Nase ist niemals falsch positiv.

Therapie

präventive Gabe eines hirngängigen Antibiotikums als Meningitisprophylaxe (z. B. Minocin)
Operativer Verschluss der Liquorfistel:
In den meisten Fällen ist die präoperative Anlage einer Liquordrainage nicht notwendig, da das Fluorescin am Vorabend der Operation im Rahmen einer Lumbalpunktion appliziert werden kann.

In der Regel kann der Verschluss der Liquorfistel über eine FESS (functional endoscopic sinus surgery) durchgeführt werden, da nach Fluorescingabe die Lokalisation der Fistel unter direkter Sicht möglich ist. Der eigentliche Verschluss der Öffnung erfolgt mit Fascia lata, einem gestielten Schleimhautlappen von der mittleren Nasenmuschel o. Ä. Dann wird die Stelle mit Fibrinkleber versiegelt. Abschließend wird eine Nasentamponade eingelegt.

Komplikationen

Meningitis
Hirnabszess
Anosmie

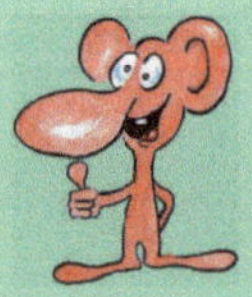

Tipps & Tricks

Auch nur der Verdacht auf eine Rhinoliquorrhoe muss mit einem oralen Antibiotikum (z. B. mit dem Tetrazyklin Minozylin) abgeschirmt werden, da die potenzielle Komplikation eine Meningitis darstellt.

Riechstörungen

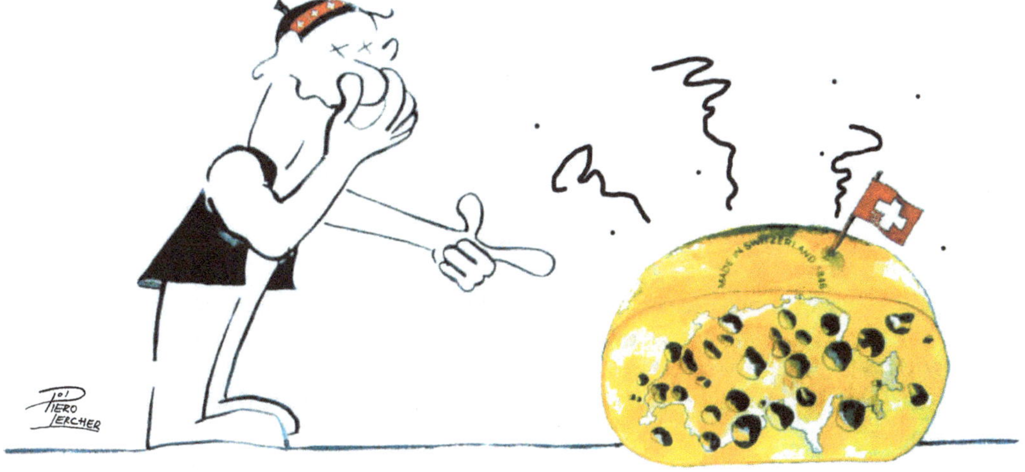

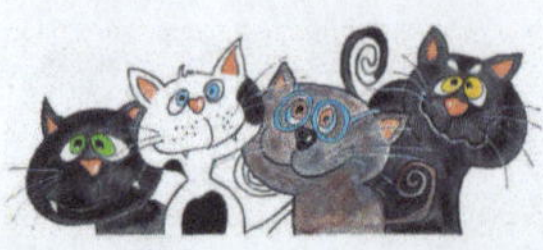

Differentialdiagnose Riechstörungen

Kongenital/ iatrogen	Infektiös/ idiopathisch	Trauma toxisch	Tumor (Neoplasie)	Endokrin/ metabolisch	neurologisch	systemisch
nach Radiotherapie postop. FESS Hypophyse Septorhinoplastik → *Formveränderung und Trauma* Turbinoplastik Laryngektomie Medikamente: Antibiotika kardiovaskuläre M. Thyreostatika Kortisonspray Diuretika Zytostatika Immunsuppressiva L-Dopa	Rhinitis allergica → *Nasenatmungsbehinderung* Sinusitis Polyposis nasi → *Rhinogener Kopfschmerz* Influenza/ Parainfluenzaviren Adenoviren respiratorische Synzytialviren Paramyxoviren HIV	Fractura nasi Mittelgesichtsfrakturen → *Formveränderung und Trauma* Schädelhirntrauma Zigarettenrauch Lösungsmittel (Nitro) Kokain	Nasen- und Nasenrachenmalignome → *Onkolgie* Nasenrachenfibrom → *Nasenatmungsbehinderung*	M. Cushing Schwangerschaft Alkoholenzephalopathie chronische Niereninsuffizienz Diabetes mellitus Hypothyreose Leberzirrhose perniziöse Anämie	M. Parkinson M. Alzheimer Hysterie Schizophrenie Epilepsie Multiple Sklerose	M. Wegener nasale Effloreszenzen bullöser Dermatosen

Riechstörungen

Definition

Störung der olfaktorischen Wahrnehmung

Begriffserklärung

Anosmie: Verlust der Geruchssinns
Hyposmie: angehobene Geruchsschwelle
Hyperosmie: gesenkte Geruchsschwelle
Parosmie: veränderte Geruchswahrnehmung

Arten der Riechstörung

konduktive Riechstörung, bedingt durch nasale Transporthindernisse für die Geruchsmoleküle auf dem Weg zu den Filae olfactoriae in der „Riechspalte“
sensorineurale Riechstörung, bedingt durch direkte Schädigung der Riechschleimhaut oder der zentralen Riechbahn

Ursachen

Siehe Kittens-Tabelle „Riechstörungen“

Wichtigste Ursachen nach Häufigkeit

obstruktive Nasenerkrankungen: Polyposis nasi, allergische Schleimhautveränderungen, Nasendeformitäten
postvirale Anosmie: direkte Schädigung des Riechepithels im Rahmen eines grippalen Infekts oder einer echten Influenza.

In der Regel kommt es eher zu einer Hyposmie als zu einer Anosmie. Im Fall einer Anosmie erholt sich die Sinnesfunktion bei einem Drittel der Patienten.

Schädeltrauma: In ca. 0,5 % aller Schädeltraumen kommt es durch Abscherung der Filiae olfactoriae zu einer permanenten Anosmie.

Hauptsymptom

- Riechstörung

Nebensymptome

- abhängig von der Grunderkrankung u. a. Nasenatmungsbehinderung, rhinogener Kopfschmerz
- Rhinoliquorrhoe

Diagnose

Anamnese: insbesondere nach Schädelhirntraumen und abgelaufener Influenza fragen
HNO-Status: anteriore Rhinsokopie und nasale Endoskopie: Ursachen für eine konduktive Riechstörung durch Verlegung der Riechspalte ausschließen, insbesondere hohe Septumdeviation, Sinusitis mit oder ohne Polyposis
Riechtest: *Siehe* Grundlagenkapitel „HNO-Untersuchungen“ (Seite 293)
Bildgebung: hochauflösendes CT der Riechspalte

Therapie

Bei konduktiven Riechstörungen Behandlung der Grundkrankheit: Begradigung des Nasenseptums, Behandlung der chronischen Sinusitis, antiallergische Therapie mit nasalen Kortisonsprays etc.
Bei der sensorineuralen Riechstörung gibt es bisher keine signifikant wirksame Therapie.

Cave

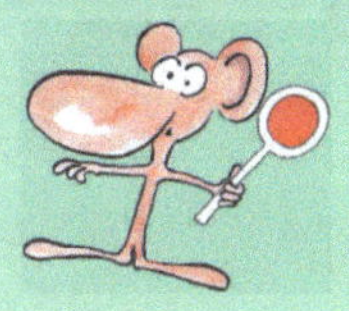

Die immer wieder praktizierte Zinkgabe scheint nur bei Patienten mit einem diagnostizierten Zinkmangel eine Wirkung zu haben.

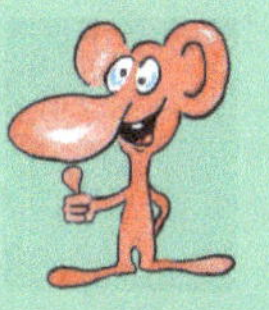

Tipps & Tricks

Bei der Abklärung einer Riechstörung sollte die Ursache zuerst bei nasalen konduktiven Hindernissen, welche die Riechspalte verlegen, gesucht werden.

Fallbeispiel

Ein junger Sportstudent leidet seit einem Snowboardunfall vor drei Monaten, bei dem er sich ein schweres Schädel-Hirntrauma zugezogen hat, an einer beidseitigen Anosmie. Der HNO-Status ist altersentsprechend unauffällig, bei der anterioren Rhinoskopie ist insbesondere die Riechspalte beidseits frei. Eine durchgeführte Riechprüfung mit „sniffing sticks" bestätigt die Anosmie. Ein MRT des Schädels zeigt als Ursache der Anosmie die Abscherung der Filiae olfactoriae im Bereich der Lamina cribrosa. Der Patient wird darüber aufgeklärt, dass laut Literatur die posttraumatische Erholung der Riechfunktion bei einem Drittel aller Patienten erfolgt.

Schnarchen

Rhonchopathie

OSAS

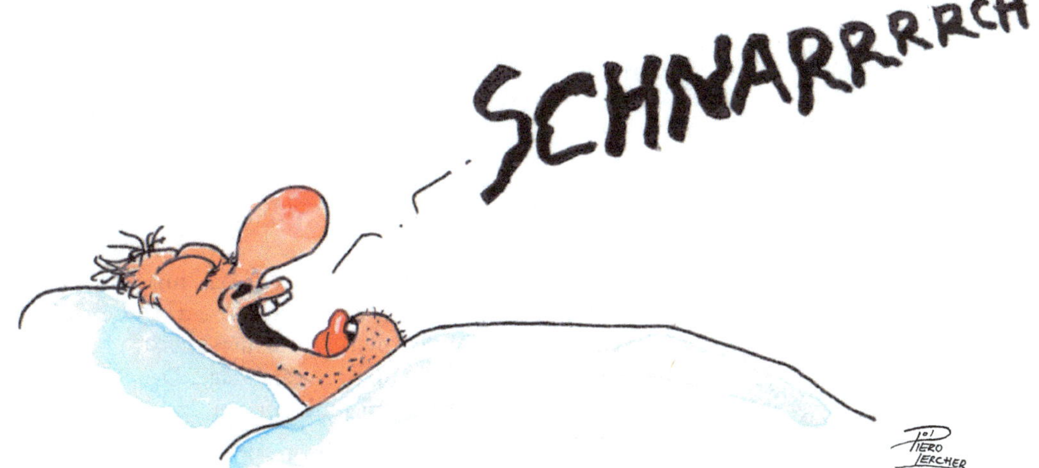

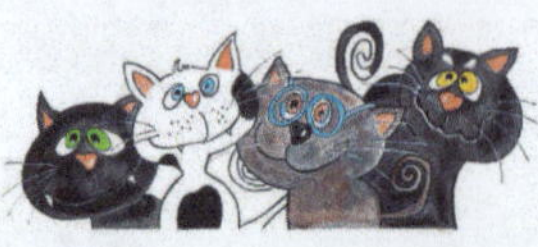

Differentialdiagnose Schnarchen

Kongenital/ iatrogen	Infektiös/ idiopathisch	Trauma toxisch	Tumor (Neoplasie)	Endokrin/ metabolisch	neurologisch	systemisch
Mikroretrognathie Habitus Medikamente, z.B. Sedativa Hypnotika Muskelrelexantien Tranquilizer	Makroglossie Velumstenosen Tonsillenhyperplasie Adenoidenhyperplasie Nasenmuschelhyperplasie Nasenseptumdeviation Polyposis nasi → *Nasenatmungsbehinderung* Fehlstellung der äußeren Nase → *Formveränderung*	Nasenbeinfraktur → *Formveränderung* Alkohol Nikotin	Malignome im HNO-Bereich → *Onkologie*	Übergewicht Hypothyreose Akromegalie	Schlafentzug Myastenia gravis	Allergie → *Allergie* Schichtarbeit Schlaf in Rückenlage Höhenlage über 1000 m

Rhonchopathie

Definition

Schnarchen ist ein knatterndes Atemgeräusch während des Schlafens und entsteht durch einen Kollaps der oberen Atemwege im Inspirium.

Allgemeines:
Schlafbezogene Atmungsstörungen reichen in Bezug auf die klinischen Auswirkungen vom primären Schnarchen bis zum obstruktiven Schlafapnoesyndrom (OSAS) mit daraus resultierenden kardiovaskulären Krankheiten und kommen in jeder Altersgruppe vor.

Durch Kollaps der oberen Atemwege kommt es entweder zum völligen Stopp des Atemstromes (Apnoe) oder zur Reduzierung unter 50 % (Hypopnoe) von mindestens 10 Sekunden. Die Anzahl der Episoden pro Stunde ergeben den Apnoe-/Hypopnoe-Index (AHI), mit dem die Diagnose der schlafbezogenen Atemstörung gestellt wird. Diese Apnoe-/Hypopnoe-Phasen haben einen Abfall der Sauerstoffsättigung, Blutdrucksteigerung und eine „Weckreaktion“ zur Folge. Der Schlaf wird mehrfach fragmentiert. Die Patienten sind konstant müde und neigen zu „Sekundenschlaf“ am Tag.

Cave

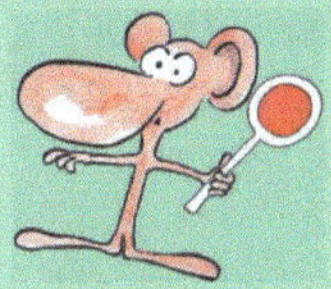

Zentrale schlafbezogene Atemstörungen führen nicht zur Obstruktion der oberen Atemwege und werden, da nicht von Relevanz für den HNO-Bereich, hier nicht diskutiert.

Epidemiologie

Kinder:	primäres Schnarchen:	7–10 %
	OSAS:	1–3 %
Erwachsene:	primäres Schnarchen:	> 20 %
	OSAS:	2–4 %

Ursachen

Siehe Kittens-Tabelle „Schnarchen"

Kinder:
hypertrophe Adenoide und Gaumentonsillen (Hauptursache für Schnarchen)
gastroösophagealer Reflux
Übergewicht
Laryngomalazie
OSAS bei Kleinkindern spielt eventuell eine Rolle beim plötzlichen Kindstod (SIDS = sudden infant death syndrome)

Erwachsene:
enge obere Atemwege: Septumdeviation, überlanger weicher Gaumen, Deformitäten des Mittelgesichts, Retrognathie
Übergewicht
Rechtsherzinsuffizienz, Lungenkrankheiten
Nachtarbeit
Sedierung durch Medikamente oder Alkohol

Hauptsymptom

- Schnarchen

Nebensymptome

- Weckreaktion mit Schlaffragmentierung
- Hypersomnie und Tagesmüdigkeit oder sogar „Sekundenschlaf"
- nachlassende Arbeitsleistung
- Depression

Diagnose

Interdisziplinäres Vorgehen!
Anamnese: Besonders auf die „Schnarchgeschichte" des Lebenspartners hören: Regelmäßiges Schnarchen oder anfallsartiges Schnarchen mit „nach Luft schnappen" und Weckreaktion? Auf Hypersomnolenz und Sekundenschlaf am Tag achten. Kardiale und pulmonale Erkrankungen beachten.
HNO-Status: anteriore Rhinoskopie: ausschluß von Nasenatmungsbehinderungen: Septumdeviationen, Polypen
oropharyngeale Inspektion: überlanges Gaumensegel, hypertrophe Gaumen- und Zungengrundtonsillen beachten

Flexible Laryngoskopie: Inspektion des Larynx und Hypopharynx, dabei auch gleich Durchführung des Müller-Manövers: Dabei wird das Endoskop auf Höhe des Hypopharynx platziert. Bei verschlossener Nase und Mund versucht der Patient zu inspirieren (reverses Valsalva-Manöver). Wenn der zu beobachtende Kollaps der Pharynxwände auf Höhe des Isthmus faucium und des weichen Gaumens erfolgt, ist der Erfolg einer Uvulopalatopharyngoplastik (s. unten) weit höher, als wenn der Kollaps kaudaler im Rachen erfolgt.

Polysomnographie oder „Schlaflabor"
Diagnostischer Gold-Standard, d. h. keine Therapie, ohne den AHI zu kennen!
Der Patient wird für eine Nacht stationär aufgenommen.

Folgende Parameter werden erfasst:
EEG, EKG und EOG (Elektrookulogramm)
nasaler und oraler Atemfluss und Atemgeräusche („Schnarchen")
Sauerstoffsättigung und Blutdruck
Bewegungen von Kinn und Extremitäten (Muskeltonus), Körperposition

Krankheitsbilder

Primäres Schnarchen
sehr häufiges „Krankheitbild" mit partieller Obstruktion der oberen Atemwege, das durch lautes Schnarchen gekennzeichnet ist
Hier kommt es zu keinen Apnoe-/Hypopnoephasen, d, h. das Schnarchen ist für die Umgebung lästig, hat aber primär keinen Krankheitswert.

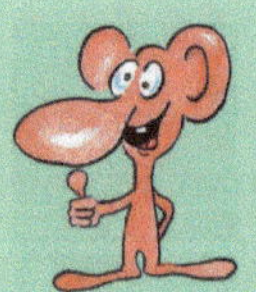

Tipps & Tricks

Der Oropharynx von Patienten mit obstruktivem Schlafapnoe-Syndrom ist anatomisch und funktionell im Schlaf enger als bei Gesunden oder nichtapnoischen Schnarchern.

Therapie

Allgemeinmaßnahmen:
Gewichtsreduktion
Schlafgewohnheit verändern: Rückenlage vermeiden, z. B. Tennisball in eine Rückentasche des Schlafgewandes nähen. Oberkörper hochlagern.
Dinner cancelling, kein abendlicher Alkoholkonsum
nächtliche (kieferorthopädische) Bissschiene zur Vorverlagerung des Unterkiefers verwenden

Chirurgie:
UPPP und LAUP s. unten

OSAS (Obstruktives Schlafapnoe-Syndrom)

Definition

Obstruktion der oberen Atemwege während des Schlafs mit Apnoe-/Hypopnoephasen, Abfall der Sauerstoffsättigung, Anstieg des Blutdruckes und Schnarchattacken mit Weckreaktion

Für die weitere Therapie ist der durch Polysomnographie im Schlaflabor erfasste AHI bedeutsam:

< 5	normal
10–30	geringgradiges OSAS
23–50	mittelgradiges OSAS (Sauerstoffsättigung < 85 %)
> 50	hochgradiges OSAS (Sauerstoffsättigung < 65 %)

Therapie

Allgemeinmaßnahmen: wie bei primärem Schnarchen

CPAP- (continous positive airway pressure) Maskenbeatmung: Durch eine nasale oder oronasale Überdruckbeatmung wird der Kollaps der oberen Atemwege effektiv verhindert.
Effektive Therapie auch zur Verhinderung der kardialen und pulmonalen Folgekrankheiten des OSAS, die dem Patienten vor einer chirurgischen Therapie angeboten werden sollte.
Chirurgische Therapie:
Adenotomie und/oder Tonsillektomie: hohe Wirksamkeit bei kindlichem Schnarchen
Uvulopalatopharyngoplastik (UPPP): In Kombination mit einer Tonsillektomie werden die Uvula und der weiche Gaumen gekürzt und gestrafft. In der Regel wird das Symptom Schnarchen deutlich gebessert, hat aber in vielen Fällen keinen Einfluss auf das OSAS. Hier ist die richtige Patientenselektion von Bedeutung.
Laser-assisted uvuloplasty (LAUP): Wenn ein Zustand nach Tonsillektomie vorliegt, werden mit dem CO_2-Laser die Uvula und der weiche Gaumen gekürzt. Verminderung des Schnarchens.
Radiofrequenztherapie des weichen Gaumens: minimal invasive Methode, kann in Lokalanästhesie durchgeführt werden; Verminderung des Schnarchens
Verkleinerung der hypertrophen Zungengrundtonsille mit dem Laser.

Cave

erfordert aufgrund der potenziell massiven postoperativen Schwellung mit konsekutiver Atemnot eine Monitierung des Patienten

Tracheotomie: bei hochgradigem OSAS mit Komplikationen. Dies ist die effektivste Maßnahme, da durch die Tracheotomie der Totraum so weit verringert wird, dass der AHI sich normalisiert.

Komplikationen

übermäßige Tagesmüdigkeit mit „Sekundenschlaf": führt zu Persönlichkeitsveränderung und Depression und erhöht die Gefahr von Verkehrs-, und Arbeitsunfällen

kardiovaskuläre Folgen: Rechtsherzinsuffizienz, pulmonale Hypertension und Cor pulmonale, Bluthochdruck, Insult

Fallbeispiel

Ein 55-jähriger stark übergewichtiger Mann – er ist von Beruf Fernfahrer – sucht seinen Arzt für Allgemeinmedizin auf, da er seit Monaten eine Tagesmüdigkeit bemerkt. Dies fällt ihm besonders beim Lenken seines Lkw auf. Er nickt öfter für wenige Sekunden ein und wacht danach erschrocken auf. Außerdem beklagt sich seine Lebensgefährtin, dass er fast die ganze Nacht ihren Schlaf durch Schnarchen stört. Der Arzt für Allgemeinmedizin macht eine Durchuntersuchung aller wichtigen Organe, insbesondere von Lunge und Herz, wobei keine Auffälligkeiten ersichtlich sind. Daher überweist er den Patienten an den HNO-Arzt. Dieser erfährt aus der Anamnese zusätzlich, dass die Lebensgefährtin den Eindruck hat, dass in der Nacht neben dem Schnarchen auch wiederholt Atemstillstände auftreten. Im HNO-Status finden sich als Auffälligkeiten: eine deutliche Nasenseptumdeviation, ein hypertrophes, hypermobiles Gaumensegel mit Uvulahypertrophie und eine deutliche oropharyngeale Verengung bei Inspiration. Die Polysomnographie bestätigt den Verdacht auf ein obstruktives Schlafapnoesyndrom. Als Erstes wurde eine nächtliche Maskenbeatmung als Therapie durchgeführt, die rasch zur Besserung der Beschwerden führte. Eine Verbesserung der Nasenatmung durch eine Nasenseptumplastik und eine Uvulopalatopharyngoplastik zur pharyngealen Öffnung und Reduktion des Schnarchens wurde danach durchgeführt.

Abgesehen davon wurde dem Patienten eine Körpergewichtsreduktion, seitliches Schlafen und Nikotin- und Alkoholkarenz empfohlen.

Schwindel

- Benigner paroxysmaler Lagerungsschwindel
- Neuropathia vestibularis
- Morbus Menière
- Perilymphfistel
- Wallenbergsyndrom
- Kleinhirninfarkt
- Labyrinthitis

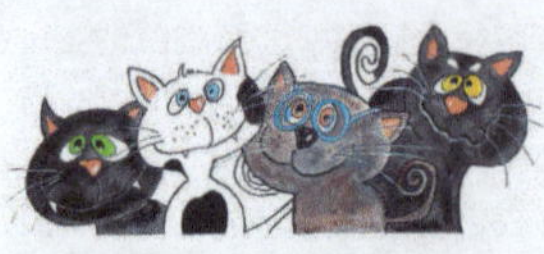

Differentialdiagnose Schwindel

Kongenital/ iatrogen	Infektiös/ idiopathisch	Trauma toxisch	Tumor (Neoplasie)	Endokrin/ metabolisch	neurologisch	systemisch
Cogan-Syndrom St. postop.: Stapesplastik	M. Menière Neuronitis vestibularis Labyrinthitis Otits media Subcalvian steal Syndrome	Benigner paroxysmaler Lagerungsschwindel Perilymphfistel Schädelbasisfraktur Contusio labyrinthi Zervikalsyndrom	Akustikusneurinom sonstige intrakranielle Tumoren	Hypothyreoidismus	Wallenberg-Syndrom Kleinhirninfarkt Multiple Sklerose	ototoxische Medikamente vertebrobasiläre Insuffizienz

Schwindel

Schwindel bedeutet Verlust der Körpersicherheit im Raum. Schwindel kann vestibulärer, zentraler oder kardiovaskulärer Genese sein.
Für Schwindel, der nicht im Vestibularapparat seine Ursache hat, *siehe* Mindmap „Nichtvestibuläre Ursachen von Schwindel“.

Benigner paroxysmaler Lagerungsschwindel

Definition

starker Drehschwindel für < 1 min bei Lageänderung des Kopfes, ohne Hörminderung oder Tinnitus
häufigste Ursache eines peripher-vestibulären Schwindels

Ursachen

posttraumatisch, nach grippalen Infekten oder spontan

Pathogenese

Theorie der Canalolithiasis (frei-flottierende, dislozierte Otokonien im hinteren Bogengang setzen bei entsprechender Kopfbewegung die Endolymphe und somit die Cupula in Bewegung)

Hauptsymptom

- wiederholte, kurz dauernde Schwindelattacken

Nebensymptom

- Übelkeit und Erbrechen

Diagnostik

unauffälliger Trommelfellbefund
Positives **Dix-Hallpike-Manöver** (*Siehe* Grundlagenkapitel „HNO-Untersuchungen, (Seite 270)): Auslösung eines rotatorischen Crescendo-Decrescendo-Nystagmus nach einer Latenzzeit von einigen Sekunden nach Manöver. Der Nystagmus ist ermüdbar und nach einigen Wiederholungen des Manövers nicht mehr nachweisbar.

Therapie

Aufklärung des Patienten
„Schwindelübungen" induzieren Vertigo, um (theoretisch) die vestibuläre Kompensation anzuregen
Repositionsmanöver nach Epley: *Siehe* Grundlagenkapitel „HNO-Untersuchungen" (Seite 290)

Neuropathia vestibularis – „Vestibularisausfall"

Definition

plötzlich auftretender Drehschwindel mit Fallneigung zur betroffenen Seite ohne Hörverlust

Ursache

ungeklärt
Infektion mit neurotropen Viren wird diskutiert, genauso eine Mikrozirkulationsstörung in Analogie zum Hörsturz.

Hauptsymptom

- akut auftretender, sehr heftiger Drehschwindel mit Fallneigung zur betroffenen Seite ohne Hörminderung oder Tinnitus

Nebensymptome

- Übelkeit und Erbrechen

Diagnostik

Anamnese: über Stunden oder Tage anhaltender Schwindel
HNO-Status: insbesondere unauffälliger Trommelfellbefund und unauffälliges Tonaudiogramm
In der Frenzelbrille zeigt sich ein horizontaler Spontannystagmus zur gesunden Seite (evtl. zusätzlich rotatorische Komponente)
Im Rhomberg und Unterberger-Versuch kommt es zur Fallneigung des Körpers zur betroffenen Seite.
kalorische Prüfung: Ausfall oder Minderfunktion des betroffenen Vestibularorgans
Finger-Nase-Versuch unauffällig bzw. Patient gibt keine Fallneigung nach hinten an.

Cave

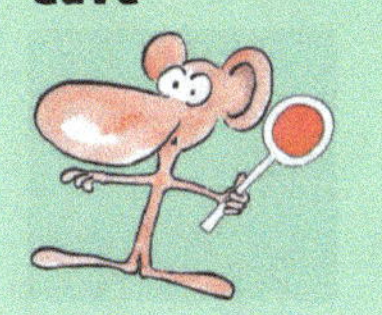

Ausschluss eines Kleinhirninfarkts!

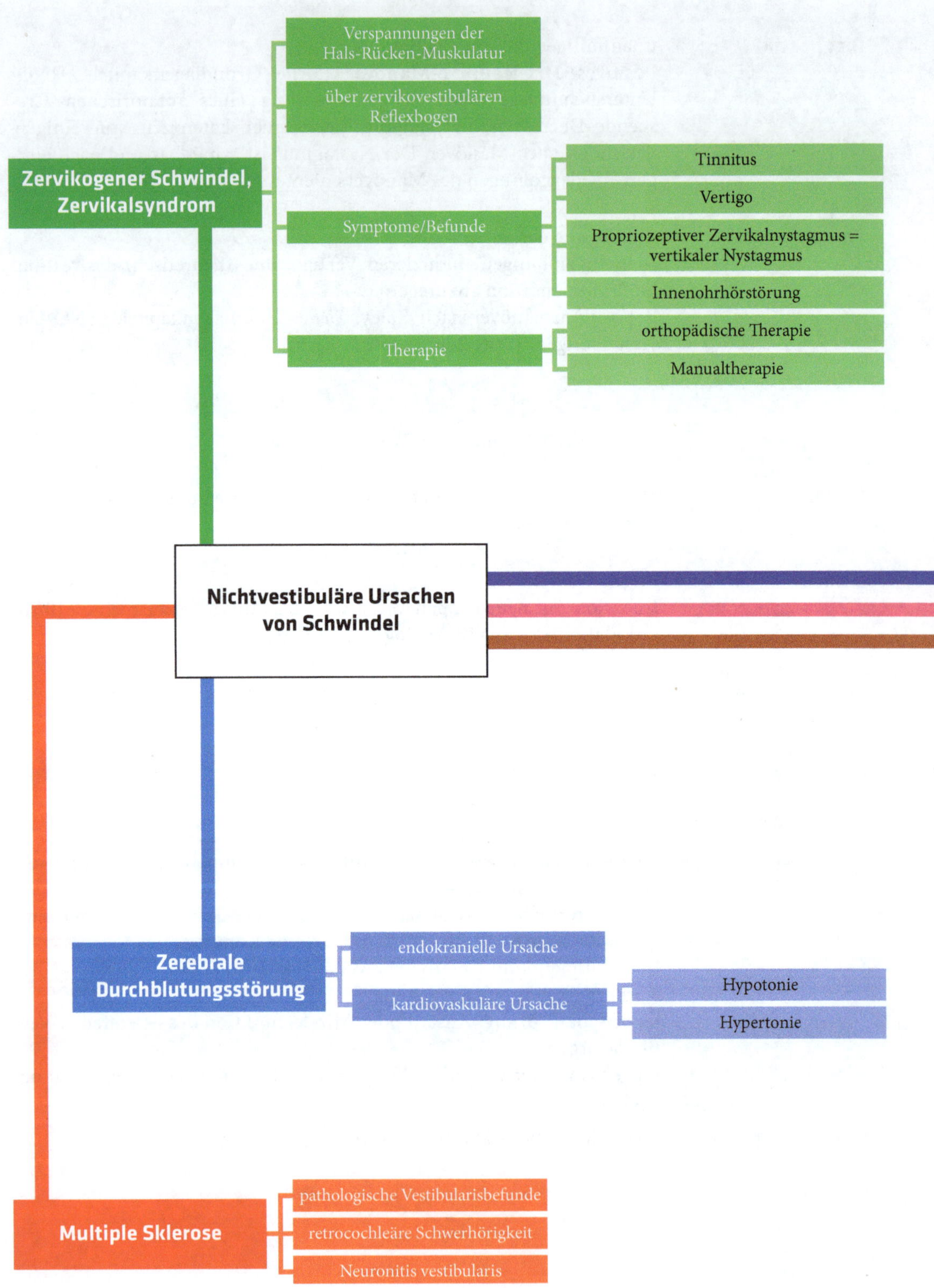
Verspannungen der Hals-Rücken-Muskulatur
über zervikovestibulären Reflexbogen
Zervikogener Schwindel, Zervikalsyndrom
Tinnitus
Vertigo
Symptome/Befunde
Propriozeptiver Zervikalnystagmus = vertikaler Nystagmus
Innenohrhörstörung
orthopädische Therapie
Therapie
Manualtherapie
Nichtvestibuläre Ursachen von Schwindel
Zerebrale Durchblutungsstörung
endokranielle Ursache
kardiovaskuläre Ursache
Hypotonie
Hypertonie
Multiple Sklerose
pathologische Vestibularisbefunde
retrocochleäre Schwerhörigkeit
Neuronitis vestibularis

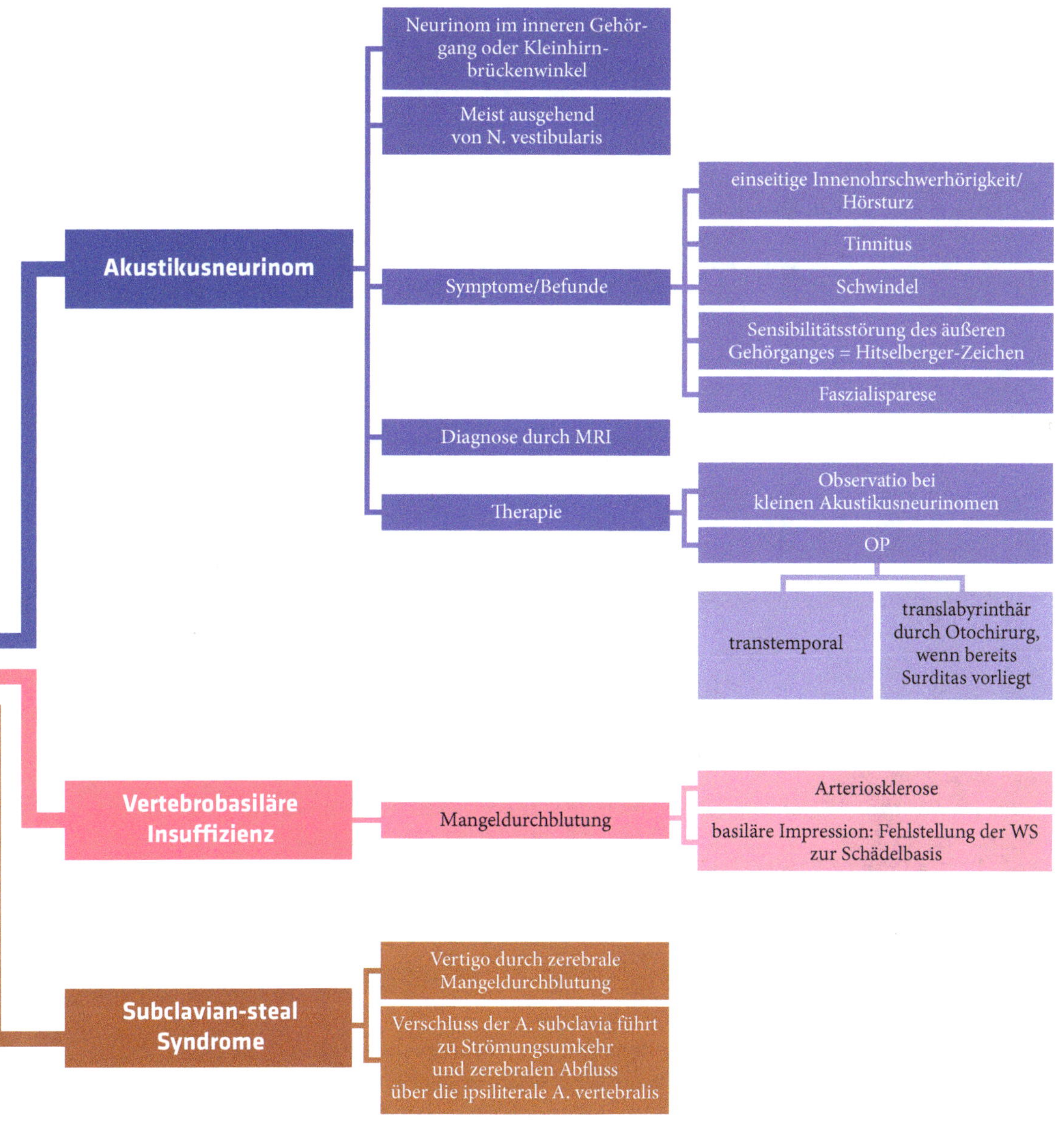
Akustikusneurinom
Neurinom im inneren Gehörgang oder Kleinhirnbrückenwinkel
Meist ausgehend von N. vestibularis
Symptome/Befunde
einseitige Innenohrschwerhörigkeit/Hörsturz
Tinnitus
Schwindel
Sensibilitätsstörung des äußeren Gehörganges = Hitselberger-Zeichen
Faszialisparese
Diagnose durch MRI
Therapie
Observatio bei kleinen Akustikusneurinomen
OP
transtemporal
translabyrinthär durch Otochirurg, wenn bereits Surditas vorliegt
Vertebrobasiläre Insuffizienz
Mangeldurchblutung
Arteriosklerose
basiläre Impression: Fehlstellung der WS zur Schädelbasis
Subclavian-steal Syndrome
Vertigo durch zerebrale Mangeldurchblutung
Verschluss der A. subclavia führt zu Strömungsumkehr und zerebralen Abfluss über die ipsiliterale A. vertebralis

Therapie

Bettruhe, bei starker vegetativer Symptomatik stationäre Aufnahme
Antiemetika bzw. Elektrolytinfusionen bei starkem Erbrechen
Sedierung

Nach Abklingen der Akutsymptomatik Beginn mit „Schwindelübungen", um die vestibuläre Kompensation durch die Gegenseite anzuregen. Dadurch kommt es zum langsamen Abklingen der Symptomatik nach Tagen bis Wochen in Abhängigkeit vom Alter (je jünger der Patient, umso rascher die Erholung).

Morbus Menière

Definition

klassische Trias:
- Drehschwindelattacken von Minuten bis Stunden
- Innenohrläsion im Tieftonbereich ipsilaterale
- Tinnitus ipsilateraler

Ursache

unbekannt

Pathogenese

Überproduktion oder verminderte Resorption von Endolymphe führt zum „Hydrops cochlea" und zum Einriss der Reissner'schen Membran. Dabei kommt es zur Durchmischung von Endo- und Perilymphe und zur Schwindelattacke.

Hauptsymptom

- progressive Drehschwindelattacken von Minuten bis Stunden

Nebensymptom

- ipsilaterale (Tiefton-) Innenohrschwerhörigkeit
- ipsilateraler Tinnitus
- ipsilaterales Völlegefühl des Ohres

Diagnostik

Anamnese: Symptomtrias
HNO-Status: unauffälliger Trommelfellbefund
Audiogramm: Tieftoninnenohrschwerhörigkeit
im Anfall: Reiznystagmus: horizontaler Nystagmus zum befallenen Ohr
nach oder zwischen den Menière-Attacken: Ausfallsnystagmus: horizontaler Nystagmus ins kontralaterale Ohr
BERA zum Ausschluss eines Kleinhirnbrückenwinkeltumors

Therapie

Aufklärung des Patienten

Konservative Therapie:
salzfreie Diät, gewisse Nahrungsmittel scheinen Menière-Attacken auszulösen: u. a. Koffein, Nikotin, Schokolade, Rotwein, Nahrungsmittel mit hohem Cholesterin- oder Zuckergehalt..

Symptomatische Therapie:
mit Antivertiginosa

Chirurgische Therapie:
ultima ratio, wenn der Patient die Attacken nicht mehr erträgt
Ausschaltung des Vestibularorgans durch Gentamycinapplikation (ototoxisches Aminoglykosid) via Parazentese, bis beim Patienten ein Ausfallnystagmus auftritt.

Heute sehr selten durchgeführt werden Saccotomien bei Überproduktion von Endolymphe (schwache Evidencelage) oder Labyrinthektomien

Perilymphfistel

Definition

pathologische Verbindung zwischen Mittel- und Innenohr, die zu Hörverlust und Schwindel führt

Ursachen

Barotrauma, angeboren (Mondini-Aplasie), spontan oder iatrogen (Stapesplastik!)

Hauptsymptom

- Drehschwindel

Nebensymptom

- Innenohrschwerhörigkeit

Diagnostik

Anamnese: insbesondere auf die Schilderung von Schwindelattacken nach Flugreisen oder Tauchurlauben achten
HNO-Status: Ohrinspektion
Fistelprüfung: Druckerhöhung im Gehörgang mittels Politzerballon führt bei gleichzeitiger Trommelfellperforation zu einem Reiznystagmus.
Explorative Tympanotomie zeigt manchmal klare Flüssigkeit im Bereich des runden oder ovalen Fensters.

Therapie

Bettruhe, Anstrengungen (Bauchpresse!) meiden
Kortisonschema wie bei akutem Hörsturz
bei Progression der Hörminderung Durchführung einer „explorativen" Tympanotomie mit „Rundfenstermembranverschluss"

Wallenbergsyndrom = Lateral Medullary Syndrom

Definition	Durchblutungsstörung im Bereich der ipsilateralen A. vertebralis oder der A. cerebelli inferior posterior = posterior inferior cerebellar artery (PICA), führt zu Ischämie im Bereich der lateralen Medulla oblongata
Hauptsymptom	▪ akuter, starker, anhaltender Drehschwindel mit Nystagmus, Übelkeit und Erbrechen
Nebensymptome	▪ Innenohrschwerhörigkeit ▪ Ataxie mit Fallneigung zur Herdseite ▪ Horner-Syndrom (Miosis, Ptosis, Enophtalmus) bei Mitbeteiligung der sympathischen Fasern ▪ Dysphagie und Dysphonie, wenn der N. ambiguus mitbetroffen ist ▪ ipsilaterales Taubheitsgefühl im Gesicht, wenn der N. Trigeminus betroffen ist
Diagnostik	HNO-Status: insbesondere Ausschluss einer otologischen Ursache für den Schwindel, für Schwindelabklärung *siehe* Grundlagenkapitel „HNO-Untersuchungen“ (Seite 270) Bildgebung: MRT
Therapie	durch die Neurologie

Kleinhirninfarkt

Definition	Infarkt im Versorgungsgebiet der PICA
Hauptsymptome	▪ Symptome wie bei Neuronitis vestibularis
Nebensymptom	▪ Gang- und Standataxie
Diagnostik	MRT
Therapie	durch die Neurologie

Labyrinthitis

Definition

virale oder bakterielle Entzündung des Vestibularapparates

Ursache

Siehe Mindmap „Formen der Labyrinthitis“
Komplikation einer akuten oder chronischen Otitis media
Komplikation einer Myringitis bullosa

Hauptsymptom

- Drehschwindel mit Reiznystagmus

Nebensymptome

- Otalgie
- Hörminderung

Diagnostik

Anamnese: insbesondere vorangegangene Ohrerkrankungen beachten
HNO-Status: Ohrinspektion, Reiznystagmus in der Frenzelbrille

Therapie

intravenöse Antibiotikagabe
bei gleichzeitiger Hörminderung zusätzliche Gabe von Methylprednisolon (> 250 mg) in absteigender Dosis wie bei akutem Hörsturz

Bei Sekretansammlung hinter dem Trommelfell unbedingt eine Parazentese durchführen. Wenn das Sekret sehr viskös ist, sollte ein Paukenröhrchen eingelegt werden.

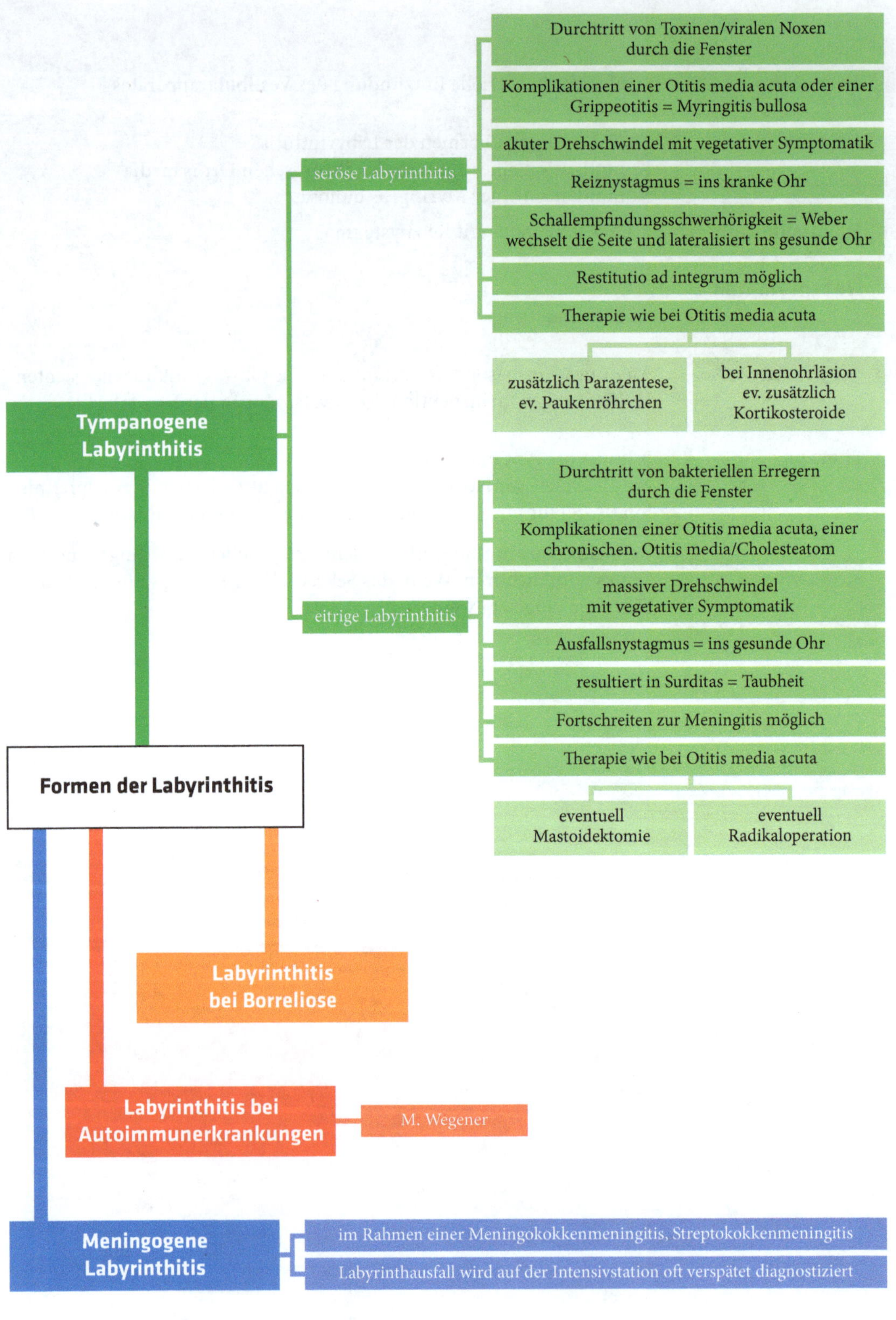
Formen der Labyrinthitis
Tympanogene Labyrinthitis
seröse Labyrinthitis
Durchtritt von Toxinen/viralen Noxen durch die Fenster
Komplikationen einer Otitis media acuta oder einer Grippeotitis = Myringitis bullosa
akuter Drehschwindel mit vegetativer Symptomatik
Reiznystagmus = ins kranke Ohr
Schallempfindungsschwerhörigkeit = Weber wechselt die Seite und lateralisiert ins gesunde Ohr
Restitutio ad integrum möglich
Therapie wie bei Otitis media acuta
zusätzlich Parazentese, ev. Paukenröhrchen
bei Innenohrläsion ev. zusätzlich Kortikosteroide
eitrige Labyrinthitis
Durchtritt von bakteriellen Erregern durch die Fenster
Komplikationen einer Otitis media acuta, einer chronischen. Otitis media/Cholesteatom
massiver Drehschwindel mit vegetativer Symptomatik
Ausfallsnystagmus = ins gesunde Ohr
resultiert in Surditas = Taubheit
Fortschreiten zur Meningitis möglich
Therapie wie bei Otitis media acuta
eventuell Mastoidektomie
eventuell Radikaloperation
Labyrinthitis bei Borreliose
Labyrinthitis bei Autoimmunerkrankungen
M. Wegener
Meningogene Labyrinthitis
im Rahmen einer Meningokokkenmeningitis, Streptokokkenmeningitis
Labyrinthausfall wird auf der Intensivstation oft verspätet diagnostiziert

Stridor

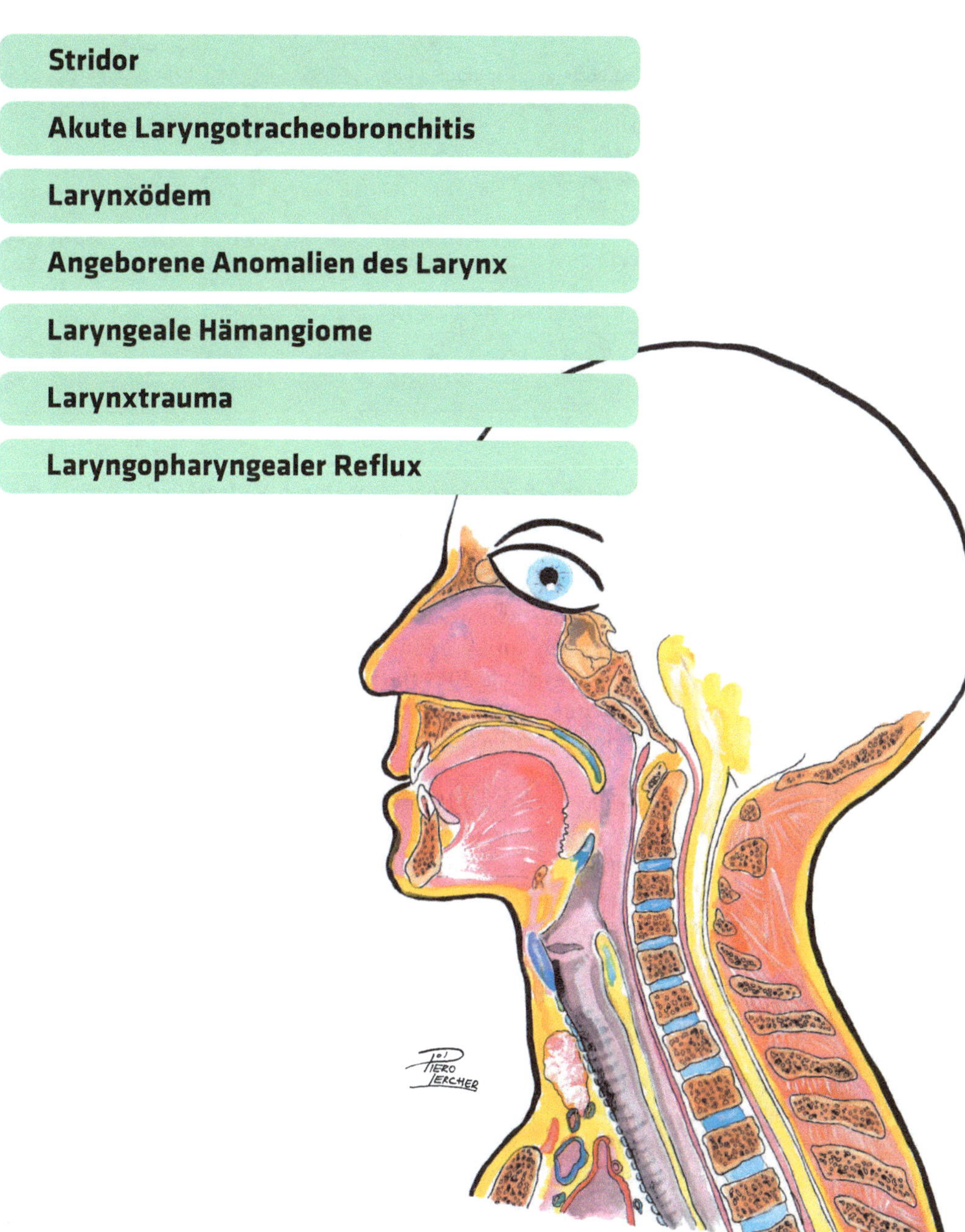

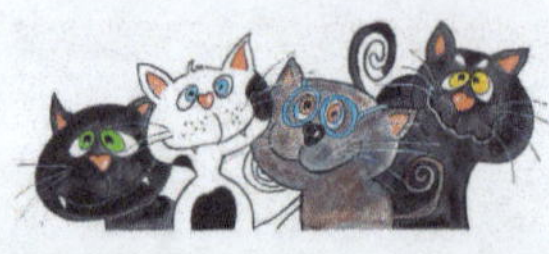

Differentialdiagnose Stridor

Kongenital/ iatrogen	Infektiös/ idiopathisch	Trauma toxisch	Tumor (Neoplasie)	Endokrin/ metabolisch	neurologisch	systemisch
Laryngomalazie Laryneales Web subglottische Stenosen hereditäres Angioödem	akute Laryngotracheobronchitis akute subglottische Laryngitis akute Epiglottitis → *Halsschmerzen* Perichondritis des Kehlkopfes	Kehlkopftrauma Intubationstrauma Fremdkörper im Larynx/Trachea Reinke-Ödem Verbrennung	Hämangiome Papillome Larynx	erworbenes Angioödem	beidseitige Rekurrensparese → *Hirnnervenlähmung*	

Stridor

Definition

Stridor: verschärftes Atemgeräusch durch Verlegung der Atemwege
Atemnot: subjektives Gefühl des Lufthungers

Ursache

Siehe Kittens-Tabelle „Stridor"
Jede Einengung der Atemwege (entzündlich, neoplastisch, selten: angeboren, traumatisch, durch Fremdkörper) mit einer Verminderung des Atemzugvolumens ab ca. 30 % führt zu Atemnot und Stridor.
Die akute Atemnot ist der bedrohlichste Notfall in der HNO. Für weitere HNO-Notfälle *siehe* Mindmap „ HNO-Notfälle".

Arten des Stridors

inspriatorischer Stridor: supraglottische Enge
expiratorischer Stridor: Enge der tieferen Atemwege
biphasischer Stridor: glottische/subglottische Enge

Hauptsymptom

- Stridor und Atemnot

Diagnostik

Anamnese: insbesondere Tumoranamnese, aber auch Insektenstiche und Medikamentenanamnese (Larynxödem!)
Die Art des Stridors gibt Auskunft über die ungefähre Lokalisation.
HNO-Status: insbesondere ödematöse Schwellungen in der Mundhöhle beachten (Quincke-Ödem, Insektenstich in die Zunge, ACE-Hemmer!)
flexible Laryngoskopie zur Beurteilung des Zungengrundes (Zungengrundtonsillitis), des Larynx (Larynxödem) und des Hypopharynx
Bildgebung: Bei ausgeprägter Atemnot ist in der Regel keine Zeit dafür.

Therapie

Sicherung der Atemwege und Setzen eines venösen Zuganges:
venöser Zugang: sofortige Gabe von Methylprednisolon (eine Bolusdosis > 250 mg zeigt bereits nach Minuten Wirkung), für kleine Kinder (subglottische Laryngitis) Suppositorien verwenden.
Intubation, sofern das Atemwegshindernis dies zulässt.
Koniotomie: Eingehen in den Larynx im Bereich des Ligamentum cricothyroideum = Ligamentum conicum zwischen Schild- und Ringknorpel.

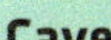

Cave

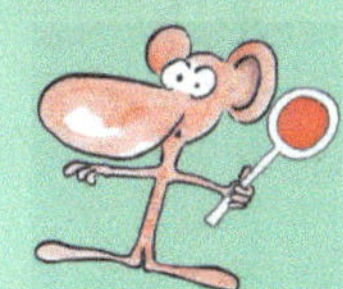

Die A. cricothyroidea läuft horizontal am Unterrand des Kriokoids durch das Ligamentum conicum. Danach wird der stabilisierte Patient unter OP-Bedingungen auf ein Tracheostoma umoperiert, da der Druck der Kanüle rasch zur Nekrose des Ringknorpels führt.

Tracheotomie: Eröffnen der Trachea zur Anlage eines Tracheostomas. Dies ist kein Notfalleingriff, sondern ein elektiver Eingriff, z. B. bei langzeitintubierten Patienten, der in der Regel im OP oder auf einer Intensivstation durchgeführt wird.

Zwei Arten der Tracheotomie:
hohe Tracheotomie: Eingehen in die Trachea nach Durchtrennung des Isthmus der Schilddrüse
tiefe Tracheotomie: Eingehen in die Trachea nach Hochschieben der Schilddrüse ohne Durchtrennung des Isthmus. Nur bei Patienten mit schlankem Hals sinnvoll.

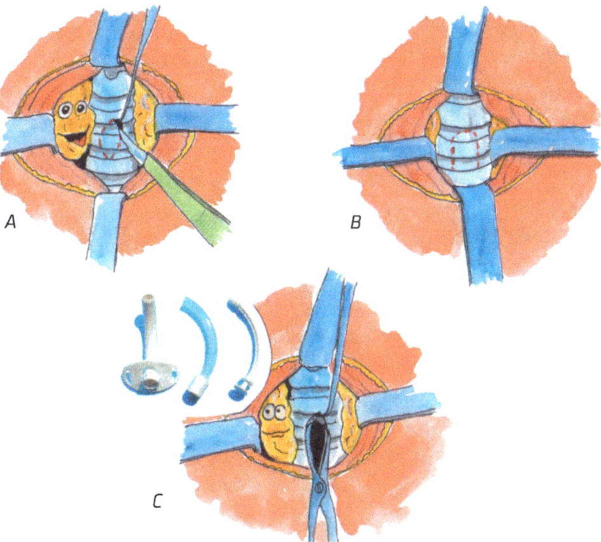

Abb. 1:
Nach Ligatur des Isthmus der Schilddrüse wird
(A) ein ovales Loch in Höhe der 2. und 3. Trachealspange geschnitten, oder
(B) ein sog. „Björk'sches Läppchen", das kaudal gestielt ist, mit der Haut vernäht. Diese Methode gibt einen sicheren Stomakanal.
(C) Eine Kanüle in das Stoma eingebracht.

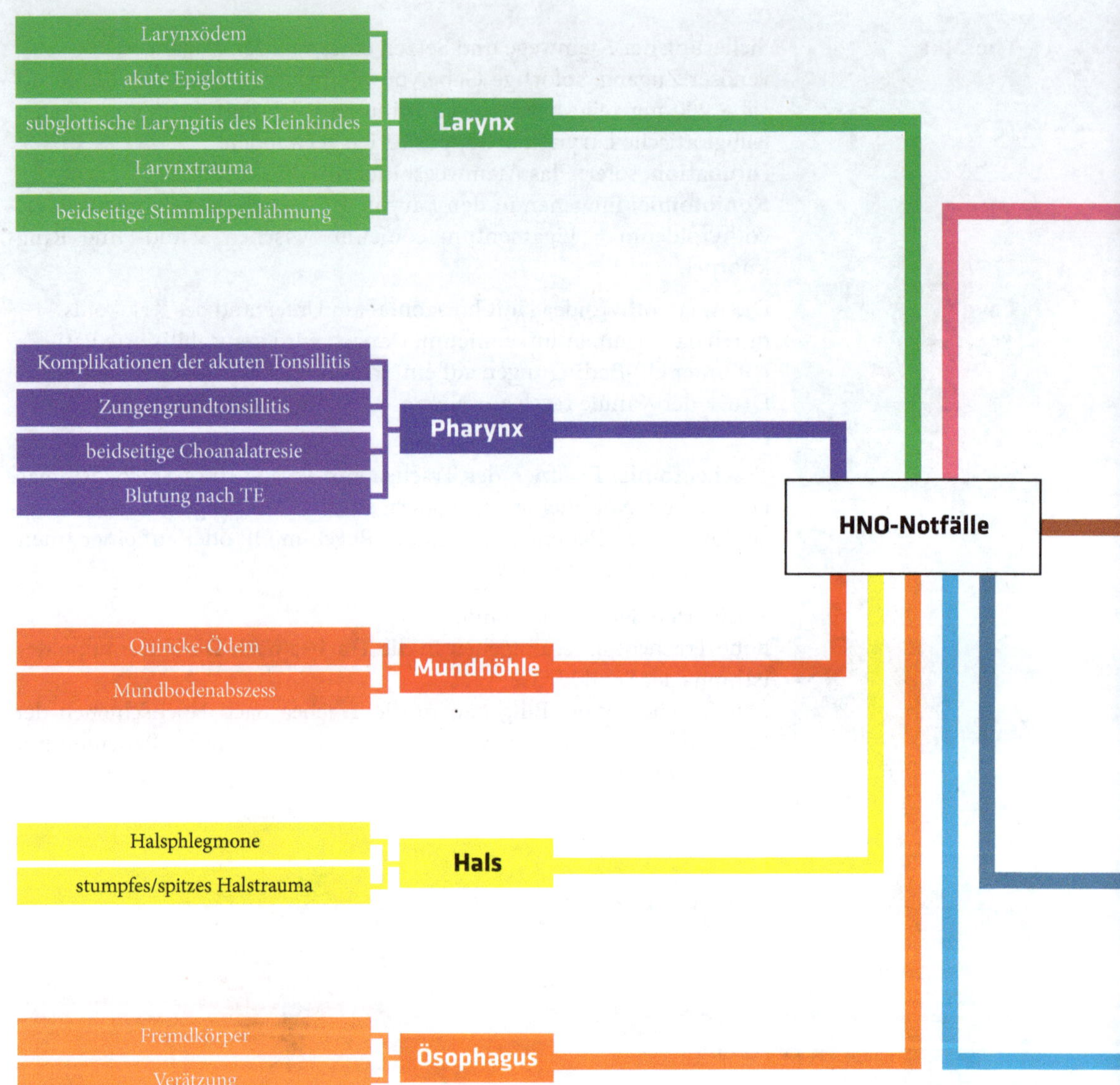
Larynxödem
akute Epiglottitis
subglottische Laryngitis des Kleinkindes
Larynxtrauma
beidseitige Stimmlippenlähmung
Larynx
Komplikationen der akuten Tonsillitis
Zungengrundtonsillitis
beidseitige Choanalatresie
Blutung nach TE
Pharynx
HNO-Notfälle
Quincke-Ödem
Mundbodenabszess
Mundhöhle
Halsphlegmone
stumpfes/spitzes Halstrauma
Hals
Fremdkörper
Verätzung
Ösophagus

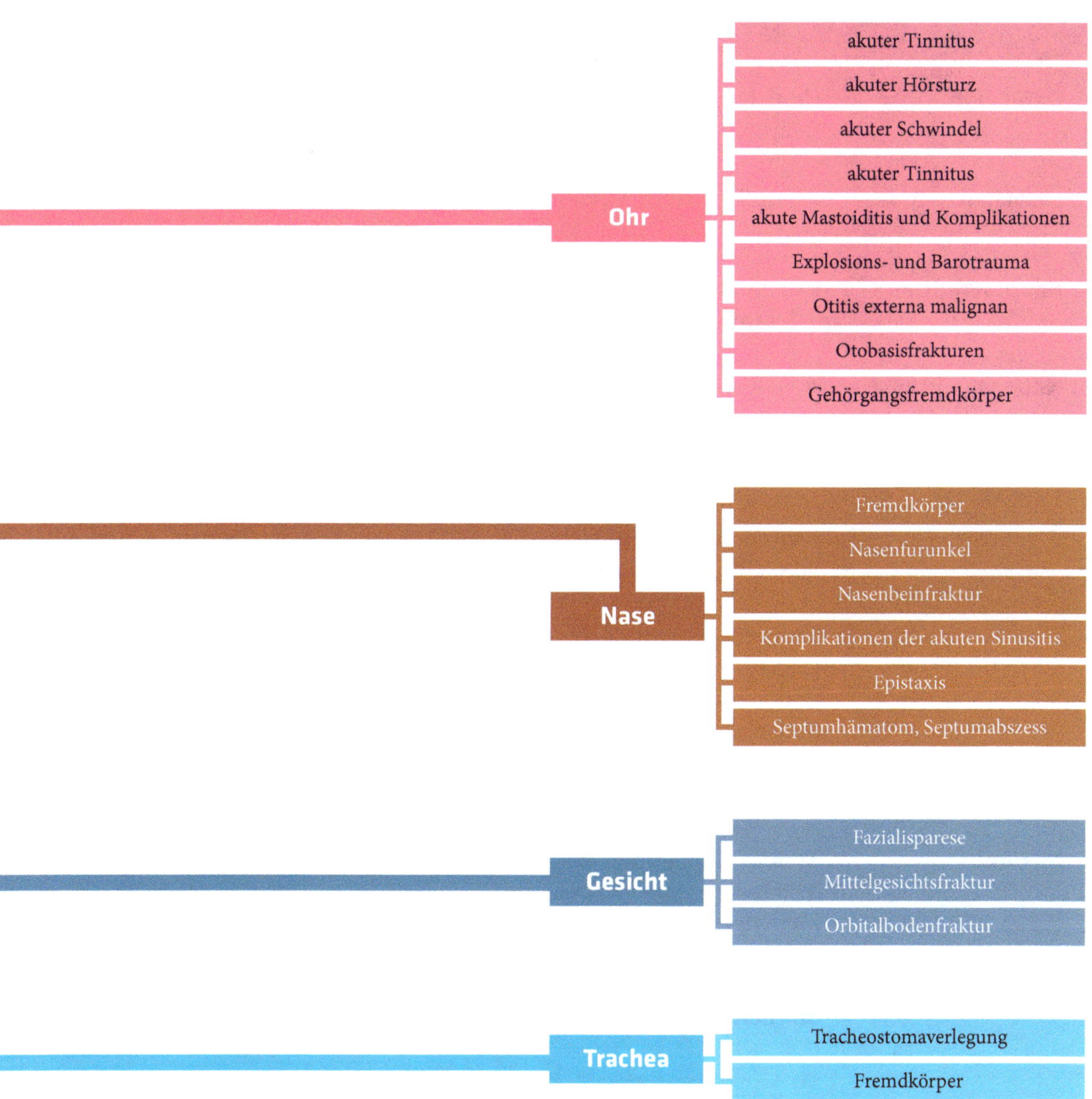
akuter Tinnitus
akuter Hörsturz
akuter Schwindel
akuter Tinnitus
Ohr
akute Mastoiditis und Komplikationen
Explosions- und Barotrauma
Otitis externa malignan
Otobasisfrakturen
Gehörgangsfremdkörper
Fremdkörper
Nasenfurunkel
Nasenbeinfraktur
Nase
Komplikationen der akuten Sinusitis
Epistaxis
Septumhämatom, Septumabszess
Fazialisparese
Gesicht
Mittelgesichtsfraktur
Orbitalbodenfraktur
Trachea
Tracheostomaverlegung
Fremdkörper

Akute Laryngotracheobronchitis

Definition

akute Laryngotracheobronchitis mit subglottischer Schwellung
Hauptursache von Stridor bei Kleinkindern unter fünf Jahren

Ursachen

Parainfluenzaviren, RS-Viren, Rhinoviren, Influenzaviren

Hauptsymptome

- inspiratorischer oder biphasischer Stridor durch die subglottische Schwellung

Nebensymptome

- „bellender Husten" – deshalb auch „Pseudokrupp" genannt
- subfebrile Temperatur (im Unterschied zur akuten Epiglottitis)
- Kind verweigert die Rückenlage

Diagnostik

Anamnese: insbesondere die Schilderung des „bellenden" Hustens durch die Eltern beachten

HNO-Status: unnötige Manipulationen vermeiden. Aufregung verstärkt Atemnot!
flexible Laryngoskopie
Bildgebung: evtl. Röntgen: „ Flaschenhalszeichen" der subglottischen Enge, in aller Regel nicht notwendig, da die Diagnose klinisch gestellt wird.

Therapie

Atemwegssicherheit abschätzen, Intubationsbereitschaft
Medikamentöse Therapie:
Methylprednisolon – Rektalzäpfchen als Sofortmaßnahme
Adrenalinvernebler, feuchtes Zelt
Antibiotikagabe meist nicht notwendig
Stationäre Aufnahme

Larynxödem

Definition

Schleimhautschwellung im Bereich der Glottis und Supraglottis
Zusätzlich kann das Ödem die Gesichtshaut (insbesondere Lippen) und die Schleimhaut der Mundhöhle und des Oropharynx betreffen.

Ursachen

Siehe auch Symptomkapitel „Gesichtsschwellung" (Seite 40)
angeborenes Angioödem: C1-Esterase-Inhibitormangel
erworbenes Angioödem: Medikamente, **ACE-Inhibitoren**
Aspirin, sonstige NSAID
Lebensmittelallergie
Infektionen

Hauptsymptome

- Stridor, Heiserkeit, „hot potato"-Stimme

Nebensymptom

- Gesichtsschwellung, Pruritus

Diagnostik

Anamnese, insbesondere Medikamentenanamnese
HNO-Status: **direkte oder indirekte Laryngoskopie**
Auch bei ausschließlich „klassischer" Lippenschwellung des Angioödems immer eine Laryngoskopie durchführen, um ein zusätzliches Ödem der Atemwege auszuschließen.
Serumwert des C1-Esterase-Inhibitors: bei V. a. ein hereditäres Angioödem, dann muss die Blutabnahme allerdings vor der ersten Kortisongabe erfolgen.

Therapie

Atemwegssicherung im Notfall (*Siehe* Allgemeines zu Stridor) durch Intubation oder Chirurgie

Medikamentöse Therapie:
i. v. Gabe von Methylprednisolon und einem Antihistaminika
Itabacant bei C1-Esterase-Inhibitormangel
Stationäre Aufnahme

Angeborene Anomalien des Larynx

Definition

fehlende oder unvollständige Rekanalisation des Kehlkopfes in der Fetalperiode

Formen

Laryngomalazie:
häufigste Fehlbildung des Larynx
häufigste Ursache von intermittierendem inspiratorischem Stridor von Säuglingen, Besserung in Bauchlage
gestörte Mineralisation führt zu weichem Larynxknorpel, „floppy epiglottis", omegaförmig gefaltete Epiglottis: beim Einatmen wird die Epiglottis in Richtung Kehlkopfinneres „gesaugt".

Kongenitale laryngeale Membranen – „webs":
Zu ca. 75 % handelt es sich um glottische Webs, die zu inspiratorischem Stridor und Aphonie führen.

Angeborene subglottische Stenosen:
Dies ist die dritthäufigste Anomalie des Larynx, die zu biphasischem Stridor bei einem Restlumen von weniger als 4 mm bei Säuglingen führt!
Es kann sich um membranöse, knorpelige oder gemischte Stenosen handeln

Einteilung der angeborenen subglottischen Stenose nach **Cotton:**

Grad 1: < 70 % Stenose
Grad 2: 70–90 % Stenose
Grad 3: 91–99 %
Grad 4: komplette Stenosierung

Laryngozelen
Siehe Symptomkapitel „Heiserkeit" (Seite 86).

Hauptsymptome

- Stridor und Atemnot

Diagnostik

Fremdanamnese
Die flexible Laryngoskopie zeigt die Art und Lokalisation der Fehlbildung.

Therapie

Laryngomalazie
Beobachten und abwarten, in der Regel kommt es zur Remineralisation und „Versteifung" des Larynxskeletts.
operativ: Epiglottopexie

Kongenitale laryngeale Webs
Durchtrennung des Webs mit dem CO_2-Laser, sofern die Stenose das Lumen zu mehr als 50 % einengt
Hier ist evtl. eine Tracheotomie notwendig.

Angeborene subglottische Stenose
Grad 1 und 2: Durchtrennung mit dem CO_2-Laser
Grad 3 und 4: offene chirurgische Techniken
Bei Grad 3 und 4 ist die Tracheotomie sehr wahrscheinlich erforderlich.

Laryngeale Hämangiome

Definition

Das Hämangiom ist die häufigste Neoplasie des Kopf- und Halsbereiches bei Kindern, wobei weibliche Patienten doppelt so häufig betroffen sind.

Entwicklung

Proliferationsphase vom 6.–18. Monat
Involutionsphase bis zum 8. Lebensjahr

Kleinkind:
Lokalisation: subglottisch

Hauptsymptom

- inspiratorischer oder biphasischer Stridor

Nebensymptom

- in 50 % kutane Hämangiome

Erwachsener:
Lokalisation: glottisch oder supraglottisch

Hauptsymptom

- Heiserkeit

Diagnostik

Klinik
flexible Laryngoskopie
keine Biopsie – Blutungsgefahr!

Therapie

Atemwege sichern
Beobachten und Involution abwarten ist nur bei Atemwegssicherheit möglich.
Medikamentöse Therapie:
Orale Kortikosteroide sind nur in der Proliferationsphase wirksam.
Betablocker
CO_2-Laser zur Verödung der Hämangiome: sekundäre subglottische Stenose als Komplikation

Larynxtrauma

Definition

inneres oder äußeres Trauma des Kehlkopfes durch stumpfe oder scharfe Gewalteinwirkung

Formen

Inneres Larynxtrauma
Ursachen: iatrogen bei Intubationen oder Endoskopien, thermische oder chemische Noxen, Insektenstich nach Verschlucken

Äußeres Larynxtrauma
Ursachen: offene oder geschlossene Verletzungen nach scharfen oder stumpfen Traumata

Symptome

hängen vom Schweregrad des Traumas ab:
- leichte Verletzung: Dysphonie, Schmerzen, Dysphagie
- schwere Verletzung: Dyspnoe, Schmerzen, Verletzung der Haut

Diagnostik

Anamnese:
HNO-Status: insbesondere direkte oder indirekte Laryngoskopie, Verletzungen, Hämatome im Bereich des äußeren Halses

Cave

Beachte Ödeme der Schleimhaut der Supraglottis (hier sehr lockere, „ödemgefährdete“ Schleimhaut, Stimmlippenhämatome)
Bildgebung: CT bei V. a. auf Frakturen im Bereich des Larynxskeletts

Therapie

Primäres Ziel: **Sicherung der Atemwege!**
Bei leichtgradigen Verletzungen antiphlogistische Therapie einleiten. Großzügige Indikation zur stationären Aufnahme, da atemwegsrelevante Ödeme Stunden bis Tage später auftreten können.
Bei Prell-, Würge- oder Strangulationsmarken unbedingt eine Fotodokumentation des klinischen Befundes erstellen und den Patienten zur Strafanzeige auffordern.
Bei schweren Verletzungen ist meist eine Tracheotomie notwendig.
Offene Verletzungen des Larynx werden im OP versorgt.

Laryngopharyngealer Reflux (LPR)

Definition

Entzündung der laryngealen Mucosa durch Säurereflux

Ursache

Säurereflux

Hauptsymptom

- Heiserkeit

Nebensymptome

- Hustenattacken
- Globusgefühl
- Räusperzwang
- üblicherweise kein Sodbrennen

Diagnostik

direkte oder indirkete Laryngoskopie
Entzündung, Ödem der Schleimhaut im Bereich der hinteren Kommissur, der Supraglottis, der Stimmlippen, Laryngitis gastrica
KM-Schluckröntgen
24 h pH-Metrie „Gold-Standard“
Ösophagusmanometrie

Therapie

Verhaltensumstellung
Rauchverbot
beim Schlafen Kopfende des Bettes hochstellen
Dinner canceling
kein Kaffee, Schokolade, scharfe Speisen, destillierte Alkoholika etc

Antirefluxtherapie:
Protonenpumpeninhibitoren: Üblicherweise ist für LPR die doppelte GERD-Dosis notwendig..

Chirurgische Therapie:
Fundiplicatio: *Siehe* Lehrbücher der Allgemeinchirurgie

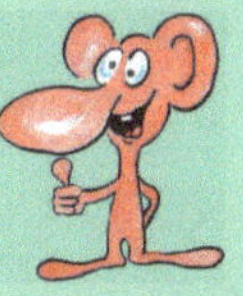

Tipps & Tricks

Als Faustregel gilt: Eine Einengung der Atemwege, die über der oberen Thoraxapertur liegt, äußert sich klinisch als inspiratorischer Stridor. Eine Enge unter der oberen Thoraxapertur zeigt zusätzlich auch einen exspiratorischen Stridor.

Fallbeispiel

Beim 73-jährigen Herrn S. K. wurde wegen eines T2N0M0-Stimmlippenkarzinoms eine Larynxteilresektion mit dem CO_2-Laser durchgeführt. Eine Tracheotomie konnte vermieden werden. Der postoperative Verlauf gestaltete sich primär problemlos. Nach einer Woche entwickelte sich ein zunehmender inspiratorischer Stridor und die Stimme, die ohnehin schon erheblich heiser klang, wurde noch schlechter, ebenso das Schlucken. Bei der indirekten Laryngoskopie zeigten sich dicke Beläge im Inneren des Rest-Larynx und eine erhebliche ödematöse Schwellung im Bereich des Aryhöckers der operierten Seite. Bei dem noch stationären Patienten wurde eine hochdosierte Kortisontherapie unter Antibiotikaschutz für die Dauer von fünf Tagen eingeleitet und zusätzlich Inhalationen verordnet. Innerhalb weniger Stunden kam es zu einer deutlichen Reduktion des Aryhöckerödems und der Wundbeläge. Es zeigt sich keine stridoröse Atmung mehr.

Tinnitus

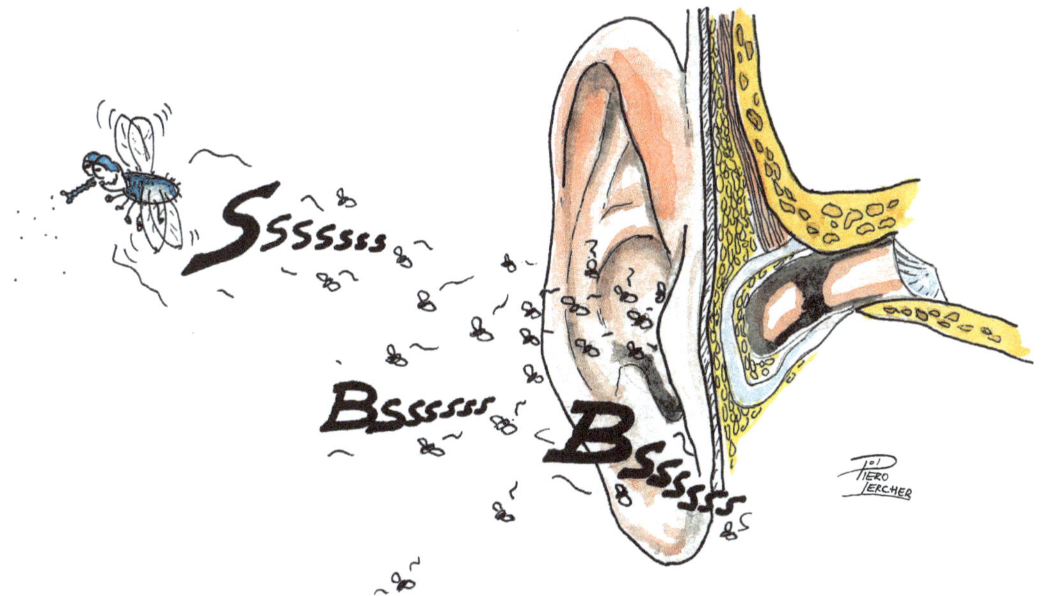

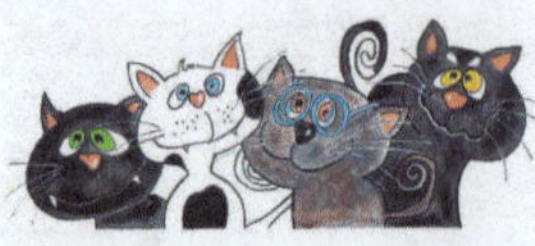

Differentialdiagnose Tinnitus

Kongenital/ iatrogen	Infektiös/ idiopathisch	Trauma toxisch	Tumor (Neoplasie)	Endokrin/ metabolisch	neurologisch	systemisch
Medikamenten-nebenwirkungen → *Siehe* Mindmap Medikamenten-nebenwirkungen	Zerumen Seromukotympanon Hörsturz Presbyakusis → *Hörminderung* Otitis media acuta → *Ohrenschmerzen* Morbus Menière → *Schwindel* postmeningitischer Tinnitus	Peitschenschlagsyndrom Lärm Fremdkörper Trommelfellperforation myognathischer T. Zervikalsyndrom	Akustikusneurinom	Otosklerose → *Hörminderung* Durchblutungsstörung Hypertonie Hypotonie	Stress Multiple Sklerose	Minderdurchblutung des Innenohres

Tinnitus

Definition

auditorische Empfindung ohne äußere Schallquelle
Ohrgeräusch („Ohrensausen“)

Formen

subjektiver Tinnitus: wird nur vom Patient wahrgenommen (häufig)
objektiver Tinnitus: wird vom Patient und vom Untersucher wahrgenommen (sehr selten)
Dauert der Tinnitus mehr als drei Monate, ist er chronifiziert und wird als Tinnitus-Krankheit bezeichnet.

Ursachen

Siehe Kittens-Tabelle „Tinnitus“

Objektiver Tinnitus:
vaskuläre Ursachen („pulsatiler Tinnitus“, synchron mit Herzaktion): Hypertonie, arteriovenöse Malformationen, vaskuläre Tumoren (Glomustumoren)
mechanisch, muskuläre Ursache: Myoklonien des Gaumensegels oder der Binnenohrmuskulatur (M. tensor tympani, M. stapedius)

Subjektiver Tinnitus:
Unklar, das Symptom „Tinnitus“ tritt im Rahmen vieler Krankheiten auf: otologische Krankheiten, insbesondere Presbyakusis, neurologische Krankheiten, bei Depression und Angstzuständen und als Nebenwirkung verschiedenster Medikamente.

Epidemiologie

Geschätzte 10–15 % der Population leiden an einem Tinnitus.

Hauptsymptom

- Ohrgeräusch

Nebensymptome

- Depression
- Schwindel

Diagnostik

Anamnese: insbesondere auf die Dauer achten, da ein akuter Tinnitus wie ein akuter Hörsturz behandelt wird. Einseitiger Tinnitus mit zusätzlichen Ohrsymptomen deutet auf eine otologische Ursache hin. Ist der Tinnitus hoch- oder niederfrequent? Ist der Tinnitus pulsatil oder „klickend", deutet dies auf eine objektive Ursache hin. Genaue Medikamentenanalyse durchführen!
HNO-Status: insbesondere otologische Abklärung. Myoklonien des Gaumensegels bei Inspektion der Mundhöhle beachten
audiologische Abklärung: Tonaudiogramm, Bestimmung der Frequenz und Verdeckbarkeit des Ohrgeräusches, BERA. *Siehe* Grundlagenkapitel „HNO-Untersuchungen" (Seite 270).
Bildgebung: MRT bei V. a. Gefäßtumoren, retrocochleäre (Akustikusneurinom) oder neurologische Ursache.

Therapie

Akuter subjektiver Tinnitus: Hier erfolgt die Behandlung wie bei einem akuten Hörsturz: ausschleichendes Kortisonschema (500 mg Methylprednisolon über 2 Tage, dann ausschleichen).
Alle anderen Therapieverfahren haben in großen Studien keine signifikante Wirkung gezeigt.

Chronischer subjektiver Tinnitus: Hier steht derzeit keine kausale Therapie zur Verfügung.
Symptomatische Therapie:
Hörgeräteversorgung: Bei Hörminderung und Tinnitus ist dies die einfachste Art der „Maskierung".
„Tinnitus-Masker": Rauschgenerator zur Übertönung des Tinnitus bei dekompensiertem Tinnitus ohne Hörminderung.
„Retraining": Gewöhnung an den Tinnitus durch Verwendung eines Maskers und einer Psychotherapie.
Sedierende, anxiolytische Medikamente nach psychiatrischem Konsil

Objektiver Tinnitus: Therapie der Grunderkrankung, z. B. chirurgische Entfernung des Glomustumors oder medikamentöse Einstellung der Hypertonie

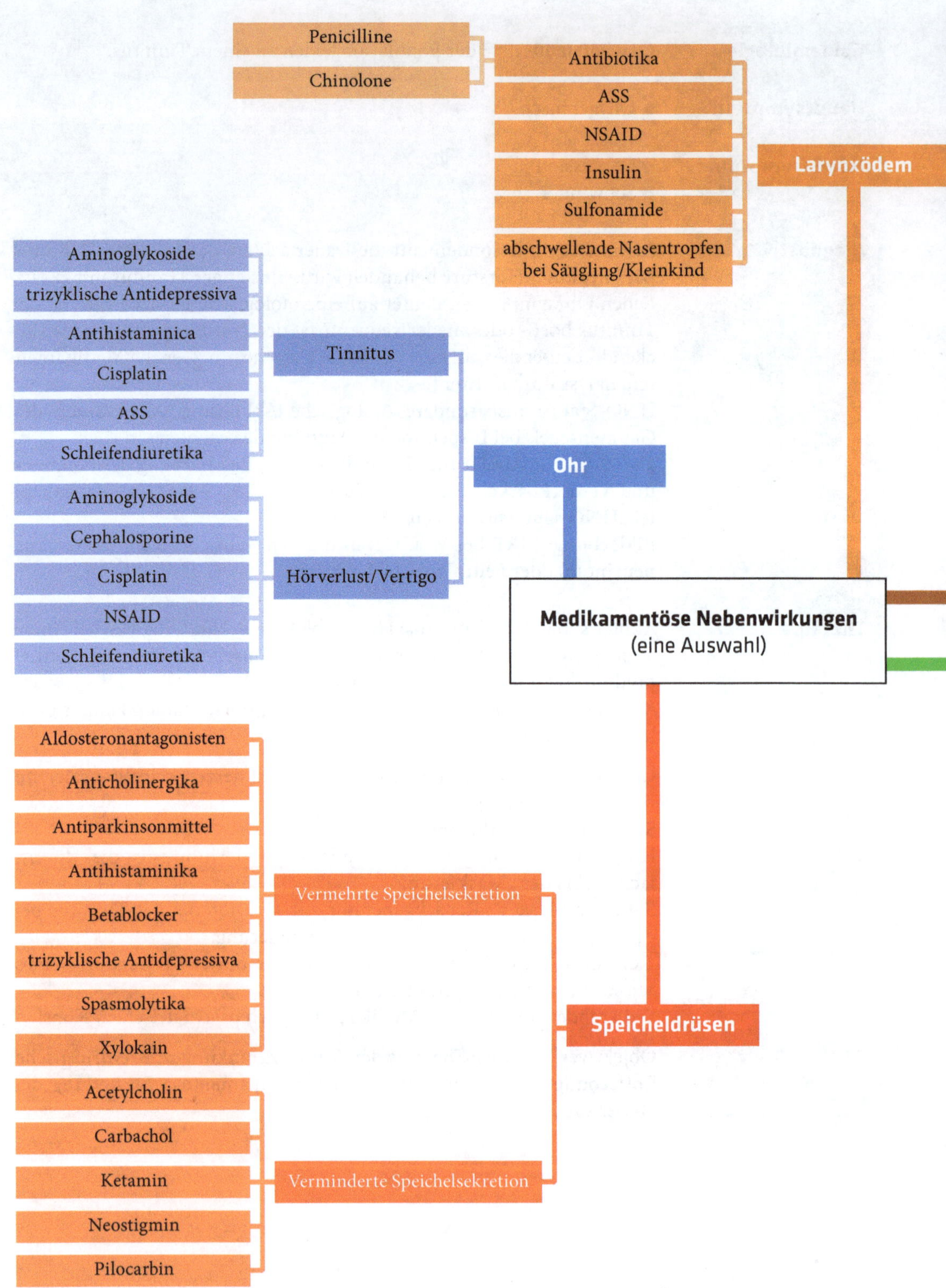
Penicilline
Chinolone
Antibiotika
ASS
NSAID
Insulin
Sulfonamide
abschwellende Nasentropfen bei Säugling/Kleinkind
Larynxödem
Aminoglykoside
trizyklische Antidepressiva
Antihistaminica
Cisplatin
ASS
Schleifendiuretika
Tinnitus
Aminoglykoside
Cephalosporine
Cisplatin
NSAID
Schleifendiuretika
Hörverlust/Vertigo
Ohr
Medikamentöse Nebenwirkungen
(eine Auswahl)
Aldosteronantagonisten
Anticholinergika
Antiparkinsonmittel
Antihistaminika
Betablocker
trizyklische Antidepressiva
Spasmolytika
Xylokain
Vermehrte Speichelsekretion
Acetylcholin
Carbachol
Ketamin
Neostigmin
Pilocarbin
Verminderte Speichelsekretion
Speicheldrüsen

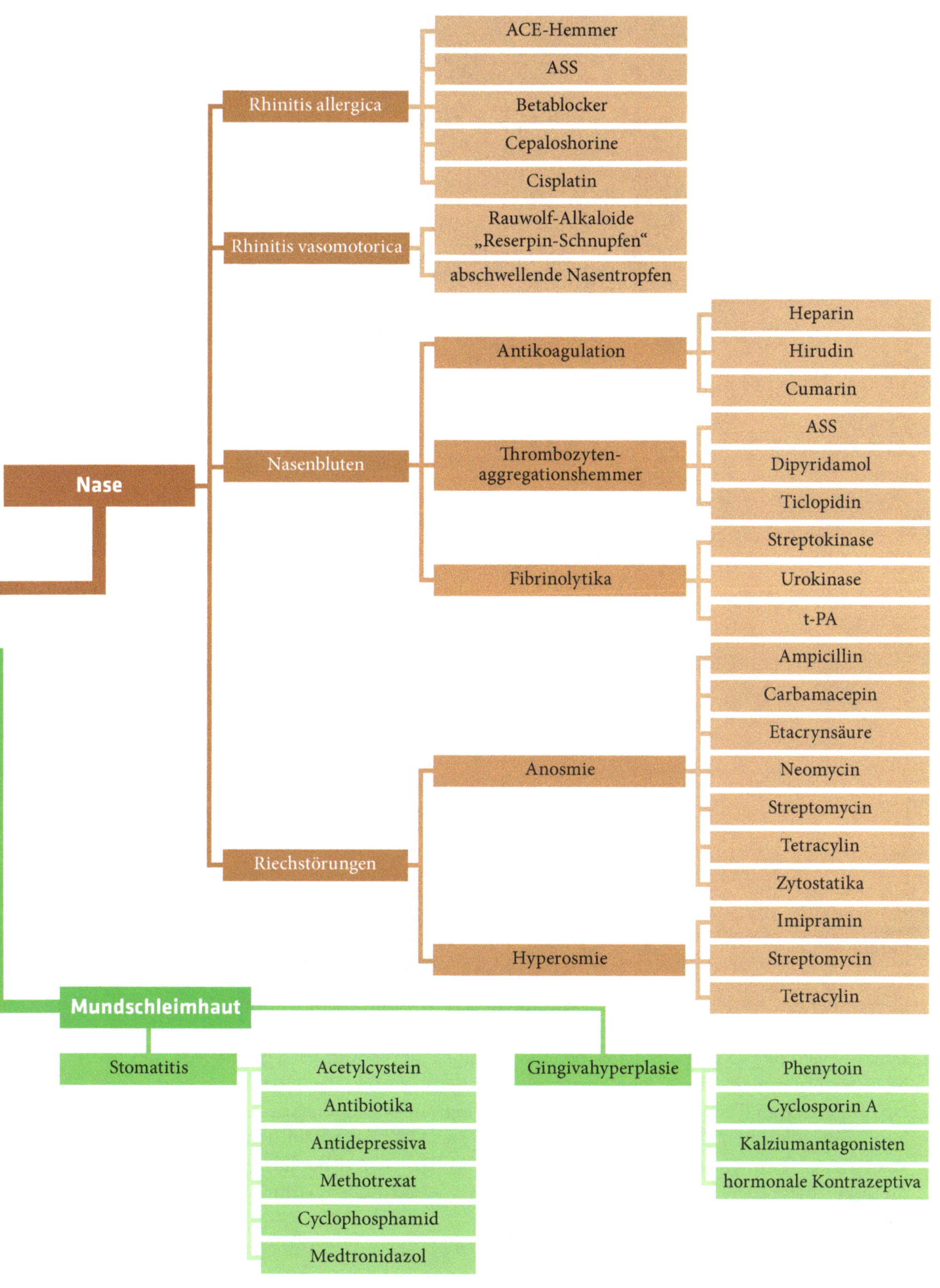
Nase
Rhinitis allergica
ACE-Hemmer
ASS
Betablocker
Cepaloshorine
Cisplatin
Rhinitis vasomotorica
Rauwolf-Alkaloide „Reserpin-Schnupfen“
abschwellende Nasentropfen
Nasenbluten
Antikoagulation
Heparin
Hirudin
Cumarin
Thrombozyten-aggregationshemmer
ASS
Dipyridamol
Ticlopidin
Fibrinolytika
Streptokinase
Urokinase
t-PA
Riechstörungen
Anosmie
Ampicillin
Carbamacepin
Etacrynsäure
Neomycin
Streptomycin
Tetracylin
Zytostatika
Hyperosmie
Imipramin
Streptomycin
Tetracylin
Mundschleimhaut
Stomatitis
Acetylcystein
Antibiotika
Antidepressiva
Methotrexat
Cyclophosphamid
Medtronidazol
Gingivahyperplasie
Phenytoin
Cyclosporin A
Kalziumantagonisten
hormonale Kontrazeptiva

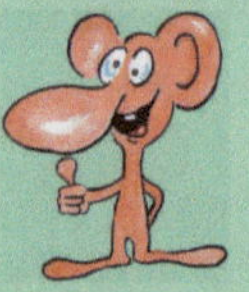

Tipps & Tricks

Bei einseitigem Tinnitus mit ipsilateraler Innenohrläsion und unklaren Schwindelbeschwerden stets ein Akustikusneurinom ausschließen.

Fallbeispiel

Eine Patientin mittleren Alters hat seit einem halben Jahr einen Tinnitus des rechten Ohres, bemerkt diesen allerdings nur, wenn es um sie ganz leise ist. Sie hat weder eine Einschlaf- noch eine Durchschlafstörung. Die durch den Hausarzt verschriebenen „durchblutungsfördernden" Therapien haben zu keiner Verbesserung des Tinnitus geführt. Der HNO-Status und das durchgeführte Reintonaudiogramm sind altersentsprechend unauffällig. Ein zuvor schon vom Hausarzt durchgeführtes MRT des Kleinhirnbrückenwinkels zeigt keinen Hinweis auf ein Akustikusneurinom. Durch das Beratungsgespräch beruhigt, will die Patientin für ihren „kompensierten" chronischen Tinnitus keine weitere symptomatische Therapie.

Grundlagen

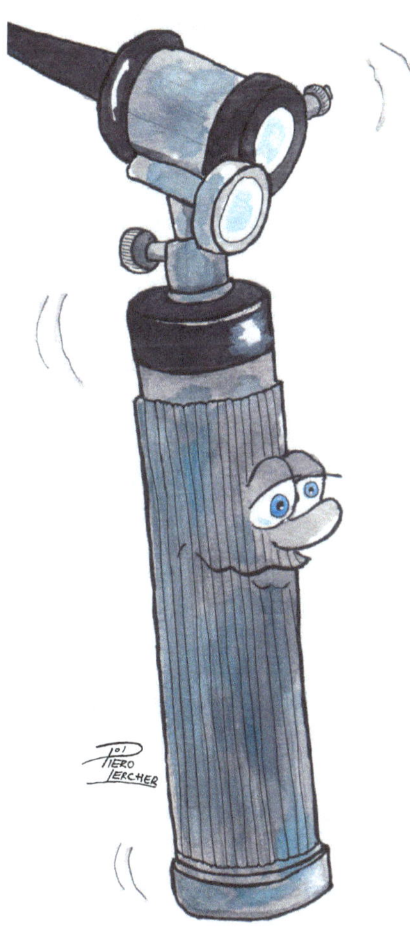

HNO-Untersuchungen

Anamnese und Statuserhebung sind immer voranzustellen, sie dienen der Eingrenzung und Sicherung der Diagnose.

I. Der klassische Spiegelkurs – indirekte Untersuchungstechnik

Allgemeines

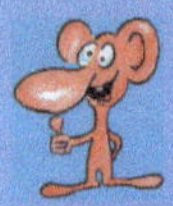

Tipps & Tricks

Der Patient ist über die vorgesehene Untersuchung zu informieren, damit Schreckreaktionen vermieden werden. Für die Untersuchung bei Kindern ist eine Hilfsperson zum Ruhighalten notwendig.

Sitzposition

Patient und Untersucher auf gleicher Höhe, frontal gegenüber (Abb. 1), Beine jeweils schräg nach links versetzt (Abb. 2), nur bei Ohrinspektion Drehung des Patienten um 90°.

Lichtquelle

60-Watt-Lampe (matt, damit keine Projektion des Glühfadens in die Objektebene) über dem rechten Ohr des Patienten (Abb. 5).

Stirnreflektor

Ein Hohlspiegel von 10 cm Durchmesser mit zentralem Loch von 1 cm Durchmesser (Abb. 3) ist mit einem Band oder Reifen an der Stirn des Untersuchers befestigt.

Der Spiegel ist über dem linken Auge des Untersuchers so positioniert, dass er gut durch das Loch des Spiegels den zur Objektebene gehenden Lichtstrahlen nachschauen kann (Abb. 4) (es fallen dann Seh- mit Lichtachse zusammen). Damit dies auch so bleibt, ist es notwendig, dass der Untersucher nach richtiger Einstellung stets den Kopf ruhig hält.

Der Abstand der Lichtquelle zum Stirnreflektor soll ca. 40 cm betragen.
Der Abstand zwischen Stirnreflektor und Objektebene soll 25 cm betragen (deutliche Sehweite, Abb. 5).

Die Kopfführung erfolgt prinzipiell mit den Fingern der rechten Hand (Abb. 6).

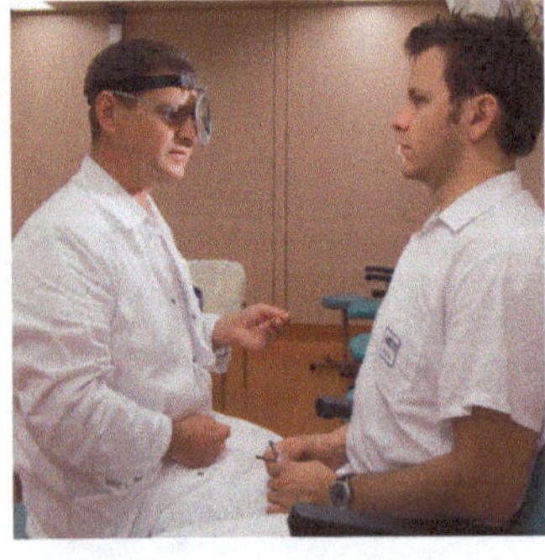

Abb. 1

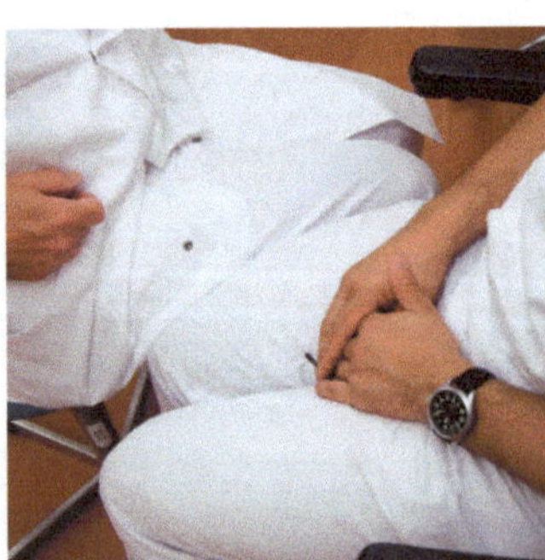

Abb. 2

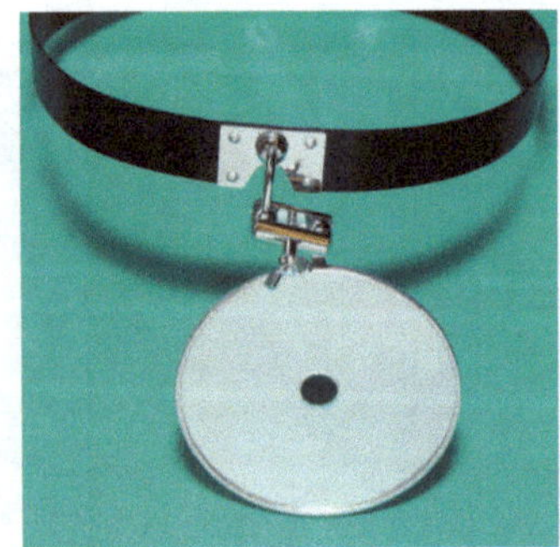

Abb. 3

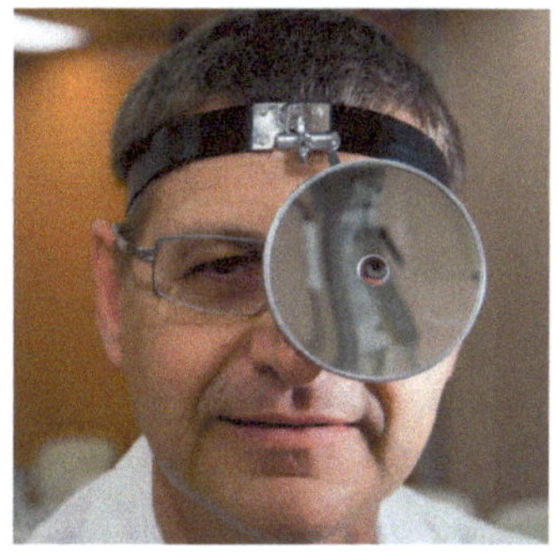
Abb. 4

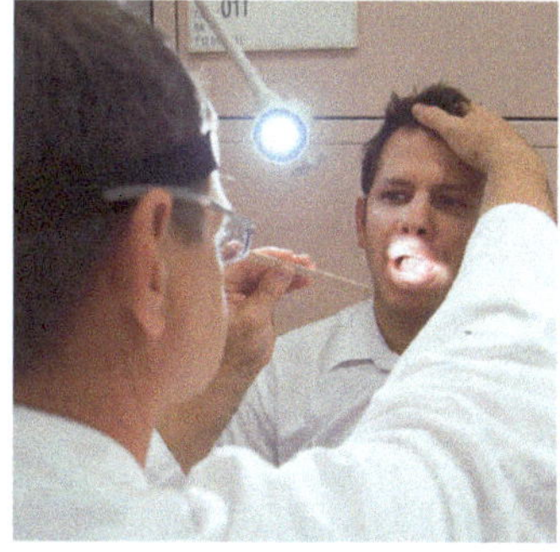
Abb. 5

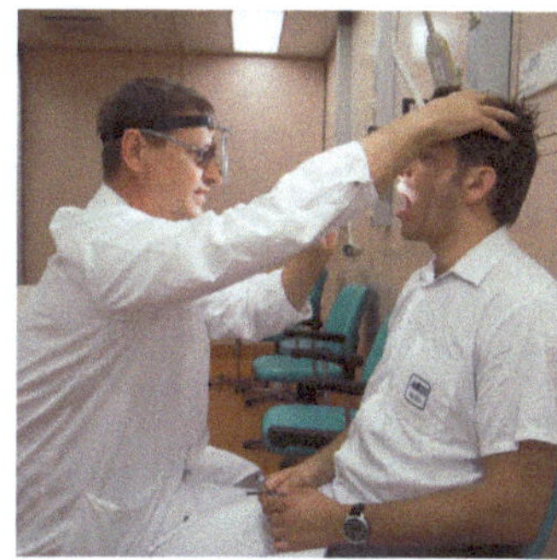
Abb. 6

Instrumentarium

Mundspatel, Nasenspekulum, Ohrtrichter, Kehlkopfspiegel, Mullläppchen (Abb. 7). Anstatt eines Stirnspiegels kann auch eine Stirnlampe mit Kaltlichtquelle verwendet werden (Abb. 8).

Mund und Rachen

Die linke Hand hält einen Spatel, wobei das hintere Ende frei absteht; die Fingerenden der rechten Hand auf dem Scheitel des Patienten führen den Kopf. Der Patient öffnet den Mund zunächst nur halb, damit der Untersucher mit dem Spatel Ober- und Unterlippen und Wangenschleimhaut beurteilen kann. Die Einmündungsstelle des Ductus parotideus ist gegenüber dem zweiten Molaren des Oberkiefers aufzusuchen (Abb. 9). Durch Massieren der Parotis kann Speichel ausgedrückt werden.

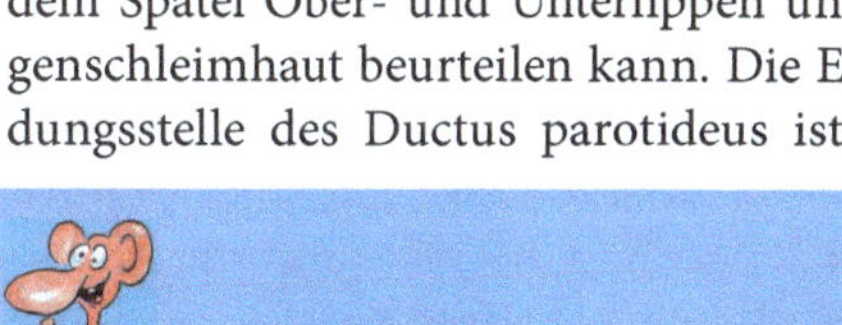

Tipps & Tricks

Zahnersatz herausnehmen lassen.

Das Anheben der nicht herausgestreckten Zunge lässt den Mundboden beurteilen (Abb. 10). Danach Prüfung der Zungenmotilität (nach rechts, links, oben und unten bewegen lassen, Abb. 11).

Dann Mund weit öffnen lassen; mit der linken Hand wird der Spatel auf die vorderen zwei Drittel der in der Mundhöhle liegenden Zunge gelegt und diese nach unten gedrückt.

Inspektion der Zunge, Mundhöhle und Oropharynx (Abb. 12). Mit einem zweiten Spatel kann die Tonsille auf Luxierbarkeit geprüft werden (Vernarbungsprozesse führen zur Fixierung).

Beweglichkeitsprüfung des weichen Gaumens durch Phonation der Patienten. Einseitige Läh-

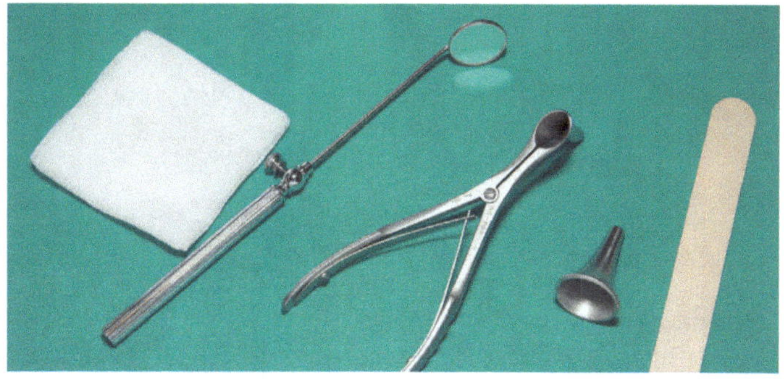
Abb. 7

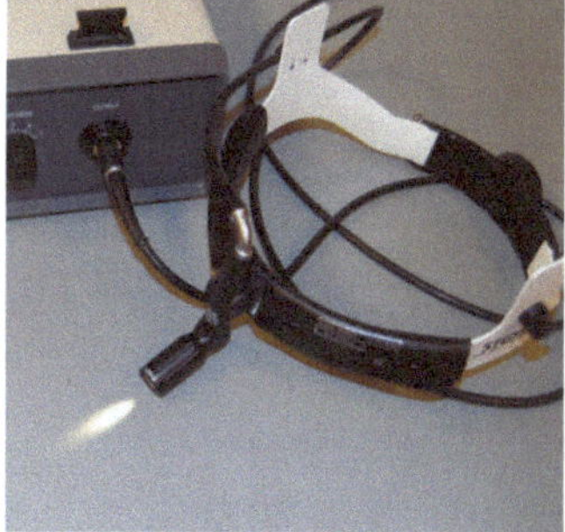
Abb. 8

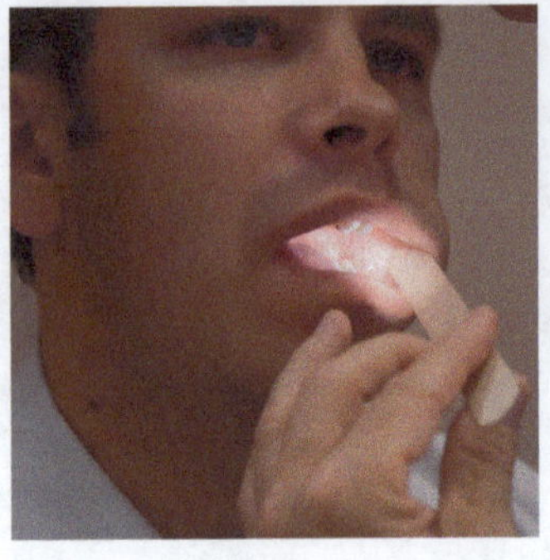
Abb. 9

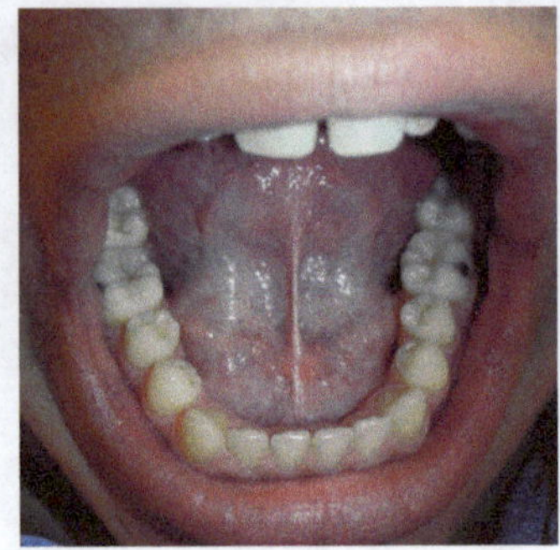
Abb. 10

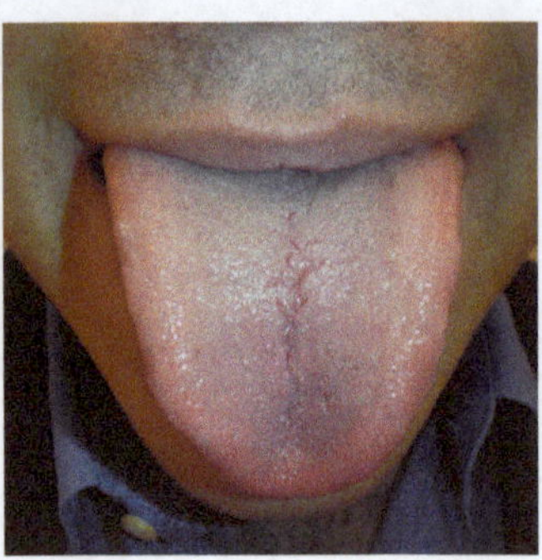
Abb. 11

mung des N. glossopharyngeus führt zur Abweichung der Uvula zur gesunden Seite und Tiefstehen des Gaumenbogens auf der gelähmten Seite (Kulissenphänomen). Weiters können die großen Kopfspeicheldrüsen bimanuell palpiert werden. (Abb. 13)

Beurteilung: Zunge, Mundboden (Frenulum linguae, Plicae submandibulares), Ausführungsgänge der Speicheldrüsen, Zähne, harter Gaumen. Zahnfleisch, Zungenschleimhaut, Zungenbeweglichkeit, Gaumenmandel, Rachenhinterwand, Tonsillen, Gaumensegelbeweglichkeit, Luxierbarkeit der Tonsillen.

Nase und Nasenrachen

Anteriore indirekte Rhinoskopie

Das Nasenspekulum wird mit der linken Hand gehalten, der Daumen liegt am Schloss des Instruments, der Zeigefinger stützt sich am Nasenflügel oder der Wange ab. Einführen des Nasenspekulums im geschlossenen Zustand mit nach lateral gerichteter Spitze (Abb. 14). Ausführen im halb geschlossenen Zustand, damit keine Naseneingangshaare (Vibrissae) eingeklemmt und ausgerissen werden, die rechte Hand führt den Kopf durch schrittweise Retroflexion in:

- Position 1: unterer Nasengang: Boden, untere Nasenmuschel, unteres Septum (Abb. 15);
- Position 2: mittlerer Nasengang, mittleres Septum;
- Position 3: Nasendach, oberes Septum.

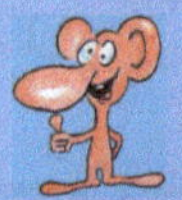

Tipps & Tricks

Die mittlere Nasenmuschel kann nicht immer, die obere Nasenmuschel nie von vorne eingesehen werden, da die Nasenmuscheln von unten nach oben und von vorne nach hinten versetzt sind.

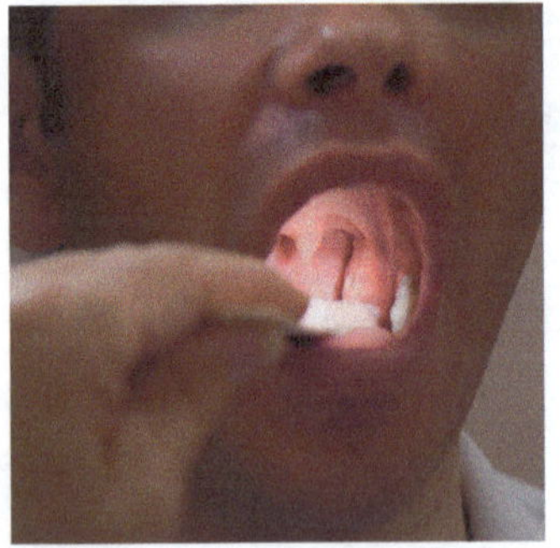
Abb. 12

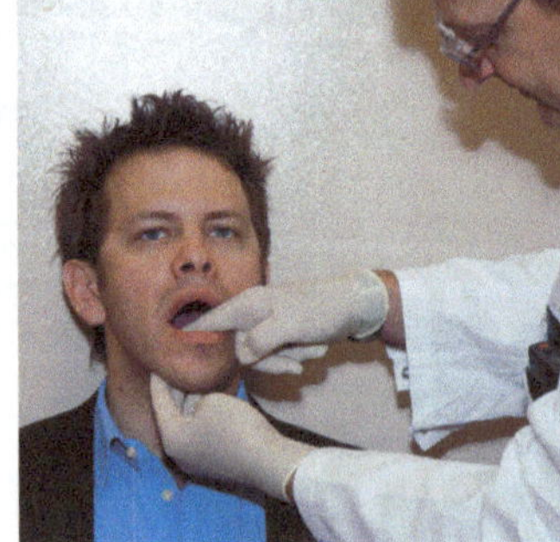
Abb. 13

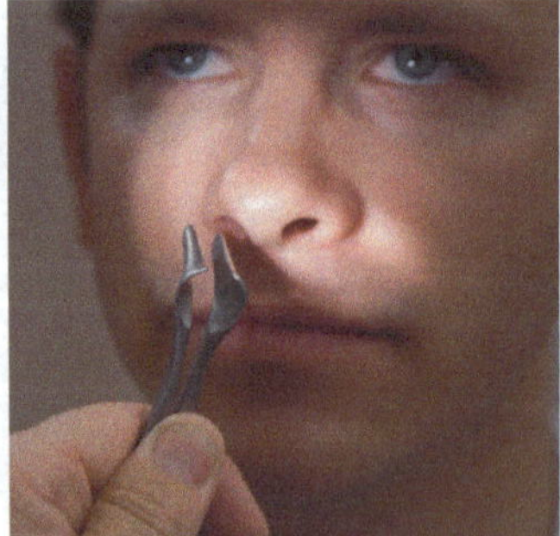
Abb. 14

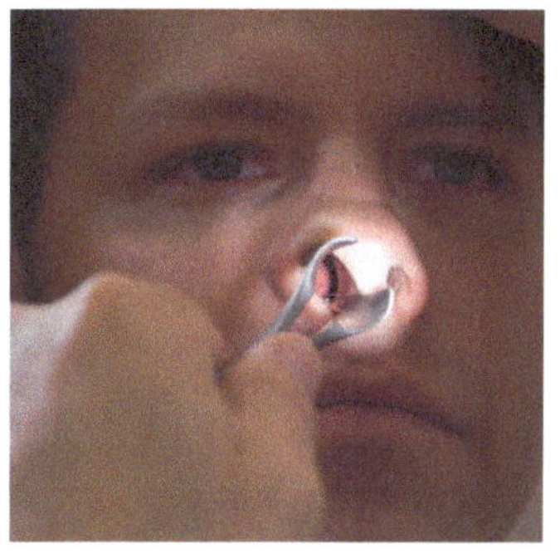
Abb. 15

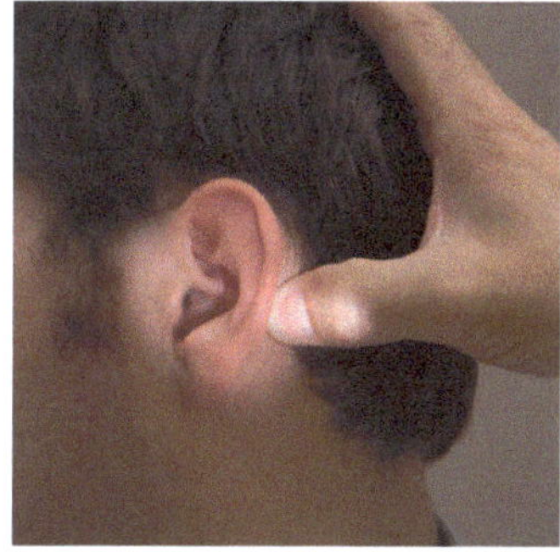
Abb. 16

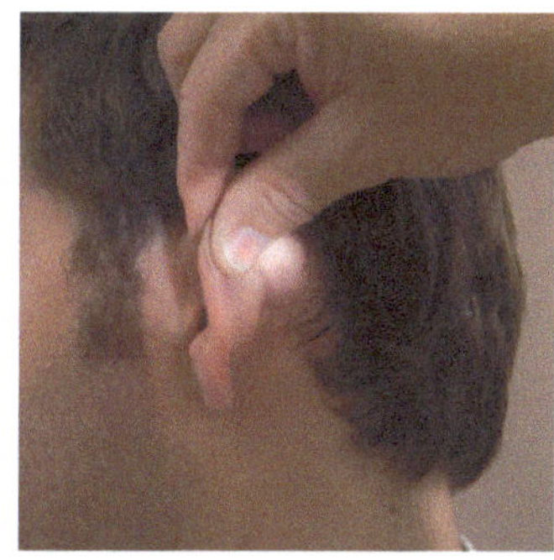
Abb. 17

Beurteilung: Vestibulum nasi, Nasenseptum, Locus Kiesselbachi, vorderer Kopf der unteren, ggf. mittleren Nasenmuschel.

Posteriore indirekte Rhinoskopie

Die früher übliche, oftmals insuffiziente posteriore indirekte Rhinoskopie ist heute durch starre oder flexible Nasenendoskopie ersetzt.

Ohr

Vor dem Einführen des Trichters wird das Planum mastoideum untersucht. Insbesondere bei V. a. Mastoiditis muss durch Druck auf das Mastoid die Intaktheit der Kortikalis überprüft werden (Abb. 16). Danach wird die äußere Ohrmuschel an der Vorder- und Rückfläche inspiziert (Abb. 17). Bei vorliegender Otitis externa acuta gibt der Patient einen Schmerzreiz an, wenn am Lobulus (Abb. 18) oder an der Helix gezogen (Abb. 19) bzw. auf den Tragus gedrückt wird (Abb. 20). Diese Punkte werden auch als „Externapunkte" bezeichnet.

Der Patient wird um 90° gedreht, der Lichtkegel wird auf das Ohr gerichtet und der Ohrtrichter an das Ohr herangeführt, dabei wird die Ohrmuschel nach hinten und oben gezogen (Abb. 21). Dadurch kommt es zum Öffnen des Gehörgangseinganges und es wird der gesamte Gehörgang in eine Achse gebracht.

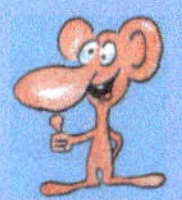

Tipps & Tricks

Gehörgang und Trommelfell sind sehr empfindlich, daher vorsichtige Manipulation, Stopp mit Trichtervorschub an der Knorpel-Knochengrenze, größtmöglichen Ohrtrichter verwenden.

Einführen des mit dem Daumen und Zeigefinger gehaltenen (linkes Ohr: links; rechtes Ohr: rechts) Ohrtrichters unter drehender Bewegung (Abb. 22). Danach ist ein Ziehen an der

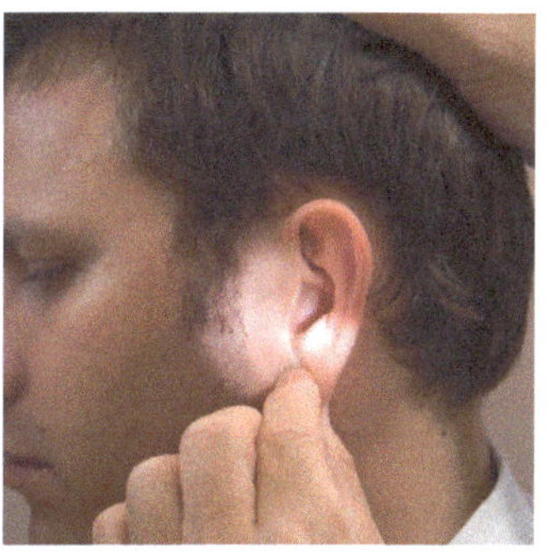
Abb. 18

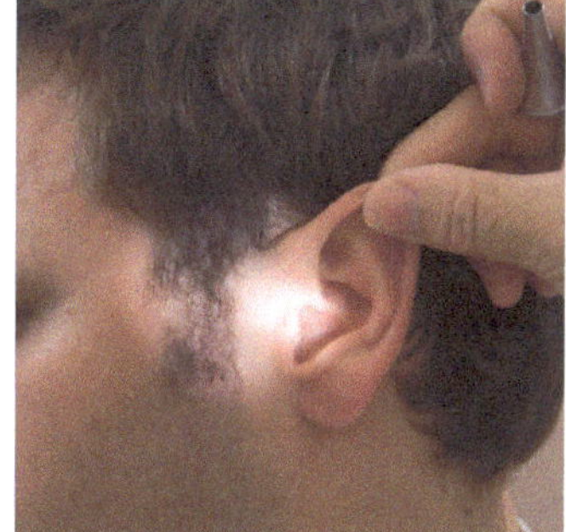
Abb. 19

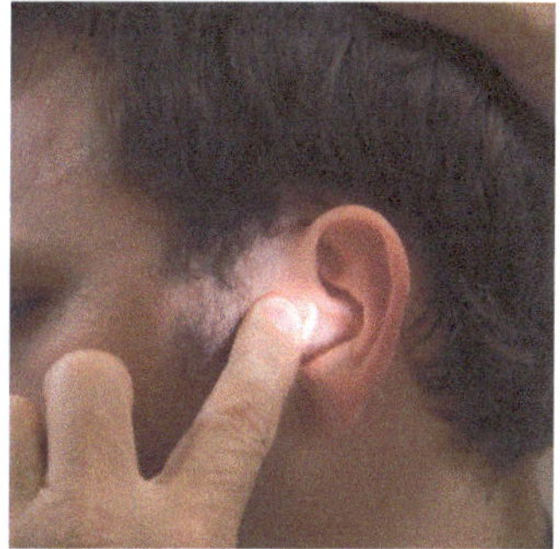
Abb. 20

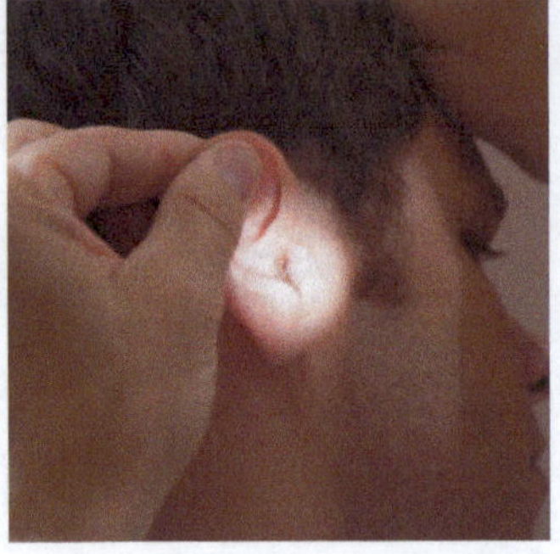
Abb. 21

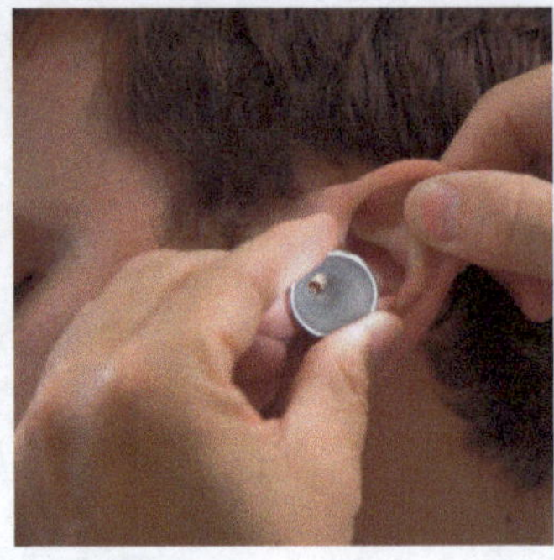
Abb. 22

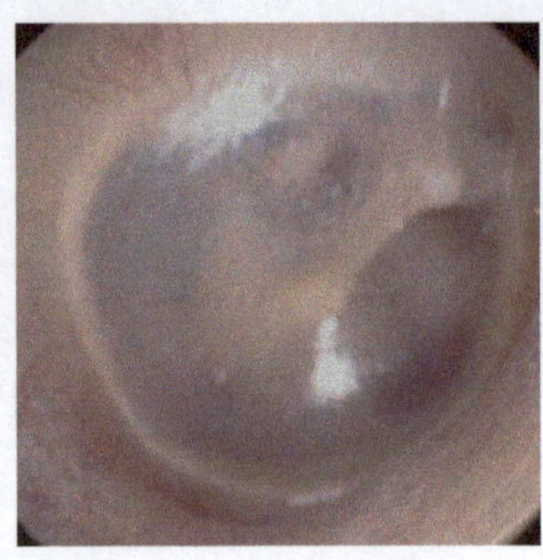
Abb. 23: Normales Trommelfell

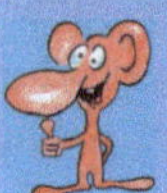

Tipps & Tricks
Zahnersatz herausnehmen lassen, starker Würgereiz kann durch Lokalanästhetikum vermindert werden.

Ohrmuschel nicht mehr notwendig. Anschließend werden der Gehörgang und das Trommelfell inspiziert (Abb. 23).

Beurteilung:
Ohrmuschel, Gehörgang und Trommelfell

Kehlkopf, Hypopharynx

Spiegel mit heißer Luft erwärmen (Abb. 24) und zuerst im Handinneren und dann am Handrücken (empfindlicher) die Temperatur der Spiegelrückseite prüfen. Der Spiegel soll handwarm sein, damit bei der Untersuchung kein Beschlag entsteht. Zunge herausstrecken lassen und mit einem Mullläppchen mit der linken Hand (Daumen oben, Zeige- und Mittelfinger nach unten) fassen und halten (Abb. 25). Der Lichtkegel ist auf die Uvula bzw. Spiegelfläche gerichtet (Abb. 26).

Der Zeigefinger kann an der Oberlippe abgestützt werden. Der Kehlkopfspiegel wird mit der rechten Hand, gehalten wie ein Bleistift, in den geöffneten Mund eingeführt und mit der Rückseite gegen die Uvula gedrückt (Abb. 27) und gekippt, sodass dann die Epiglottis (Abb. 28) und schlussendlich die Glottisebene (Abb. 29) eingestellt ist. Es entsteht ein verkehrtes virtuelles Bild: oben ist vorne (Zungengrund), unten ist hinten (hintere Kommissur).

Beurteilung:
Anatomie und Funktion von Supraglottis (Kehldeckel, Taschenfalten, aryepiglottische Falten, Aryhöcker), Glottis (Stimmlippen) und Subglottis (Ringknorpelbereich). Beweglich-

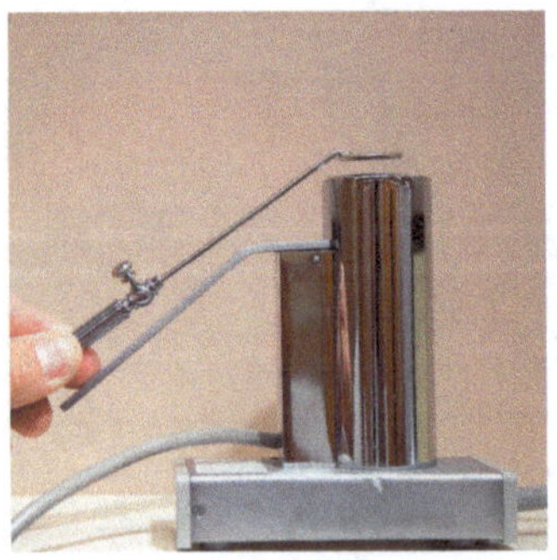
Abb. 24

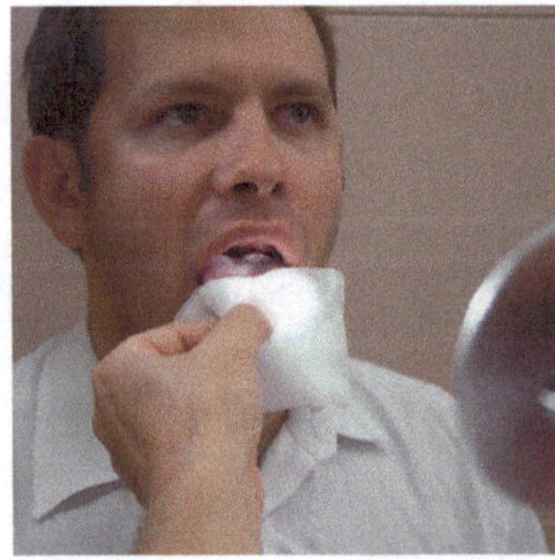
Abb. 25

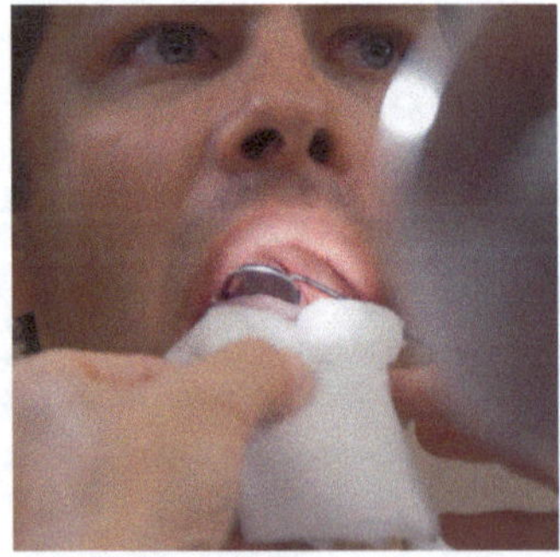
Abb. 26

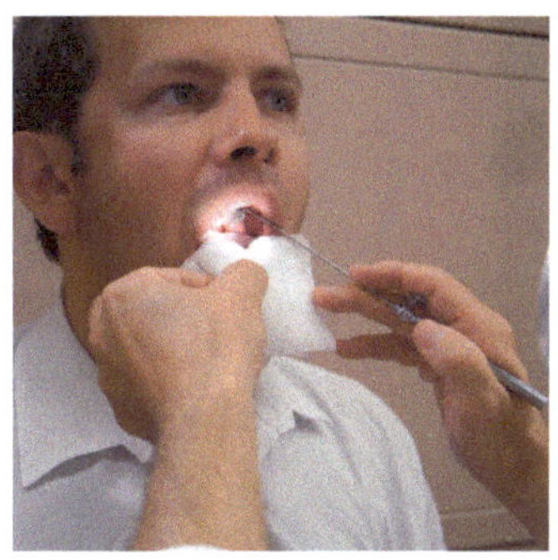
Abb. 27

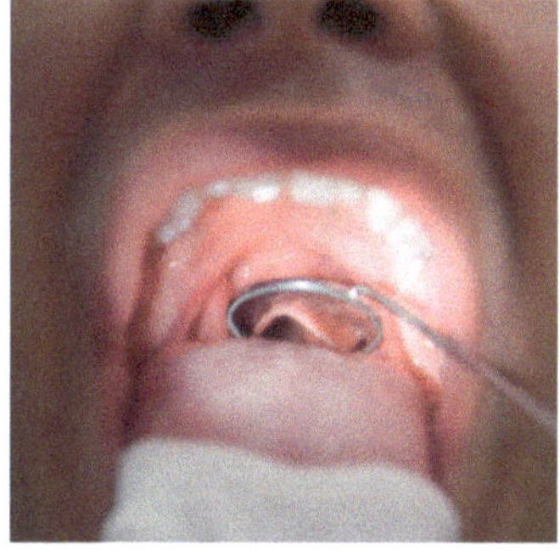
Abb. 28

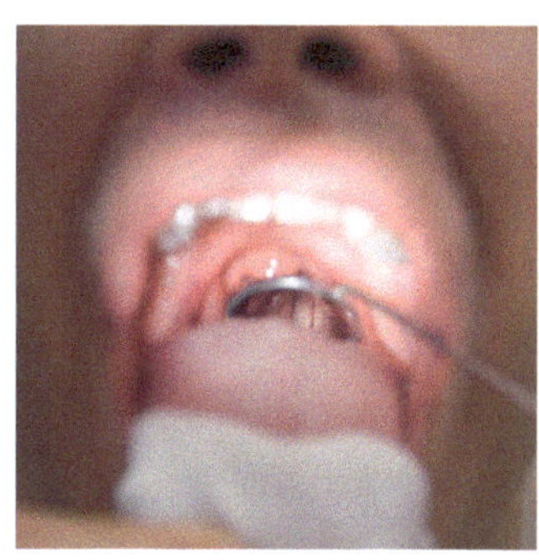
Abb. 29

keit der Epiglottis und Stimmlippen durch tiefes Einatmen und Intonation der Silbe „hi“: Symmetrie der Stimmlippenbeweglichkeit, Epiglottis stellt sich dabei steiler auf.

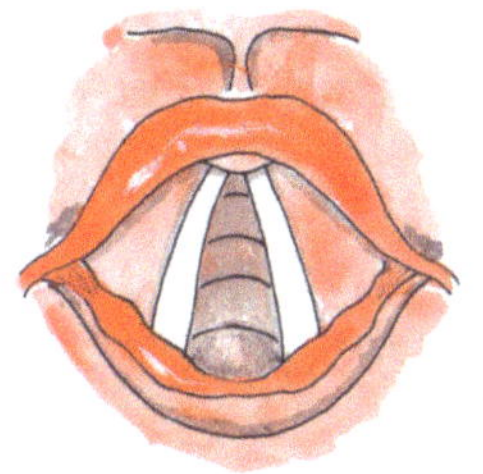
Abb. 30: Respirationsstellung

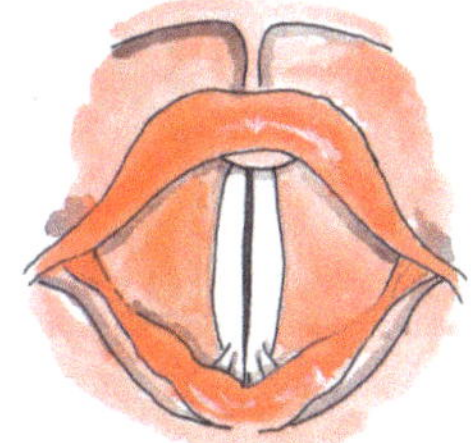
Abb. 31: Phonationsstellung

II. Organbezogener Untersuchungsgang

Ohr

Untersuchung der Ohrmuschel, des Gehörganges und des Trommelfells: siehe Spiegelkurs.

Otoskop

Mit Batterie- bzw. Akkuhandgriff und vorschaltbarer Lupe, nützlich z.B. bei liegenden Patienten auf Fremdstationen und kleinen Kindern (Abb. 32).

Mikroskop

Mit Kaltlichtquelle und variabler Vergrößerung (von 6- bis 40-fach) für Diagnostik und operative Eingriffe. (Abb. 33)

Bildgebung

Schläfenbein-CT, MR, digitale Substraktionsangiografie (Glomustumor).

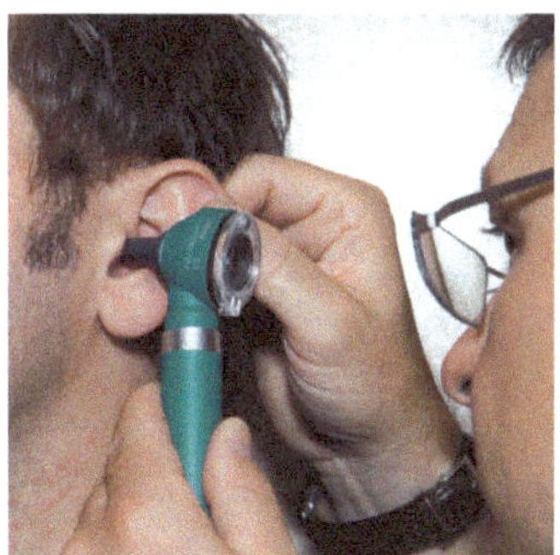
Abb. 32

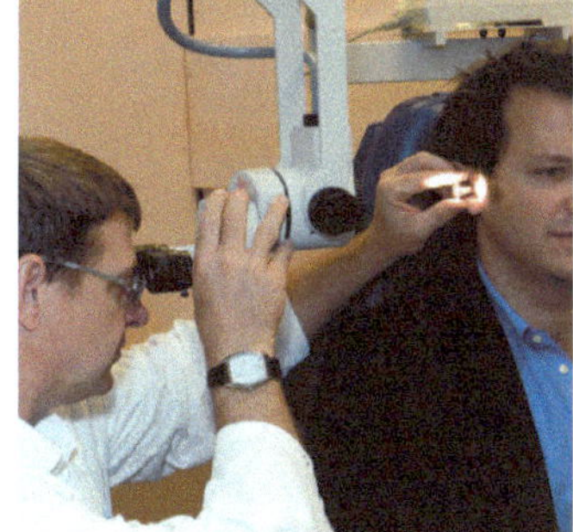
Abb. 33

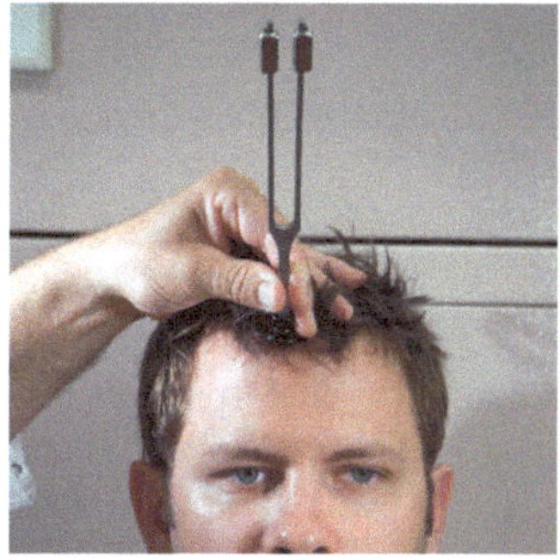
Abb. 34

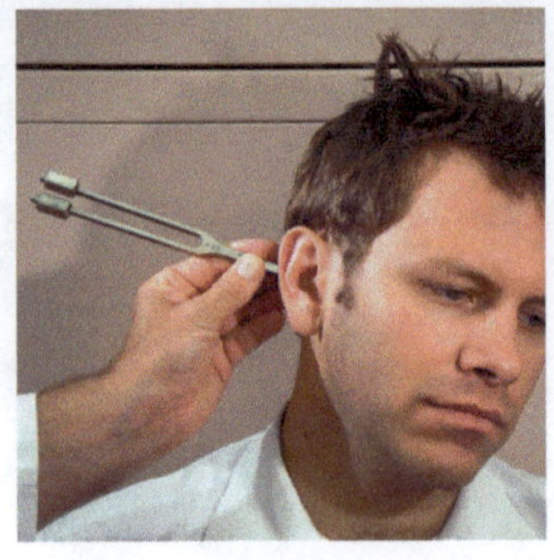
Abb. 35

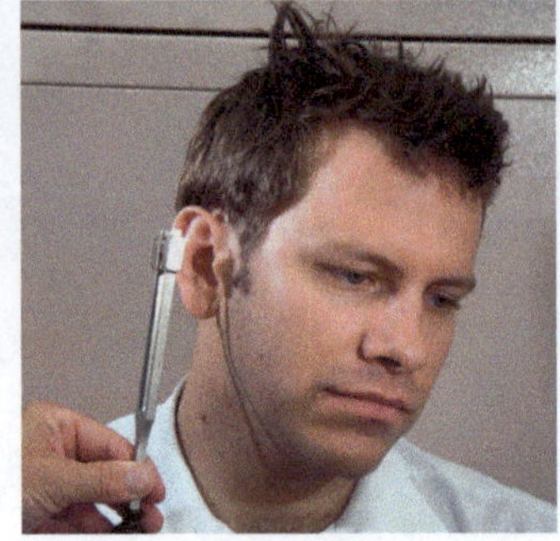
Abb. 36

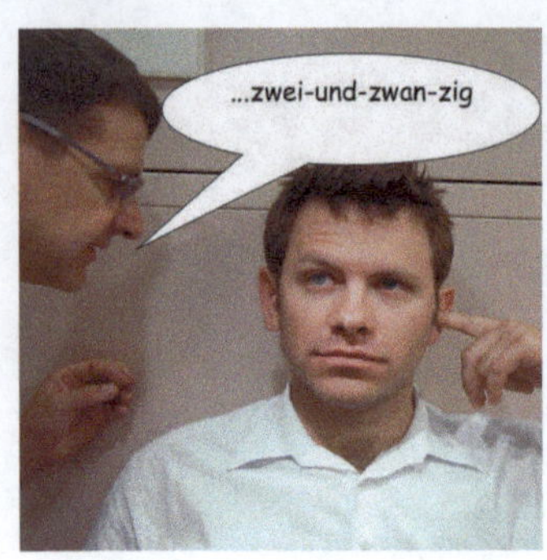

Abb. 37

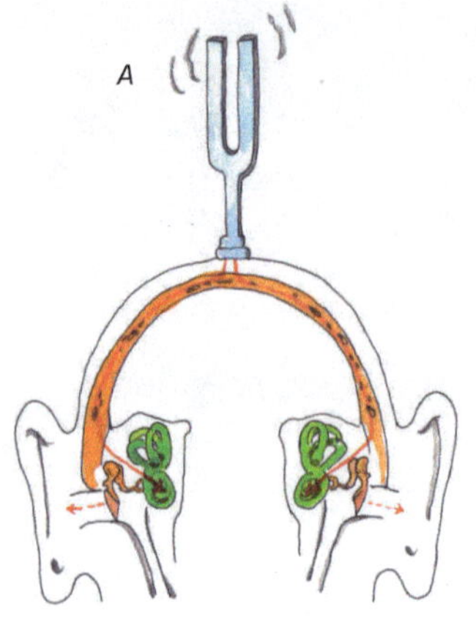

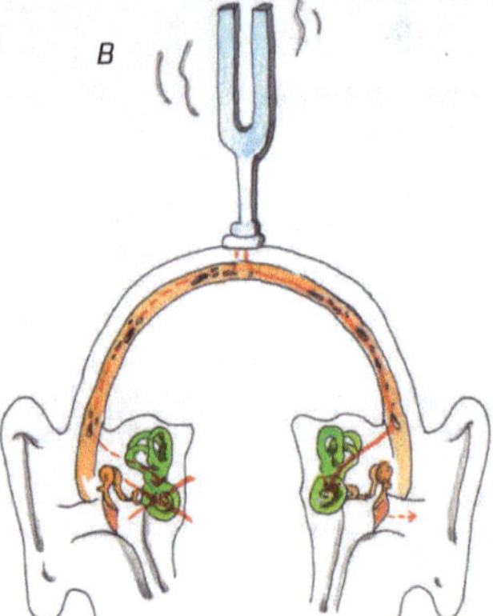

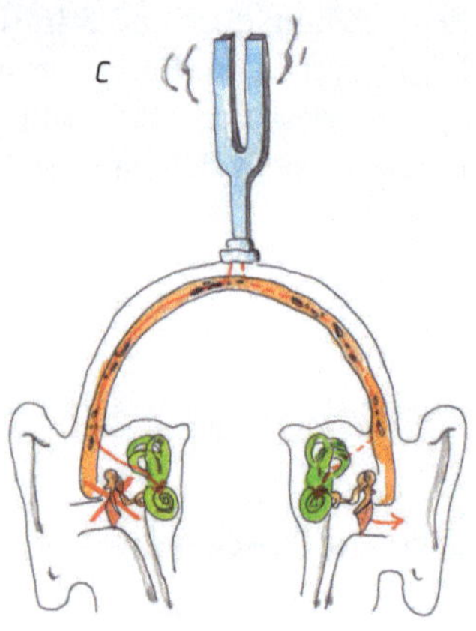

Abb. 38:
A Normalbefund: Keine Lateralisation: symmetisches Hörvermögen (normalhörig oder beidseitig gleiches Ausmaß einer Hörstörung)
B Schallempfindungsstörung: Lateralisation bei einseitiger Schallempfindungstörung ins gesunde Ohr
C Schallleitungsstörung: Lateralisation bei einseitiger Schallleitungsstörung ins betroffene Ohr; bei beidseitiger Hörstörung ins „schallleitungsschlechtere" oder „schallleitungsbessere" Ohr

Hörprüfung

Zweck: anatomische Lokalisation einer diagnostizierten Hörstörung bestimmen (Mittelohr oder Innenohr)
Feststellung des Ausmaßes einer Hörstörung

◆ Subjektive Hörprüfungen

1. Stimmgabel-Tests (440 Hz = a1)

Weber

Angeschlagene Stimmgabel wird auf den Scheitel (Mittellinie) an der frontalen Haargrenze gesetzt. Danach wird gefragt, ob der Patient den Ton in beiden Ohren gleich laut hört. Wenn er angibt, in einem Ohr lauter zu hören, spricht man von *Lateralisation* (Abb. 34 und 38).

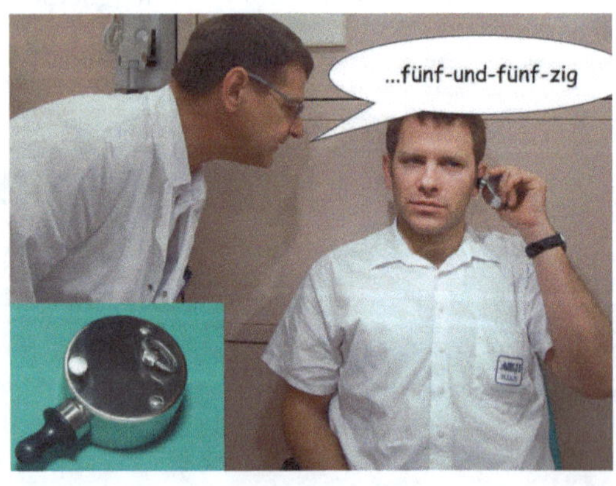

Abb. 39

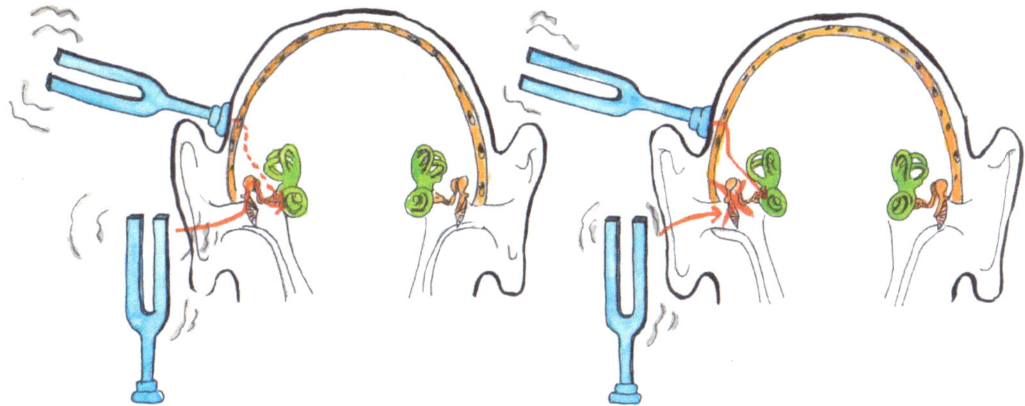

Abb. 40:
Rinne positiv: Patient hört Ton vor dem Gehörgang wieder, nachdem er ihn auf dem Mastoid nicht mehr gehört hat. Luftleitung besser als Knochenleitung: normale Schallleitung oder Schallleitungsstörung von nicht mehr als 25 dB.

Rinne negativ: Ton wird vor dem Gehörgang nicht wiedergehört; Knochenleitung besser als Luftleitung, Schallleitungsstörung von mehr als 25 dB (bei Kindern nur verwertbar, wenn eine ausgeprägte Schallleitungsstörung von 40 dB und darüber vorliegt).

RINNE

Vergleich des Hörvermögens mit der Stimmgabel über Luftleitung zu Knochenleitung. Angeschlagene Stimmgabel wird mit dem Fuß zuerst auf das Mastoid aufgesetzt und es wird gewartet, bis der Patient angibt, nichts mehr zu hören (Abb. 35). Dann wird sogleich die Stimmgabel ohne nochmaliges Anschlagen vor den Gehörgang gehalten (Abb. 36 und 40).

2. Hörweitenprüfung oder Sprachabstandsprüfung

Bestimmung des Ausmaßes der Schwerhörigkeit. Grob orientierende Messung, aber dennoch sehr informativ.

Gemessen wird der Abstand, aus dem gesprochene Sprache (zweistellige, viersilbige Zahlwörter von 21 bis 99) einerseits mit der Lautstärke von Flüstern (Residualluft, ca. 20–30 dB) und andererseits bei Umgangssprache (laute Sprache ca. 65 dB) gerade noch korrekt nachgesprochen kann. Es wird seitengetrennt untersucht und daher das nicht geprüfte Ohr vertäubt.

Beim Flüstern reicht es, wenn mit der Zeigefingerkuppe im Gehörgang durch vibrierendes Bewegen das Nicht-Prüfohr am Mithören gehindert wird (Abb. 37). Bei der Prüfung mit der Lautstärke der Umgangssprache wird für die Vertäubung eine Lärmtrommel nach Bárány (ca. 85 dB) verwendet (Abb. 39). Diese hat einen unregelmäßigen Frequenzgang mit Schalldruckspitzen zwischen 500, 1000 und 4000 Hz, die Lautstärke schwankt und geht nach relativ kurzer Laufzeit deutlich zurück. Das Prüfohr wird unkontrolliert übertäubt.

Idealer wäre ein Rauschgenerator mit einstellbarer Lautstärke und „weißem Rauschen“, das Vertäubungsgeräusch enthält alle hörbaren Geräusche.

Beurteilung:

Symbol: v: für Flüstersprache,

VmL: für Umgangssprache mit Vertäubung mit Lärmtrommel

Eintrag für jeweilige Seite des Patienten.

Der Schweregrad einer Schwerhörigkeit wird nur nach der Hörweite für Umgangssprache eingeschätzt:

Grad der Schwerhörigkeit	Hörweite für Umgangssprache
geringgradig	> 4 m (4–6 m)
mittelgradig	1–4 m
hochgradig	¼–1 m
an Taubheit grenzend	< ¼ m

Normalhörigkeit für Umgangssprache ist gegeben, wenn mehr als 6 m, unter optimalen Bedingungen sogar aus beträchtlich größerer Entfernung, gehört wird. Wenn man sich in einer Entfernung von 6 m problemlos unterhalten kann, ist der Grad einer möglichen Hörstörung so gering, dass das Hörvermögen einem normalen Gehör gleichgesetzt werden kann.
In Flüstersprache werden Zahlwörter vom Normalhörenden ebenfalls aus mehr als 6 m Entfernung verstanden. Grundsätzlich ist jedoch die Hörweite für Flüstersprache immer geringer als jene für Umgangssprache. Flüstersprache ist keine leise Umgangssprache, sondern sie ist stimmlos, es sind vor allem die Vokale leiser. Um Flüstersprache zu verstehen, ist daher das Hören von Konsonanten notwendig, die stets höhere Frequenzspektren aufweisen als Vokale. Wird Flüstersprache unverhältnismäßig schlecht verstanden, spricht dies für einen Hörverlust im Hochtonbereich (z.B. Presbyacusis).
Die Ergebnisse der klinischen Prüfung werden wie in Abb. 41 dargestellt eingetragen.

3. Reintonaudiometrie

Grundlage der gesamten audiologischen Diagnostik, wichtigste Hörprüfung.

Audiometer
Elektronisches Hörprüfgerät, erzeugt reine Töne (Sinusschwingungen) unterschiedlicher Frequenz und Lautstärke, die dem Patienten über Kopfhörer, Knochenleitungshörer oder Lautsprecher angeboten werden.

←W

-R+

>= 4,0 V >= 6,0

>= 4,0 VmL >= 6,0

Abb. 41: Dokumentation der Ergebnisse der klinischen Hörprüfung bei einer Schallleitungsstörung rechts

Lautstärkebereich: 0–100 dB
Frequenzbereich:
0,125–8 kHz (0,125; 0,25; 0,5 kHz = Oktaven; 1; 2; 3; 4; 6; 8-kHZ= Halboktaven)
Luftleitung:
Kopfhörer

Knochenleitung:
schwingender Vibrator am Mastoid mit Übertragung auf das Innenohr

Maßeinheiten der Audiometrie:

0 dB Hörpegel	Hörschwelle des Normalhörigen
dB HP = dB Hörpegel	Bezugsgröße der Hörschwelle zum Normalhörigen
dB HL = dB hearing level	Bezugsgröße als individuelle Hörschwelle des Patienten
dB SPL = dB sound presssure level	im Frequenzbereich von 1 kHz ist physikalischer Schalldruckpegel ca. 0 dB SPL
dB SL = dB sound level	Schalldruckpegel bezogen auf individuelle Patientenhörschwelle
dB A = dB Schalldruckpegel	Verwendung eines genormten Filters, der ähnlich dem menschlichen Ohr tiefe und hohe Frequenzen bewertet

Beurteilung:
Einzeichnen der Befunde in einem standardisierten Formular = Reintonaudiogramm (Abb. 42).
Höhere Schwellenwerte werden darunter eingetragen und geben an, um wieviel die Hörschwelle des Patienten über der eines Normalhörigen liegt (= Hörverlust in dB). Beispiele: Abb. 43 bis 47.

Reihenfolge der Schwellenbestimmung:
- zuerst Luftleitung des besseren Ohres
- dann Gegenseite, dann Knochenleitung
- Beginn mit 1000 Hz

Dauer des Prüftones: > 0,5 sec und < 3 sec
Überhören:
Unerwünschtes Hören des Prüftones auf dem Gegenohr – immer über Knochenleitung und immer nur auf dem Ohr mit der besseren Innenohrfunktion.

Vertäubung:
Verhindert Überhören des Prüftones auf dem Gegenohr.

4. Überschwellige Hörprüfungen

Diese Tests werden überschwellig genannt, weil sie so laut sind, dass der Patient sie deutlich hört. Mit diesen Tests wird die Hörstörung indirekt gemessen. Sie sind geeignet, zwischen einer Innenohr- und einer retrocochleären Schwerhörigkeit zu unterscheiden.

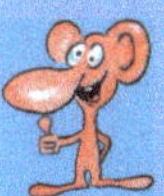

Tipps & Tricks

Bei Schallleitungsschwerhörigkeiten muss ab 50 dB und bei der Knochenleitungshörprüfung bereits bei 0 dB vertäubt werden.

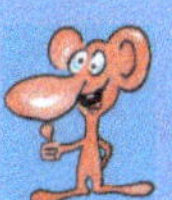

Tipps & Tricks

Die Einteilung der dB-Skala im Reintonaudiogramm ist nicht ident mit dB SPL (Sound Pressure Level – physikalische Einheit: μPa), sondern ist bezogen auf die Hörschwelle des Normalhörigen dB HL (dB Hearing Level).

RECRUITMENT

Im Innenohr werden bei normaler Funktion leise Töne verstärkt und laute Töne gedämpft (Lautheitsausgleich). Der Dynamikbereich (Lautstärkeabstand zwischen leisestem und lautestem Ton) wird verkleinert, d. h. wesentlich leisere Töne werden gehört und wesentlich lautere Töne können ertragen werden. Wenn sich diese Funktion verschlechtert oder ausfällt, werden leise Töne nicht gehört und laute Töne sehr schnell als zu laut empfunden. Damit liegt ein so genannter Lautheitsausgleich (engl. Recruitment) vor, der typisch für eine Innenohrschwerhörigkeit ist. Bei einer retrocochleären Schwerhörigkeit werden dagegen alle Töne gleichmäßig leiser gehört – kein Recruitment.

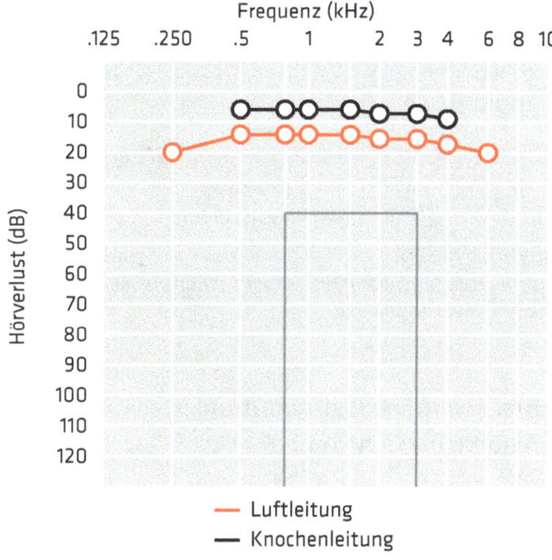

Abb. 42: Reintonaudiogramm
Abszisse: Frequenzen, Ordinate: Dezibel
Die normale Hörschwelle ist die gerade Linie bei 0 dB (kein Hörverlust).

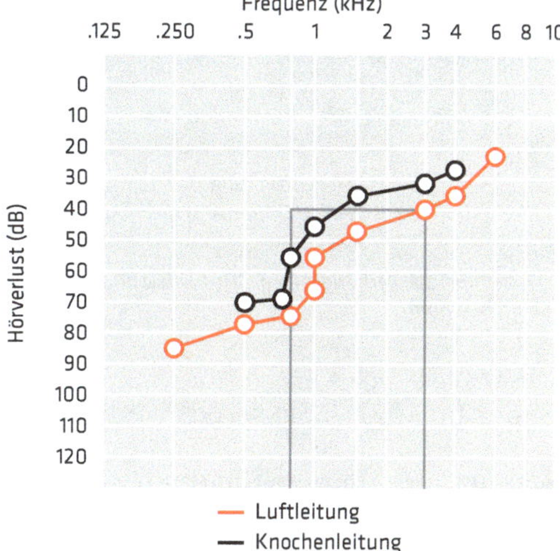

Abb. 43:
Reintonaudiogramm bei betonter Tiefton-Innenohrschwerhörigkeit

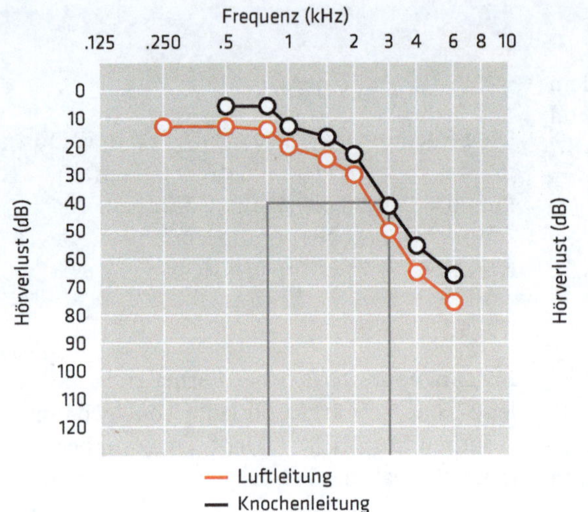

Abb. 44:
Schallempfindlichkeitsschwerhörigkeit, hier Altersschwerhörigkeit

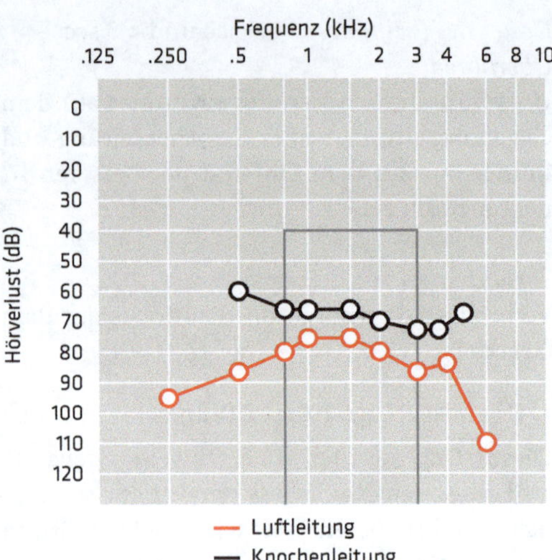

Abb. 45:
Kombinierte Schallleitungs-Schallempfindungsschwerhörigkeit

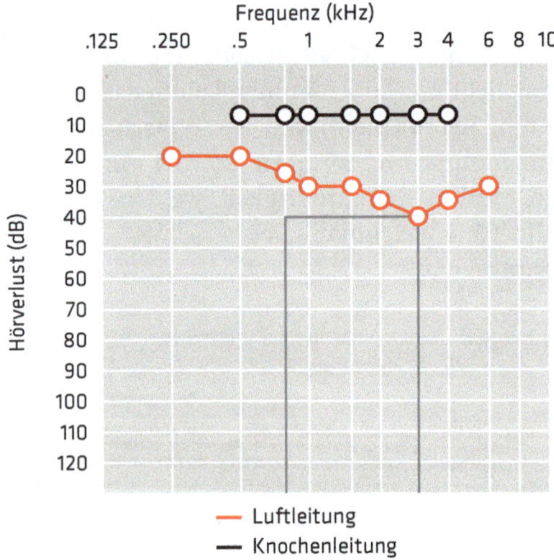

Abb. 46:
Schallleitungsschwerhörigkeit ca. 30–40 db (z. B. bei Seromukotympanon)

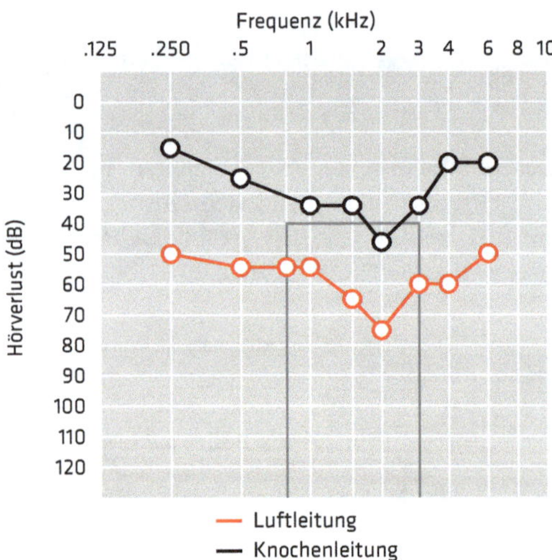

Abb. 47:
Schallleitungsschwerhörigkeit mit Carhart-Senke bei 2000 Hz bei Otosklerose

Sisi-Test (Short Increment Sensitivity Index)

Messung des Intensitätsunterscheidungsvermögens. 20 Pegeländerungen (jeweils 1 dB erhöht, alle 5 sec, Dauer von 0,2 sec) werden angeboten und ermittelt, wie viele wahrgenommen werden (1 Sprung = 5 %). 20 dB über der individuellen Hörschwelle bei einer Innenohrschwerhörigkeit von mindestens 40 dB im Frequenzbereich von 1–6 kHz.

Sisi	positiv: 60–100 %: Innenohrschwerhörigkeit
	negativ: 0–15 %: retrocochleäre Schwerhörigkeit

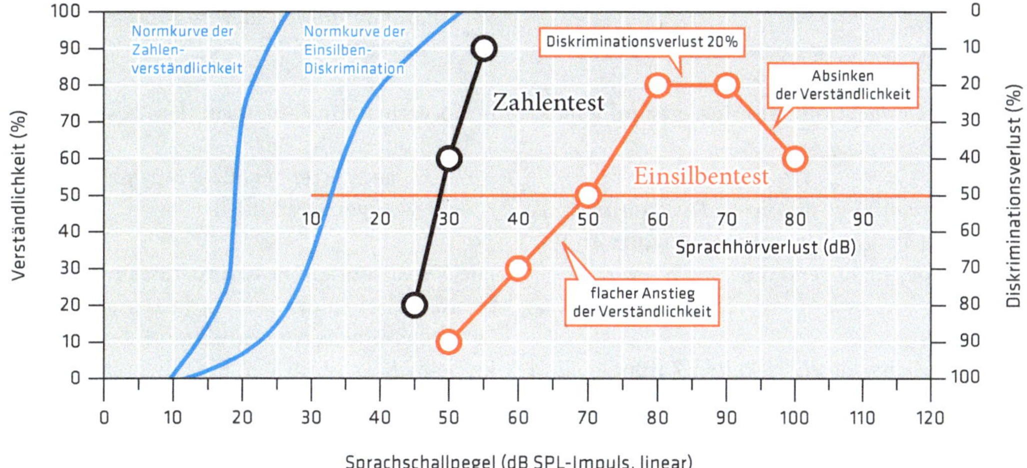

Abb. 48: Sprachaudiogramm
Blaue Kurven: Sprachverständlchkeitskurven für Zahlen bzw. Einsilber. Die Verständlichkeit wird gegen ansteigende Schallpegel dargestellt. Bei Innenohrschwerhörigkeit ist das Sprachverständnis nach rechts verschoben: eingeschränkte Verständlichkeit von Zahlen (schwarze Linie) und Einsilbern (rote Linien). In diesem Beispiel ist ein Schallpegel von 70 dB für eine 50%-ige Verständlichkeit von Einsilbern notwendig.

FOWLER-TEST

Vergleich der Lautstärkeempfindung bei einseitiger Innenohrschwerhörigkeit mit dem besser hörenden Ohr der Gegenseite.
Es wird eine Frequenz gewählt, in der die Differenz der Knochenleitungshörschwelle zwischen rechts und links bei mindestens 20 dB liegt; gesundes Ohr: Hörschwelle plus 10 dB.
Am Gegenohr wird der Schallpegel ermittelt, der die gleiche Lautheitsempfindung hervorruft.

Dann erfolgt eine wechselseitige Pegelerhöhung mit größeren Lautstärken.

Fowler positiv: positives Recruitment – Innenohrschwerhörigkeit
Fowler negativ: negatives Recruitment – retrocochleäre Schwerhörigkeit

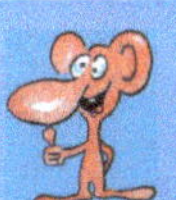

Tipps & Tricks
Nur sinnvoll, wenn die Muttersprache Deutsch ist. Besonders wichtig für Hörgeräteanpassung.

5. Sprachaudiogramm

Prinzip:
Über Kopfhörer werden in verschiedenen Lautstärken Zahlwörter (leicht verständlich) und einsilbige Wörter (schwerer verständlich) in genormten Gruppen (Freiburger Sprachtest) angeboten. Der Proband spricht diese nach. Der Prozentsatz der in jeder Wörtergruppe verstandenen Wörter wird in ein genormtes Formular eingetragen und die Verständlichkeit bzw. deren Umkehrwert, der Diskriminationsverlust, abgelesen.

Ziel der Zahlenprüfung:
Jenen Schallpegel in dB zu bestimmen, bei dem 50 % der Zahlen verstanden wird.

Beurteilung:
Normalwerte: Ein Normalhörender versteht bei 18,5 dB Schallpegel gerade 50 % der Zahlen.
Befund: es besteht kein Hörverlust für Zahlenwörter.

Ziel der Einsilberprüfung:
Die maximale Verständlichkeit in Prozent zu bestimmen und möglichst zu einem Wert von 100 % zu kommen.

Beurteilung:
Normalwerte: Bei normaler Innenohrfunktion (normales Innenohr oder bei Schallleitungsstörung) werden immer 100 % Verständlichkeit erreicht.

Schallempfindungsstörung: Diskriminationsverlust in Prozent, kleinster erreichbarer Prozentsatz der nicht verstandenen Wörter.

Beurteilung:
Schallleitungsschwerhörigkeit: Zahlen- und Wörterkurven in Form und Beziehung gleich zu Normalhörigem, aber je nach Ausmaß der Hörstörung 50–60 dB parallel verschoben.
Schallempfindungsschwerhörigkeit: Je nach Ausmaß der Hörstörung Zahlenkurve zu höheren Pegeln verschoben. Die Form bleibt wie beim Normalhörenden. Die Einsilberkurven werden mit zunehmendem Ausmaß flacher und erreichen 100 % nicht, Diskriminationsverlust.

Sprachaudiogramm und Verordnung eines Hörgerätes

- Hörverlust für Zahlen auf dem besseren Ohr 35 dB oder mehr, *oder*
- einsilbige Wörter bei 60 dB nur mehr zu 50 % oder weniger verstanden

Die Verstärkung eines Hörgerätes hat die Differenz zwischen der Lautstärke der „normalen" Umgangssprache von 60 dB und der Lautstärke beim Maximum der Einsilberverständlichkeit auszugleichen.

Sprachaudiogramm und Begutachtung
Quantitative Beurteilung eines Hörschadens aus Hörverlust für Zahlen und dem sog. Ganzwortverstehen (Summe des Diskriminationsvermögens bei 60, 80, und 100 dB) ist der prozentuale Hörverlust. Daraus wird die MdE errechnet (Minderung der Erwerbsfähigkeit; Tabelle nach Feldmann).

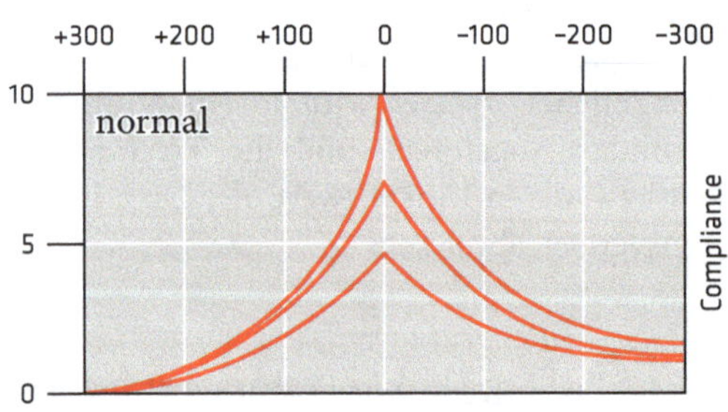

Abb. 49: Tympanometrie: Normalbefund (Typ A)

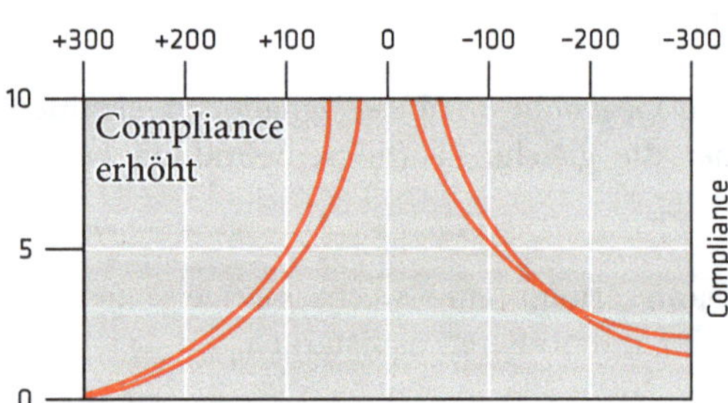

Abb. 50: Tympanometrie: Kettenunterbrechung

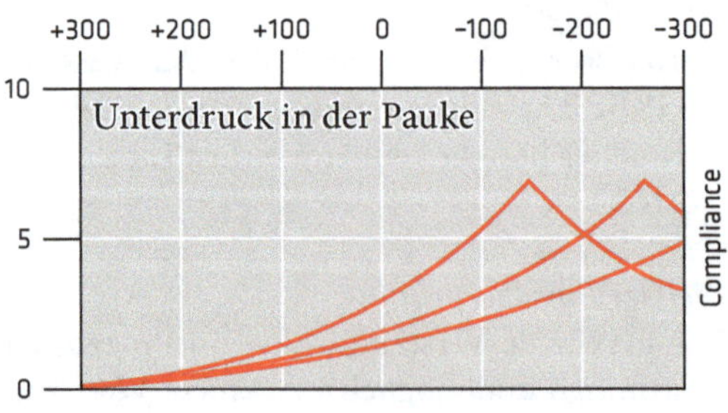

Abb. 51: Tympanometrie: Unterdruck in der Pauke (Typ B)

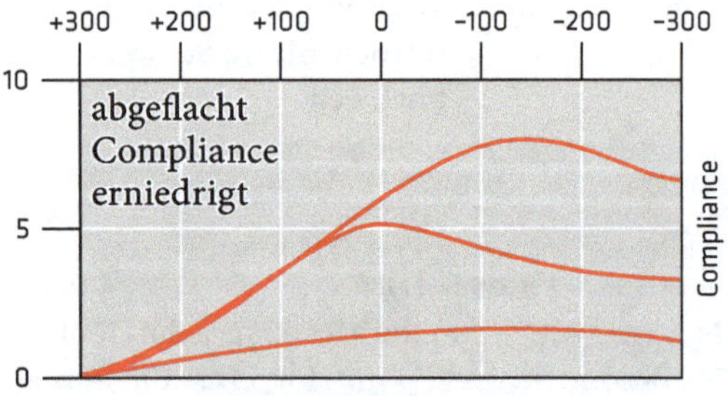

Abb. 52: Tympanometrie: Seromucotympanon (Typ C)

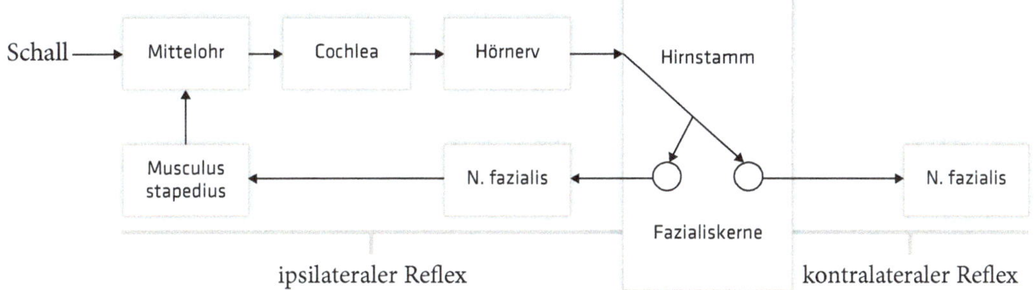

Abb. 53: Stapediusreflex
Akustische Auslösung über Gehör, im Hirnstamm Umschaltung zu Fazialiskernen

◆ Objektive Hörprüfungen

Impedanzaudiometrie

Messtechnisch durch das Maß der Reflexion bestimmte Schallhärte eines Mediums, bezeichnet als Impedanz.

Tympanometrie

Impedanzbestimmung des Trommelfells durch Druckänderung im äußeren Gehörgang. Die Sonde mit Mikrofon und Schallgeber verschließt den Gehörgang luftdicht. Gemessen wird die Reflexion des Sondentones.

Beurteilung
Normalbefund (Typ A):
Glockenform durch Druckänderung von + 300 dPa bis – 300 dPa,
Maximum bei 0 dPa bedeutet Druckgleichheit im Gehörgang und Mittelohr, d.h. maximale Compliance = maximale Trommelfellbeweglichkeit.
Mittelohrunterdruck, Ventilationsstörung der Tube (Typ B):
Maximum im Minusbereich.

Seromucotympanon (Typ C):
flache Kurve.

Kettenunterbrechung:
erhöhte Compliance, offene Kurve.

Stapediusreflex (akustico-fazialer Reflex)

Afferenz: Mittelohr, Innenohr, Hörnerv
Efferenz: Nervus facialis
Bewirkt eine akustisch hervorgerufene Impedanzänderung (Änderung des Widerstandes) des akustischen Systems.

Beurteilung
Normalbefund:
M. stapedius kontrahiert sich reflektorisch bei Beschallung 75–85 dB HL mit reinem Ton, bei Geräuschen bereits bei niedrigeren Schallpegeln, ipsi- und kontralaterale Ableitung.

Erhöhung oder Ausfall der Reflexschwelle bei:

- Kettenunterbrechung
- Kettenversteifung: Otosklerose
- (retro-) cochleäre Schwerhörigkeit, Akustikusneurinom
- Hirnstammerkrankungen (Multiple Sklerose)
- Parese des N. Facialis
- Erkrankungen des M. stapedius (Myasthenia gravis)

Frühe Akustisch Evozierte Potentiale (AEP)

Hirnstammaudiometrie – BERA (Brainstem evoked response audiometry)

- nicht invasive Oberflächenelektroden an Scheitel und Mastoid

- auch in Sedierung bzw. Narkose (Kleinkinder)
- von Chochlea bis Vierhügelplatte

Beurteilung Verlagerung der Interlatenzzeiten der Potenziale: Läsionen des N. cochlearis.

3. Otoakustische Emissionen (OAE)

Biologische Grundlage ist die Kontraktion der äußeren Haarzellen, die auch eine „retrograde" Wanderwelle auslöst. Das bedeutet, dass von der Cochlea aktiv Schall mit sehr geringer Intensität (– 20 dB bis + 20 dB) ausgesandt wird.
Beurteilung: Bei 98 % aller Ohrgesunden ableitbar und hoch reproduzierbar, ab 30 db auslösbar und ab 60 dB Sättigung. Screening-Methode bei Neugeborenen in Österreich flächendeckend. Fehlen der OAE bedeutet nicht zwangsläufig Gehörlosigkeit bzw. Taubheit, aber den hochgradigen Verdacht auf eine Hörstörung mit einem Hörverlust von mehr als 30 dB.

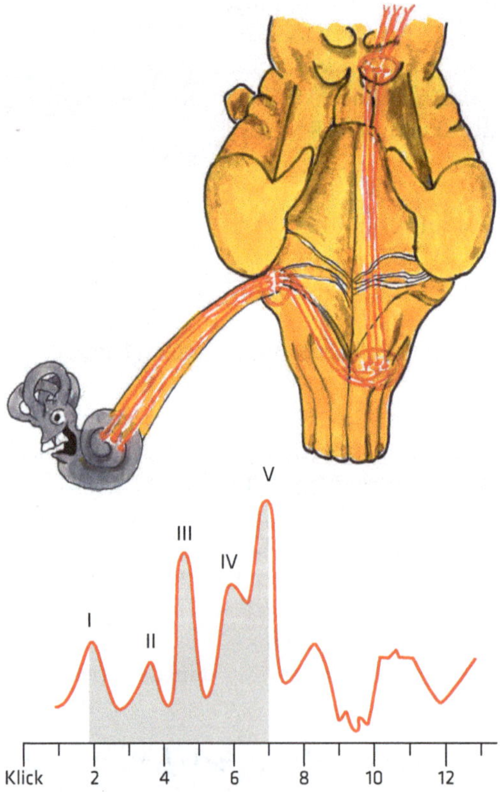

◆ Tubenfunktionsprüfung

Prüfung der Durchlässigkeit der Tube und damit der Belüftung des Mittelohres.

Schlucken:

Der Patient wird gefragt, ob er beim Schlucken den Luftdruckausgleich im Ohr spürt.
Beurteilung: Befragung des Patienten.

Toynbee-Versuch:

Schlucken bei geschlossener Nase senkt den Mittelohrdruck und wird vom Patienten gespürt.
Beurteilung: Bei der Otoskopie ist eine Bewegung des Trommelfells nach innen sichtbar.

Valsalva-Versuch:

Patient atmet tief ein, verschließt den Mund, hält die Nase zu und atmet dann „in die Ohren" aus.

Abb. 54: Hirnstammaudiometrie
Jede der Wellen des Kurvenbildes stellt einen speziellen Teil des Hörvorganges dar. Gemessen wird die Zeit, die ein akustisches Signal vom Innenohr zum Hirnstamm benötigt.

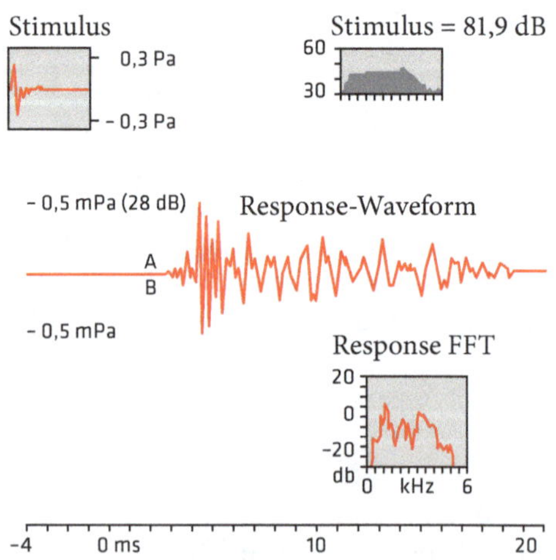

Abb. 55: Otoakustische Emission

Beurteilung: Patient hört Knackgeräusch und bei der Otoskopie ist eine Bewegung des Trommelfells nach außen sichtbar. Bei Kindern nur schwer durchführbar.

Politzer-Manöver

Ein Gummiballon wird mit einer Olive dicht im Naseneingang eingesetzt. Danach wird Luft in die Nase und in den Nasenrachen gepresst. Der Patient spricht dabei ein Wort mit einem K-Laut (z. B. Kuckuck) und dichtet durch das Hochsteigen des Gaumensegels den Nasopharynx zum Oropharynx ab, sodass die eingebrachte Luft nicht entweichen kann und über die Tuben in die Mittelohren geleitet wird (Abb. 56).

◆ Pädaudiologie

Die Bedeutung der Pädaudiologie liegt in der frühzeitigen Entdeckung von angeborenen (aber seltenen) Hörschäden und erfolgt in mehreren Altersstufen.

Neugeborenenscreening

Es wird versucht, mittels automatisierter otoakustischer Emissionen alle Neugeborenen auf Hörschäden zu testen, um Risikokinder frühzeitig einer eventuellen Rehabilitation (Cochlear Implantat) zuführen zu können.

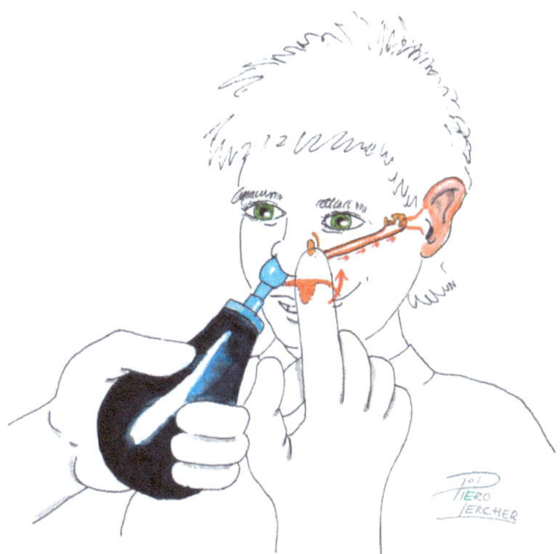

Abb. 56: Politzer-Manöver
Der Patient gibt ein Knackgeräusch an, das auch über einen Hörschlauch abgeleitet werden kann.

Reflexaudiometrie = Verhaltensaudiometrie (bis zum zweiten Lebensjahr)

Ein Schallreiz verursacht einen Lidschlag (auriculo-palpebraler Reflex) bzw. eine Hinwendung des Blickes oder Kopfes zur Schallquelle.

Spielaudiometrie (zweites bis viertes Lebensjahr)

Hier soll das Kind in einer Spielsituation bei Hören des Tones einen Spielzug ausführen.
Daneben kommen objektive Methoden wie otoakustische Emissionen und frühe Akustisch Evozierte Potenziale (AEPs), z. B. BERA, zum Einsatz.

Gleichgewichtsprüfung

Das Gleichgewichtssystem informiert kontinuierlich über die Position und die Bewegungen des Körpers im Raum, insbesondere über die Stellung von Kopf und Augen.

Drei Subsysteme:

1. peripher und zentral vestibulär: Rezeptoren für Weiterleitung und Verarbeitung
2. vestibulookulär: optische Kontrolle
3. vestibulospinal (propriozeptiv, somatosensibel): sensible und Mechanorezeptoren vor allem der Halswirbelsäule

Anamnese

- Dreh-, Lift-, Lage-, Lagerungsschwindel
- Falltendenz zur Seite
- Schwanken, Unsicherheit
- Betrunkenheitsgefühl
- Schwäche in den Beinen
- Schwarzwerden vor den Augen
- Sehstörung
- Falltendenz nach rückwärts
- Hörstörung, Traumen, HWS, cerebrovaskulär, Augen, Stoffwechsel, Psyche, Noxen, Medikamente

Dauer des Vertigo	*ohne Hörverlust*	*mit Hörverlust*
Sekunden	Benigner paroxysmaler Lagerungsschwindel	Perilymphfistel
Minuten	vertebrobasiläre Insuffizienz Migräne	
Stunden		M. Meniere
Tage	Neuronitis vestibularis	Labyrinthitis
Wochen	Zentralnervöser Vertigo Akustikusneurinom Multiple Sklerose	„Psychogen“

Vestibuäre Funktionsprüfungen

1. *orientierende* für periphere und zentrale Koordination: vestibulospinale Reflexe
2. *isolierte* für peripher-vestibuläre Organe: Spontan- und Provokationsnystagmus; thermische und rotatorische Reizung

◆ Vestibulospinale Reflexe

Prinzip: Suche nach Abweichreaktionen, deren Ursache eine Gleichgewichtsstörung ist, Tonusüberwiegen einer Seite führt meist zu gerichteter Abweichung zur Gegenseite, oft nur am Beginn einer Gleichgewichtsstörung, da ein zentraler Ausgleich entsteht.

Romberg-Test

Körperschwankungen im freien Stehen – „statische Untersuchung“

Patient steht mit geschlossenen Augen und parallelen Füßen und streckt die Arme nach vorne;

„erschwerter Romberg“ = Tandem-Romberg: beide Füße voreinander gestellt.

Beurteilung: Richtungsabweichung (Fallneigung) zur Seite der Unterfunktion.
Bei Kopfdrehung ändert sich die Fallrichtung.
Bei „Zugtendenz“ nach hinten Verdacht auf cerebelläre Läsion.
Keine Änderung der Fallrichtung durch Kopfdrehung bei zentral-vestibulären Störungen.
Posturografie
Zeichnet die Amplitude, Frequenz und Gesamtstrecke der Schwankungen mit Drucksensoren auf.

Unterberger-Tretversuch

Patient tritt mit geschlossenen Augen und parallel nach vorne gestreckten Armen auf der Stelle. Diese Tritte müssen kräftig und mit hoch gehobenen Knien durchgeführt werden; ihre Anzahl muß mindestens 50 betragen.

Beurteilung: Bei einseitiger peripher-vestibulärer Störung Abweichung zur Seite der Läsion. Rotation der Körperachse um mehr als 45° nach links und mehr als 60° nach rechts. Ungerichtete Unsicherheit spricht für zentral-vestibuläre Störung,

Rückwärtsschreiten spricht für eine Kleinhirnläsion. (Abb. 58)

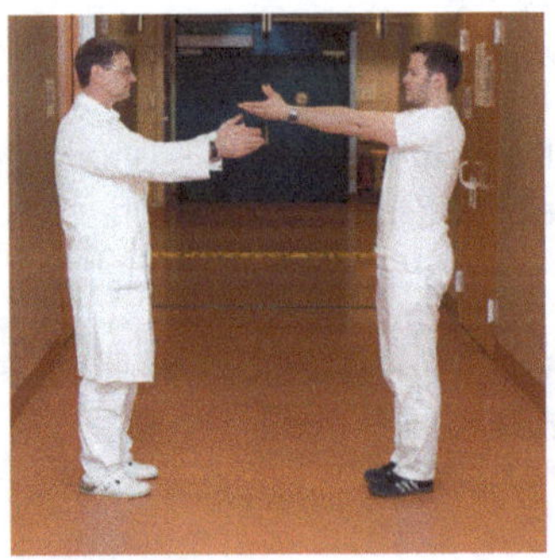

Abb. 57

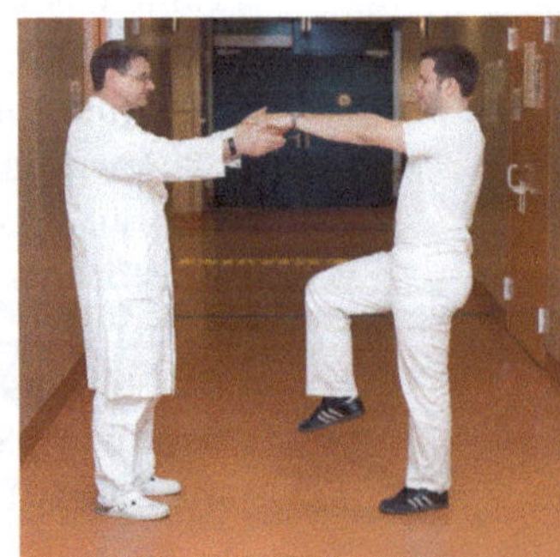

Abb. 58

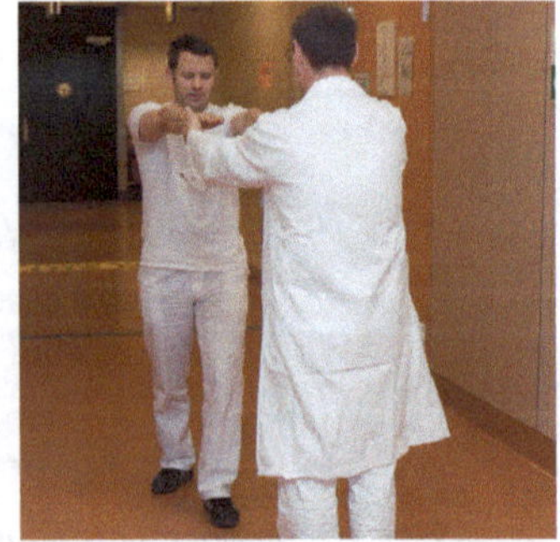

Abb. 59

Blindgang

Patient soll auf einer gedachten Linie mit geschlossenen Augen gehen.

Beurteilung:
Richtungsabweichung (Fallneigung) zur Seite der Unterfunktion (Abb. 59).

Finger-Nase-Zeigeversuch

Patient soll bei geschlossenen Augen einen Zeigefinger zur Nasenspitze führen.
Beurteilung: Ein Misslingen des Versuchs deutet auf eine Kleinhirnläsion hin (Abb. 60).

◆ Prüfung auf Spontannystagmus

Findet stets unter der Frenzelbrille statt , eine 16 Dioptrien starke Lupenbrille mit heller Innenbeleuchtung. Sie verhindert im abgedunkelten Raum die visuelle Fixationsunterdrückung und ist ein unverzichtbares Instrument für die Untersuchung blickmotorischer Störungen: Prüfung erfolgt bei Blick nach geradeaus/links/rechts (Abb. 61).

Tipps & Tricks
Je jünger und gesünder der Patient, desto wahrscheinlicher geht ein Dauerdrehschwindel auf eine Neuronitis vestibularis zurück.

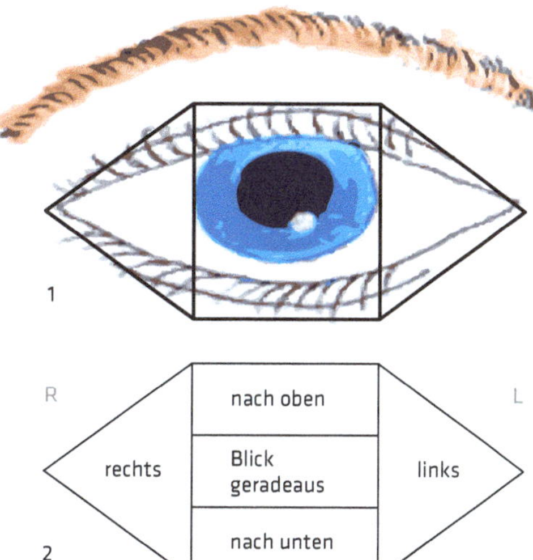

Abb. 62: Frenzelschema
Kennzeichnung der Richtung und der Intensität des Nystagmus

Beurteilung: Unwillkürliche, schnell aufeinander folgende Zuckungen der Augäpfel bedeuten horizontalen Spontannystagmus, der immer als pathologisch zu bewerten und deutlichstes Zeichen einer vestibulären Gleichgewichtsstörung ist.
Ausfallnystagmus: zur Gegenseite; Reiznystagmus: zur erkrankten Seite (Abb. 62).
Vertikale, rotierende und Spontannystagmen weisen auf zentral-vestibuläre Störungen hin.
Regelmäßiger Blickrichtungsnystagmus bei Einnahme bestimmter Blickrichtung, aber nicht bei Blick geradeaus, ist ein Hinweis auf eine zentrale Hirnläsion.

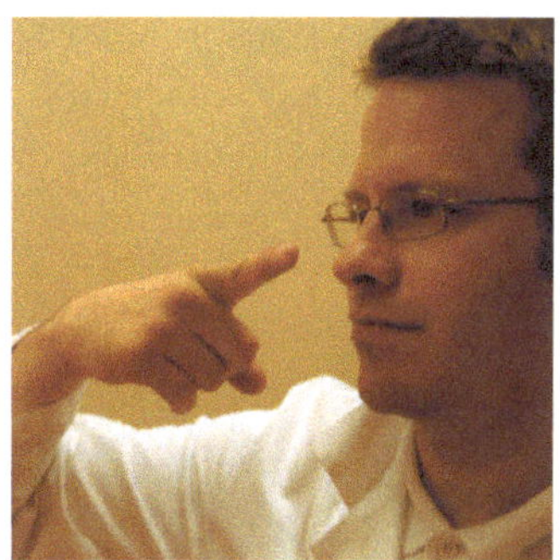

Abb. 60

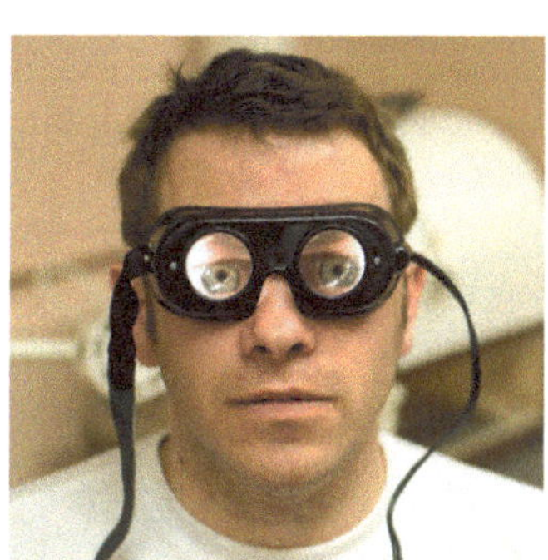

Abb. 61

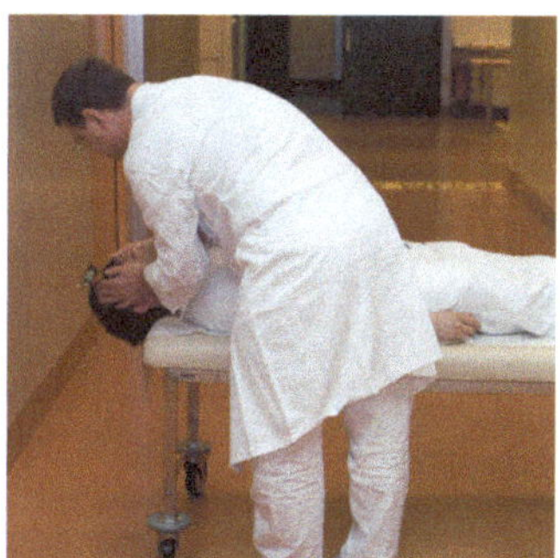

Abb. 63

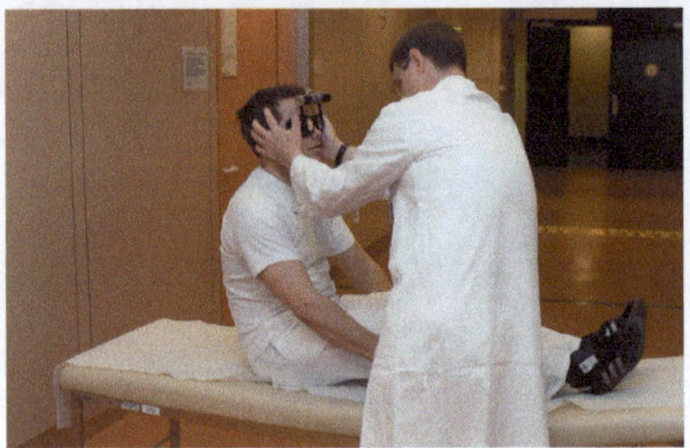

Abb. 64

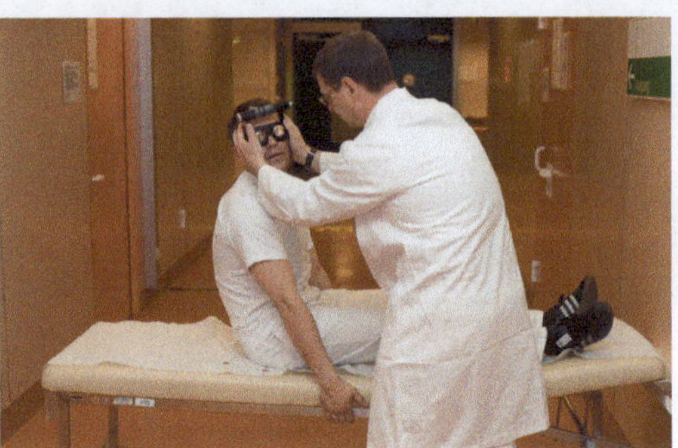

Abb. 65

Regelloser Blickrichtungsnystagmus, auch beim Blick geradeaus, wechselt bei Blickrichtungsänderung die Intensität (z. B. bei Multipler Sklerose).

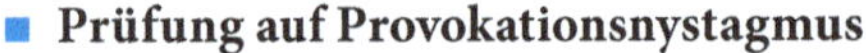

Prüfung auf Provokationsnystagmus

Prüfung immer unter Frenzelbrille.
Durch provozierende Maßnahmen ausgelöste Nystagmen sind in der Regel Zeichen einer zentral oder peripher vestibulären Störung. Ein latenter kompensierter Nystagmus wird durch Provokationsmaßnahmen in einen sichtbaren manifesten übergeführt.

Kopfschütteln: Der Kopf des Patienten wird vom Untersucher heftig geschüttelt.

Lageprüfung

Prüfung in Rücken-, Links-, Rechts- und Kopfhängelage (Abb. 63).

Beurteilung:
Richtungsbestimmter Lagennystagmus schlägt immer in dieselbe Richtung und wird als gelöster Spontannystagmus betrachtet (Abb. 63).

Schwindelanalyse und die tabellarische Aufstellung nach Zeitverlauf der Schwindelepisode, da von praktischer Bedeutung.

	peripher-vestibulär	zentral-vestibulär	
Qualität	richtungsbezogen (systematisch) Drehschwindel Liftschwindel gerichtete Fallneigung Lagerungsschwindel Umgebung dreht sich	nicht richtungsbezogen (unsystematisch) Schwankschwindel Unsicherheit Betrunkenheitsgefühl Wahrnehmung eigener Sicherheit	Nicht-vestibulär Unsystematisch Benommenheit Leeregefühl Schwarzwerden vor den Augen
Verlauf	anfallsartig (plötzlicher Beginn, langsames Abklingen)	andauernd oder kurze Attacken	
Provokation	wenn, rasch erschöpft	wenn, stets reproduzierbar	
Intensität	stark	mäßig	
Vegetativum	stets beteiligt	selten	

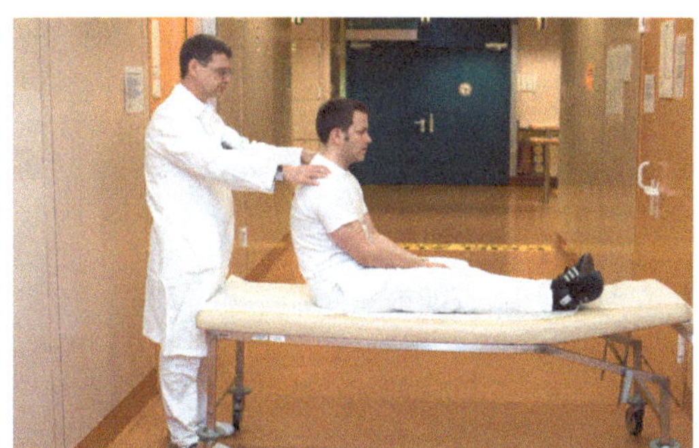

Abb. 66

■ Lagerungsprüfung

Prüfung bei schnellem Lagewechsel: Sitzen, Rücken- und Kopfhängelage (Abb. 64).
Beurteilung: Benigner paroxysmaler Lagerungsnystagmus (häufigste peripher vestibuläre Störung): kurze Latenz, ca. 10 sec, bei Wechsel von Rücken- in Kopfhängelage, horizontal-rotatorisch, Crescendo-Decrescendo, bei Wiederaufrichten Umkehr der Schlagrichtung, starkes Drehschwindelgefühl beim Patienten (Abb. 64 und 65).

◆ Kalorische Prüfung (Thermische Labyrinth-Prüfung)

Strömungsänderung der Endolymphe, die einen Lagewechsel vortäuscht und mit einem Nystagmus der Augen beantwortet wird (VOR = vestibulo-okulärer Reflex).
Beurteilung: Gute Aussage über Funktionsfähigkeit eines peripher vestibulären Organs durch Feststellung der Erregbarkeit.

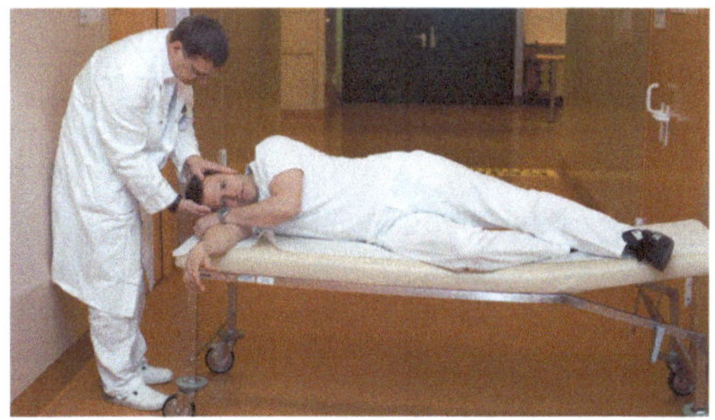

Abb. 68

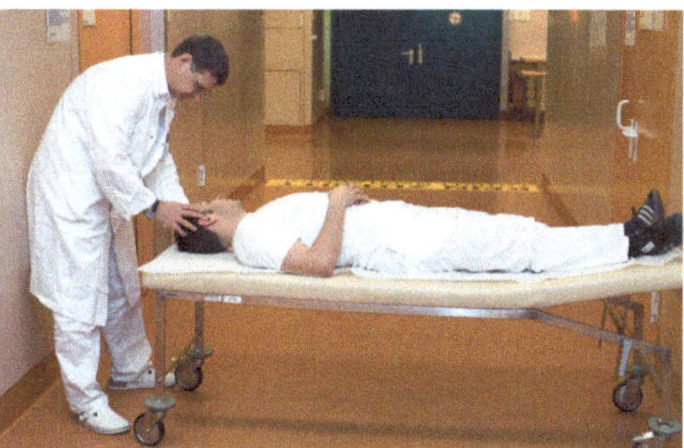

Abb. 67

Spülung des Gehörganges mit warmem Wasser (44 °C) führt zu Nystagmus zur Seite des geprüften Ohres.

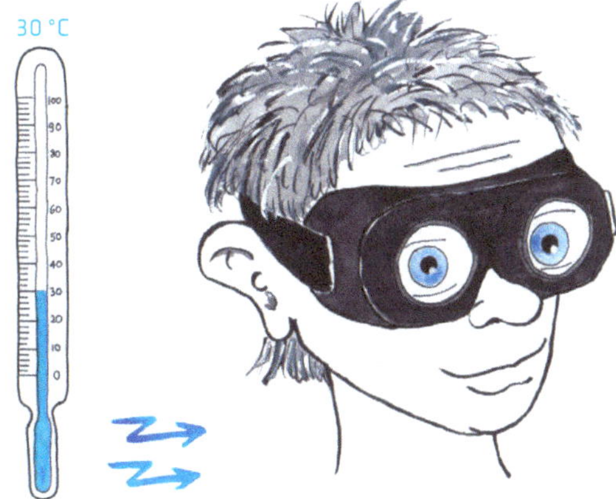

Abb. 69: Thermische Labyrinthreizung
Kaltspülung löst einen Nystagmus zur kontralateralen Seite aus

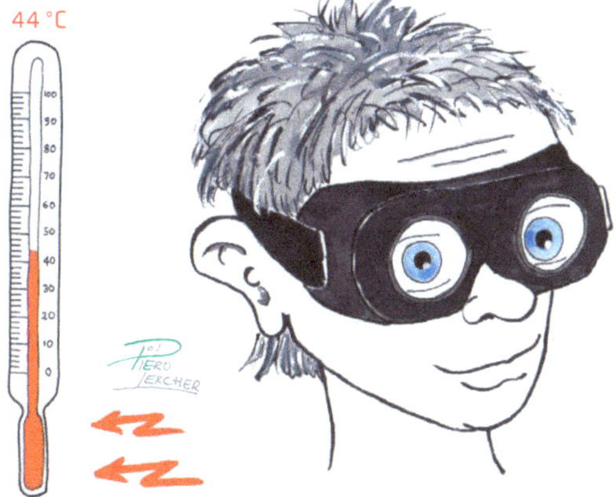

Abb. 70: Thermische Labyrinthreizung
Warmspülung löst einen Nystagmus zur ipsilateralen Seite aus

Spülung des Gehörganges mit kaltem Wasser (30 °C) löst Nystagmus zum nicht geprüften Ohr aus.
Kaltspülung nur notwendig bei Seitendifferenz bei Warmspülung.

■ Rotatorische Nystagmusprüfungen

Einsetzen und Abbremsen einer Drehbewegung des Kopfes führt zu Endolymphfluss in den Bogengängen und dadurch zu einem Nystagmus in Drehrichtung. – Reizung beider Labyrinthe gleichzeitig. Postrotatorischer Nystagmus nach dem Abbremsen in umgedrehter Richtung.
Beurteilung:
Patient ca. 10-mal schnell auf Drehstuhl (re./li.), dann ruckartig angehalten – Nystagmus zur Gegenseite; zentrale Prüfung beider Organe gleichzeitig.

■ Halsdrehtest

Zur Klärung der Frage, ob eine Gleichgewichtsstörung auf Pathologien im Halsbereich beruht.
Sensible Halsafferenzen von Muskeln, Sehnen und Gelenken zu Vestibulariskern und Kleinhirn und Durchblutungsstörungen der A. vertebralis.
Bei fixiertem Kopf wird der Stuhl, auf dem der Patient sitzt, gedreht und es erfolgt eine Körperdrehung von ca. 60 ° nach rechts und links.
Beurteilung:
Hinweis auf zervikalen Schwindel, wenn sich der Nystagmus beim Wechsel der Drehrichtung umkehrt.

■ Dix-Hallpike-Manöver

Für den Nachweis eines benignen paroxysmalen Lagerungsschwindels.
Patient sitzt auf einer Liege und hat die Frenzelbrille aufgesetzt – sein Kopf wird zuerst um 45 ° zur betroffenen Seite hin gedreht – in dieser Kopfhaltung mit dem gesamten Oberkörper um 90 ° zügig nach hinten in Kopfhängelage gebracht – am Ende ist dann der Kopf um etwa 45 ° nach unten rekliniert – das betroffene Ohr weist dabei nach unten – nach kurzer Latenz (einige Sekunden) bei Befall des rechten Ohres rotatorischer Nystagmus mit rascher Bewegungskomponente gegen den Uhrzeigersinn – bei Befall des linken Ohres Nystagmus entsprechend in Richtung des Uhrzeigersinns.
Rückkehr in die Ausgangsposition – unter Umständen zeigt sich ein rotatorischer Nystagmus zum gegenüberliegenden Ohr.

■ Epley-Manöver

Das Epley-Manöver ist eine Methode zur Behandlung des gutartigen Lagerungsschwindels. Es handelt sich um mehrere nacheinander ausgeführte 90°-Drehungen des Kopfes um verschiedene Achsen, jeweils in einer Bogengangsebene. Bei annähernd der Hälfte der Patienten führt bereits eine Anwendung zu Beschwerdefreiheit. Das Manöver kann beliebig oft wiederholt werden. Wichtig für den Erfolg der Behandlung ist die schnelle Ausführung der Bewegungen des Kopfes im Raum. Alle anderen Bewegungen können langsam ausgeführt werden.

■ Halmagyi-Manöver, Kopf-Impuls-Test

Der Untersucher führt eine kurze ruckartige Bewegung des Kopfes des Patienten in jeweils einer Ebene durch. Damit wird der vestibulookuläre Reflex (VOR) ausgelöst. Der Patient fixiert dabei z. B. die Nase des Untersuchers.
Beurteilung: Beim Gesunden sichert der VOR, dass der Blick stabil bleibt und keine ruckartigen Augenbewegungen nötig werden.
Prüfung des rechten horizontalen Bogenganges: Der Kopf zunächst etwas nach links gedreht und der Patient soll die Nasenspitze des Untersuchers ständig fixieren. Dann wird der

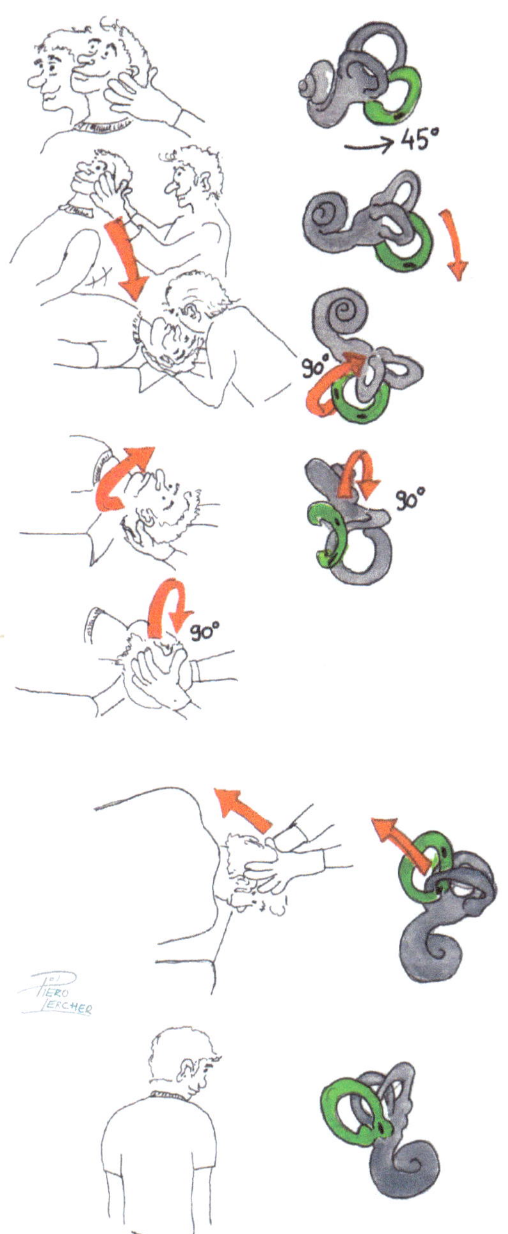

Abb. 71: Die fünf Positionen des Epley-Manövers:
Aufrechte Sitzhaltung (Abb. 66)
Rückenlage, der Arzt dreht den Kopf des Patienten um etwa 45° zur Seite des betroffenen Ohres. (Abb. 67)
Rückenlage, der Arzt dreht den Kopf nun um etwa 45° auf die andere Seite.
Der Arzt dreht den Patienten in die seitliche Liegeposition. (Abb. 68)
Erneut aufrechte Sitzhaltung.

Kopf durch den Untersucher rasch zur Mitte gedreht, dabei hält der Patient die Fixation aufrecht. Bei einseitigem Ausfall eines oder mehrerer Bogengänge kann die Fixation nicht beibehalten werden – die Augen gehen während der raschen Rotation des Kopfes mit dem Kopf mit (nach rechts) – nach Erreichen der Mittelstellung des Kopfes Rückstellsakkaden in die Gegenrichtung (nach links), um die Augen wieder auf den Fixierungspunkt zurückzustellen.
Diese Rückstellsakkaden können vom gegenüber stehenden Untersucher beobachtet werden. Erfahrene Untersucher können mit dem Kopf-Impuls-Test seitengetrennt Aussagen für alle drei Bogengangsrichtungen machen.

Fistelsymptomprüfung

Diese dient zum Nachweis einer Bogengangsfistel im Rahmen eines Cholesteatoms oder nach Trauma.
Ein Gummiballon mit passender Olive wird dicht in den Gehörgangseingang des erkrankten Ohres gesetzt. Durch Druck auf den Ballon wird der Druck der Luftsäule im Gehörgang

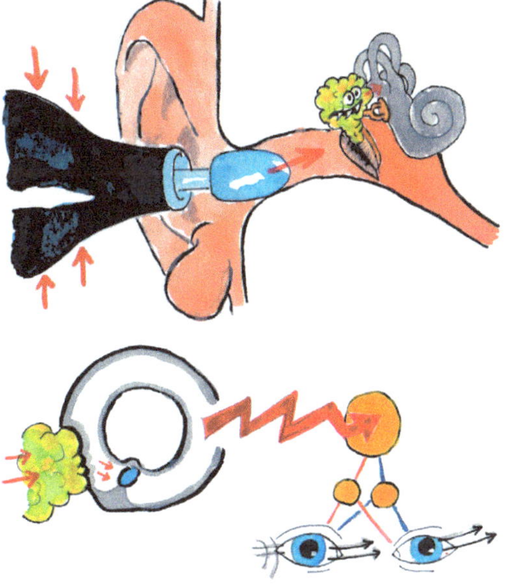

Abb. 72: Fistelsymptomprüfung

erhöht, der sich dann auf den durch das Cholesteatom arrodierten Bogengang fortsetzt. Dort werden der häutige Bogengang und die darin befindliche Endolymphe bewegt. Bei Druckerhöhung ist der Nystagmus zur kranken Seite gerichtet.

Bei Aspiration durch Aufhebung der Kompression des Ballons Nystagmus zur anderen Seite.

Beurteilung

1. Nystagmus zur nicht erkrankten Seite:
2. Ausfall eines Vestibularorganes
3. Kaltspülung
4. Abbremsen bei der Drehprüfung
5. Aspiration zur Prüfung des Fistelsymptoms

Nase, Nasennebenhöhlen und Nasenrachen

Äußere Beurteilung

Gesichtsproportionen:

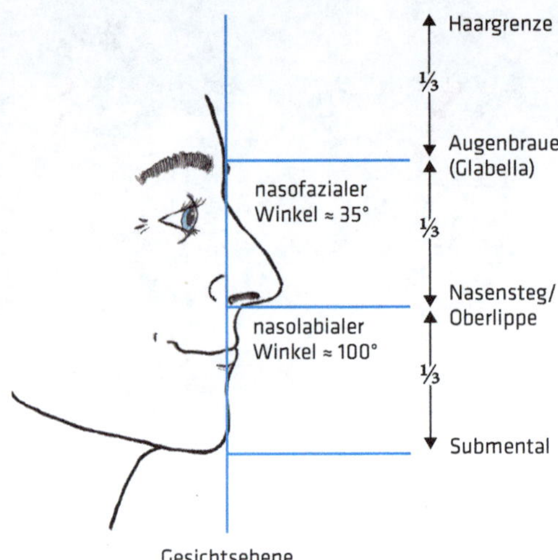

Abb. 73: Gesichtsproportionen

Indirekte Spiegeltechnik

Siehe Spiegelkurs

Staboptiken

Diese ermöglichen insbesondere für die oberen, mittleren und hinteren Nasenanteile eine Aufzeichnung mit digitalen Kameras (Abb. 74).

Nasopharyngoskopie

Mit dem um 180° gedrehten Lupenlaryngoskop oder der flexiblen Glasfaseroptik transnasal (Abb. 75).

Antroskopie

Zugang vom unteren Nasengang oder von der Fossa canina.

Bildgebung

Das CT ist die Bildgebung der Wahl.

Röntgen nur zum Nachweis einer Spiegelbildung in den Nasennebenhöhlen durchführen.

Rhinomanometrie

Messung des Durchflussvolumens bei der Ein- und Ausatmung in Relation zur Druckdifferenz zwischen Naseneingang und Nasenrachenraum bei der aktiven (vom Patienten selbst durchgeführten) anterioren Rhinomanometrie. Diese Differenz wird durch eine Drucksonde in einem Nasenloch und dem Druck in der Gesichtsmaske bestimmt. Gemessen wird jeweils die nicht verschlossene Nasenseite. Aufzeichnung in einem Diagramm.

Beurteilung:
Quantitative Bestimmung der Durchgängigkeit der Nasenwege. Durch Schleimhautabschwellung kann der Anteil der starren Nasenteile (Septum) an der Behinderung abgeschätzt werden.

Akustische Rhinometrie
Schallquelle am Naseneingang. Bestimmung der Querschnittsflächen der Nasenhöhle in Abhängigkeit von der Entfernung zum Naseneingang. Auswertung der Reflexionen durch Rechner und grafische Darstellung. Wenig belastend, daher auch für Kinder geeignet.

Riechprüfung
Subjektive Riechprüfung:
Vor und nach Abschwellung, seitengetrennt; Riechfläschchen oder Sniffin' Sticks®.

Beurteilung:
Subjektive Identifikation, Diskrimination, Ermittlung der Reizschwelle

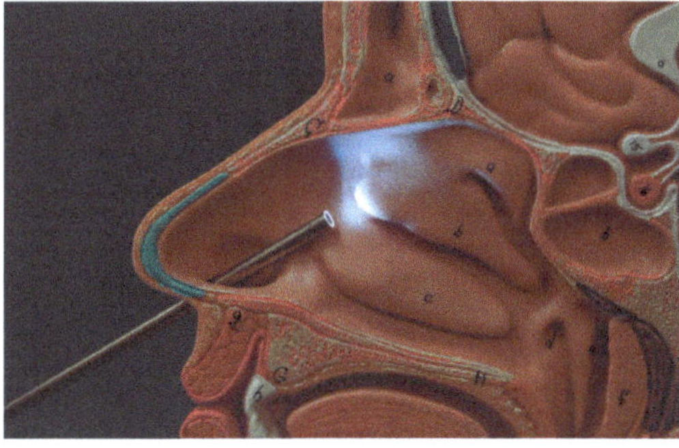

Abb. 74: Endoskopie der Nase mit starrer Glasfaseroptik

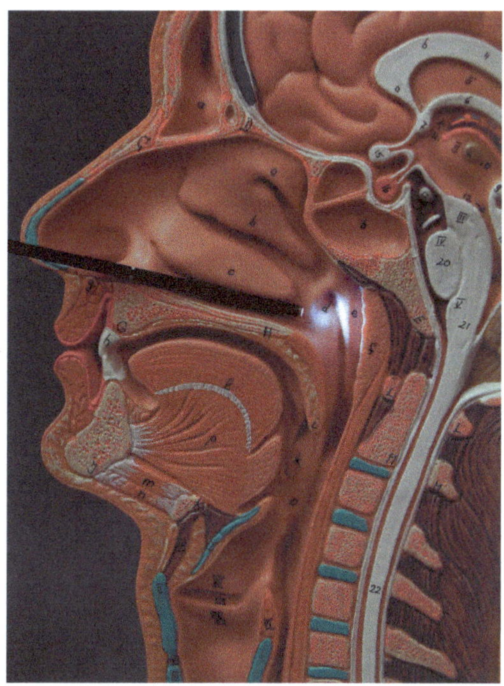

Abb. 75: Endoskopie des Nasopharynx mit flexibler Glasfaseroptik

- Bei komplettem Verlust des Riechvermögens werden keine Riechstoffe wahrgenommen, jedoch Trigeminusreizstoffe und Geschmacksstoffe.
- Ausschluss einer Simulation: Ein Simulant wird auch die Wahrnehmung von Trigeminusreizstoffen leugnen, was sehr selten ist.
- Suggestion durch den Untersucher und weitere psychophysische Störungen bei der Durchführung beeinflussen den Test erheblich.
- stärkeren Tagesschwankungen ausgesetzt als z. B. das Hören oder Sehen
- Außenfaktoren: Luftfeuchtigkeit, Lufttemperatur und Belüftung des Raumes
- starke Abhängigkeit von Vigilanz, Kooperation und Motivation der untersuchten Person
- weitere Einflussfaktoren sind hormonelle Schwankungen, Hunger, Sättigungsgrad, Rauchen und Medikamente

◆ Orientierende Riechprüfung für die Praxis – Screening

Identifikationstest

Sniffin' Sticks® – Riechstifte, die Form und Aussehen von Textmarkern haben. Deren Schaumgummifüllung ist jedoch nicht mit Farbe, sondern mit einem in Propylenglykol gelösten Geruchsstoff getränkt. Diese Geruchslösung hat ein Volumen von 4 ml, der Riechstift ist ca. 14 cm lang.
Nach Abnehmen der Schutzkappe wird die Schaumgummispitze des Stiftes ca. 2 cm vom Naseneingang entfernt unter die zu untersuchende Nasenseite des Probanden gehalten und der Proband aufgefordert, die andere Nasenseite zu verschließen und den Geruch zu erschnüffeln und zu benennen.
Für jeden richtig erkannten Stift wird ein Punkt vergeben. Das Verfahren beruht auf dem sog. *forced-choice-Prinzip,* bei dem der Proband eine Antwort geben muss, auch wenn er nichts wahrnimmt.
Beurteilung:
Das Ergebnis lässt eine grobe Einteilung in Normosmie, Hyposmie und Anosmie zu.

Riechschwellentest

In 16 Stufen (1: höchste Konzentration Butanol, 16: niedrigste Konzentration) wird die Grenze zwischen über- und unterschwellig ermittelt. Anwendung des sog. *single-staircase*-Verfahrens (Einzelschrittverfahren).
Der Proband wählt von jeweils drei Stiften (einen mit Butanol, zwei ohne Duftstoff) den riechenden aus. Nachfolgend Konzentrationsverminderung, bis er einen Fehler macht. Danach wird die Konzentration wieder erhöht usw.
Beurteilung:
Der Mittelwert der letzten vier von sieben Umkehrpunkten definiert die Schwelle.

Diskriminationstest

Es werden drei Riechstifte überschwellig angeboten. Zwei riechen gleich, einer riecht anders. Der Patient muss beide Gerüche unterscheiden, ohne sie zu benennen.

Werden die Summen der Punkte aller drei Testverfahren addiert (Schwellenbestimmung, Diskrimination, Identifikation) so erhält man den SDI-Wert.
Beurteilung:
Mit dem SDI-Wert kann man Anosmie und Hyposmie im Vergleich zur Normosmie bestimmen.

Objektivierende Methode (Reflexolfaktometrie)
Ziel ist die Riechschwellenbestimmung und -aufzeichnung bei der Wahrnehmung eines Riechstoffes durch Messung reflektorischer Phänomene.
Der Hautwiderstand, Schweißdrüsensekretion, Atemfrequenz und Atemtiefe sowie Pupillenweite werden dafür herangezogen.
Allerdings resultiert bisher keine konstante reproduzierbare Korrelation von Reiz- und Reaktionsstärke.

◆ Objektive Methode (Computerolfaktometrie, olfaktorisch evozierte Potenziale)

Bei der objektiven Olfaktometrie sind Sinnesspezifität sowie Korrelation von Reizgröße und Reizfolge ohne Beeinflussung durch die Untersuchungsperson gegeben. Elektrische Reizfolgephänomene am Cortex (olfaktorisch evozierte Potenziale) werden erfasst und elektronisch ausgewertet.

Zur apparativen Ausstattung der Computerolfaktometrie gehören Reizgenerator, EEG-Verstärker und Analog-Digital-Wandler.
Die Untersuchung ist nicht nur apparativ, sondern auch zeitlich sehr aufwändig. Die Dauer beträgt ungefähr 30 Minuten pro Reizseite und Reizstärke.

Als Reizgeber werden Reizgeneratoren eingesetzt, die eine „Riechstoffwolke" bei konstanter Luftfeuchtigkeit und -wärme erzeugen und einem permanenten nasalen Luftstrom druckstoßfrei beimengen. Die Berechung der Reiz-

antworten erfolgt computergestützt aus Wiederholungen zeitgleicher Reize im EEG. Bei überschwelligem Reiz ergeben sich normalerweise, unter Vermeidung von Artefakten, bereits nach ca. 12–16 Durchgängen nachvollziehbare Reizantwortmuster mit zwei Gipfeln von 10 bis 20 µV bei 250 bis 500 ms, wobei die Art der angewandten Reizmethode keinen Einfluss hat.
Beurteilung:
Deutliche Änderungen vom normalen Potenzialbild ergeben sich bei Hyp- oder Anosmien.

Allergiediagnostik
Allergologische Anamnese
Liefert wertvolle Hinweise über häusliche und berufliche Umwelt, Lebens- und Ernährungsgewohnheiten. Wichtig ist die Erfassung des Krankheitsbeginns und des primären Allergenkontaktes.

◆ **Hauttest**

Prick-Test, Intrakutantest, Scratchtest und Reibetest sind Basis für die Allergiediagnostik. Bei positivem Test führt das Allergen zu Pusteln oder Quaddeln. Falsche Befunde bei gleichzeitiger Cortison- bzw. Antihistaminikaeinnahme. Diese sollen fünf Tage vor dem Test abgesetzt werden.

◆ **Labortests**

Gesamt-IgE, spezifische IgE. Erhöhung als Zeichen für Reaktion auf körperfremde Substanzen, auf die das Immunsystem des Allergikers empfindlich reagiert.

◆ **Provokationstest**

Die klinischen Symptome (Nasensekretion, Rötung der Bindehäute, Augentränen, Asthma, Hautausschlag, Ekzem) werden durch „Nachahmung“ der natürlichen Allergene reproduziert.

Mundhöhle, Mundrachen

Außen
Lippen, periorale Haut

Indirekte Spiegeltechnik
Siehe Spiegelkurs.

Palpation

immer bimanuell (von außen und innen)
Konsistenz, Druckdolenz, Ausdehnung von Resistenzen.

Bildgebung
CT, MRT, Ultraschall
Erfassung morphologischer Veränderungen: zur Visualisierung und Dokumentation stehen Mikroskopie und Endoskopie zur Verfügung.

Schmeckprüfung

Definition
Schmecken ist ein lebenswichtiger Sinn, mit dem chemische Stoffe wahrgenommen werden. Er dient der Kontrolle der Nahrungsaufnahme, schützt vor dem Genuss verdorbener Nahrungsmittel und trägt zur Lebensqualität bei.

Aufgaben des Schmecksinns
Die Wahrnehmung von Bittersubstanzen soll potenziell schädliche und giftige Stoffe erkennen und davor warnen. Die Empfindung von sauer dient der Kontrolle des Säure-Basen-Haushalts und als Warnung vor toxischen Stoffen. Die Wahrnehmung von salzig ist in der Regelung des Natrium- und Flüssigkeitshaushalts eingebunden, jene von süßen Substanzen und umami an der Steuerung des Energiehaushalts beteiligt.

Am deutlichsten macht sich ein vollständiger oder teilweiser Schmeckverlust durch Änderung der Essgewohnheiten bemerkbar.
Die Schmecktests überprüfen entweder global als „Ganz-Mund-Testung“ das Gesamtschmeckvermögen oder das regionale Schmeckvermögens einzelner gustatorischer Areale.

◆ **Überprüfung des globalen Schmeckvermögens**

Mit der Drei-Tropfen-Methode bestimmt man die Erkennungsschwellen für süß, sauer, salzig und bitter. Der Proband muss von drei Tropfen den einen mit Schmeckstoff erkennen und die Schmeckqualität richtig benennen. Die Schmeckstoffkonzentration ist zuerst unterschwellig und wird so lange gesteigert, bis der Proband bei drei Versuchen die gleiche Konzentration einer Schmeckqualität mindestens zweimal richtig benennt.

Außerdem können auch schwellennahe und überschwellige Schmecklösungen als Ein-Tropfen-Test nach einer feststehenden Sequenz angeboten werden. Die Summe aller erkannten Konzentrationsstufen der vier Schmeckqualitäten wird als gustatorischer Index bezeichnet. Der Test hat eine hohe Reproduzierbarkeit. Es wird allerdings zunächst nicht bestimmt, welche Schmeckqualität schlechter erkannt wird.

◆ **Überprüfung des Identifikationsvermögens**

Angeboten werden für jede Schmeckqualität schwellennahe und überschwellige Schmeckstoffkonzentrationen, in flüssiger Form, in fester Form (Tasties, Oblaten) oder in Form von imprägnierten Geschmacksstreifen, sog. „taste-strips". Die Testung erfolgt aufsteigend und pseudorandomisiert.
Die Intensitätsschätzungen der angebotenen Schmeckkonzentrationen werden entweder nach einer Skalierung von schwach bis stark oder auch im Vergleich mit unterschiedlichen Lautstärken eines 1000-Hz-Tones durchgeführt.

◆ **Screeningtest**

Dabei werden die Schmeckstoffe in jeweils überschwelliger Konzentration oral aufgebracht. Der Proband soll sie richtig benennen. Beim Screening-Schmecktest werden eine 10%ige Saccharoselösung, eine 5%ige Zitronensäurelösung, eine 7,5%ige Natriumchloridlösung und eine 0,05%ige Chininhydrochloridlösung ein oder mehrmals in den Mund gesprüht (ca. 60 Mikroliter pro Sprühstoß).

◆ **Überprüfung des regionalen Schmeckvermögens**

Anwendung bei Verdacht auf eine regionale Schmeckstörung, insbesondere infolge einer Nervenschädigung, wie z. B. einer Läsion der Chorda tympani oder des N. glossopharyngeus.

Quantitative Schmeckstörung	
Normogeusie	Normale Empfindlichkeit
Hypergeusie	Überempfindlichkeit (Vergleich zu gesunden, jungen Probanden)
Hypogeusie	Verminderte Empfindlichkeit (Vergleich zu gesunden, jungen Probanden)
Ageusie	■ *komplette Ageusie:* vollständiger Verlust des Schmeckvermögens ■ *funktionelle Ageusie:* deutliche Verminderung des Schmeckvermögens (kompletter Verlust, geringe Restwahrnehmung) ■ *partielle Ageusie:* Verlust der Schmeckempfindlichkeit eines bestimmten Schmeckstoffes
Qualitative Schmeckstörung	
Pargeusie	Wahrnehmung von Schmeckreizen verändert
Phantogeusie	Wahrnehmung von Schmeckeindrücken ohne Reizquelle

◆ Elektrogustometrie

Zur Bestimmung der elektrischen Wahrnehmungsschwelle. Schnell und einfach durchzuführen, zur Überprüfung der Seitendifferenz gleicher gustatorischer Areale. Ein Batteriestrom zwischen 1,5 μA bis 400 μA setzt monopolar (anodisch) oder bipolar (koaxial) den Reiz. Die Auswertung der Reizantwort erfolgt logarithmisch und wird als gustatorisches Dezibel bezeichnet. Die Wahrnehmungsschwellen schwanken individuell und auch in den einzelnen gustatorischen Arealen stark. Daher sind jeweils gleiche gustatorische Areale des Versorgungsgebietes der Chorda tympani, des N. petrosus major bzw. des N. glossopharyngeus zu reizen. Pathologisch ist eine Seitendifferenz von > 7 dB. Schmeckstörungen einzelner Schmeckqualitäten können evtl. nicht erfasst werden. Es liegt nur eine geringe Korrelation zwischen elektrogustometrischen Messungen und Messungen von überschwelligen Reizungen mit Hilfe von adäquaten Schmeckreizen vor.

◆ Erkennungsschwelle

Jedes gustatorische Areal kann mit aufsteigender Konzentration des Schmeckstoffes bestimmt werden. Seitendifferenzen von mehr als zwei Konzentrationsstufen im Versorgungsgebiet der Chorda tympani sind pathologisch. Terminologie quantitativer und qualitativer Veränderungen des Schmeckvermögens (Dysgeusien). Siehe Tabelle auf Seite 296.

Kehlkopf und Hypopharynx

Lupenlaryngoskopie

Zunge herausstrecken lassen und mit Mullläppchen mit der linken Hand (Daumen oben, Mittelfinger nach unten) fassen und halten, Zeigefinger an der Oberlippe abstützen. Ein Stabendoskop wird an die Rachenhinterwand geführt; der Strahlengang ist um 90° in den Kehlkopf gerichtet.

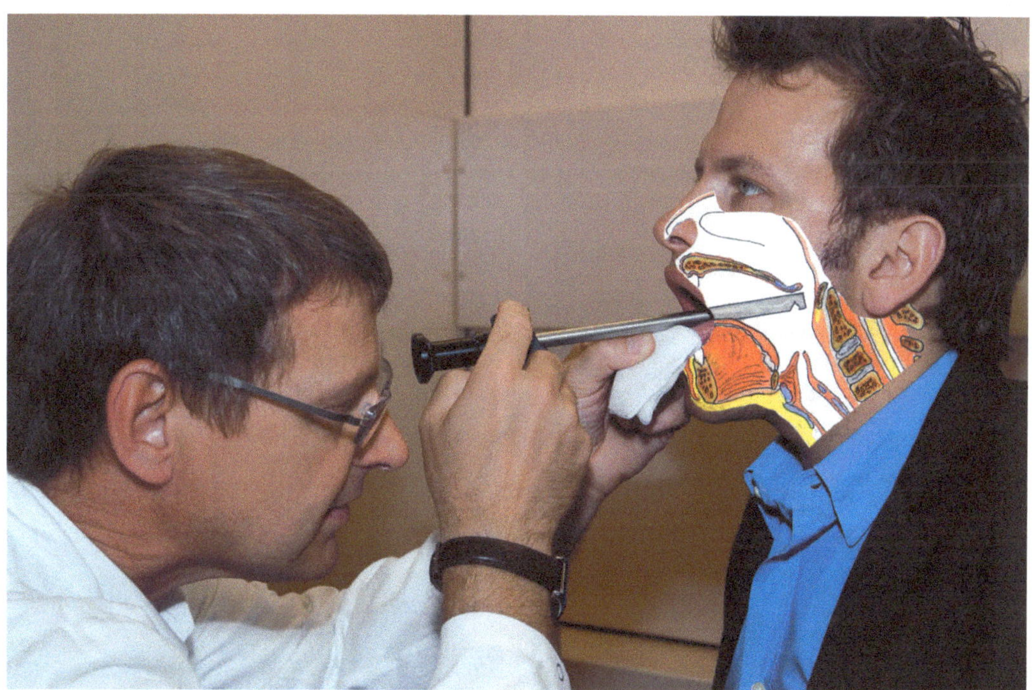

Abb. 76: Laryngoskopie mit der starren Lupenlaryngoskopie

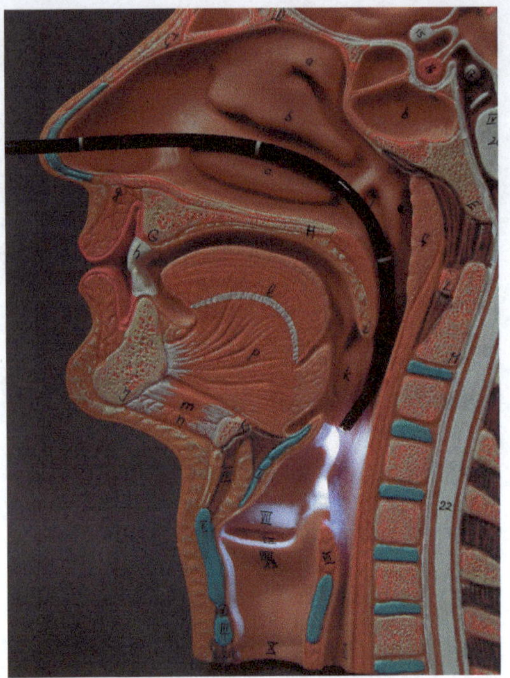

Abb. 77: Flexible fiberoptische Rhinolaryngoskopie

Beurteilung: Bessere Sicht in Kehlkopf und Hypopharynx, auch für Stroboskopie geeignet.

Flexible fiberoptische Rhinolaryngoskopie

Beweglicher dünner Endoskopschlauch wird über die Nase in den Nasenrachen, Mundrachen und bis in den Kehlkopf vorgeschoben (Abb. 77).

Beurteilung:
Anwendung bei ungenügender Patientenkooperation, bei Bewusstlosigkeit, bei starker Behinderung der Mundöffnung.

Bietet guten Überblick über Nase, Nasenrachen, Kehlkopf, obere Trachea und Hypopharynx.

Direkte Mikrolaryngoskopie

Unter Zahnschutz, in Intubationsnarkose oder tubusloser Jet-Ventilation wird ein hohles Metallrohr beim mit überstrecktem Kopf am Rücken liegenden Patienten bis vor die Stimmlippenebene eingeführt. Dem Rohr wird ein Mikroskop vorgeschaltet.

Beurteilung:
Unter mikroskopischer Vergrößerung bis 40-fach sowohl diagnostisch als auch therapeutisch einsetzbar für sog. endolaryngeale Operationen mit speziellen Mikroinstrumenten oder mit CO_2-Laser.

Digitale Video-Stroboskopie

Dient der Visualisierung der Stimmlippenschwingungen.

Durch ein Mikrofon wird die Frequenz der Stimmlippenschwingung gemessen und Lichtblitze so gesteuert, dass die Stimmlippen immer einen Bruchteil später im nächsten Schwingungszyklus beleuchtet werden. So entsteht der Eindruck einer Bewegung der Stimmlippen in Zeitlupe. Beleuchtet man immer dieselbe Phase der Stimmlippenschwingungen, entsteht ein stehendes Bild.

Lange Phonation eines Vokals ist notwendig sowie eine indifferente Sprechstimmlage: tief – leise, tief – laut, eine Oktave höher: hoch – leise, hoch – laut.

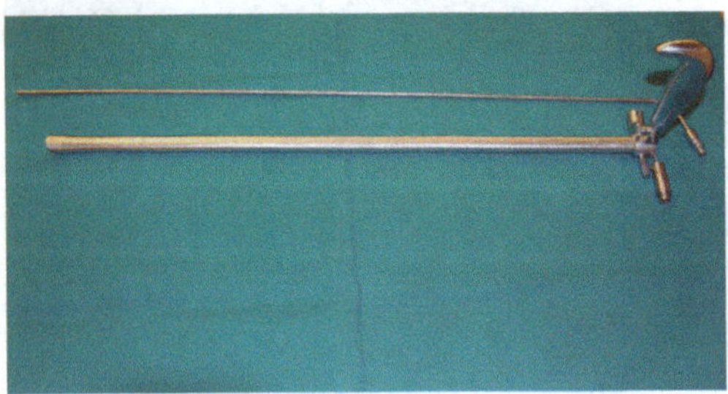

Abb. 78: Starres Tracheobronchoskop

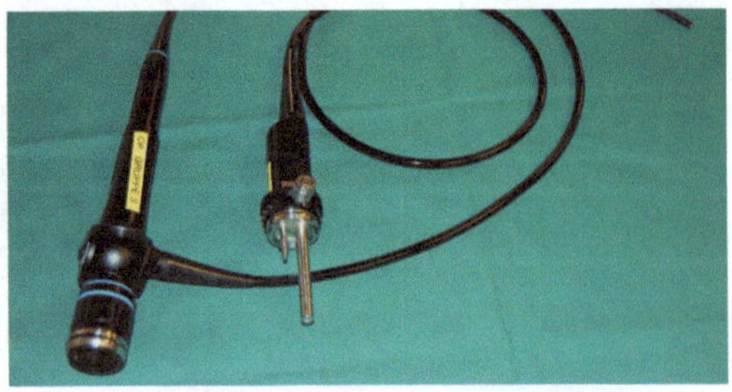

Abb. 79: Flexibles fiberoptisches Tracheobronchoskop

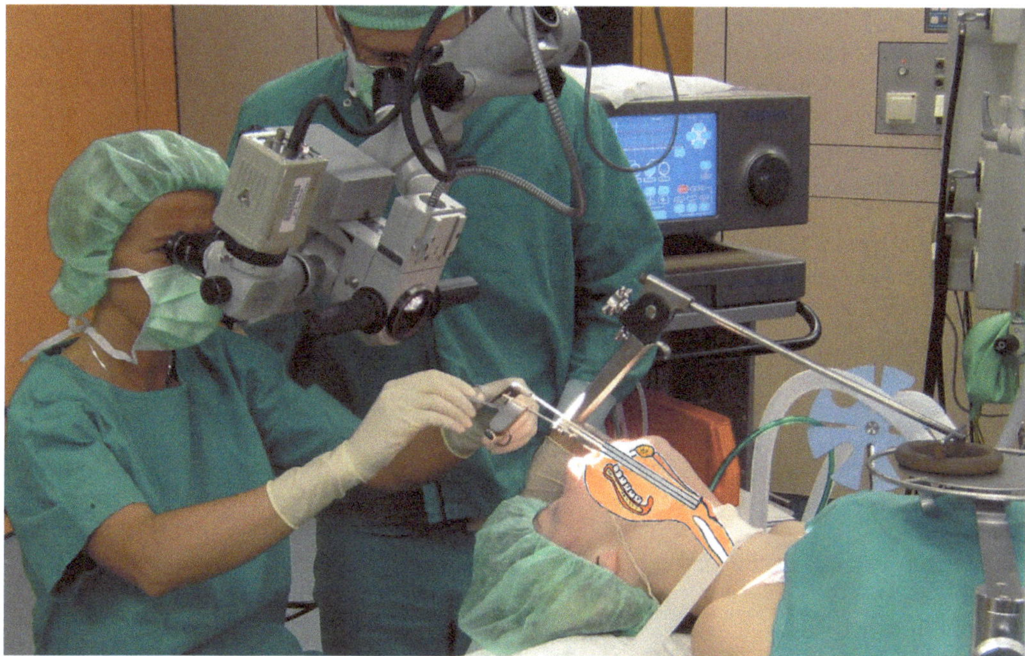

Abb. 80: Direkte Mikrolaryngoskopie

Beurteilung:
Amplituden, Randkantenverschieblichkeit, Glottisschluss, Regularität der Schwingungsabläufe, Öffnungs-, Schließungs- und Schlussphase.

Starre Tracheobronchoskopie

Die Tracheobronchoskopie mit dem starren Rohr ist die einzige zuverlässige Behandlungsmethode bei tracheobronchialen Fremdkörpern und Blutungen (Abb. 78).

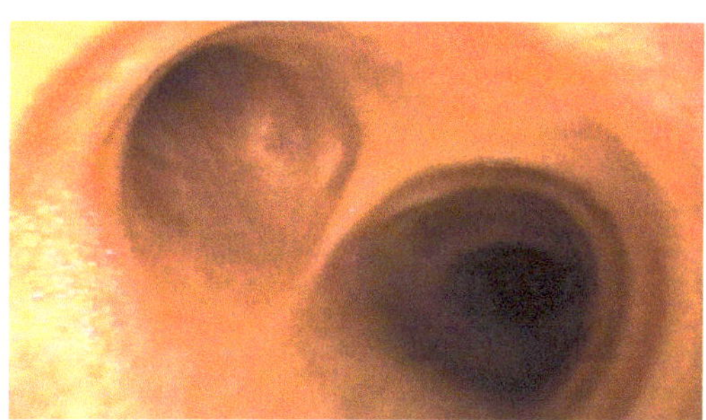

Abb. 81: Trachea und Aufteilung in rechten und linken Hauptbronchus

Flexible fiberoptische Tracheobronchoskopie

Eignet sich zur Diagnostik der peripheren Atemwege und zur Trachealtoilette (Abb. 79).

Bildgebung
Bei Fremdkörperverdacht immer Röntgenleeraufnahme des Halses.
CT, MRT

Ösophagus

Ösophagoskopie mit starrem Rohr

In Relaxationsnarkose unter Zahnschutz wird ein hohles Rohr bis in den Übergang zum Magen vorgeschoben (Abb. 82).

Beurteilung:
Gute Übersicht ermöglicht therapeutische Eingriffe, insbesondere die Entfernung von Fremdkörpern und die Dilatation von Stenosen.

Flexible fiberoptische Ösophagoskopie

Vor allem für diagnostische Zwecke, nicht jedoch bei Verdacht auf Fremdkörper im hypharyngo-ösophagealen Übergangsbereich, da leicht zu übersehen (Abb. 84).

Bildgebung
Röntgen: Bei Verdacht auf Aspiration, ösophagotracheale Fistel oder Perforation der Ösophaguswand *kein Barium* (Lungenentzündung), sondern wasserlösliches (iodiertes) Kontrastmittel, z. B. Gastrografin®.

Refluxdiagnostik

(GERD Gastroesophageal Reflux Disease)

Anamnese
Sodbrennen, saures Aufstoßen.
Ösophagoskopie
Ggf. mit Biopsien.
Ösophagus-Magen-Kontrastmittel-Röntgen (Video-Kinematografie)

◆ **Langzeit-pH-Metrie: Sehr zuverlässig.**

Ein sehr dünner Plastikschlauch wird durch ein Nasenloch an das untere Ende der Speiseröhre gelegt.
Über diesen Katheter, der mit einem tragbaren Aufzeichnungsgerät verbunden ist, wird in der Folge über zwölf bzw. 24 Stunden hinweg der pH-Wert gemessen. Während dieser Zeit dürfen die Patienten ganz normal essen, trinken und sind nicht in ihrem Alltag eingeschränkt. Sie sollen ihre Tätigkeiten und ihre Beschwerden protokollieren. So lässt sich genau feststellen, wann und in welchem Zusammenhang der Reflux auftritt.

◆ **Ösophagus-Manometrie**

Als Druckmessverfahren überprüft sie den Schluckablauf der Speiseröhre und gibt Auskunft über die Motilität der Speiseröhrenmuskulatur und das Funktionieren des oberen und unteren Schließmuskels.

Schluckdiagnostik

Der Schluckakt wird in eine *orale*, *pharyngeale* und *ösophageale* Phase unterteilt, die kontinuierlich ineinander übergehen. Der Schluckakt ist ein komplexes Zusammenspiel von acht Funktionseinheiten und wird von fünf Hirnnerven und 26 Muskelpaaren gesteuert. Die Dauer des Bolustransports beträgt im Pharynx ≤ 1 sec, im Ösophagus ≤ 10 sec (ca. 2000-mal täglich). Der Bolus wird aus der Mundhöhle willkürlich in den Pharynx gepresst, der dort automatisch die kurze unwillkürliche pharyngeale Kontraktionswelle (0,7 sec) auslöst.

Zum Schutz der Atemwege wird der Larynx weit nach kranial und ventral verlagert. Die inneren Larynxmuskeln sind ein besonders wichtiger Schlussmechanismus und dichten gemeinsam mit der Epiglottis den Larynx ab.

Über den oberen (pharyngo-ösophagealen) Sphinkter wird der Bolus in den Ösophagus transportiert, die Passage bis zum Magen dauert etwa 10 sec. Der untere ösophageale Sphinkter erschlafft vor Eintreffen des Sphinkters, damit der Bolus in den Magen passieren kann.
Der obere und untere ösophageale Sphinkter sind Zonen erhöhten Drucks (1–3 cm), die sich bei der Boluspassage öffnen, andererseits vor gastro-ösophagealem-pharyngealem Reflux schützen.

Die Abklärung von Schluckstörungen erfordert eine interdisziplinäre Zusammenarbeit von HNO, Radiologie, Chirurgie, Gastroenterologie, Neurologie, Dermatologie und Labordiagnostik.

Untersuchungsmethoden werden angewendet für die Darstellung der:
Morphologie:
- Endoskopie

Funktion:
- Videokinematografie
- Manometrie
- pH-Metrie

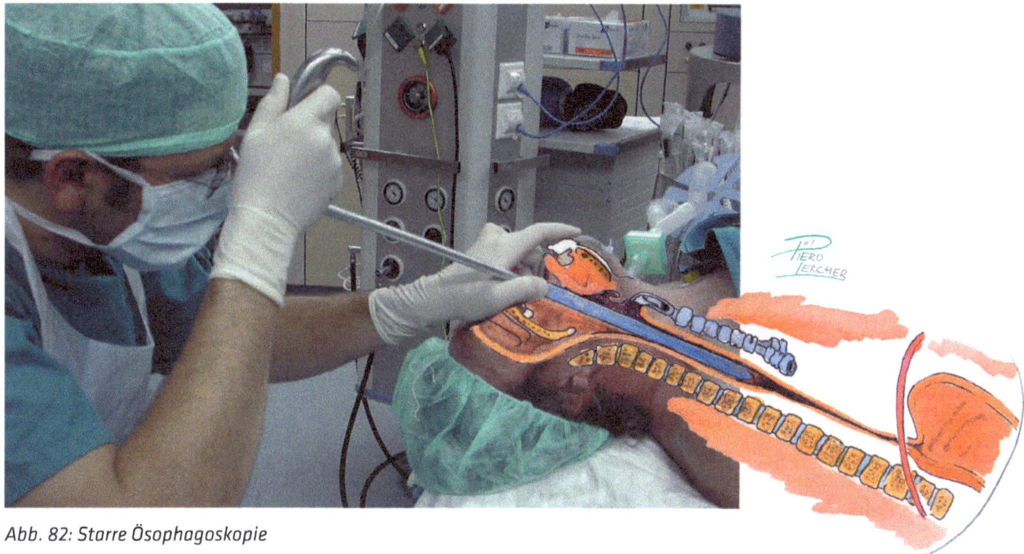

Abb. 82: Starre Ösophagoskopie

Endoskopie

Direkte optische Beurteilung der Schleimhaut mit der Möglichkeit der Biopsie – Methode der Wahl zur Untersuchung der Schleimhaut (Oropharynx, Hypopharynx, Ösophagus, Magen). Funktionsbeurteilung nur im pharyngealen Bereich des Schluckaktes möglich. Allgemein gilt: starre Instrumente für Diagnostik und therapeutische Eingriffe, flexible Glasfaseroptiken dienen in erster Linie der Diagnostik – *transnasale Videoendoskopie.*

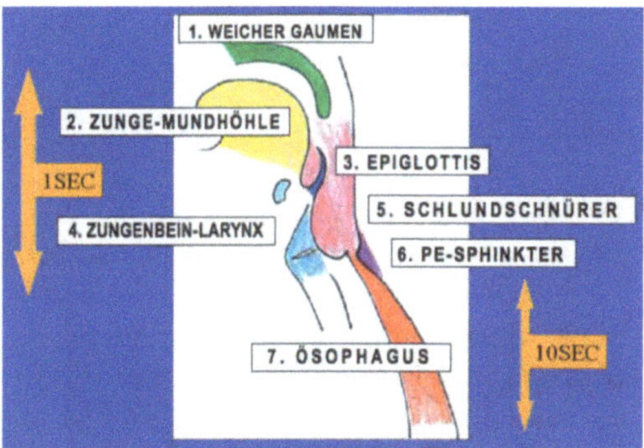

Abb. 83: Schluckphasen (Abbildung: P. Pokieser)
Die achte Funktionseinheit ist das ösophago-gastrale Segment.

Videokinematografie

Wenig invasiv, bestes Screeningverfahren für die Gesamtbeurteilung des Schluckaktes. Das Videogerät (25 Bilder/sec) ist mit einer „normalen" Durchleuchtungseinheit kombiniert und ermöglicht als dynamisches Filmdokument die Darstellung normaler und pathologischer Schluckvorgänge.

Standardindikationen für die Videokinematografie:
Dysphagie
Alle subjektiven und objektiven Schwierigkeiten bei der Aufnahme von Speisen/Geträn-

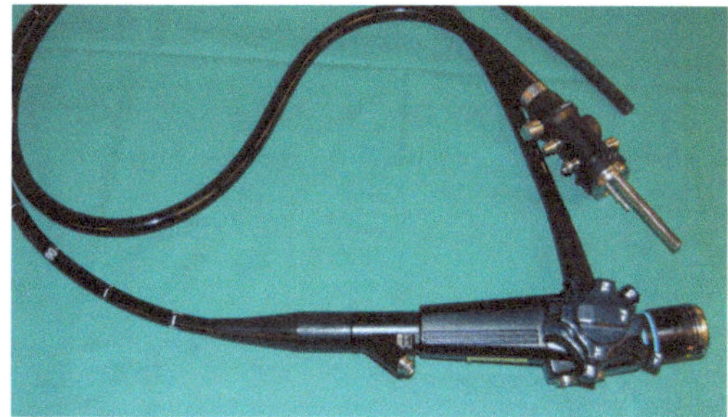
Abb. 84:
Flexibles fiberoptisches Ösophagoskop

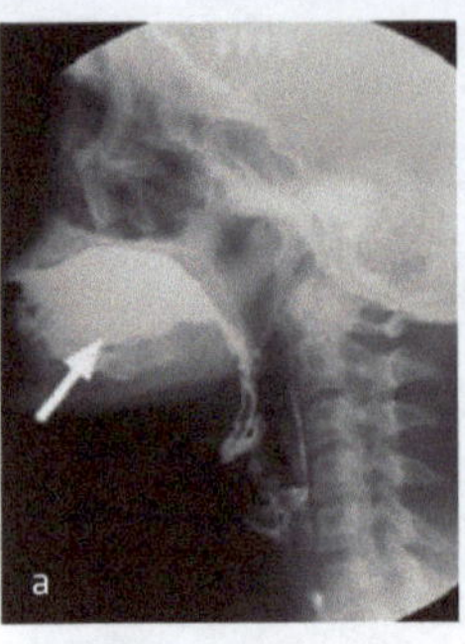

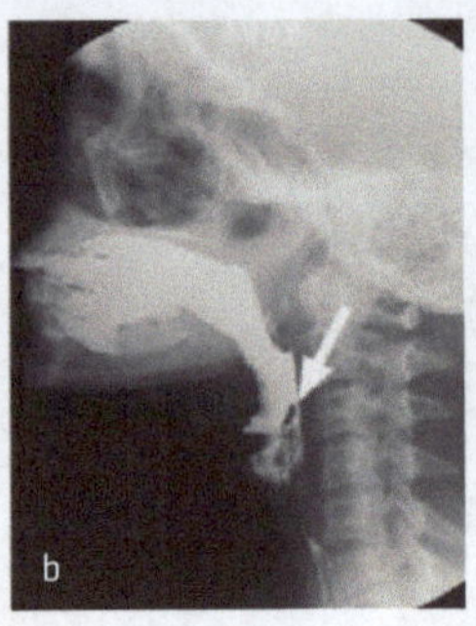

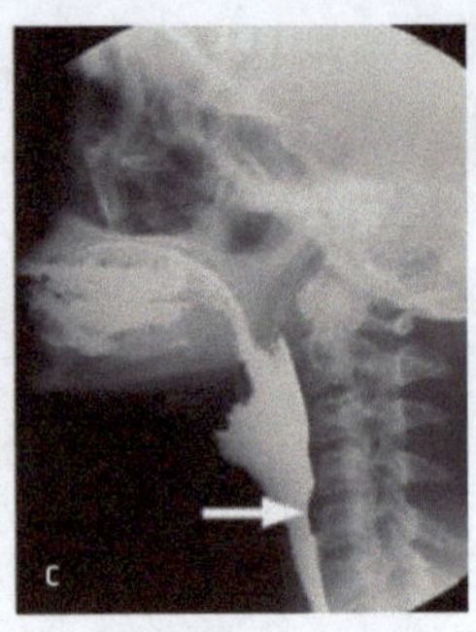

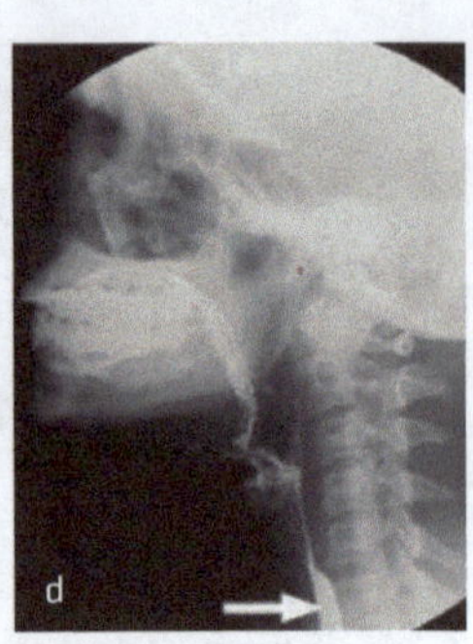

Abb. 85: Funktionseinheiten des Schluckaktes (Fotos: P. Pokieser)
Schema der Funktionseinheiten des Schluckaktes im Schluckröntgen. Orale Phase: Der Bolus wird in der Mundhöhle kontrolliert
a. Beginn der pharyngealen Phase: Einleitung des unwillkürlichen Schluckaktes, Schutz der Atemwege
b. spätere pharyngeale Phase: der obere ösophageale Sphinkter ist geöffnet, der Bolus tritt in den zervikalen Ösophagus ein
c. ösophageale Phase
d. der Bolus wird von der ösophagealen Kontraktionswelle erfasst.

ken, z. B. Schluckwiderstand, Hochwürgen von Speisen, Schmerzen etc.

Aspiration
Ist eine Sonderform der Dysphagie bei klinischem Verdacht auf Übertritt von Nahrungsmittel-/Mageninhalt oder Körperflüssigkeiten (Speichel/Magensaft) in die Luftröhre.

Globusgefühl
Ist (im Gegensatz zur Dysphagie) eine nahrungsunabhängige Missempfindung im Hals, z. B. Fremdkörpergefühl, Kratzen, Trockenheit, Verschleimung, Hüsteln.

Nichtkardiale Brustschmerzen
Sind krampfhafte retrosternale Thoraxschmerzen, die einen Herzinfarkt simulieren können und nach negativer kardialer Abklärung einer anderen Ursache zugeordnet werden.

Hals

Diagnostik bei unklaren Hals- (Lymphknoten-) Schwellungen

Anamnese

Alter *(atyp. Mykobakteriose, Mononukleose, Malignom)*
Fieber, Nachtschweiß *(Tbc, Lymphome)*
Gewichtsverlust *(Tbc, Malignom)*
Dysphagie, Heiserkeit *(HNO-Karzinom)*

Juckreiz *(Lymphom)*
Alkoholschmerz *(Sarkoidose, M. Hodgkin)*

Tierkontakte *(Toxoplasmose, Katzenkratzkrankheit, Brucellose, Tularämie)*
Zeckenbiss *(Lyme-Borreliose)*
Gelenkbeschwerden *(Lyme-Borreliose)*
HNO-Untersuchung

Inspektion

Palpation

Beurteilung: Größe (Längs- und Querdurchmesser im cm), Form, Konsistenz, Verschieblichkeit (Unterlage, Haut), Dolenz

Auskultation

Verdacht auf gefäßreichen Tumor
Anhalt für Primärherd *(unspez. Lymphadenitis, Malignome, Lues)*
nasale Schleimhautgranulationen *(Sarkoidose)*
Hautinfiltrate, Fisteln *(Tbc, atypische Mykobakteriose, Katzenkratzkrankheit, Malignome, Aktinomykose)*
Kratzspuren am Hals *(Katzenkratzkrankheit)*
Hauterythem *(Lyme-Borreliose)*

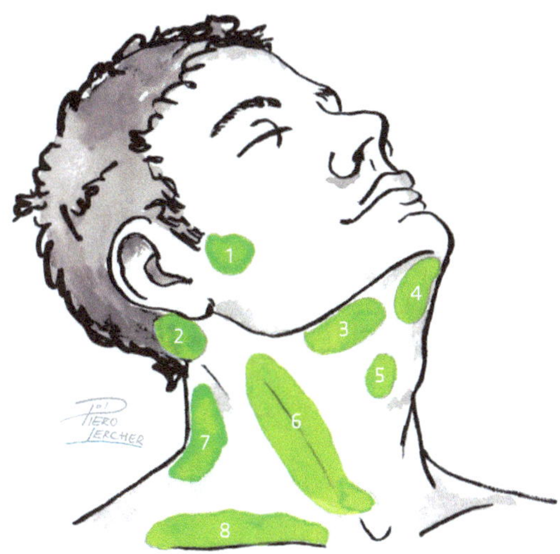

Abb. 86: Palpation des Halses

1. präauriculär
2. retroauriculär
3. submandibulär
4. submental
5. prä- und paralaryngeal
6. jugulär
7. nuchal
8. supraclaviculär

Intrakutantests

Tbc, atypische Mykobakteriosen

Laboruntersuchungen

CRP
großes Blutbild *(Lymphome, Mononukleose)*
Serologie *(TPHA, HIV, EBV, Toxoplasma gondii, Borrelia burgdorferi)*
bei Bedarf auch *Bartonella henselae, Brucella, Francisella tularensis*

Röntgenuntersuchung des Thorax

Tbc, Sarkoidose, Lymphomerkrankungen

Punktionszytologie

Lymphknotenentnahme zur histologischen Untersuchung

Bildgebung
Ultraschall, CT, MRT, Ultraschall (B-Scan) Ausschluss einer Halszyste, bei Speichel- und Schilddrüsenerkrankungen

Speicheldrüsen

Inspektion

Von außen, Mundhöhle (Wharton-, Stenon-Gang), Speichel, Sekretfluss bei Massage, Gesichtsmotorik, Tonsillenregion (Vorwölbung durch tiefe Anteile der Parotis)

Palpation

Normale Gl. parotis kaum tastbar, Gl. submandibularis und Gl. linguialis; bimanuelle Tastung, stets auch intra- und periglandulär zervikale Lymphknoten untersuchen.

Bildgebung

- **Ultraschall**

Aussagekräftig und wenig belastend, evtl. Kombination mit Feinnadelaspirationsbiopsie.

- **Röntgen-Übersicht**

Darstellung von Konkrementen mit ausreichendem Kalkgehalt.

Sialoendoskopie

Große Ausführungsgänge der Gl. parotis und Gl. submandibularis in Lokalanästhesie, un-

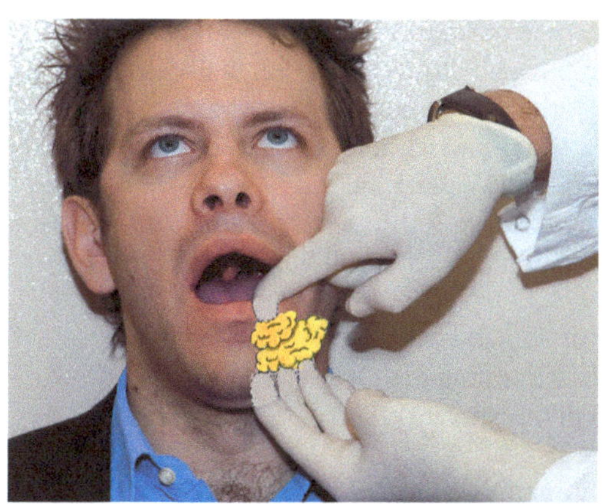

Abb. 87: Palpation der Glandula submandibularis

ter Spülung: Steine, Schleimpfropfen, Stenosen sichtbar; auch therapeutische Intervention möglich.

Feinnadelaspirationsbiopsie
Risikoarm (keine Einnahme von Aspirin oder Marcoumar zehn Tage vor der Biopsie), wenig belastend, präoperativ.

Probebiopsie
Soll unterlassen werden (Fazialisschädigung, Blutung).

Intraoperativer Schnellschnitt
Hilft bei der Entscheidung, ob die Operation auszudehnen ist.

Fazialisdiagnostik

Anamnese
Beginn und Verlauf einer Parese, begleitende Ohrerkrankung, Trauma, Zeckenbiss, Diabetes mellitus, Malignome, Autoimmunerkrankungen.
Begleitsymptome: Hyperakusis, Otalgie, Geschmacksstörung, gestörte Tränensekretion.

Inspektion
Ohrbefund, andere Hirnnerven, Glandula parotidea

Motorische Funktion:
- Stirnast: Runzeln und Blick nach oben (falls erhalten = zentrale Parese)
- Augenast: schnelles Blinzeln, Augenschluss gegen Widerstand
- Mundast: Zähnezeigen, Pfeifen und Wangenaufblasen; Synkinesien

Topodiagnostik
Bestimmung des Ortes der Läsion je nach Ausfall im Nervenverlauf.

Stapediusreflexmessung
Siehe Ohr.

Tränensekretion: Schirmertest
Menge mittels Lackmuspapierstreifen im Konjunktivalsack im Seitenvergleich.

Geschmacksprüfung
Siehe Mund, Rachen.

Labor
Borreliose, Herpes zoster, Lues, HIV, Toxoplasmose, Zytomegalie, Mononucleose.

Elektrostimulation
Neurapraxie:
Keine Degeneration, Unterbechung des axonalen Flusses.

◆ Elektroneuronografie (ENoG)

Supramaximale Reizung am Nervenstamm – Messung der Muskelantwort mit Oberflächenantwort in Vergleich zur gesunden Seite; Degeneration von mehr als 90 % der Nervenfasern ist prognostisch ungünstig (Defektheilung).

◆ Elektromyografie (EMG)

Messung der Potenziale der mimischen Muskulatur mit Elektroden, Nachweis der spontanen und willkürlichen Muskelaktivität (Lähmung, Reinnervation, intraoperativ: Ohr-Parotis).

Axonotmesis:

Waller-Degeneration der Nervenfaserscheide, intaktes Perineurium.
Vollständige Lähmung der Nervenfasern, vollständige Regeneration.

Neurotmesis:

Schädigung und Degeneration des Perineuriums mit vollständiger Lähmung der betroffenen Fasern, Defektheilungen mit Synkinesien.

Anatomie und Physiologie

I. Mundhöhle (Cavum oris)

Anatomie

Allgemein

Begrenzung durch: *Lippen*, *Wangen*, *Mundboden*, *Zunge* und *Gaumen*. Die Grenze zum Rachen *(Pharynx)* ist der *Isthmus faucium*.

Der Mundvorhof *(Vestibulum oris)* ist der Spaltraum zwischen Lippen und äußerer Begrenzung von Ober- und Unterkiefer mit den Zahnreihen. Auskleidung mit geschichtetem Plattenepithel.

◆ Mundboden (Diaphragma oris)

Wenn die Zungenspitze *(Apex linguae)* hinter die obere Zahnreihe gebracht wird, entfaltet sich der Mundboden. Dieser wird vorne U-förmig vom Unterkiefer und nach kaudal vom Zungenbein *(Os hyoideum)* begrenzt. Beidseits des medianen Zungenbändchens *(Frenulum linguae)* finden sich die *Plicae sublinguales* mit den *Carunculae sublinguales*. Hier münden die Ausführungsgänge der Glandulae submandibulares bzw. Glandula sublinguales. Der *M. geniohyoideus* und *M. mylohyoideus* spannen eine Muskelplatte *(Diaphragma oris)* zwischen dem Unterrand der *Mandibula* und dem Zungenbein auf.

◆ Zunge

Der Zungenkörper *(Corpus linguae)* leitet sich vom Ektoderm, der Zungengrund (Radix linguae) vom Entoderm ab. Die Grenze bilden

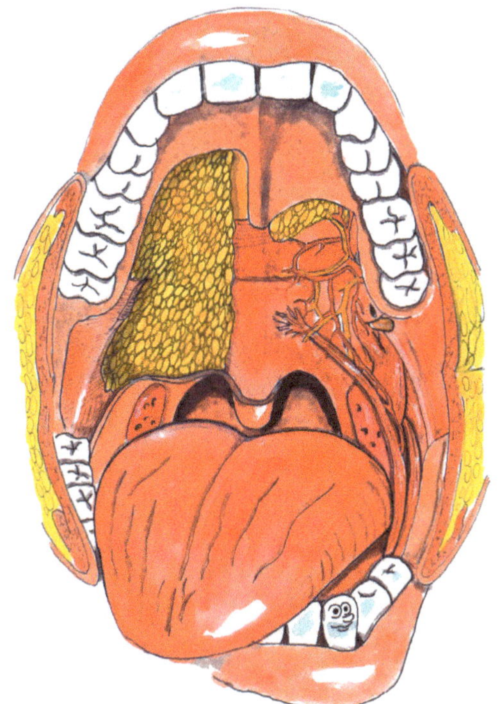

Abb. 1: Mundhöhle

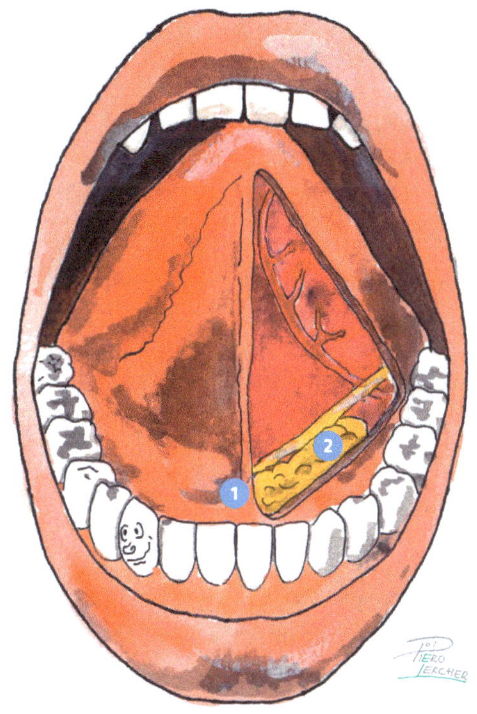

Abb. 2: Mundboden
1 Carunculum sublinguialis 2 Glandula sublinguialis

die V-förmig angeordneten *Papillae circumvallatae* bzw. der *Sulcus terminalis* und an deren Spitze, die zum Larynx hin gerichtet ist, das *Foramen caecum* als Residuum des obliterierten *Ductus thyreoglossus*.
Die Muskeln, die in die Zunge einstrahlen, entspringen am *Unterkiefer, Zungenbein* und *Processus styloideus*, wobei sich diese Fasern oftmals überkreuzen.

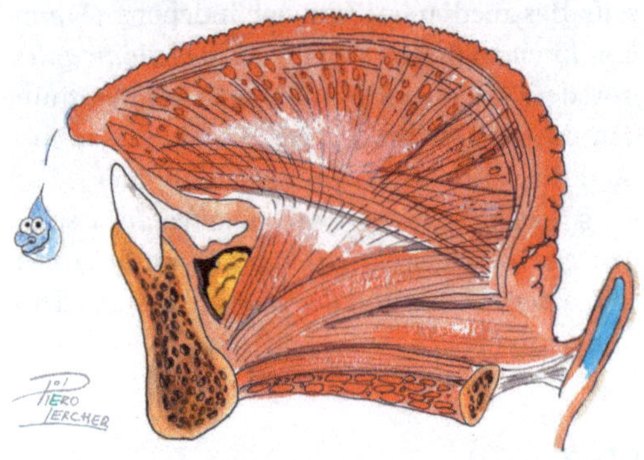

Abb. 3: Zungenmuskulatur – Median-Sagittal-Schnitt

Physiologie

Allgemein

Beginn der Verdauung
Mechanische Zerkleinerung (Zähne) und Einspeichelung durch die drei großen paarigen Kopfspeicheldrüsen:
Glandula parotis: rein serös, Stenon'scher Gang mündet gegenüber dem zweiten oberen Molaren
Glandula submandibularis: sero-mukös, Warthin'scher Gang mündet sublinguial
Glandula sublingualis: mukös, mündet gemeinsam mit Gl. submandibularis auf der Caruncula

◆ Zunge

Nahrungsaufnahme

Die Speisen werden zwischen die Zähne geschoben und dort zerkleinert. Danach wird ein Bolus geformt und rachenwärts transportiert, wo der eigentliche Schluckakt beginnt.

Abschirmung der Atemwege (gemeinsam mit Kehldeckel)

Der Zungengrund überlagtert den Kehlkopf beim Schluckakt.

Schmecken

Schmecken kann man nur Stoffe, welche die Geschmacksrezeptoren in den Geschmackpapillen (Papillae circumvallatae, fungiformes, filiformes, folliatae) erregen können. Fünf grundlegende Qualitäten zählen zum Geschmackssinn: süß, sauer, salzig, bitter und umami. Alle anderen Geschmacksinformationen werden vor allem über den Geruchssinn vermittelt *(gustatorisches Riechen)*.

In den Papillen befinden sich zwiebelförmige Geschmacksknospen. Insgesamt gibt es etwa 7000 Geschmacksknospen, die sich auf den Papillen und im Epithel des Mundrachenraums verteilen.

Nur einige der ca. hundert Zellen einer Geschmacksknospe sind die eigentlichen Rezeptorzellen. Sie ragen ausschließlich mit der Spitze ihrer fingerförmigen Struktur in die Geschmackspore und treten dort mit den Geschmacksstoffen in Kontakt. Sie sind keine Nervenzellen, sondern als Sinneszellen spezialisierte Epithelzellen, Sensoren zur chemischen Analyse der Nahrung. Die Reizung der Geschmacksknospen bewirkt eine Erregung der nach kranial führenden Nerven, die *Chorda tympani* für die vorderen zwei Drittel der Zunge, den *N. glossopharyngeus* gemeinsam mit dem *N. Vagus* für das hintere Drittel zum *Nucleus solitarii* im Gehirn.

- Salziger Geschmack

Für den Mineralstoffhaushalt. Neben den Natriumionen des Kochsalzes werden auch andere Ionen als salzig wahrgenommen.

- Saurer Geschmack

Für die Regulation des Säure-Basenhaushalts, durch die Anwesenheit von Wasserstoffionen (Protonen), die von Säuren stammen.

■ Süßer Geschmack
Die Vorliebe für süße Geschmacksreize ist angeboren und an die Kohlenhydrate, wichtigste Energielieferanten, gekoppelt. Neben Mono- und Disacchariden schmecken wir auch komplexere Kohlenhydrate als süß, da sie durch Enzyme des Speichels in einfache Kohlenhydrate zerlegt werden.

■ Bitterer Geschmack
Stark Bitteres gilt als ungenießbar. Die ursprüngliche und angeborene Bedeutung des Bittergeschmacks liegt darin, vor Ungenießbarem zu warnen.

■ Umami-Geschmack
Japanisch: Geschmack. Durch Glutamat als Geschmacksverstärker eingesetzt. Umami zeigt proteinhaltige Nahrung wie Fleisch, Milch, Käse, Getreide und Gemüse an.

Die Mehrheit der Geschmacksrezeptorzellen reagiert auf mehrere Geschmacksqualitäten. Die Geschmacksinformation wird nicht durch getrennte Kanäle (für süß, sauer, salzig und bitter), sondern als übergreifendes Aktivitätsmuster weitergeleitet. Mustererkennungsprozesse in der Großhirnrinde ermöglichen dann die Entschlüsselung der Information über Art und Konzentration der Geschmacksstimuli.

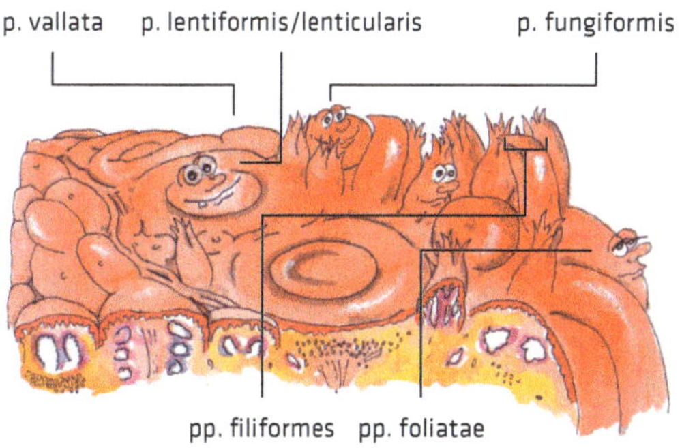

p. vallata p. lentiformis/lenticularis p. fungiformis

pp. filiformes pp. foliatae

Abb. 4: Geschmackspapillen

Lautbildung

Gute Beweglichkeit der Zunge erlaubt die Formung der Resonanzräume im Mundbereich.

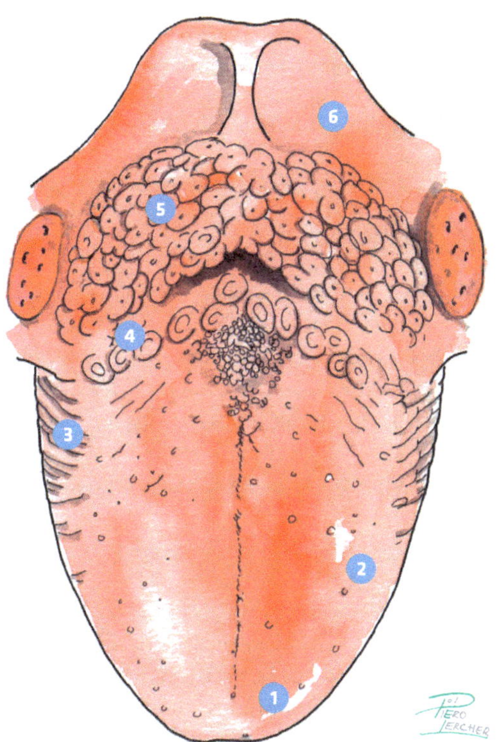

Abb. 5: Zungenoberfläche und Zungengrund

1 *Zungenspitze*
2 *seitlicher Zungenrand – Mitte*
3 *seitlicher Zungenrand – hinten*
4 *Übergang Zunge – Zungengrund*
5 *Zungengrund*
6 *Vallecula epigottis*

II. Rachen (Pharynx)

Anatomie

Allgemein

Nasenrachen	= *Nasopharynx*	= *Epipharynx*
Mundrachen	= *Oropharynx*	= *Mesopharynx*
Kehlkopfrachen	= *Laryngo-pharynx*	= *Hypopharynx*

Im Nasopharynx ist die Schleimhaut mit Flimmerepithel, in den übrigen Bereichen des Rachens mit Plattenepithel ausgekleidet.

Das *Spatium retropharyngeum* liegt zwischen der *Fascia praevertebralis* und der *Fascia parapharyngea* und ist ausgefüllt mit lockerem Bindegewebe.

Neben dem Pharynxschlauch laufen beidseits im *Spatium parapharyngeum* die großen Halsgefäße, Nervenbahnen und Lymphbahnen mit Lymphknoten.

◆ Nasopharynx

Befindet sich hinter den *Choanen*. Das Dach ist die Unterfläche *des Keilbeines*. Dort befindet sich bei Kindern die *Tonsilla pharyngea*. Seitlich liegen die Tubenöffnungen *(Tubenostien)* mit den umgebenden Tubenwülsten *(Torus tubarii)*. Die vordere untere Wand wird durch die Hinterfläche des weichen Gaumens gebildet.

◆ Oropharynx

Sichtbare *Rachenhinterwand*, *Zungengrund*, *Valleculae epiglotticae* bis zum Rand der Epiglottis, vordere und hintere Gaumenbögen mit den Gaumenmandeln.

Waldeyer'scher Rachenring

Anatomie

Lymphoepitheliale Organe *(Tonsillen, Mandeln)*, die ringförmig am Beginn des oberen aerodigestiven Traktes angeordnet sind: Gaumenmandeln *(Tonsillae palatinae)*, Rachendachmandel *(Tonsilla pharyngea)*, Zungengrundmandel *(Tonsilla lingualis)*, Tubenmandeln *(Tonsillae tubae)* und die „Seitenstränge“ *(Plicae tubopharyngeae)*.

Sie sind Teil des Mucosa-assoziierten lymphatischen Gewebes (MALT). Die funktionelle Bedeutung liegt in der immunologischen Abwehr, wobei die Gaumenmandeln die Hauptrolle einnehmen. Sie liegen zwischen den beiden Gaumenbögen, dem vorderen *(Arcus palatoglossus)* und dem hinteren *(Arcus palatopharyngeus)*. Das äußere Epithel ist durch tiefe Einziehungen und Verzweigungen *(Krypten)* gekennzeichnet.

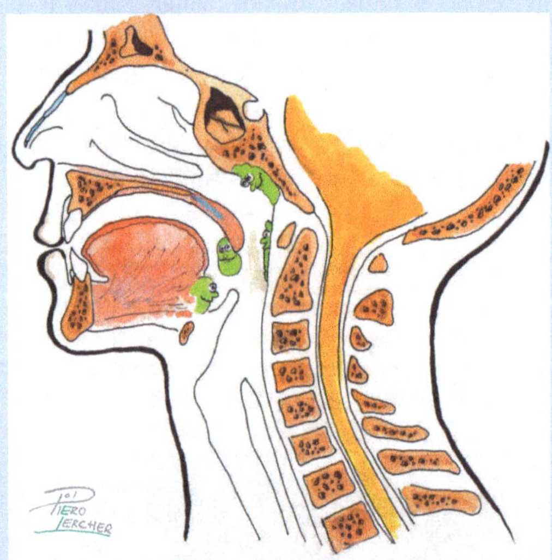

Abb. 6: Waldeyer'scher Rachenring (grün)

Physiologie

Die Krypten erlauben die Vergrößerung der Oberfläche auf ca. 300 cm^2 und ermöglichen einen besseren Kontakt mit eindringenden Antigenen. Das lymphatische Gewebe liegt dazwischen, mit den darin enthaltenen zahlreichen Sekundärknötchen. Über diese hat das Kryptenepithel schwammartige Retikulierungen, physiologische Öffnungen, über die dort eindringende Antigene immunologische Reaktionen auslösen. Hauptsächlich werden Antikörper vom Typ IgG und IgA gebildet. Die Produktion von B- und T-Lymphozyten schützt die Tonsille selbst und die Mundhöhle. Die Tonsille wirkt als immunologischer Verstärker. Daraus erklärt sich auch die Größenzunahme im Kindesalter (Arbeitshypertrophie). Am Beginn der Pubertät kommt es zur Involutionsatrophie. Immunologische Ausfallserscheinungen nach Tonsillektomie treten nicht auf. Es ist zu bedenken, dass diese Tonsillen durch viele Entzündungen bereits eine gestörte immunologische Funktion haben.

◆ **Hypopharynx**

Von der *Epiglottis* bis in den Ösophaguseingang. In offener Verbindung zum Kehlkopf *(Larynx)*. Vier Regionen: zweimal *Sinus piriformis* (seitlich des Larynx), *Postkrikoidregion* (hinter Ringknorpelplatte), *Hypopharynxhinterwand.*

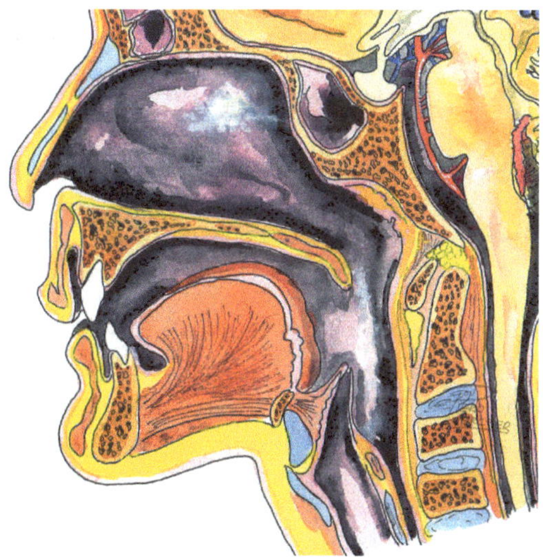

Abb. 7: Etagen des Rachens

Physiologie

Siehe auch Untersuchungen für das Schlucken.

1. Schluckakt

Allgemein

Schlucken ist ein Ablauf mit mehrteiliger Reihenfolge, durch den feste und breiige Speisen sowie Flüssigkeiten und Speichel von der Mundhöhle in den Magen gelangen. Die Luftwege müssen dabei gesichert sein und evtl. in die Speiseröhre aufsteigende Magensäure soll wieder in den Magen transportiert werden.

Der Schluckakt wird bewußt eingeleitet und durch Irritation des Zungengrundes wird der Schluckreflex ausgelöst. Ab diesem Zeitpunkt läuft das Schlucken unwillkürlich ab, pro Tag durchschnittlich 1000 bis 3000 Mal.

◆ **Am Schluckvorgang mitwirkende anatomische Strukturen:**

- Cavum oris
- Pharynx und Larynx
- Ösophagus
- Magen
- 26 Muskelpaare, gesteuert durch das
- Schluckzentrum im Hirnstamm, suprabulbär und cortikal
- 5 Hirnnervenpaare: N. V, N. VII, N. IX, N. X, N. XII
- Zervikalnerven aus C_1–C_3

Die Menge eines Schluckes ist von der Art der Speisen abhängig, ca. 20 g eingespeichelter Nahrungsbrei oder ca. 40 ml (ca. 4 Eßlöffel) eines Getränkes.

Vom Kauvorgang und der Einspeichelung hängt es ab wie lange ein Schluckvorgang dauert. Um den Ösophagus zu passieren benötigt ein Bissen ca. 8 bis 20 Sekunden.

Orale Vorbereitungsphase

Das Nahrungsstück wird zerkleinert, ausreichend gekaut und für die Gleitfähigkeit mit Speichel vermengt. Die Funktionstüchtigkeit der Lippen, Zähne, Zunge, Mundspeicheldrüsen Kiefergelenke und Kaumuskulatur muß gegeben sein.
Es resultiert ein Nahrungsbolus von ca. 5 bis 20 ml.

Orale Transportphase

Nur noch partiell willkürlich gesteuert. Kauen ist noch mit geöffnetem Mund möglich. Damit kein Speichel ausrinnen kann und kein Schlucken von Luft (Aerophagie) auftritt, werden die Lippen zum Abdichten geschlossen. Am Beginn des Schluckablaufes drückt die Zunge gegen den harten Gaumen, der ein Widerlager darstellt. Mit nach dorsal gerichteten wellenförmigen Zungenbewegungen wird der Bolus durch den *Isthmus faucium* in den Rachen befördert.

Der Kontakt des Bissens am Zungengrund oder an der Rachenhinterwand bewirkt den Schluckreflex. Die Fortsetzung des Schluckens erfolgt nun unwillkürlich, kann aber nach einem speziellen Training auch bewußt gesteuert werden.

Pharyngeale Transportphase

Die oberen und unteren Luftwege werden verschlossen, um ein Überlaufen des Nahrungsbreis in den Nasopharynx bzw. in die Nase und in den Larynx unmöglich zu machen.
Die Mm. tensores und levatores veli palatini spannen und heben den weichen Gaumen und trennen somit den Mundrachen vom Nasenrachen. Außerdem erweitern sie auch die Tuba auditiva. Somit wird durch den Schluckvorgang der Ausgleich zwischen äußerem Druck und Mittelohrdruck gefördert, welcher insbesondere notwendig wird wenn in kurzer Zeit größere Höhenunterschiede z. B. beim Fliegen oder beim Tauchen erfolgen.
Die Pars pterygopharyngea des M. constrictor pharyngis superior formt durch Kontraktion den Passavant-Ringwulst an der hinteren lateralen Wand des Epipharynx. An diesen legt sich das Gaumensegel und veschließt nun den Nasenrachenraum gegen den Mesopharynx vollständig sodaß ein Übertritt von Nahrung verhindert wird.
Die Stimmlippen schließen sich und der Kehldeckel wird durch den Zungengrund abwärts bewegt.

Die Mundbodenmuskulatur kontrahiert sich – der Larynx (M. thyrohyoideus) und das Zungenbein (M. mylohyoideus, M. digastricus und M. stylohyoideus) werden um ca. 2 cm nach aufwärts gezogen. Diese Larynxhebung kann gut gesehen und getastet werden.

Durch diese Larynxelevation ereignen sich zwei Abläufe synchon:

1. Annäherung der Epiglottis an den Kehlkopfeingang
2. Öffnung des oberen Ösophagussphinkters (Ösophagusmund) und Freigabe für weitere Beförderung

Der dreifache Schutz vor Aspiration der unteren Luftwege besteht in:

1. Verschluß des Kehlkopfeinganges durch die Epiglottis
2. Stimmlippenschluss
3. Hustenreflex

Oberhalb des Nahrungsbolus transportieren die Mm. constrictores pharyngis und inferior diesen in Richtung Ösophagus und drücken ihn dort hinein.

Ösophageale Transportphase

Der obere Ösophagussphinkter schließt sich unmittelbar nachdem der Bolus in den Ösphagus gelangt ist. Die Atemwege werden wieder geöffnet, sie müssen nicht mehr gesichert werden.
Bei aufrechter Körperhaltung gleitet der Nahrungsbolus zum Magen. Durch die Peristaltik des Ösophagus ist es auch mölich, dass

der Transport im Liegen oder sogar im Kopfstand gewährleistet ist. Durch die Öffnung der Cardia bewegt sich nun der Bolus in den Magen. Die Schließung der Cardia beendet den Schluckvorgang.

2. Schluckakt beim Fetus, Neugeborenen

Die Menge des Fruchtwassers wird vom Fetus durch trinken desselben (bis 400 ml täglich) bzw. von der Miktion ab der 15. Schwangerschaftswoche selbst bestimmt. Ein ungestörter Schluckakt ist dabei unbedingt erforderlich. Säuglinge können gleichzeitig atmen und trinken, da sich der Larynx noch deutlich höher im Rachen befindet. Die Epiglottis überragt den Zungengrund und so gleitet die Nahrung seitlich des Kehlkopfes über die Recessus piriformes in die Speiseröhre.

3. Sprachlautbildung

Der Mundrachenraum kann durch die Zunge, die Mundmuskulatur und die Gaumenstellung geformt werden. Zusammen mit dem Nasenrachenraum bilden diese Räume das *Ansatzrohr* für die Sprachlautbildung. Durch dessen Konfiguration entstehen Resonanzfrequenzen und somit die Artikulation. Resonanzfrequenzen einer bestimmten Konfiguration sind die Formanten: Vokale und Konsonanten.

Bei der Flüstersprache schwingen die Stimmlippen nicht. Das Ansatzrohr wird durch ein zwischen den Aryknorpeln erzeugtes Rauschen zur Resonanz gebracht.

Die Sprachsteuerung erfolgt durch das Sprachzentrum *(Broca)*, meist links im *Gyrus frontalis*.

III. Speiseröhre (Ösophagus)

Anatomie

Hohler, beim Erwachsenen ca. 25 cm langer, Muskelschlauch, der die Nahrung vom Rachen in den Magen befördert. Die obere Öffnung zum Pharynx ist quergestellt und wird als *Ösophagusmund* oder *Ösophaguseingang* bezeichnet, die untere Öffnung in den Magen als *Kardia*. Dazwischen ist das Lumen rosettenförmig und dadurch sehr dehnbar. Im intrathorakalen Abschnitt klafft das Lumen aufgrund der dort bestehenden Druckunterschiede.
Die Wand des Ösophagus ist aufgebaut aus:

- **Tunica mucosa**
  mehrschichtiges verhorntes Plattenepithel mit Muscularis mucosae (längs)

- **Tunica submucosa**
  dickes elastisches Geflecht, Gefäße, Nerven *(Plexus Meissneri)*, Schleimdrüsen

- **Tunica muscularis**
  Muskulatur: innen zirkulär, außen längs (schraubenartig); dazwischen: *Plexus myentericus Auerbachi*, bis zur Thoraxapertur quergestreift, ab dann bis zum Magen glatte Muskulatur

- **Tunica adventitia**
  lockeres Bindegewebe

Drei Engen des Ösophagus

1. Ösophagusmund (Killian-Schleudermuskel – *M. criopharyngeus*): Die Schwachstelle zwischen *Pars fundiformis* und *obliqua* kann zu Aussackung der Schleimhaut führen = Divertikel.

2. Aortenenge: Übertragung der Pulsation auf den Ösophagus

3. Zwerchfellenge

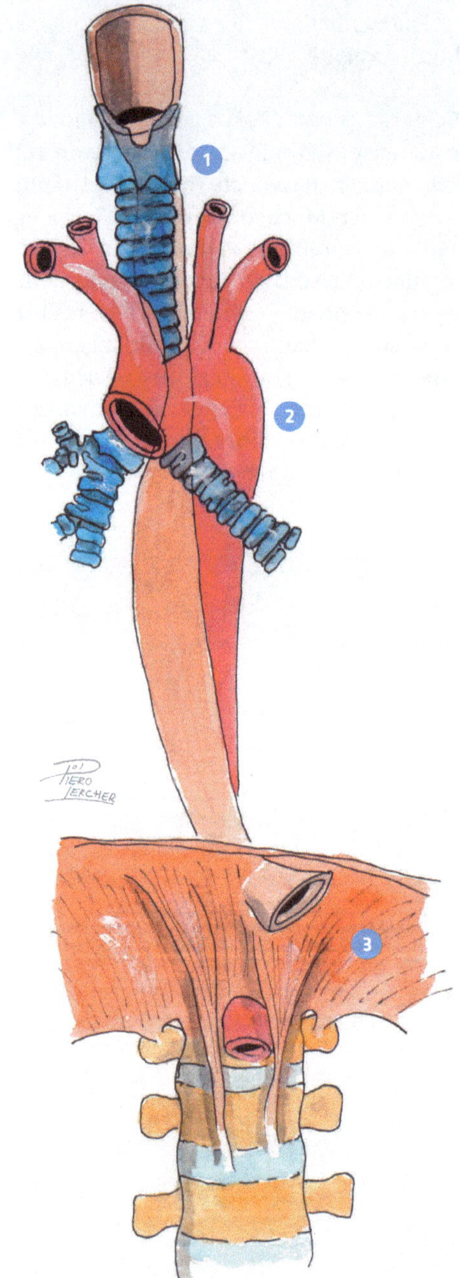

Abb. 8: Ösophagusengen

1 Ösophagusmund
2 Aortenbogen und Trachea
3 Zwerchfelldurchtritt

IV. Nase

Anatomie

Äußere Nase

◆ **Knöchernes Nasengerüst**

Formt im Wesentlichen den individuellen Gesichtsausdruck. Das knöcherne Gerüst wird von den beiden Nasenbeinen *(Ossa nasalis)*, dem Nasenfortsatz des Stirnbeins *(Processus nasalis ossis frontalis)* und den Stirnfortsätzen des Oberkiefers *(Processus frontalis ossis maxillaris)* gebildet.

◆ **Knorpeliges Nasengerüst**

Besteht aus den beiden Nasenflügelknorpeln *(Cartilagines alares majores: Crus mediale, Crus laterale)*, aus dem Nasenptum *(Septum nasi)* als Stütze für den mittleren Nasenteil und den seitlichen Dreiecksknorpeln *(Cartilagines nasales laterales)*, die die Nasenseitenwand verstärken.

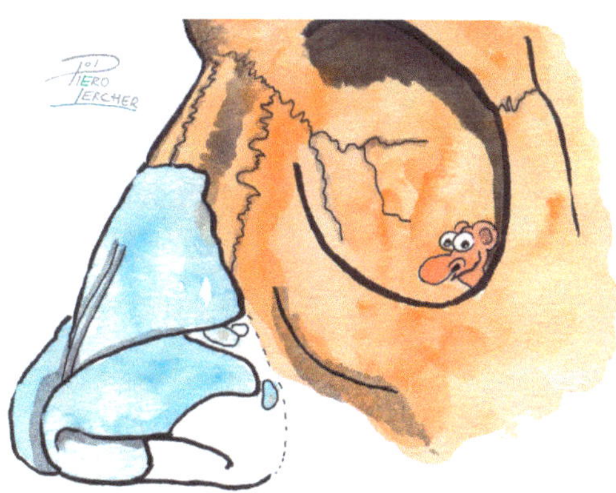

Abb. 9: Knorpelig-knöchernes Nasengerüst

Innere Nase

◆ **Vestibulum nasi**

Der Eingang zur Haupthöhle ist ausgekleidet mit äußerer Haut, Haaren und Talgdrüsen. Die beiden Nasenhaupthöhlen sind durch das Nasenseptum getrennt. Dieses besteht vorne aus dem Septumknorpel und hinten aus dem *Vomer*, oben aus der medianen *Siebbeinplatte.*

◆ **Laterale Nasenwand**

Wird durch die drei Nasenmuscheln *(Concha nasalis inferior, media, superior)* strukturiert. Diese sind mit respiratorischem Epithel und einem darin enthaltenen venösen Schwellkörper überzogene Knochenlamellen und stellen Leitlinien für den Luftstrom dar. Die größte Nasenmuschel ist die untere und ein eigener Knochen, die obere ist die kleinste und wird wie die mittelere Nasenmuschel dem Siebbein zugerechnet.
In den unteren Nasengang (zwischen Nasenboden und unterer Nasenmuschel) mündet der Tränennasengang *(Ductus lacrimalis)*, in den

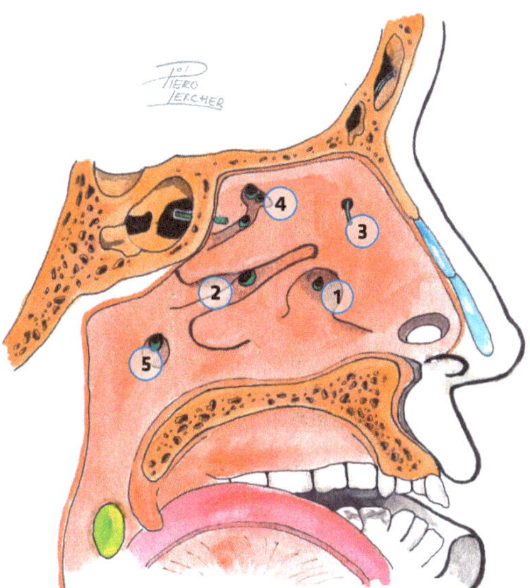

Abb. 10: Laterale Nasenwand mit Ostien

1 Ostium ductus nasolacrimalis
2 Hiatus semilunaris
3 Ductus nasofrontalis
4 Zugänge zu den cellulae ethmoidales
5 Ostium pharyngeum tubae auditivae

mittleren Nasengang (zwischen unterer und mittlerer Nasenmuschel) münden die Stirnhöhle, die Kieferhöhle und die vorderen und mittleren Siebbeinzellen, in den oberen Nasengang (zwischen oberer Nasenmuschel und Nasendach) mündet die Keilbeinhöhle und die hinteren Siebbeinzellen.

Blutversorgung des Nasenseptums

- für den unteren Anteil der Nase:
  A. carotis externa – A. maxillaris: A. nasalis posterior lateralis (A. sphenopalatina), A. nasalis posterior septi, A. palatina major, Aa. palatinae minores, Locus Kiesselbachi
- für den oberen Anteil der Nase:
  A. carotis interna – A. ophthalmica – A. ethmoidalis anterior – Locus Kiesselbachi, A. ethmoidalis posterior

Respiratorische Schleimhaut

Besteht aus einem mehrschichtigen Flimmerepithel mit reichlichst Schleimdrüsen. Darunter liegen im Bereich der Nasenmuscheln große pseudokavernöse Hohlräume, die eine starke Schleimhautschwellung bewirken können. Zahlreiche Erweiterungen der kapillären Venen, die wenig glatte Mukulatur besitzten, gehen in der Tiefe in Drosselvenen über, die

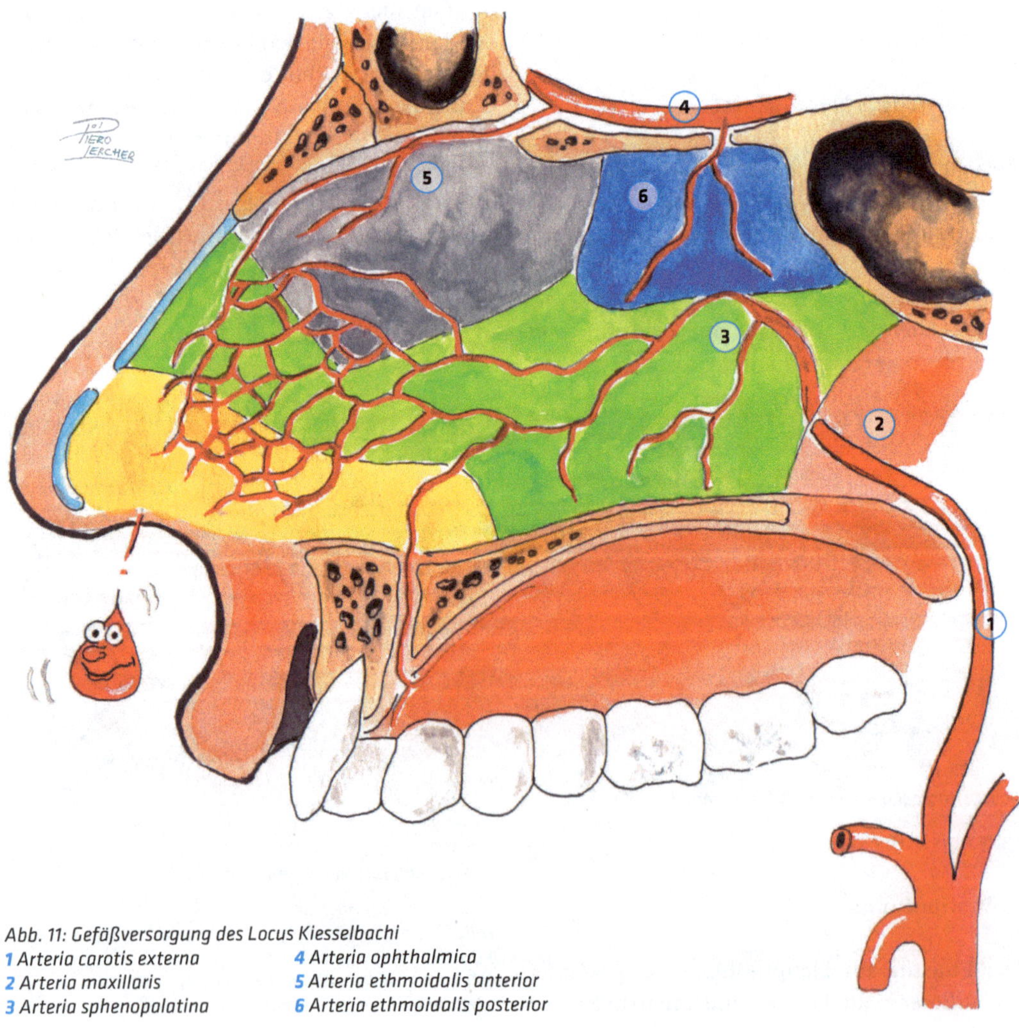

Abb. 11: Gefäßversorgung des Locus Kiesselbachi
1 Arteria carotis externa
2 Arteria maxillaris
3 Arteria sphenopalatina
4 Arteria ophthalmica
5 Arteria ethmoidalis anterior
6 Arteria ethmoidalis posterior

eine kräftige Ringmuskuskulatur haben. Werden diese reflektorisch kontrahiert, füllt sich der Schwellkörper, eine Erschlaffung führt rasch zur Abschwellung.

Olfaktorische Schleimhaut

Kleine Fläche von ca. 5 cm^2 pro Seite im oberen Nasengang unter der *Lamina cribrosa* am Nasenseptum und an der oberen Nasenmuschel mit den primären sechs bis zehn Millionen Sinneszellen des Geruchssystems. Diese olfaktorischen sensorischen Neuronen sind bipolar. Der distale Dendrit mit fünf bis zehn sehr feinen unbeweglichen Zillen endet in einer dünnen mukösen Schicht an der Oberfläche des Epithels. Am proximalen Pol der Zelle führt von jedem Neuron ein einzelnes unverzweigtes Axon direkt in den *Bulbus olfactorius*. Hier befinden sich die Mitralzellen, die die Aktionspotenziale an höhere Hirnregionen weiterleiten. Einige tausend Axone olfaktorischer Neuronen bilden Synapsen mit den Dendriten von nur 5 bis 25 Mitralzellen, eine extreme Konvergenz im Nervensystem.

Von den ca. 50.000 Axonen der Mitralzellen wird der *Tractus olfactorius* gebildet. In der vorderen Kommissur kreuzt ein Hauptast zum *Bulbus olfactorius* der anderen Seite. Die Weiterverarbeitung der Signale erfolgt im Riechhirn. Die olfaktorischen Projektionsfelder sind das *Tuberculum olfactorium*, die *Area praepiriformis*, der *Corpus amygdaloideum* sowie die *Regio entorhinalis*. Von diesen Regionen werden die Informationen an den *Neocortex*, den *Cortex praepiriformis* weitergeleitet. Außerdem gibt es Verbindungen zum *limbischen System* und zu den *vegetativen Kernen* des *Hypothalamus* und der *Formatio reticularis*. Dadurch leitet sich der enge Zusammenhang von Duftwahrnehmung und Psyche ab.

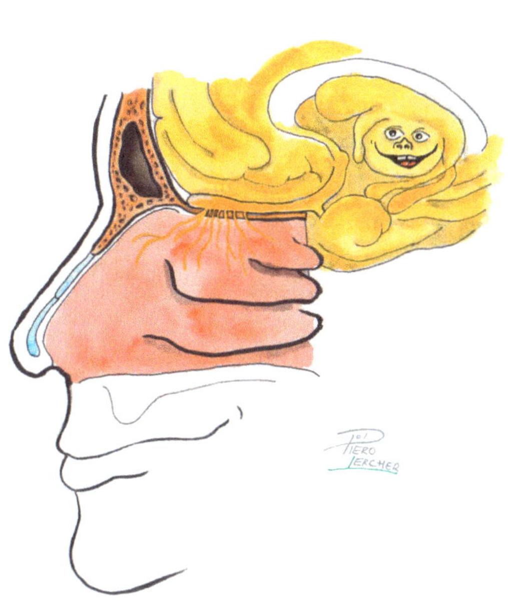

Abb. 12: Primäre und sekundäre Riechbahnen

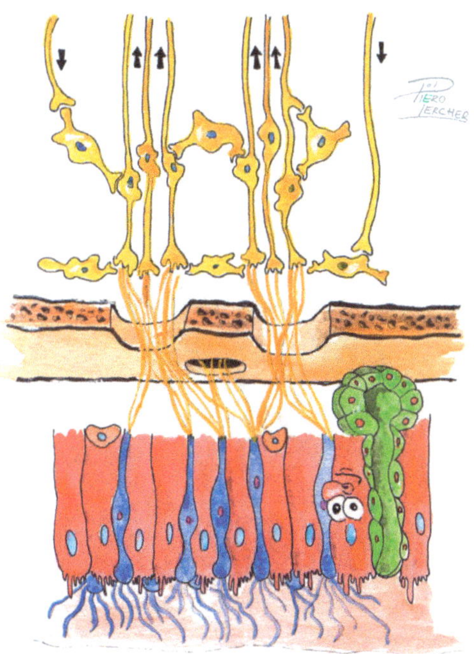

Abb. 13: Riechepthel – Lamina cribosa – bipolare Zellen

Physiologie

Respiratorische Funktion

◆ **Strömungsdynamik**

Leitlinien sind die Nasenmuscheln für laminäre und turblente Strömung.
Bei normaler Atmung strömt der Hauptteil der Luft im mittleren Nasengang.
Schnüffeln erzeugt eine Turbulenz, die es den Riechstoffen ermöglicht, zum Nasendach zu gelangen. Turbulenzen entstehen auch beim Aus- und Einatmen durch Hindernisse in der Strömungsbahn wie z. B. Nasenseptumdevation, Nasenpolypen, Nasenschleimhautschwellungen (postoperativ).

◆ **Atemluftkonditionierung**

Die Nase wirkt wie eine Klimaanlage. Sie reguliert Temperatur und Feuchtigkeit und sorgt für optimale und konstante Werte. Über das parasympathisch/sympathische System werden der Schwellungszustand und die Sekretabgabe an den Nasenmuscheln geregelt. Die Weite der Nase und die Atemtiefe werden reflektorisch gesteuert.

◆ **Erwärmung**

Im Nasenrachen hat die Luft konstant zwischen 32 °C und 34 °C, wenn die Außenluft zwischen –8 °C und +40 °C liegt. Wenn die Außenluft auf –20 °C fällt, hat die Luft im Epipharynx ca. 31 °C – bei einer Erwärmungszeit von wenigen Sekunden.

◆ **Anfeuchtung**

Anreicherung der Atemluft mit Wasserdampf (pro Liter 15 g) des Nasensekrets von z. B. 35 % bis auf 79 % im Nasenrachen und 95 % bis 95 % in der Trachea.

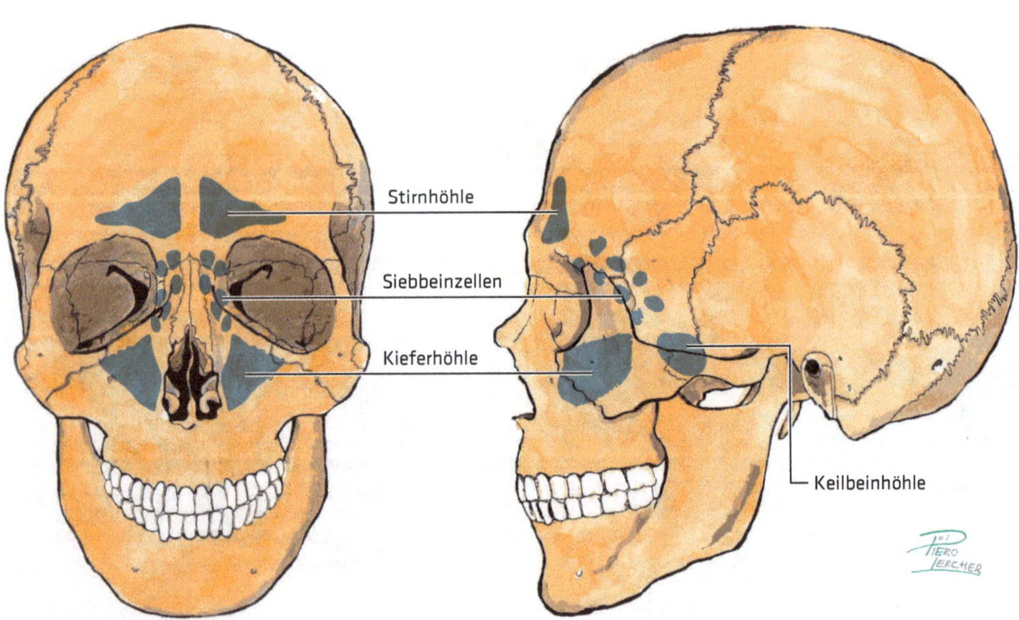

Abb. 14: Nasennebenhöhlen

◆ Filterfunktion

Das Nasensekret bindet Staub- und Fremdkörperpartikel (Erreger) als Schutz für die unteren Atemwege.
Abtransport und Selbstreinigung finden durch den Flimmerstrom der Zilien *(Propulsionsorgan)* des Flimmerepthels statt. Als Transportband dient der eptheliale *Mucoziliarapparat* mit dem darüber liegenden Sekret.
Eine echte bakteriozide Wirkung des Nasensekrets ist bislang nicht nachgewiesen.

◆ Riechfunktion

Der Mensch zählt zu den Mikrosomaten mit geringer Ausdehnung des Riechepithels und des Riechhirns.

Trotzdem besteht eine sehr hohe Empfindlichkeit: z.B. 5× 10-7 g Moschus/l Atemluft und Differenzierung von 10.000 Geruchsqualitäten sind möglich. Der Riechstoff muss bei der Umgebungstemperatur zumindest teilweise gasförmig vorliegen, um mit der Einatemluft durch die Nase zur Riechschleimhaut zu kommen.

Man unterscheidet sieben Geruchsklassen:
- blumig
- ätherisch
- moschusartig
- kampferartig
- faulig
- schweißig
- stechend

Das menschliche Geruchsorgan besitzt ca. 1000 unterschiedliche Duftrezeptoren. Passt ein Molekül mit seiner chemischen und stereochemischen Struktur in die Bindungsregion des Rezeptors, entsteht ein Rezeptorpotenzial und daraus das Aktionspotenzial. Jede Riechzelle stellt vermutlich nur einen oder wenige ähnliche Rezeptoren her und wird somit zum Spezialisten in der Dufterkennung.

◆ Nasale Reflexe

- nasopulmonaler Reflex
- Hustenreflex
- Niesreflex
- Atemanhalte-Reflex
- nasokardialer Reflex

V. Nasennebenhöhlen (Sinus paranasales)

Allgemein

Die Nasennebenhöhlen sind die paarig angelegten, luftgefüllten *Kieferhöhlen, Stirnhöhlen, Siebbeinzellen* und die *Keilbeinhöhlen.* Die Schleimhaut des Nasennebenhöhlensystems ist mit einer wesentlich dünneren Flimmerepithelschicht bedeckt als das Naseninnere.

Die Ausdehnung ist anlagebedingt individuell sehr unterschiedlich. Oft sind die Stirnhöhlen asymmetrisch oder einseitig gar nicht ausgebildet.

Die Nasennebenhöhlen beginnen sich bereits im Fetalstadium zu entwickeln. Ein größerer Wachstumsschub ist im dritten bis vierten Lebensjahr zu beobachten. Die endgültige Größe wird in der Pubertät erreicht. Die Kieferhöhlen entwickeln sich nur langsam (u. a. wegen der Zahnkeime) und erreichen die Endgröße erst im Erwachsenenalter. Die Stirnhöhlen beginnen sich erst nach dem sechsten Lebensjahr zu entwickeln.

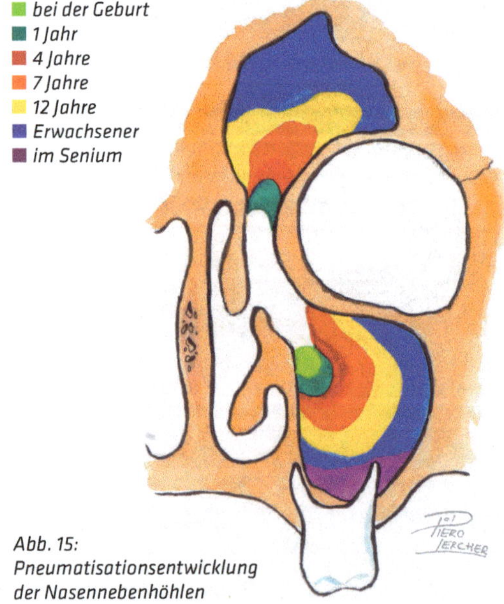

Abb. 15: Pneumatisationsentwicklung der Nasennebenhöhlen

Kieferhöhle (Sinus maxillaris)

Grenzen:
medial: Nasenhaupthöhle
kranial: Orbitaboden
dorsal: Fossa pterygopalatina (A. maxillaris, Ganglion pterygopalatinum, N. petrosus major und profundus)
kaudal: Oberkieferzähne
kraniomedial: Siebbeinzellsystem *(Cellulae ethmoidales)*

Siebbeinzellen (Cellulae ethmoidales)

Labyrinth sehr dünner Knochenlamellen.
Grenzen:
medial: mittlere Nasenmuschel
lateral: Orbita *(Lamina papyracea)*
kranial: vordere Schädelgrube *(Siebbeindach – Lamina cribrosa)*
dorsal: Keilbeinhöhle

Keilbeinhöhle (Sinus spenoidalis)

Liegt in der Mitte des Schädels über dem Nasenrachenraum.
Grenzen:
kranial: *Sella turcica, Hypophyse*
dorsal: *Clivus*
lateral: Sinus cavernosus, A. carotis interna, N. II, III, IV, V, Canalis opticus

Sinus frontalis

Grenzen:
kaudal: Boden – medialer Anteil des Orbitadaches
dorsal: vordere Schädelgrube

Physiologie

Resonanzkörper
Gewichtsreduktion des Schädels

VI. Ohr (Auris)

Anatomie

Die peripheren Anteile der Sinnesorgane für das Hören und das Gleichgewicht sind im härtesten Knochen des Menschen, im Felsenbein *(Os petrosum)*, gut geschützt. Sie liegen dort in einem komplizierten Gangsystem, dem *Labyrinth*, und verarbeiten mit optimal angepasster Empfindlichkeit die spezifischen Reize, ohne sich gegenseitig zu beeinflussen.

Das Hörorgan dient als akustischer Nachrichtenempfänger der Kommunikation und ist damit Voraussetzung für den Spracherwerb und die Entwicklung der Intelligenz.

Dem Hörorgan ist eine Reizvorverarbeitung in Form des Außen- und Mittelohres vorgeschaltet.

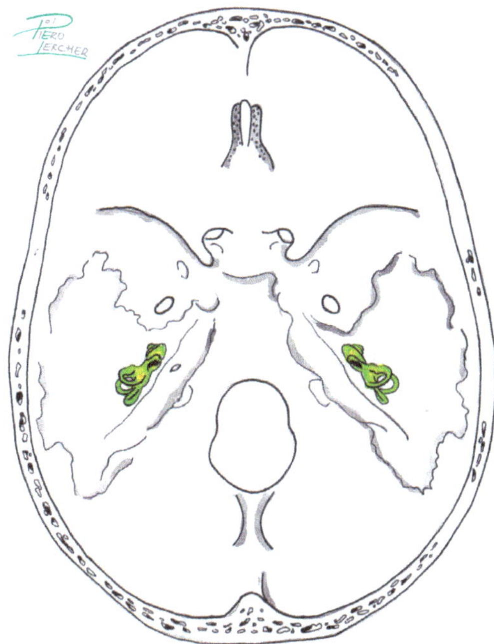

Abb. 16: Lage der Labyrinthe im Os petrosum beidseits

Äußeres Ohr (Auris externa)

- **Ohrmuschel (Concha)**

Elastischer Knorpel, von Perichondrium und Haut überzogen; das Ohrläppchen ist knorpelfrei, am freien Rand Doppelfalte *(Helix und Anthelix)*, zentral trichterförmige Senke *(Cavum conchae)*. Der Gehörgangseingang wird verdeckt von zwei Knorpelvorsprüngen (*Tragus* vorne und *Antitragus* hinten-unten)

- **Äußerer Gehörgang (Meatus acusticus externus)**

Länge: 3,0 bis 3,5 cm, Durchmesser: 7 bis 8 mm, abgewinkelte Achse, die von hinten-unten nach vorne-oben verläuft.
Der Bereich des Knicks ist die engste Stelle *(Isthmus)* und trennt den lateralen knorpeligen Anteil vom medialen knöchernen Anteil.
Die Auskleidung ist komplett häutig: im äußeren Teil relativ dick mit elastischem Knorpel mit Lücken, Haaren und *Cerumen*, d.h. Sekret der Ceruminaldrüsen *(Glandulae ceruminosae)*, Talgdrüsensekret *(Glandulae sebacea)* und Epidermisschuppen *(Migration vom Trommelfell weg nach außen)*.

- **Innervation (sensibel):**

Nervus auricularis magnus (C3) und *Nervus occipitalis minor* (C2, C3) aus *Plexus cervicalis:*
Ohrmuschelhinterseite
Nervus auriculotemporalis nervi trigemini (N. V):
Ohrmuschel, Gehörgang, Trommelfell
Ramus auricularis N. facialis:
Rückseite der Ohrmuschel und dorsale Gehörgangshaut
N. glossopharyngeus (N. IX):

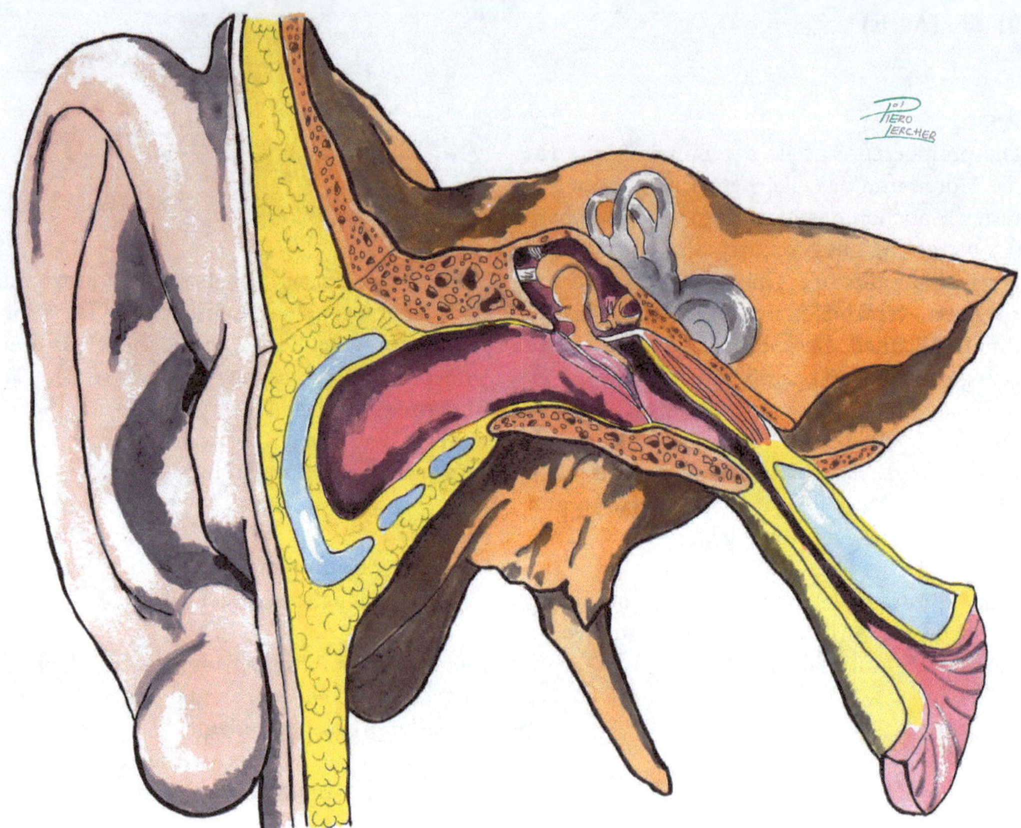

Abb. 17 : Anatomie des Ohres bis zum Labyrinth

äußeres Ohr, retroaurikulär, Trommelfell (Teil)

Nervus auricularis nervi vagi (N. X): Innenseite von Ohrmuschel und Gehörgang, Trommelfell (Teil)

Nachbarorgane:

- *Kiefergelenk*
- *Glandula parotis*
- *Musculus sternocleidomastoideus*
- *Processus mastoideus*
- *Trommelfell*

Mittelohr (Auris media)

Schleimhautausgekleidete lufthältige Räume und Zellen.

◆ Trommelfell (Membrana tympani)

Grenze zwischen äußerem und Mittelohr;
Dicke: ca. 0,1 mm, Fläche ca. 85 mm^2 – davon ca. 55 mm^2 für effektive Schallaufnahme
Farbe: „taubengrau“, glänzend
Form: leicht ellipsoid: längster Durchmesser: vertikal: 9–10 mm; horizontal 8–9 mm,
flacher Trichter, dessen Spitze *(Umbo)* als Einziehung erscheint, steht nicht senkrecht, sondern schräg in den Gehörgang gekippt, sodass am Gehördangsdach ein stumpfer Winkel vorliegt und der Gehörgang daher dort kürzer ist als am Gehörgangsboden, wo ein spitzer Winkel vorliegt.

Der größte Teil des Trommelfells ist dreischichtig *(Pars tensa)*:

außen – *Stratum cutaneum (ektodermal)*
Mitte – *Stratum proprium (mesodermal)*
innen – *Stratum mucosum (entodermal)*
und elastisch mit einem Faserring *(Anulus fibrocartilagineus)* in einer Rinne des umgebenden Knochens *(Sulcus tympanicus)* eingefalzt. Ein kleiner Anteil des oberen Anteils des Trommelfells hat bei fehlendem Anulus fibrocartilagineus nur zwei Schichten – das *Stratum proprium* fehlt – einzigartig im Körper *(Pars flaccida – Schrapnell'sche Membran)*, hat daher keine Spannung und stellt eine anatomische Schwachstelle dar.

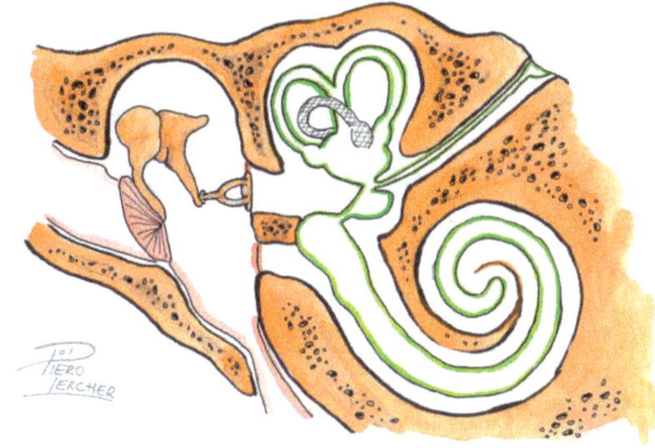

Abb. 19: Flüssigkeits- und luftgefüllte Hohlräume des Ohres

Quadranteneinteilung zur Befundbeschreibung

Gedachte Hilfslinien:

1. verlängerte Achse des durchscheinenden Hammergriffs
2. darauf eine Normale durch den *Umbo*
   vorderer unterer Quadrant
   vorderer oberer Quadrant
   hinterer unterer Quadrant
   hinterer oberer Quadrant

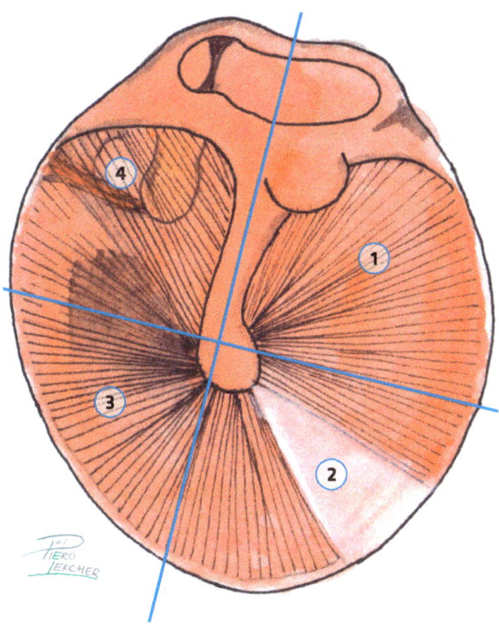

Abb. 18:
Einteilung des Trommelfells in Quadranten:
1 vorderer oberer Quadrant
2 vorderer unterer Quadrant
3 hinterer unterer Quadrant
4 hinterer oberer Quadrant

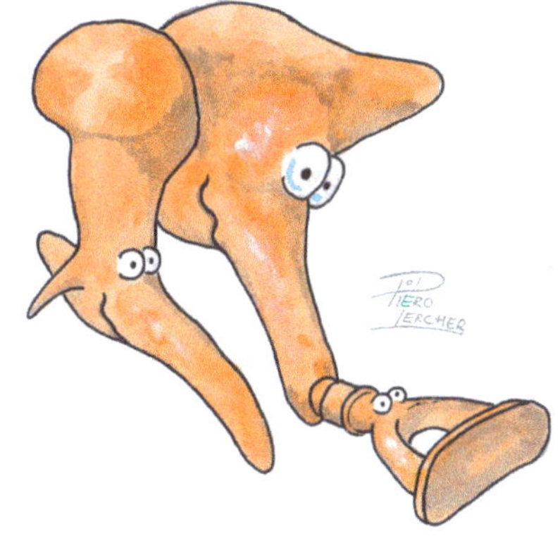

Abb. 20: Mittelohrknöchelchen isoliert

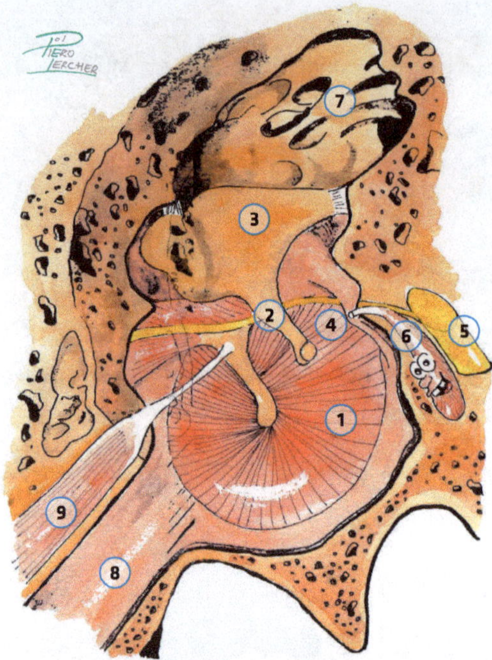

Abb. 21: Blick von innen auf die lateralen Paukenhöhlenstrukturen
1 Trommelfell
2 langer Hammerfortsatz
3 Amboßkörper
4 Chorda tympani
5 Nervus facialis
6 Musculus stapedius
7 Aditus ad antrum
8 Tube
9 Musculus tensor tympani

◆ Paukenhöhle (Tympanon)

Dach *(Paries tegmentalis)*
Boden *(Paries jugularis)*
mediale Wand *(Paries labyinthicus)* mit ovalem Fenster *(Fenestra vestibuli)* und rundem Fenster *(Fenestra cochleae)*
laterale Wand *(Paries membranaceus)*
Vorderwand *(Paries caroticus)*
Hinterwand *(Paries mastoideus)*
Der Hohlraum medial des Trommelfells ist luftgefüllt mit Schleimhaut ausgekleidet, die fest auf dem Periost liegt. Er ist über die Eustachi-Röhre *(Tuba auditiva)* mit dem Nasenrachenraum verbunden.
Drei Etagen:

1. *Epitympanon* – superior vom Trommelfell
2. *Mesotympanon* – Etage hinter dem Trommelfell
3. *Hypotympanon* – inferior vom Trommelfell

◆ Gehörknöchelchen *(Ossikula)*

- Hammer *(Malleus)*
- Amboß *(Incus)*
- Steigbügel *(Stapes)*

Hebelsystem, das an Bändern, Sehnen und Bindegewebe aufgehängt ist und der Schallübertragung ins Innenohr dient. Der lange Hammerfortsatz ist mit dem Trommelfell fest verwachsen. Die Bewegungen des elastischen Trommelfells werden direkt über Hammer und Amboss, die großteils im *Epitympanon* liegen, auf den Steigbügel übertragen. Die Verbindung zwischen dem langen Ambossfortsatz und dem Steigbügelköpfchen ist eine anatomische Schwachstelle. Der Steigbügel hat zwei Schenkel, die auf der Fußplatte stehen. Diese wird elastisch mit dem *Ligamentum anulare* im ovalen Fenster *(Fenestra ovalis)* gehalten.

Anatomische Engstellen

1. Übergang: *Meso- zum Epitympanon*: durch Gehörknöchelchen fast vollständig ausgefüllt
2. Übergang: oberhalb *Epitympanon* in *Antrum mastoideum*: *Aditus ad antrum*

Binnenohrmuskeln
Beeinflussen die elastische Spannung des Trommelfells.
M. tensor tympani: Ansatz: kurzer Hammerfortsatz, Innervation: *N. tensoris tympani* (N. V3)
M. stapedius: Ansatz: Stapekopf, Innervation: *N. facialis*

◆ Warzenfortsatz (Processus mastoideus)

Postnatal noch kompakt. In den ersten Lebensjahren „Pneumatisation“ durch osteoklastische Prozesse. Lufthältige Zellen von Periost ausgekleidet, bestimmt von der Vitalität der Mittelohrschleimhaut.

- gute Pneumatisation: Zeichen einer gesunden Mittelohrschleimhaut

- schlechte Pneumatisation: Zeichen einer verminderten Abwehrkraft der Mittelohrschleimhaut, chronische Otits media

◆ **Ohrtrompete (Tuba auditiva – Tuba pharyngotympanica)**

Cirka 3,5 cm lange Verbindung vom Hypotympanon zum Nasenrachenraum *(Torus tubarius)*. Zum Mittelohr hin knöchern – zum Nasenrachen hin knorpelig, dazwischen engste Stelle *(Istmus tubarius)* beweglich an der Schädelbasis aufgehängt.
Ausgekleidet von respiratorischem Epithel mit Flimmerstrom zum Nasenrachen hin – Sekretableitung. Bei Kindern kurz und gerade – daher erleichterter Infektaufsteig.
Nervus facialis: siehe Kapitel Hirnnerven
Nachbarorgane:

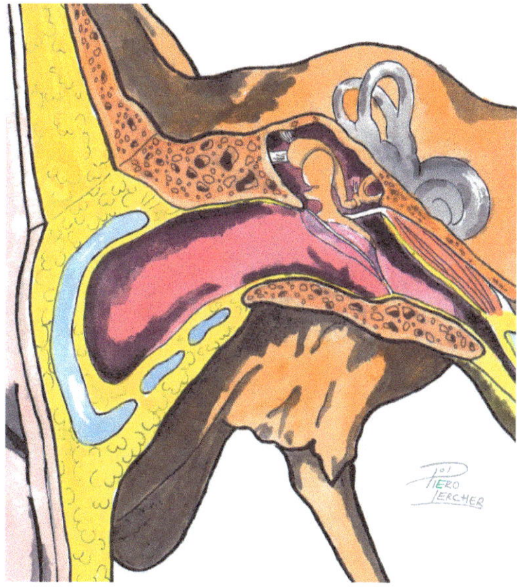

Abb. 22: Tube und Mittelohr

Grund für viele, möglicherweise vitale Komplikationen

- *Sinus sigmoideus*
- *V. jugularis*
- *mittlere und hintere Schädelgrube*
- *N. facialis*
- *Labyrinth*
- *Paukendach (Tegmen tympani)*
- *basale Schneckenwindung (Promontorium)*

Innenohr (Auris interna – Labyrinth)

◆ **Allgemein**

Komplexer Hohlraum im Felsenbein;
knöchernes Labyrinth *(Labyrinthus osseus)* – gefüllt mit Flüssigkeit *(Perilymphe)*;
darin eingebettet das häutige Labyrinth *(Labyrinthus membranaceus)*

Gefäßversorgung

A. labyrinthi (Endarterie aus der a. vetebralis und a. basilaris – a. cerebelli inf. Ant.) teilt sich in a. cochlearis und a. vestibularis.

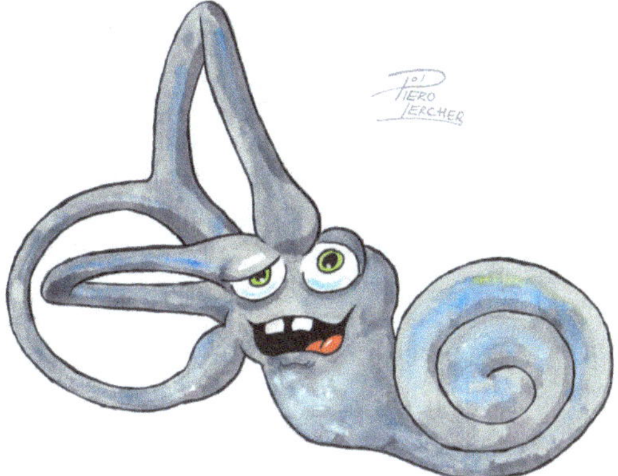

Abb. 23: Häutiges Labyrinth. Der cochleäre und vestibuläre Anteil stehen in direkter Verbindung

Zwei Öffnungen des Perilymphraumes zum Mittelohr hin:

- ovales Fenster *(fenestra ovalis)* – verschlossen durch den Steigbügel
- rundes Fenster *(fenestra cochleae)* – verschlossen durch das sekundäre Trommelfell *(Membrana tympani secundaria)*.

Drei Öffnungen zur Schädelhöhle:

- Innerer Gehörgang *(Porus acusticus internus)*: N. Facialis, N. statoacusticus, A./V. labyrinthi
- *Aquaeductus vestibuli* mit darin liegendem *Ductus endolymphaticus*: Beginn zwischen Sacculus und Utriculus, endet als Blindsack –

Duraduplikatur *(Saccus endolymphaticus)* an der Hinterseite der Schläfenbeinpyramide

- *Aquaeductus cochleae* mit darin liegendem *Ductus perilymphaticus:* Beginn: Perilymphraum der Basis der *Scala tympani*; Ende: an der Unterseite der Schläfenbeinpyramide in der hinteren Schädelgrube in den Subarachnoidalraum

◆ Vorhof (Vestibulum)

Abgeflachter, elliptoider Raum.
Die drei Bogengänge münden mit fünf Öffnungen in den Vorhof.
Zwei sackfömige Erweiterungen: *Sacculus*, *Utriculus.*

◆ Schnecke (Cochlea)

Spiralig, mit 2½ Windungen um die Schneckenachse *(Modiolus)*, ca. 35 mm lang;
rechte Schnecke: Rechtsgewinde, linke Schnecke: Linksgewinde;
verengt sich zunehmend und endet an der Spitze blind. Die Längsachse steht ungefähr senkrecht auf der Hinterfläche des Felsenbeins.
Begrenzung:
lateral: Paukenhöhle (Basalwindung – *Paries labyinthicus* der Paukenhöhle – *Promontorium)*
medial: Fundus des inneren Gehörganges (Schneckenbasis)
vorne: *Canalis caroticus*
oben: *Canalis N. facailis*
Drei übereinanderliegende Etagen der Schneckengänge:
Oben: *Scala vestibuli:* durch das ovale Fenster mit Stapesfußplatte abgeschossen.
Mitte: *Scala media* (Corti-Organ), enthält Endolymphe; von der Scala tympani durch die *Basaliarmembran* getrennt; von der Scala vestibuli durch die *Reissner-Membran* getrennt
unten: Die Scala tympani wird durch das runde Fenster gegen die Paukenhöhle abgeschlossen.
Außenwand: *stria vascularis:* Endolymphbildung und Stoffwechsel der Cochlea;
Basilarmembran: ansteigende Breite vom ovalen Fenster bis zur Schneckenspitze;

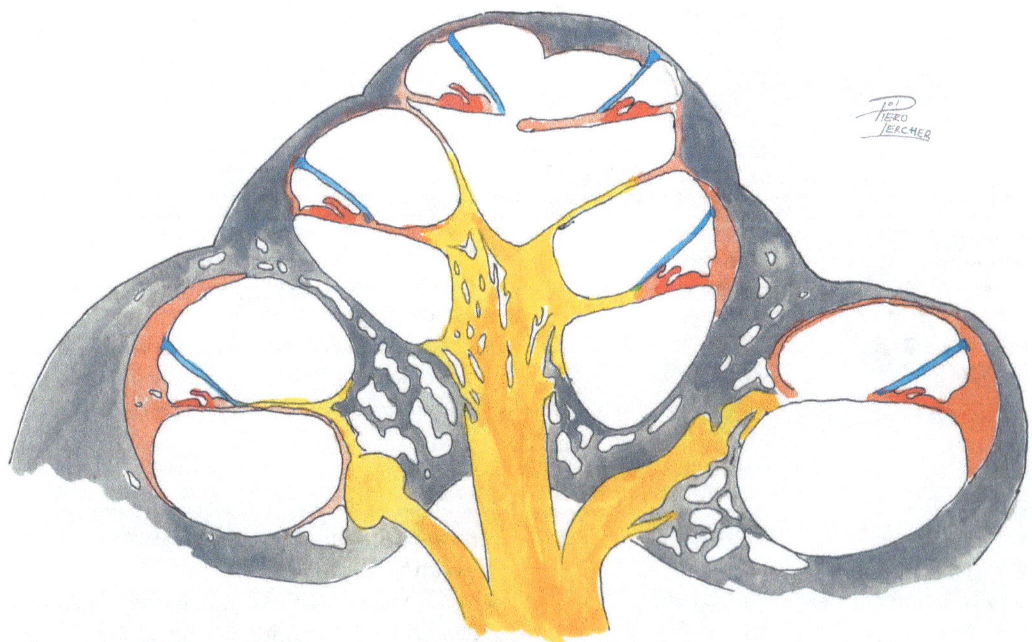

Abb. 24: Modiulus mit den drei Etagen des Schneckenganges. Im mittleren Gang (scala media) liegt das Corti-Organ.

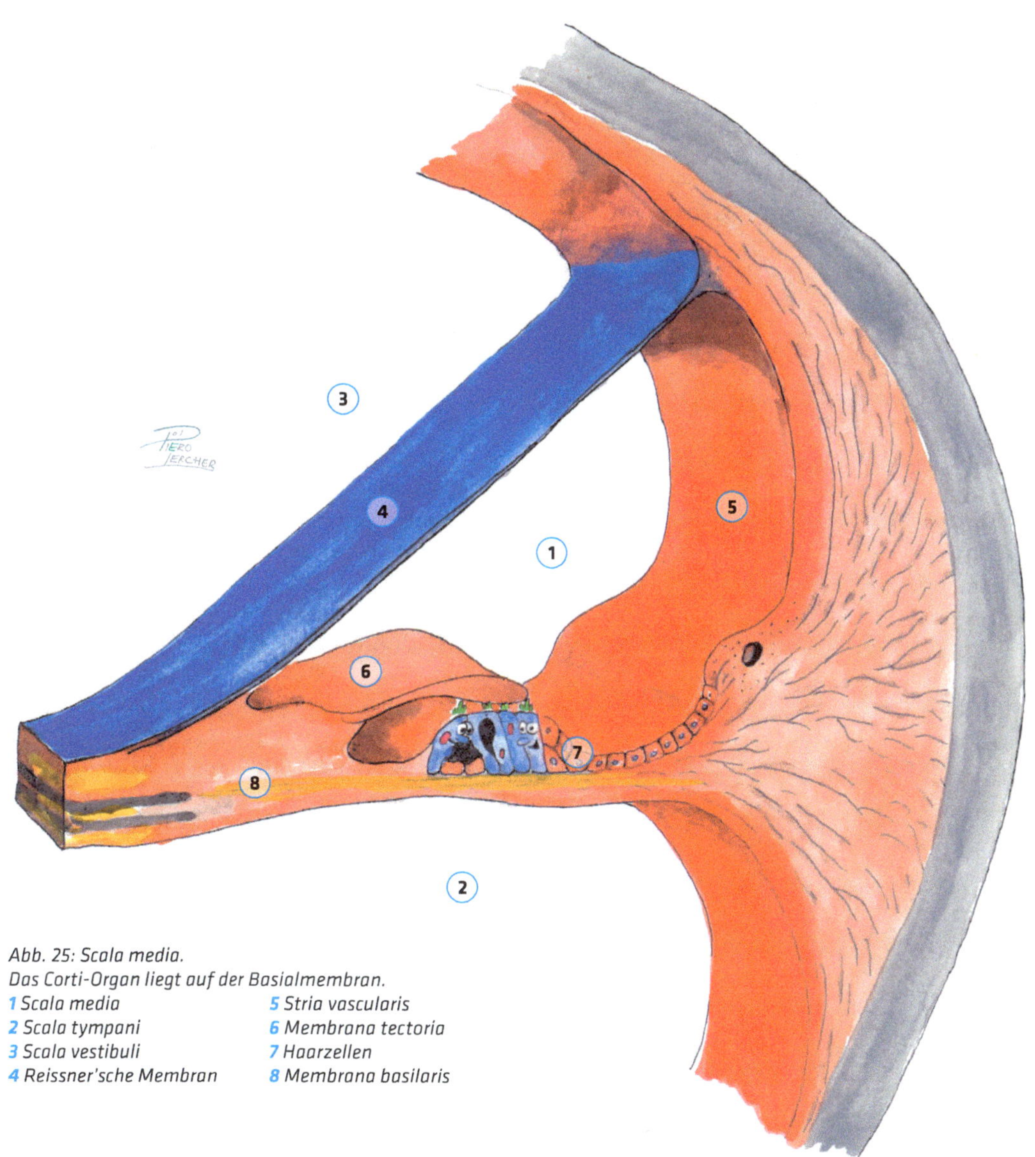

Abb. 25: Scala media.
Das Corti-Organ liegt auf der Basialmembran.

1 Scala media	*5 Stria vascularis*
2 Scala tympani	*6 Membrana tectoria*
3 Scala vestibuli	*7 Haarzellen*
4 Reissner'sche Membran	*8 Membrana basilaris*

drei Reihen äußere Haarzellen;
eine Reihe innere Haarzellen;
Rezeptoren, die akustische Energie in bioelektrische Impulse umwandeln;
oberhalb der Haarzellen liegt die Deckmembran (Membrana tectoria).

Die Zilien der Haarzellen sind in die *Membrana tectoria* eingewachsen. Bei Bewegungen der Basilarmembran kommt es zur ihrer Auslenkung als spezifischer Reiz, zur Transmitter-Ausschüttung und zu einem Aktionspotenzial in der Hörnervenfaser.

Scala tympani und Scala vestibuli sind an der Schneckenspitze über das Helicotrema verbunden und enthalten Perilymphe.

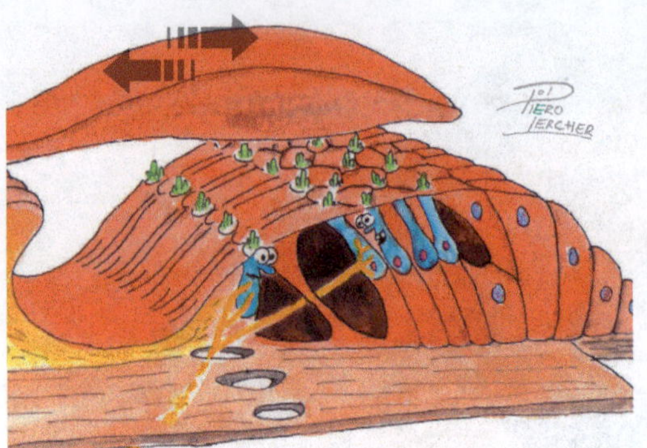

Abb. 26: Tectorialmembran mit inneren und äußeren Haarzellen. Scherbewegungen führen zur Ablenkung der Zilien.

◆ **Vorhof-Bogengangsorgan – Vestibularorgan**

Ist der mittlere und hintere Anteil des Labyrinths und enthält die peripheren Gleichgewreagiert direkt auf spezifische Reize (keine Vorschaltung wie beim Ohr durch Außen- und Mittelohr);
Vorhof: (Maculaorgane);
Sacculus und *Utriculus* sind in Verbindung über *Ductus endolymphaticus.*
An der Innenseite Haarzellplatte (*Macula sacculi* und *utriculi*), deren Haare von Gallertschicht bedeckt ist. Darauf liegen die *Otolithen* (Kalziumkarbonat-Kristalle).

Physiologie

Äußeres Ohr

Je nach Einfallsrichtung wird die am Kopf auftreffende Schallwellenfront

- abgeschattet
- gebeugt
- reflektiert (die Ohrmuschel dient als akustischer Hohlspiegel).

Reflexion nur für mittlere und hohe Frequenzen. Wichtig für das Richtungshören: vorne – hinten, dies wird für Im-Ohr-Hörgeräte ausgenützt. Die Größe der Ohrmuschel lässt Reflexion für tiefe Frequenzen nicht zu:

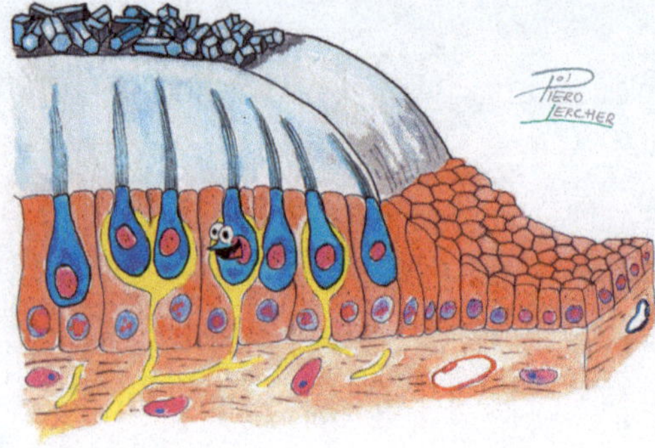

Abb. 27: Macula statica. Otolithen liegen in einer gallertartigen Masse.

- fokussiert auf Gehörgangseingang
- Weiterleitung in den Gehörgang
- regt das Trommelfell zur Schwingung an

◆ **Luftleitung**

Physiologischer Schallenergie-Transport über Außen- und Mittel- zum Innenohr.

◆ **Knochenleitung**

Umgehung von Außen- und Mittelohr: Leitung direkt auf den Knochen,
spielt beim physiologischen Hören keine Rolle – sehr hohe Impedanz: Luft-Knochen;
wird in der Diagnostik intensiv genutzt.

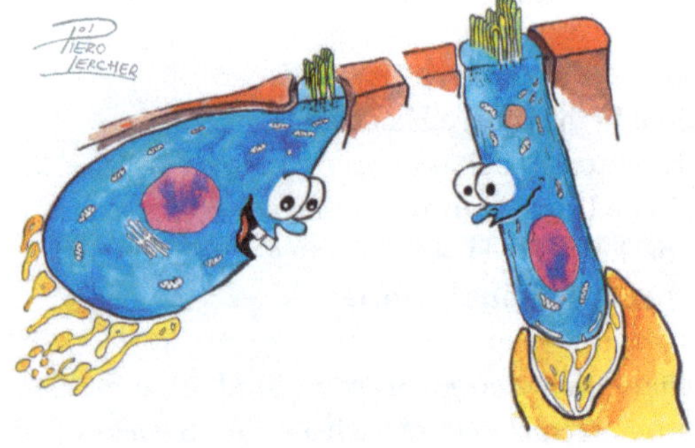

Abb. 28: Haarzellen: links: äußere, rechts: innere

Mittelohr

Anpassung der unterschiedlichen Impedanzen der Luft und der Innenohrflüssigkeiten beim Übergang einer Schallwelle von einem Medium ins andere, damit wenig Reflexion und Absorption entsteht.

◆ Gehörknöchelchenkette

Hebelsystem, dessen längerer Arm jeweils zum Trommelfell hin gerichtet ist.
Hammer – Amboss – Steigbügel: dazwischen Gelenke
Fußplatte – ovales Fenster – Scala vestibuli der Cochlea
Die Impedanzanpassung von Luft- auf Flüssigkeitsschall ist eine Untersetzung, besonders effektiv im mittleren Hörfrequenzbereich (Hauptursache für die geringere Empfindlichkeit des Gehörs bei tiefen und hohen Frequenzen):
Trommelfell: große Amplitude – große Fläche – geringe Kraft
Ossikularkette: kleine Amplitude – kleine Fläche (ovales Fenster) – große Kraft

◆ Tube

Druckausgleich zwischen Mittelohrraum und äußerem Luftdruck, um die Trommelfellbeweglichkeit in lateraler und medialer Richtung zu optimieren.
Jeder Druckunterschied, aber auch jede Flüssigkeit führt durch Einschränkung der Trommelfellbeweglichkeit zu Energieverlusten bei der Schallübertragung und klinisch bemerkbarer Schallleitungschwerhörigkeit.
Durch Schlucken oder Gähnen (*Musculus tensor veli palatini* und *Musculus levator veli palatini*), öffnet sich das Ostium der Tube im Nasenrachen *(Ostium pharyngicum tubae auditivae).*

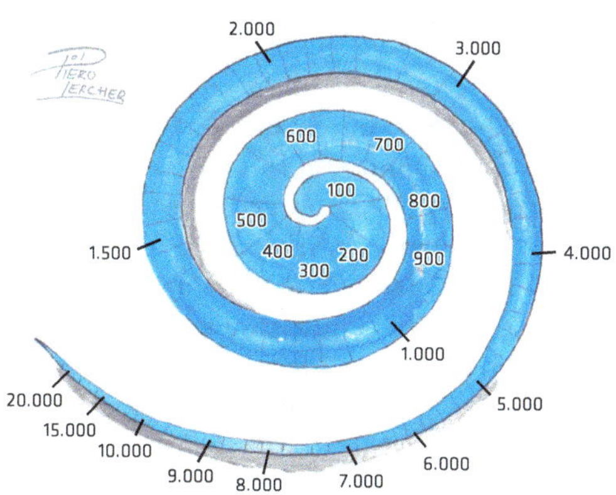

Abb. 29: Tonotopie

Autophonie:
Die Tube bleibt offen – lautes Hören der eigenen Stimme.
Maximalvariante: klaffende Tube: bei starkem Gewichtsverlust schwindet peritubares Fettgewebe.

◆ Mittelohrmuskeln

Bei Anspannung erhöht sich die Impedanz.
M. tensor tympani und *M. stapedius* kontrahieren sich reflektorisch ca. 80 dB über der Hörschwelle.

Stapediusreflex – *siehe* Grundlagenkapitel „HNO-Untersuchungen“.

Schwingungen werden von luftgefülltem auf flüssiges Medium *(Perilymphe)* übertragen, daher ist eine Signalverstärkung notwendig. Diese wird einerseits durch die Hebelwirkungen der Gehörknöchelchen (Faktor 1,3) erreicht, andererseits durch die größere Fläche des Trommelfells im Vergleich zum ovalen Fenster (17:1). Daraus ergibt sich eine Schalldruckerhöhung um den Faktor 22.

Zwischen 1 und 3 kHz ist diese im Optimalbereich: ca. 60 % der gesamten Schallleistung werden vom Trommelfell auf das Innenohr übertragen. Bei tieferen Frequenzen, aber auch im Hochtonbereich ist dieser Mechanismus deutlich weniger wirksam.

Innenohr - Hören

◆ Hören

Definition:
Aufnahme akustischer Informationen aus der Umwelt einschließlich der zentralen auditiven Wahrnehmung und das Sprach-Verständnis.

◆ Schall

Definition:
Periodische Dichteschwankungen in einem elastischen Stoff als Trägermedium, die wellenförmig weitergeleitet werden.

◆ Hörbarer Schall

Definition:
Frequenzen von 20 Hz bis 20 KHz, d.h.Wellenlängen von 17 m bis 1,7 cm, in der Luft Ausbreitung mit Phasengeschwindigkeit von 340 m/s.

◆ Akustische Impedanz

Definition:
Maß für den Widerstand eines Schallausbreitungsmediums, setzt sich aus zwei frequenzabhängigen Komponenten zusammen:
1. Abschwächung, 2. Verzögerung;
bei Übertritt von Schall in ein anderes Medium je nach Impedanzunterschied Energieverlust durch Reflexion und Absorption.
Die Schallausbreitung im Innenohr erfolgt nach den Gesetzen der Hydrodynamik: ca. 4-fache Schallgeschwindigkeit im Wasser (ca. 1500 m/sec).
Daher bedeutet Druckänderung am ovalen Fenster augenblicklich eine Druckänderung am runden Fenster *(Wechseldruckphänomen).*
Durch Schwingungen des Stapes wird die Perilymphe verschoben und die Scala media mit Endolymphe abgelenkt:
Reissner-, Tektorial-, Basilarmembran schwingen: Wanderwelle entlang Basilarmembran und Corti-Organ - Wellengeschwindigkeit und Wellenlänge nehmen ab.
Die Amplitude wächst zu einem Maximum (Hüllkurve), d.h. die maximale Auslenkung an einer bestimmten Stelle der *Basilarmembran* ist abhängig von der Frequenz = Tonotopie (hohe Frequenzen= stapesnahe, tiefe Frequenzen= stapesfern, apikal). Jedem Ort auf der Basilarmembran ist somit unter bestimmten Bedingungen (leise und reine Töne) eine ganz bestimmte Frequenz zugeordnet (Abb. 29).
Die Abbildung der von der Basilarmembran registrierten Frequenzen im Gehirn erfolgt in der Heschl'schen Querwindung des Gyrus temporalis superior bzw. in den Gyri temporales transversi, den Zentren der primär auditiven Rinde. Nach der Theorie der Tonotopie ist auch jedem Ort innerhalb der Hörrinde eine ganz bestimmte Frequenz zugeordnet.
Bei maximaler Auslenkung bewegen sich die Tektorialmembran und Basilarmembran gegeneinander und die Stereovili der *äußeren Haarzellen* werden abgelenkt, gedehnt und die Transduktionskanäle werden geöffnet und eine Depolarissation ausgelöst.
Das Ohr ist außerordentlich empfindlich und kann große Lautstärkenunterschiede verarbeiten: Bei normaler Umgangssprachlautstärke sind die Auslenkungen der Schwingungen nur ca. 1/10.000 mm, an der Hörschwelle ca. 3000-mal weniger.
In der Cochlea werden Klänge und Sprache in ihre einzelnen Tonfrequenzen zerlegt. Dabei erfolgt eine bis zu tausendfache Verstärkung der Wanderwelle durch die extrem schnelle Bewegung der *äußeren Haarzellen* (drei Reihen Hörsinneszellen im Corti-Organ), die sich bis zu 20.000-mal pro Sekunde (20.000 Hz) bewegen. Eine äußere Haarzelle wird deshalb auch als Motorzelle bezeichnet. Die Motorzellen besitzen spezielle Motorproteine (Prestin), um sich bewegen zu können. Dieser cochleäre Verstärker bewirkt eine Dynamikanpassung, sodass auch sehr leise Geräusche wahrgenommen werden können. Die Verstärkung ist nicht

linear – Geräusche mit geringem Schalldruck unterliegen höheren Verstärkungen als Geräusche mit hohem Schalldruck. Der Ausfall des cochleären Verstärkers führt zur Schwerhörigkeit.

Die *inneren Haarzellen* (eine Reihe) leisten die Umwandlung mechanischer Schwingungen in Nervenimpulse (Transduktion), die an das Gehirn weitergeleitet werden.

Die Umsetzung von Schall in Nervenimpulse hängt im Wesentlichen ab

- von elektrischen und mechanischen Schwingungseigenschaften von Zellkörper und Haarbündel der äußeren Haarzellen mit stetigen Gradienten entlang des Schneckenganges, und
- von der Umsetzung der mechanischen Anregung der inneren Haarzellen in Nervenimpulse.

Zentralnervöse Verarbeitung akustischer Information:
Peripherer Anteil – Ganglion spirale – Nervus cochlearis – Ncl. cochlearis ventralis (Afferenzen nach Frequenz geordnet, laterale Hemmung und dadurch Kontrastierung und Rauschunterdrückung) – Ncl. accessorius – obere Olive – Colliculus inf. – Corpus geniculatum mediale – Hörrinde (Heschl-Querwindung) im Temporallappen.

◆ Richtungshören

Bestimmung der seitlichen Einfallsrichtung des Schalls: Lautzeitdifferenz und Pegeldifferenz zwischen beiden Ohren: links, geradeaus, rechts.
Damit kann nicht vorne und hinten unterschieden werden.
Bestimmung der medianen Einfallsrichtung des Schalls:
Das Gehör wertet Resonanzen des Außenohrs aus: vorne, oben, hinten und unten – aber nicht rechts und links.

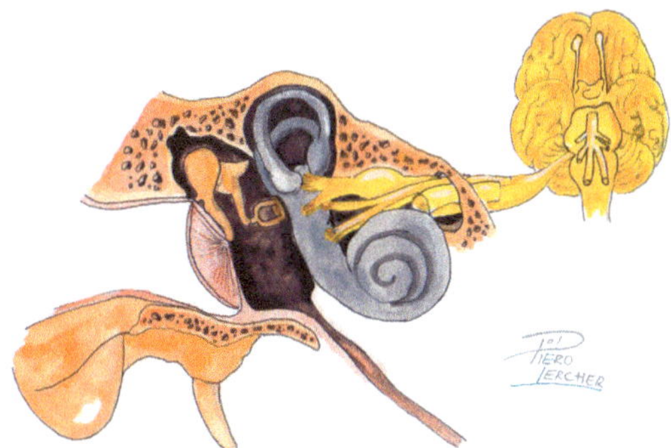

Abb. 30: Zentrale Hörbahn

Entfernung der Schallquelle:
Reflexionsmuster und Klangfarbe auch aus der Erinnerung

Innenohr – Gleichgewicht

◆ Macula sacculi und Maculi utriculi

Entsprechend ihrer Fähigkeit, die von der Schwerkraft ausgeübte Beschleunigung (Schweresinneszellen) zu registrieren, sind die Macula statica des Sacculus und Utriculus für unser Gleichgewicht und die Körperhaltung zuständig.
Registrierung der Linearbeschleunigung des Kopfes durch Scherung der Sinneshaarzellen, als Dauerreiz wirkt ständig die Erdbeschleunigung;

- Horizontalbeschleunigung: *Macula utriculi* z. B. Sprünge, Auf- und Abstieg des Flugzeuges, Fahrstuhlgefühl
- Vertikalbeschleunigung: *Macula saccului* z. B. Anfahr- und Bremsvorgänge

◆ Bogengänge (Cupulaorgane)

Oberer, horizontaler, hinterer Bogengang *(Ductus semicircularis superior, horizontalis, posterior)* stehen halbkreisförmig im rechten Winkel zueinander; an der Einmündung ins Vestibulum sackförmige Erweiterung *(Ampulla)*, auf einer queren Leiste *(Crista)* Sinneszel-

len, die in eine Gallertmasse *(Cupula)* hineinragen.
Registrierung der Drehbeschleunigung des Kopfes durch Scherung der Sinneshaarzellen.
Die beweglichere Endolymphe führt dabei durch ihr Trägheitsverhalten zur Verbiegung der Vili der Sinneszellen, damit zum Einstrom der K+-Ionen in die Haarzelle und zur Depolarisation.

Die Spiegelsymmetrie beider Vestibularorgane bewirkt eine Cupula-Deflexion auf beiden Seiten gegensinnig (ampullopetal bzw. -fugal) und führt zur Hyperpolarisation auf der einen Seite und gleichzeitig zur Hypopolarisation auf der anderen Seite.

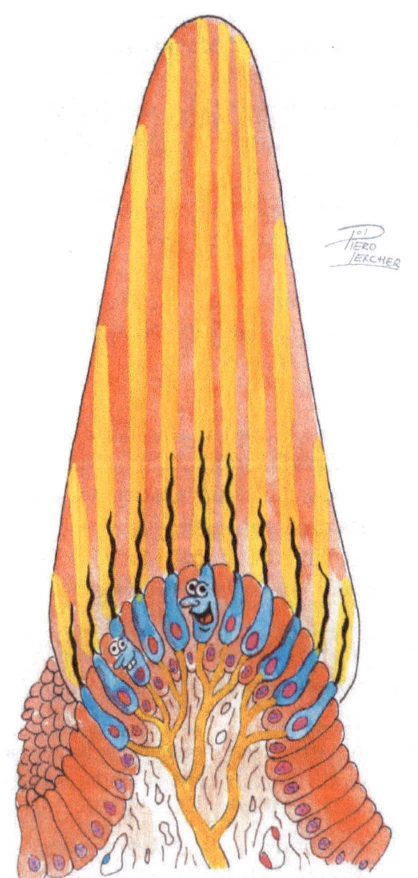

Abb. 31: Crista ampuaris

Ermöglicht spezifisches Erkennen der Drehrichtung und Steigerung der Empfindlichkeit für Drehbeschleunigungen.
Unempfindlich gegenüber Linearbeschleunigungen.

Nervenbahnen

N. cochlearis anatomisch getrennt von *N. vestibularis* innerhalb einer gemeinsamen Nervenscheide,
und *N. facialis, N. intermedius* und *A./V. labyrinthi* im inneren Gehörgang.
Alle Nerven verlassen diesen durch den *Porus acusticus internus* an der medialen Felsenbeinkante und treten in den Kleinhirnbrückenwinkel ein.

Hörbahn (*siehe* Hirnnerven)
Ganglion spirale – N. acusticus – Cochleariskerne – Ncl. olivaris – Colliculus inferior – Hörstrahlung – Heschl-Querwindung (temporal, primärer auditorischer Cortex)
Gleichgewichtsbahn (siehe Hirnnerven)
1. Neuron: bipolare Zellen mit Ganglion am Labyrinth; proximale Neurone – *dreifacher Vetsibulariskern (Ncl. vestibularis superius, medius, superius)* in der *Rautengrube* des Hirnstamms.
Eine relativ hohe Spontanaktiviät eines Vestibularorganes wird zentral als Ruhetonus registriert.
Die Informationen vom Vestibularapparat sind dem ZNS nicht genug, um die Stellung des Körpers im Raum zu erkennen.

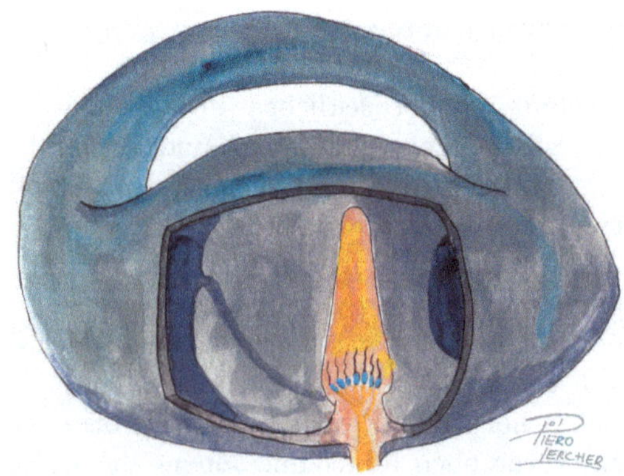

Abb. 32: Ampulle mit Crista

Ursache ist die unabhängige Bewegungsmöglichkeit des Kopfes durch Gelenke der Halswirbelsäule. Daher erhalten die Vestibulariskerne in der Medulla oblongata weitere Informationen von:

1. der Gegenseite, um Informationen miteinander zu vergleichen
2. den Motoneuronen der Halsmarks und Extremitätenmuskulatur: via *Tractus vestibulospinalis*
3. den Augenmuskelkernen: via medialem Längsbündel *(Lemniscus medialis)* mit dem Zerebellum
4. *Thalamus*: zur bewussten Raumorientierung
5. *Hypothalamus*: das Gleichgewicht beeinflusst vegetative Funktionen, die Psyche

Die zentrale Koordination der Eingangskanäle ist anpassungsfähig und trainierbar.

◆ Vestibulo-okulärer Reflex (VOR)

Wenn die Kopfbewegung nach rechts geht, wird kompensatorisch die Augenbewegung nach links gedreht, um den Blick auf ein Objekt fixiert zu halten. Horizontale Blickbewegungen werden vom horizontalen, vertikale vom vertikalen und Augentorsionen vom posterioren Bogengang gesteuert.

◆ Vestibulo-spinaler Reflex

Wie beim vestibulo-okulären Reflex werden der Gang und die Position des Rumpfes von den Makulaorganen via *Tractus vestibulospinalis* und *reticulospinalis* gesteuert. Dabei werden gleichzeitig die Extensoren und die kontralateralen Flexoren kontrahiert, um die Körperhaltung in stabiler Position zu halten. Ebenfalls können die Muskel- und Gelenksbewegungen den *vestibulo-spinalen* Reflex beeinflussen.

◆ Schwindel

Ist das subjektive Gefühl einer Störung des Systemgleichgewichts.
Verlust der Körpersicherheit im Raum und Dysfunktion des vestibulären Systems erzeugt den systematischen oder „echten“ Vertigo.

◆ Nystagmus

Definition: Folge einer langsamen („Ziehen“) Hin- und schnellen („Schlagen“) Rückstell-Augen-Bewegungskomponente, die in entgegengesetzter Richtung verlaufen.

Die Richtung des Nystagmus wird durch die schnelle Rückstellbewegung bestimmt.

◆ Spontannystagmus

Pathologischer Nystagmus, kann in alle Richtungen schlagen.

◆ Vestibulärer Spontannystagmus

Jeder Nystagmus, der immer zur gleichen Seite schlägt, d. h. richtungsbestimmt ist, und der durch optische Fixation aufgehoben oder deutlich unterdrückt wird.

◆ **Reiznystagmus**

Zeigt in die Richtung, wo ein Reiz in Form von Entzündung oder Temperatur besteht (kalorische Reizung).

◆ **Ausfallsnystagmus**

Schlägt in die Richtung, wo sich das gesunde Vestibularorgan befindet.

◆ **Experimenteller Provokationsnystagmus**

Wird in der Diagostik genutzt – *siehe* Grundlagenkapitel „HNO-Untersuchungen"

- Lagerung
- optokinetischer
- vestibulärer

VII. Kehlkopf (Larynx)

Anatomie

Kehlkopfgerüst

◆ **Hyaline Knorpel**

Schildknorpel *(Cartilago thyroidea)*: Seitenteile laufen vorne im spitzen Winkel zusammen.
Ringknorpel *(Cartilago cricoidea)*: Die Platte hinten ist die dorsale Begrenzung des Kehlkopfes; gelenkige Verbindung mit dem Schildknorpel über die außen ansetzenden Schildknorpelunterhörner *(Cornu inferius)*, Scharniergelenk *(Articulatio cricothyreoidea)*.
Bei Kontraktion des M. cricothyreoideus kippen die beiden Knorpel zueinander und spannen bzw. verlängern die Stimmlippen.
Arytaenoidknorpel *(Cartilago arytanoidea)*, Stellknorpel: sitzen gelenkig auf der Oberkante

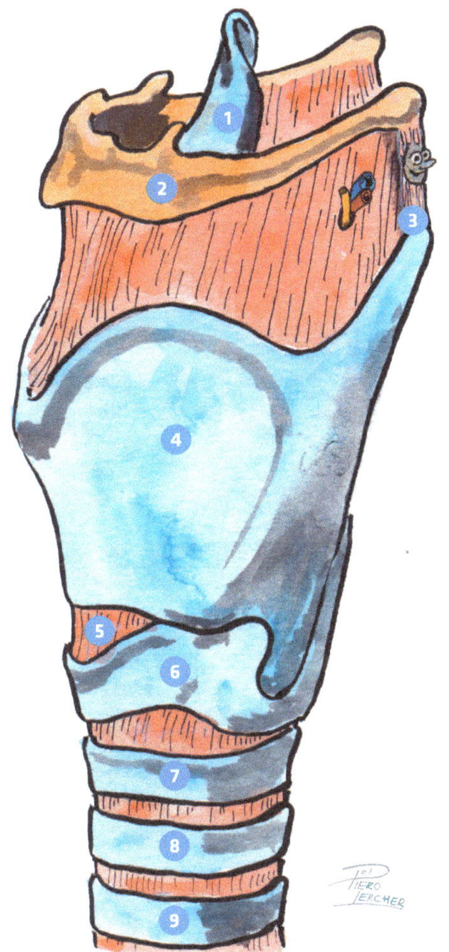

Abb. 33:
Knorpelgerüst und Bandverbindungen:

1 Epiglottis, 2 Hyoid, 3 Cartilago triticea, 4 Cartilago triticea, 5 Ligamentum cricothyreoideum = Ligamentum Conicum, 6 Cartilago cricoidea 7,8,9 Trachealspangen

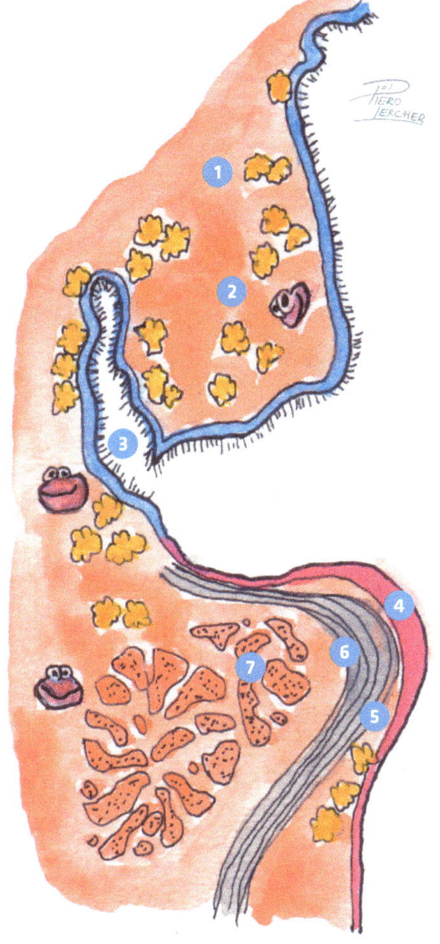

Abb. 34: Feinaufbau der Taschenfalte, des Sinus Morgagni und der Stimmlippe.

1 Plica vestibularis = Taschenfalte, 2 Glandulae laryngeales, 3 Sinus Morgagni = Ventrikel, 4 Stimmlippenepithel, 5 Reincke-Raum, 6 Ligamentum vocale, 7 Musculus vocalis

Tabelle 1

Kehlkopfmuskulatur				
Name	*Ursprung*	*Ansatz*	*Innervation*	*Funktion*
Äußere Kehlkopfmuskeln				
Musculus crico-thyroideus	Arcus des Ringknorpels	Unterrand und Unterhorn des Schildknorpels	R. externus des N. laryngeus superior	kippt den Schildknorpel über den Ringknorpel nach vorne, Stimmbänder spannen sich
Innere Kehlkopfmuskulatur				
Musculus cricoarytaenoideus posterior (Posticus)	rückwärtige Außenfläche der *Lamina* des Ringknorpels	*Proc. muscularis* des Stellknorpels	N. Laryngeus inferior	zieht *Proc. muscularis* nach hinten, einziger Stimmritzenöffner
Musculus cricoarytaenoideus lateralis	oberer Rand und Außenfläche des *Arcus* des Ringknorpels	*Proc. muscularis* des Stellknorpels	N. Laryngeus inferior	zieht *Proc. muscularis* nach innen, schließt dadurch Stimmritze
Musculus thyroarytaenoideus	Innenfläche des Schildknorpels	vordere und laterale Fläche des Stellknorpels	N. Laryngeus inferior	Schließen der Stimmritze
Musculus aryepiglotticus	*Apex* der Stellknorpel	Seitenflächen des Kehlkopfdeckels	N. Laryngeus inferior	adduziert die Stimmbänder
Musculus vocalis	Winkel zwischen den beiden *Laminae* des Schildknorpels	*Proc. vocalis*	N. Laryngeus inferior	bewirkt Eigenspannung der Stimmbänder und verschließt Stimmritze
Musculus arytaenoideus transversus (unpaar)	rückwärtig, zwischen den Stellknorpeln		N. Laryngeus inferior	Schließen der Stimmritze
Musculus arytaenoideus obliquus (paarig)	*Proc. muscularis* des Stellknorpels	*Apex* des anderen Stellknorpels	N. Laryngeus inferior	Schließen der Stimmritze
Musculus cricoarytaenoideus lateralis	oberer Rand und Außenfläche des *Arcus* des Ringknorpels	*Proc. muscularis* des Stellknorpels	N. Laryngeus inferior	zieht *Proc. muscularis* nach innen, schließt Stimmritze

der Ringknorpelplatte, Dreh-Gleit-Gelenk *(Articulatio cricoarytaenoidea).*

Am Processus vocalis setzt ventral die Stimmlippenmuskulatur an, welche die Aryknorpel um ihre Längachse drehen und somit die Form und Größe der Stimmritze *(Glottis)* bestimmen.

Laterodorsal am Processus muscularis setzt die Muskulatur für die Stimmritzenöffnung und -schließung an.

Die *Stimmlippe* ist zwischen Processus vocalis des Aryknorpels und der Schildknorpelinnenfläche am Übergang des unteren zum mittleren Drittel des Schildknorpels aufgespannt.

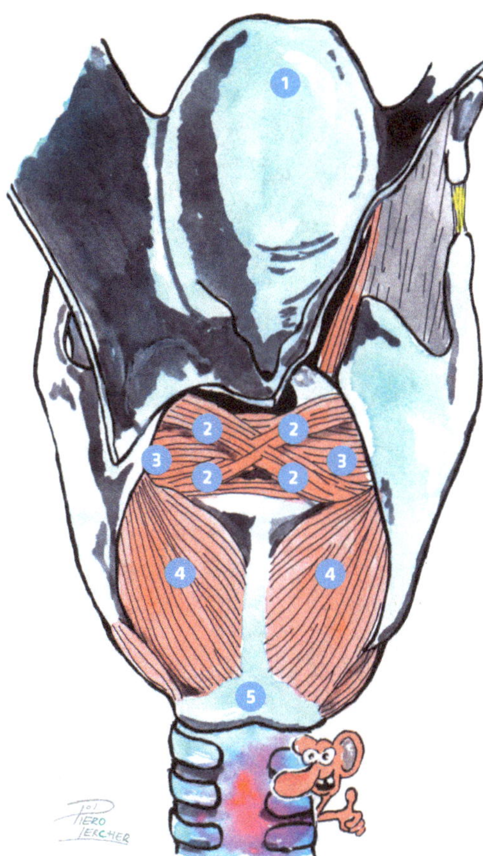

Abb. 35: Larynxmuskulatur dorsal

1 Epiglottis laryngeale Seite
2 Musculus arytaenoideus obliquus
3 Musculus arytaenoideus transversus
4 Musculus crico-arytaenoideus posterior (Posticus)
5 Cartilago thyreoidea

◆ Elastische Knorpel

Kehldeckel *(Epiglottis)*
Form: wie Tennisschläger – viele Varianten: z. B. hufeisenartig
unterer Stiel (Petiolus epiglottidis) ist mit dem *Ligamentum thyreoepiglotticum* in der *vorderen Kommissur* an der Rückseite des Schildknorpels befestigt.

Akzessorische Knorpel *(Cartilago corniculata Santorini, Cartilago cuneiformis Wrisbergi)*: sitzen auf der Spitze der Arytaenoidknorpel – sind funktionslos.

Der Kehlkopf ist an den äußeren Kehlkopfmuskeln und einem Bandsystem unter Einbeziehung des Zungenbeins *(Os hyoideum)* elastisch aufgehängt.

◆ Membrana thyreohyoidea

Sie verbindet das Zungenbein mit dem Schildknorpel, durch sie ziehen die A./V. laryngea superior und der Ramus internus des N. laryngeus superior für die Sensibilität des oberen Kehlkopfes.

◆ Membrana cricothyreoidea, Ligamentum conicum

Sie verbindet den Ring- mit dem Schildknorpel, Durchtrennung bei der Coniotomie.

◆ Nerven

Versorgung erfolgt über zwei Äste des *N. vagus*:
Nervus laryngeus superior: gesamte Sensibilität des Larynx und M. cricothyreoideus motorisch
Nervus laryngeus inferior (recurrens): alle inneren Kehlkopfmuskeln motorisch.
Komplizierter Verlauf: zuerst ins Mediastinum und dann zurück, Umschlingung links: Arcus aortae, rechts A. subclavia dexter.

Drei Kehlkopfetagen

◆ Supraglottischer Raum: (Vestibulum laryngis)

Vom Kehlkopfeingang *(Aditus laryngis)* bis zu den Taschenfalten:
Epiglottis
Taschenfalten
Morgani-Ventrikel *(Ventriculus laryngis, Sinus Morgagni)* zwischen Stimmlippe und Taschenfalte

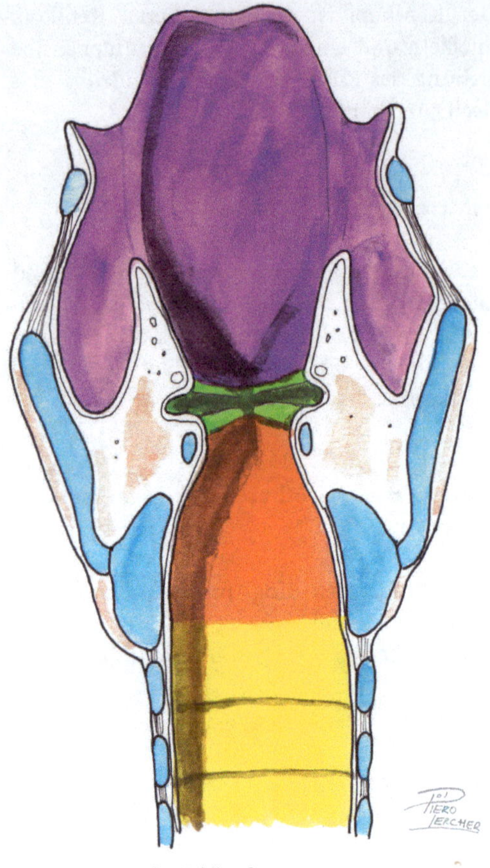

Abb. 36: Etagen des Kehlkopfes

- Supraglottischer Raum
- Glottischer Raum
- Subgottischer Raum
- Trachea

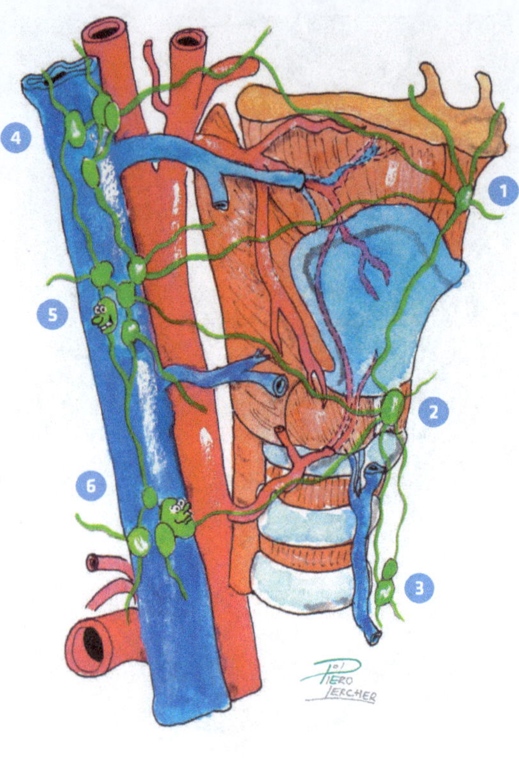

Abb. 37: Lymphabfuß des Larynx

1 Nodus lymphaticus infrahyoideus
2 Nodus praelaryngeus (Delphi-Lymphnoten)
3 Nodi lymphatici praetracheales
4 Nodi lymphatici jugulares laterales superiores
5 Nodi lymphatici jugulares laterales mediales
6 Nodi lymphatici jugulares laterales inferiores

- **Glottischer Raum: (Rima glottidis), Stimmritze**

Zwischen den Stimmlippen, Stimmband *(Ligamentum vocale)* Fasern am Rand der Stimmlippe, enthalten die Mm. vocales.

Subglottischer Raum

Beginnt ca. 1 cm unterhalb der Stimmlippen und endet am Unterrand des Ringknorpels. Auskleidung mit mehrschichtigem Flimmerepithel, wobei das Sekret in Richtung Rachen befördert wird.

Auf den Stimmlippen und auch auf der laryngealen Epiglottisfläche befindet sich ein geschichtetes Plattenepithel als mechanischer Schutz.

Gefäße

Arteriell:
Hauptsächlich *A. thyreoidea superior: A. laryngea superior* und *R. cricothyreoideus* aus der *A. Carotis externa.* Für Subglottis *A. laryngea inferior* aus *A. tyreoidea inferior* aus der *A. subclavia.*

Venös:
Abfluss in die *V. jugularis interna.*

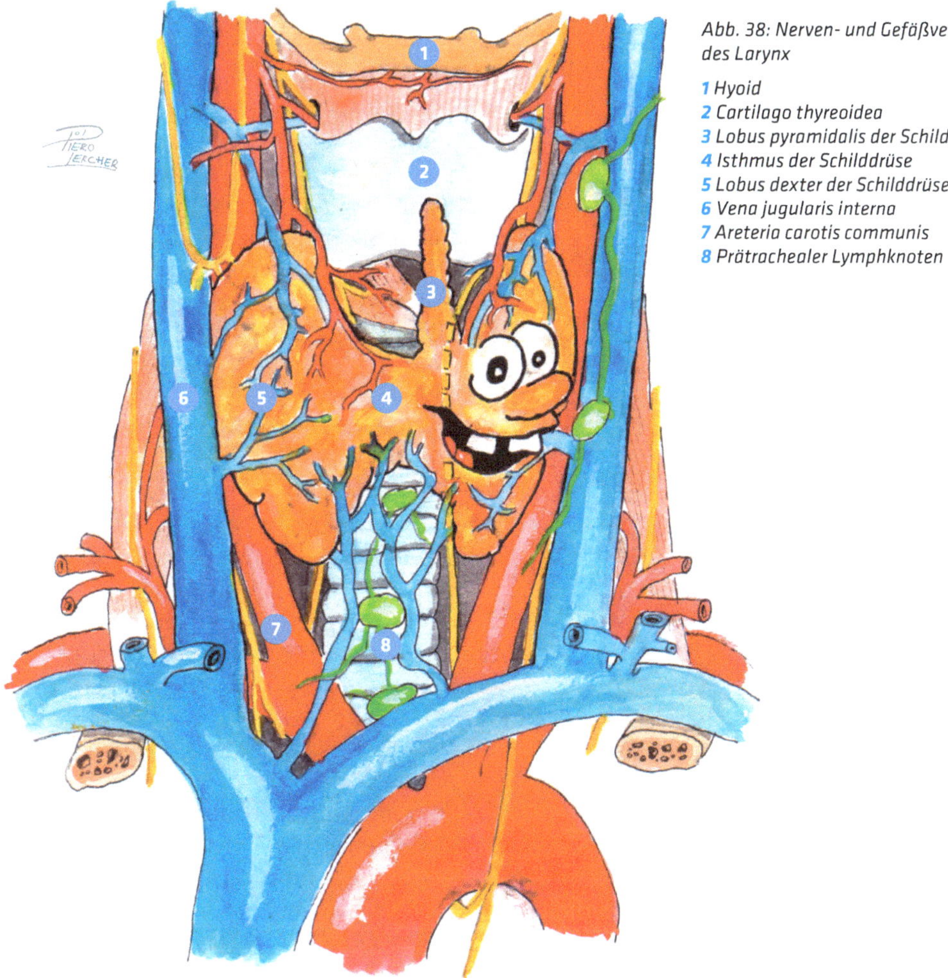

Abb. 38: Nerven- und Gefäßversorgung des Larynx

1 Hyoid
2 Cartilago thyreoidea
3 Lobus pyramidalis der Schilddrüse
4 Isthmus der Schilddrüse
5 Lobus dexter der Schilddrüse
6 Vena jugularis interna
7 Areteria carotis communis
8 Prätrachealer Lymphknoten

Lymphe

Stimmlippen haben nur spärlich Lymphgefäße, daher späte Metastasierung bei Malignomen. Supraglottischer Abschnitt drainiert in *Nodi lymphatici cervicales profundi*. Subglottischer Bereich drainiert in *prä- und paratracheale* Lymphknoten.

Nachbarschaftsbeziehungen

- Hypopharynx
- Schilddrüse
- Zungengrund
- Trachea
- Halsgefäße

Physiologie

Stimmgebung – Phonation

Beim Sprechen und Singen schwingen die Stimmlippen. Zuerst werden sie durch die Kehlkopfmuskeln einander angenähert und die Exspirationsluft muss durch die verengte Glottis strömen. Dort ist die Strömungsgeschwindigkeit höher und somit der Luftdruck kleiner als in der Trachea. Dies führt zur weiteren Näherung der Stimmlippen und die Glottis schließt sich vollständig. Damit kommt die Strömung vollständig zum Erliegen. Die Stimmlippen werden nun durch den erhöhten Exspirationsdruck beim Sprechen und Sin-

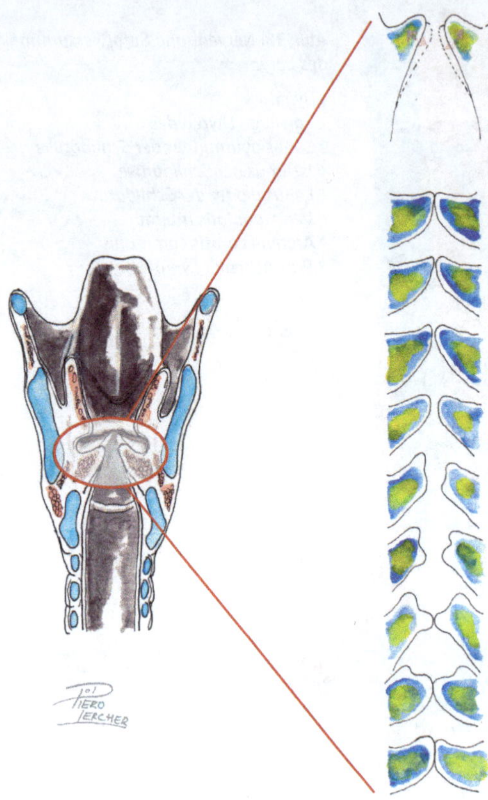

Abb. 39: Auschnittsvergrößerung der Glottis. Randkantenbewegung der Stimmlippen bei der Phonation

gen wieder zur Seite gedrückt. Das wiederholte Wechselspiel dieser Vorgänge wird als *Phonation* bezeichnet.

Die Stimmlippenschwingungen sind keine einfachen Horizontalbewegungen, sondern komplizierte wellenförmige Bewegungsabläufe des muskulären und epithelialen Anteils. Dieser ständig unterbrochene Luftstrom ist ein *Klang*, wenn über Nase und Mund abgestrahlt, die *Stimme*. Ihre *Lautstärke* ist abhängg vom Exspirationsdruck, die *Höhe* von der Länge und Spannung der Stimmlippen, die willkürlich beinflussbar ist. Die Stimmlagen Bass, Tenor, Alt und Sopran werden vor allem von der Länge der Stimmlippen bestimmt und sind abhängig vom Geschlecht.

Atemorgan

Bei der Inspiration wird die *Glottis* unwillkürlich durch den *M. cricoarytaenoideus posterior* (einziger Stimmritzenöffner) erweitert.
Der reflektorische Glottisschluss dient als Schutz vor Eindringen von Reizstoffen.

Zudem ist der Glottisschluss auch notwendig für die Erhöhung des intrathorakalen Drucks beim Abhusten und für die Bauchpresse.

Dreifache Sicherung der Atemwege beim Schluckakt

1. Zungengrund überlagert Kehlkopf durch Dorsalbewegung der Zungenwurzel; gleichzeitig Aufwärtsbewegung des Kehlkopfes nach oben – vorne
2. synchrones Zurückklappen (passiv) des Kehldeckels und Annäherung der Taschenfalten
3. gleichzeitiger Schluss der Glottis durch komplizierte nervale Steuerung

VIII. Luftröhre (Trachea)

Anatomie

Die *Trachea* ist die Fortsetzung der Luftwege am kaudalen Ende des Larynx und mit dem Ringknorpel direkt oder über ein Band verbunden. Der Bereich des Ringknorpels ist die engste starrwandige Struktur der oberen Luftwege. Die Länge der Luftröhre beträgt ca. 10 bis 13 cm bis zur *Bifurkation*, wo sie sich in den linken und rechten Hauptbronchus teilt. Das Stützgerüst besteht aus 12 bis 20 nach hinten offene, hyaline Knorpelspangen, die durch starke kollagene und elastische Fasern *(Ligamenta anularia)* verbunden sind. Die Rückwand wird durch die häutige *Paries membranaceus* gebildet.
Der Querdurchmesser schwankt zwischen 13 und 20 mm. Die Auskleidung besteht aus einem zweireihigen Flimmerepithel mit Schleimdrüsen.

Physiologie

- Luftweg zwischen Kehlkopf und Bronchialbaum
- Reinigung (kehlkopfwärts)
- Erwärmung
- Anfeuchtung der Atemluft

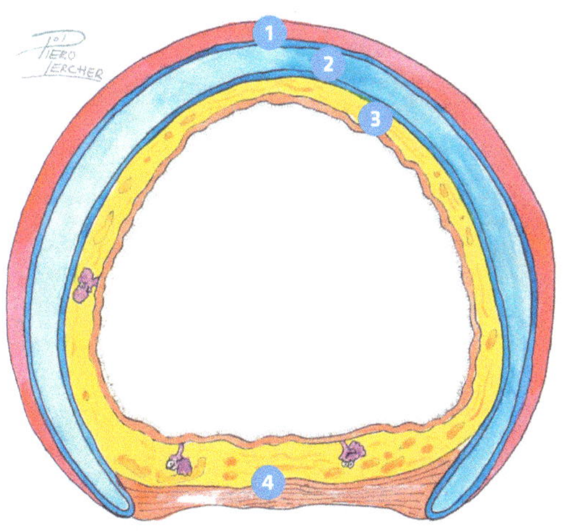

Abb. 40: Aufbau der Trachea
1 Tunica adventia
2 Cartilago trachealis
3 Tunica mucosa
4 Paries membranaceus

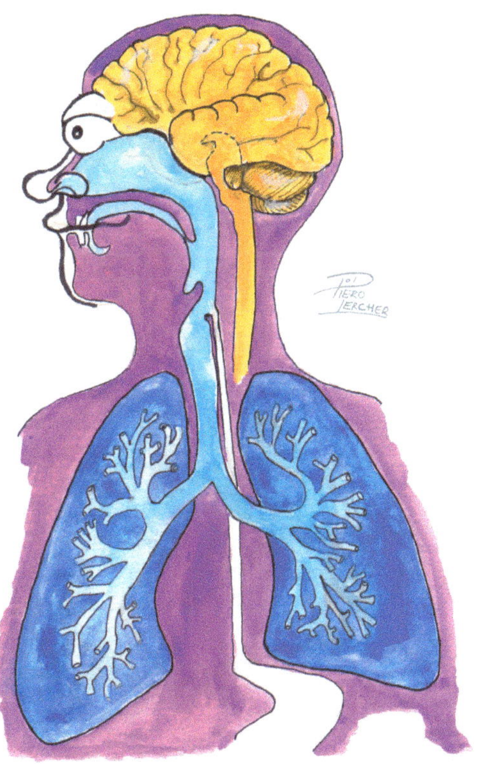

Abb. 41: Trachea und Lagebeziehung

IX. Speicheldrüsen (Glandulae oris)

Anatomie

Allgemein

Drei paarige große Speicheldrüsen:

- Ohrspeicheldrüse *(Glandula parotidea)* – serös
- Unterkieferspeicheldrüse *(Glandula submandibularis)* – seromukös
- Unterzungenspeicheldrüse *(Glandula sublingualis)* – mukös

Kleine Speicheldrüsen finden sich submukös und mukös.

- Lippe *(Glandulae labiales)*
- Gaumen *(Glandulae palatinae)*
- Zunge *(Glandulae linguales)*
- Wange *(Glandulae buccales)*
- Rachen *(Glandulae palatinae)*

Glandula parotis

Die Glandula parotis liegt in der *Fossa retromandibularis* zwischen dem aufsteigenden Ast der *Mandibula* und dem *Mastoid* und mit einer Pseudokapsel dem *M. sternocleidomastoideus* und dem hinteren Bauch des *M. gastricus* an. Der Ausführungsgang *(Ductus parotideus – Stenon-Gang)* ist ca. 6 cm lang, zieht über den *M. masseter* und durchquert den *M. buccinator* und die Mundschleimhaut. Die Öffnung liegt gegenüber dem zweiten oberen Molaren unter einem kleinen schützenden Schleimhautläppchen. Der *N. facialis* teilt die Glandula parotis in einen lateralen und einen medialen Anteil.
Die parasympathische sekretorische Innervation: aus den Kerngebieten des *N. salivatorius inferior – N. glossopharyngeus – N. tympanicus – N. petrosus minor – Ganglion oticum – N. auriculotemporalis.*

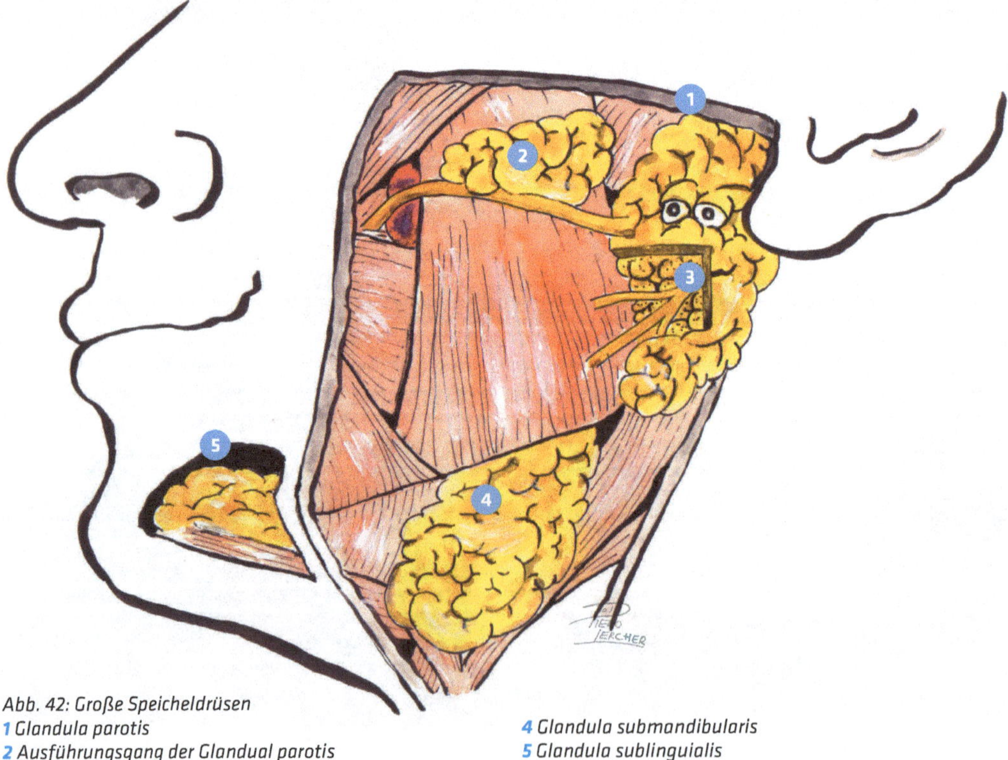

Abb. 42: Große Speicheldrüsen
1 Glandula parotis
2 Ausführungsgang der Glandual parotis
3 Äste des Nervus facialis
4 Glandula submandibularis
5 Glandula sublinguialis

◆ **Nachbarschaftsbeziehungen:**

- N. facailis
- Äste der A. Carotis externa (A. temporalis superfacialis, A. transversa colli)

Glandula submandibularis

Die *Glandula submandibularis* befindet sich im *Trigonum submandibulare* zwischen den beiden Bäuchen des *M. digastricus* und dem *Unterkiefer.* Sie umfasst U-förmig den hinteren Anteil des *M. mylohoideus.* Der Ausführungsgang *(Ductus submandibularis – Wharton-Gang)* ist ca. 5 cm lang, überkreuzt den *N. linguialis* und mündet gemeinsam mit dem Ausführungsgang des *Glandula sublingualis* neben dem *Frenulum* in die *Caruncula sublingualis.*
Parasympathische sekretorische Innervation aus den Kerngebieten des *N. salivatorius superior* – als *N. intermedius* dem *N. facialis* anliegend – *Ganglion geniculi – Chorda tympani – N. linguialis – Ganglion submandibulare.*

◆ **Nachbarschaftsbeziehungen**

- N. lingualis
- A./V. facialis
- N. hypoglossus

Glandula sublingualis

Die *Glandula sublingualis* befindet sich im vorderen Mundbodenbereich auf dem *M. mylohyoideus* unter der Schleimhaut innen der *Mandibula* anliegend, lateral vom *Ductus submandibularis.* Die Ausführungsgänge können direkt in die Schleimhaut oder in den *Ductus submandibularis* münden. Die sekretorische Innervation erfolgt gleich zur *Glandula submandibularis.*

Physiologie

Ernährung und Verdauung

Befeuchtung und Kühlung der Nahrung

- Lösung von Nahrungsbestandteilen für den Schmecksinn
- Gleitfähigkeit des Nahrungsbolus – Glykoproteine
- Stärkespaltung: α-Amylase der Glandula parotis

Protektion für Zähne und Mundschleimhaut

Durch Einfluss auf die natürliche Flora in der Mundhöhle:

- mechanische Reinigung (Spülung)
- Sekretion von Enzymen (Lysozym, Muramidasen, Peroxidasen)
- Sekretion von Immunglobulinen, vor allem IgA

Exkretion

- Körpereigene und -fremde Stoffe:
- Ionen (Flour, Iod)
- Viren (Poliomyelitis, Hepatitis B, Epstein-Barr, Zytomegalie, Coxsackie, Rabies, HIV, Mumps, Humane Herpesviren 6, 7, 8)
- Glykoproteine: ABO-ähnlich (forensische Bedeutung)

X. Hals (Regio colli)

Anatomie

Allgemein

Der Hals verbindet den Kopf mit dem Rumpf und beinhaltet viel lebenswichtige Leitungsbahnen (Nerven, Arterien, Venen, Lymphgefäße) auf engem Raum. Er muss durch seinen Stütz- und Bindegewebsapparat einerseits bestmöglichen Schutz für diese bieten, andererseits eine große Beweglichkeit des Kopfes ermöglichen, um die Funktionen Atmen, Schlucken und Sprechen ungehindert zu gewährleisten.

Begrenzung:
kranial: Verbindung vom Unterrand des Unterkiefers *(Mandibula)* – Spitze des Warzenfortsatzes *(Processus mastoideus)* – *Protuberantia occipitalis externa*

kaudal: Oberrand von Brust- und Schlüsselbein *(Clavicula)*

anterior: Einrahmung durch die beiden Kopfnickermuskeln *(Mm. sternocleidomastoidei)*. Am Vorderrand lässt sich die Pulsation *der A. carotis communis* tasten. Sie teilt sich hier in die *A. carotis externa* und *A. carotis interna*.

◆ Hautnerven und Hautvenen

Nerven: sensibel: Äste des *Plexus cervicalis* C_1–C_4, Austritt am *Punctum nervosum* (Erb-Punkt)
N. occipitalis minor
N. auricularis magnus

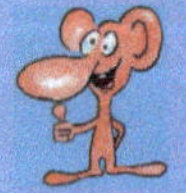

Tipps & Tricks

Bei einseitiger pathologischer Kontraktur entsteht ein Schiefhals (Tortikollis).

N. transversus colli (Anostomose mit dem *Ramus colli* des *N. facialis* = *Ansa cervicalis superfacialis*)
Nn. suparclaviculares
Venen:
V. jugularis externa
V. jugularis anterior

◆ Halsmuskeln

Oberflächliche Schicht:

Platysma: liegt auf der oberflächlichen Halsfaszie
Innervation: Ramus colli des N. facialis.
Funktion: Herabziehen des Unterkiefers, der Mundwinkel und der Unterlippe; Spannung und Verkürzung der Halshaut bei fixiertem Unterkiefer.
M. sternocleidomastoideus: zieht vom *Processsus mastoideus* zum *Brust- und Schlüsselbein*
Innervation: *N. accessorius (N. XI)* und Äste des *Plexus cervicalis.*

Funktion: Einseitige Kontraktion führt zur seitlichen Neigung des Kopfes in Richtung Schulter der gleichen Seite, leichte Streckung und Reklination nach hinten; gleichzeitig Drehung zur Gegenseite. Bei fixiertem Kopf dienen beide zusammen als Atemhilfsmuskulatur.

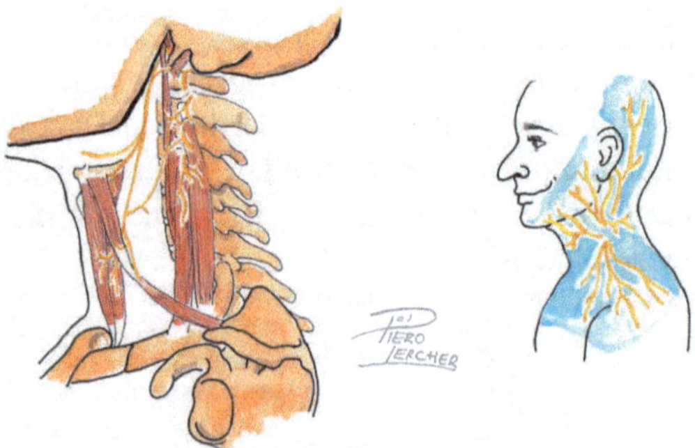

Abb. 43: links: Innervation des Musculus sternocleido mastoideus, rechts: Plexus cerivalis

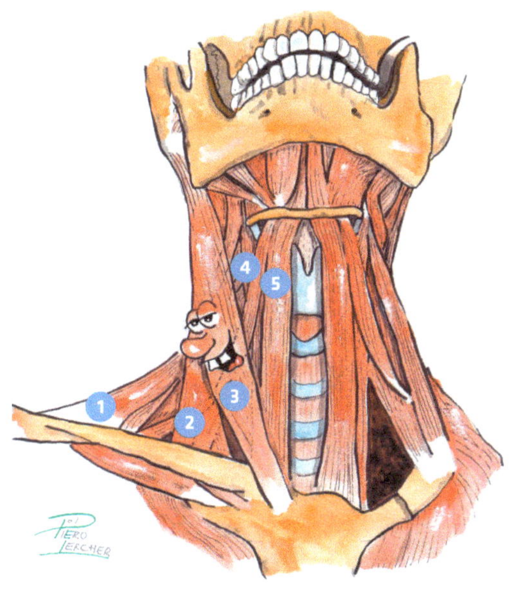

Abb. 44: Halsmuskulatur – frontal

1 Musculus trapezius
2 Musculi scaleni
3 Musculus sternocleidomastideus
4 Musculus omohyoideus
5 Musculus sternohyoideus

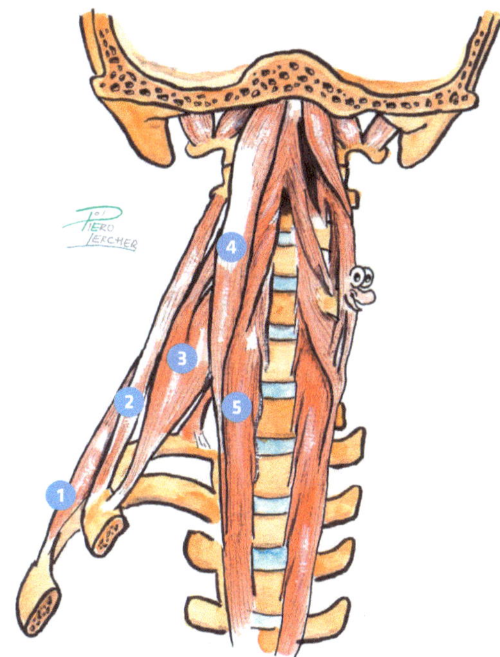

Abb. 45: Tiefe Halsmuskulatur

1 Musculus scalenus posterior
2 Musculus scalenus medius
3 Musculus scalenus anteroir
4 Musculus longus capitis
5 Musculus longus colli

Mittlere Schicht

Infrahyoidale Muskulatur: bedeckt die Halseingeweide:
M. sternohyoideus, Manubrium sterni bis *Zungenbeinkörper*
M. sternothyreoideus: Manubrium sterni bis Schildknorpel
M. thyreohyoieus: Schildknorpel bis Zungenbeinkörper
M. omohyoideus: Oberrand des Schulterblattes bis Zungenbeinkörper, kreuzt große Halsgefäße, hält V. jugularis offen, spannt die mittlere Halsfaszie.
Innervation: Ansa cervicalis profunda aus C1–C3, die sich dem N. hypoglossus (N. XII) anlegt.
Funktion: Sie fixieren das Zungenbein und öffnen den Mund gemeinsam mit der suprahyoidalen Muskulatur.

Tiefe Schicht

Prävertebrale Muskulatur: ventral, *M. longus colli, M. longus capitis, M. rectus capitis anterior*

Funktion: bei beidseitiger Kontraktion Beugen des Kopfes nach vorne; bei einseitiger Kontraktion Drehung des Kopfes zur gleichen Seite.

Scalenusgruppe: M. scalenus anteroir, medius, posterior bilden um die Pleurakuppe ein zeltartiges Dach, von Halswirbeln bis erste und zweite Rippe.

Scalenuslücken:
vordere: zwischen *M. scalenus anterior* und *M. sternocleidomastoideus:* Durchtritt der V. subclavia

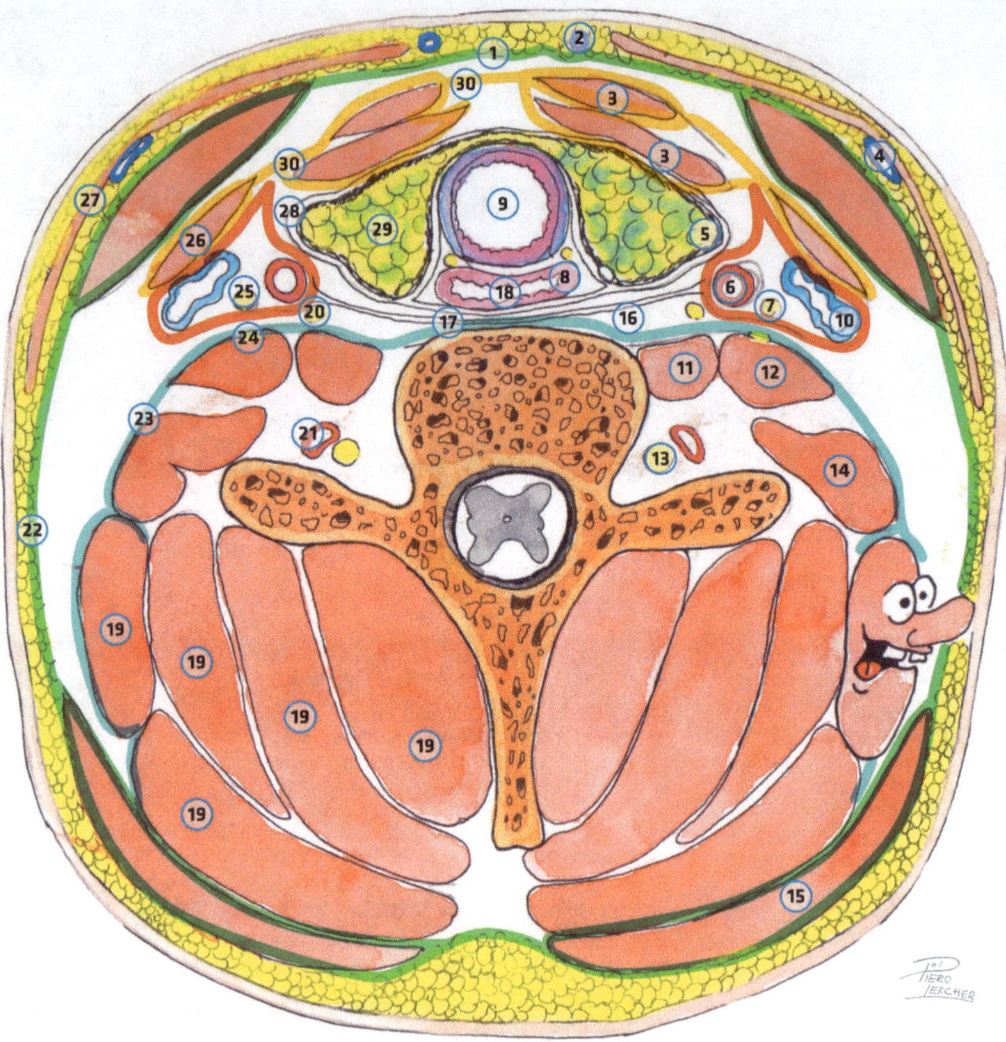

Abb. 46: Faszienräume des Halses

1 *Fascia cervicalis, Lamina superficialis*
2 *Vena jugularis anterior*
3 *M. sternohyoideus*
4 *Vena jugularis externa*
5 *Capsula fibrosa*
6 *Art. carotis communis*
7 *Nervus vagus*
8 *Fascia buccopharyngea*
9 *Trachea*
10 *Vena jugularis interna*
11 *M. longus colli*
12 *M. scalenus anterior*
13 *Nervus spinalis*
14 *M. scalenus med. et post.*
15 *M. trapezius*
16 *Spatium retropharyngeum*
17 *Fascia alaris*
18 *Oesophagus*
19 *autochthone Nackenmuskulatur*
20 *Truncus sympathicus*
21 *Arteria vertebralis*
22 *Fascia cervicalis, Lamina superficialis*
23 *Fascia cervicalis, Lamina praevertebralis*
24 *Nervus phrenicus*
25 *Vagina carotica*
26 *M. omohyoideus*
27 *Platysma*
28 *N. laryngeus recurrens*
29 *Glandula thyroidea*
30 *Lamina praetrachealis fasciae cervicalis*

hintere: zwischen *M. scalenus anterior und medius:* Durchtritt der *A. subcalvia* und des *Plexus brachialis.*

Innervation: alle tiefen Halsmuskeln: Rami ventrales C1 bis C8.

◆ Halsfaszien

Der Hals wird durch die Blätter der Halsfaszie in Kompartimente unterteilt, die gegeneinander verschieblich sind.

Oberflächliche Halsfaszie (Fascia colli superficialis)

Liegt unter *Platysma* und Subcutis, umgibt den ganzen Hals und umscheidet den *M. sternolceidomastoideus* und den *M. trapezius*, inseriert am Zungenbein *(Os hyoideum)*, setzt sich nach kranial zum Unterkieferrand und nach kaudal zum *Manubrium sterni* und zur *Clavicula* fort; in der Mittelinie mit der Facia colli media verwachsen.

Mittlere Halsfaszie (Fascia colli media)

Zwischen *Zungenbein*, Rückseite des *Manubrium sterni*, der *Clavicula*, lateral bis zum *M. omohyoideus* und *Scapula*. Umscheidet die infrahyoidale Muskulatur und ist vordere Grenze sämtlicher Halseingeweide.

Tiefe Halsfaszie (Fascia colli profunda)

Straffer Schlauch um tiefe Halsmuskulatur, mit der Rückseite mit der oberflächlichen Faszie im Bereich des *M. trapezius* verbunden. Teil eines Fasziensystems, das durchgehend von der Schädelbasis bis zum kaudalen Ende der Wirbelsäule zieht (prävertebrale Senkungsabszesse).

Gefäss-Nervenscheide

Die A. carotis ist gemeinsam mit dem *N. vagus* und der *V. jugularis interna* in eine Bindegewebsscheide *(Vagina carotica)* gefasst. Diese ist Teil der mittleren Halsfaszie und wird vom *M. omohyoideus* gespannt, der somit das Lumen der Vene offen hält.

Präformierte Räume

Der Verschiebraum zwischen oberflächlicher und mittlerer Faszie ist nach kaudal abgeschlossen. Sie inserieren gemeinsam am *Manubrium sterni* und an der *Clavicula*.

◆ Lymphsystem des Halses

Oberflächliche Lymphknoten

Lymphonodi cervicales superficiales: an der Halsseite entlang der *V. jugularis externa* und auf dem *M. stenocleidomastoideus* bis zum

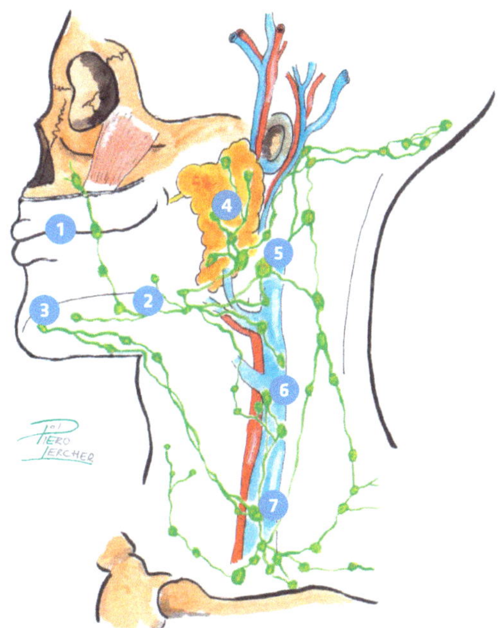

Abb. 47: Lymphknoten des Halses

1 Nodi lymphatici faciales
2 Nodi lyphatici submandibulares
3 Nodi lymphatici submentales
4 Nodi lymphatici parotidei
5 Nodi lymphatici jugulares laterales superiores
6 Nodi lymphatici jugulares laterales mediales
7 Nodi lymphatici jugulares laterales inferiores

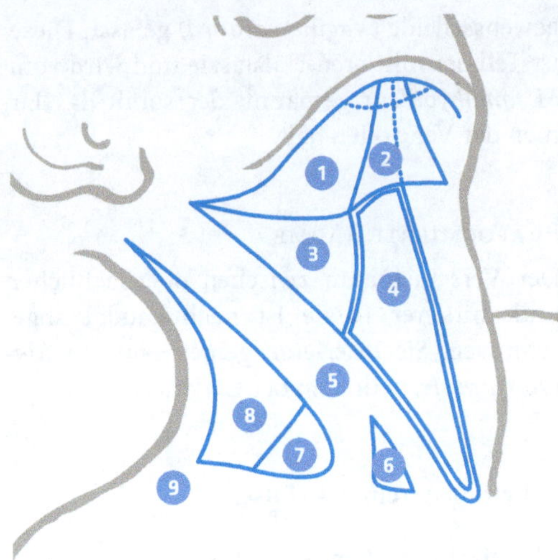

Abb. 48: Anatomische Regionen des Halses

1 Trigonum submandibulare
2 Trigonum submentale
3 Trigonum caroticum
4 Regio mediana colli
5 Regio sternocleidomastoidea
6 Fossa supraclavicularis minor
7 Fossa supraclavicularis major
8 Regio cervicalis lateralis
9 Regio cervical osterior (Nuche)

M. trapezius, stehen mit den tiefen Halslymphknoten in Verbindung.

- *Nodus lymphaticus submentalis superficialis*
- *Nodi lymphatici superficiales jugulares anteriores*
- *Nodi lymphatici cervicales superficiales laterales*
- *Nodi lymphatici superficiales laterales*
- *Nodi lymphatici mastoidei*

Tiefe Lymphknoten

Lymphonodi cervicales profundi an der *A. Carotis* unter dem *M. sternocleidomasteius*. Vorgeschaltet sind die *Lymphonodi thyreoidei, pretracheales* und *paratracheales.*

- *Nodi lymphatici submentales profundi*
- *Nodi lymphatici submandibulares*
- *Nodi lymphatici infrahyoidei*
- *Nodi lymphatici praelaryngeales*
- *Nodi lymphatici thyreoidei*
- *Nodi lymphatici praetracheales*
- *Nodi lymphatici paratracheales*
- *Nodi lyphatici retropharyngeales*
- *Nodi lymphatici laterales superiores et inferiores*
- *Nodi lymphatici anteriores superiores et inferiores*
- *Nodus juguloomohyoideus*
- *Nodi jugulodigastrici*

Zum Halseingeweideschlauch gehören:

Larynx	*siehe* Seite 333
Trachea	*siehe* Seite 339
Ösophagus	*siehe* Seite 312

Schilddrüse (Glandula thyreoidea)

Die Schilddrüse befindet sich kaudal des Ringknorpels an der Vorderseite der Trachea und reicht bis zur vierten Trachealknorpelspange. Sie hat die Form eines H mit einem linken und rechten Seitenlappen, die durch den *M. sternocleidomastoideus* abgedeckt sind, und einer Verbindung *(Isthmus)*, die in Höhe der zweiten bis dritten Trachealspange liegt (Abb. 38).

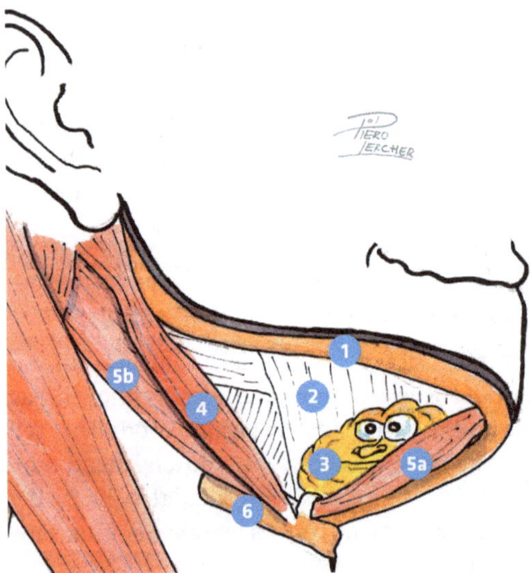

Abb. 49: Trigonum submandibulare

1 Mandibula
2 Musculus mylohyoideus
3 Galndua submandibularis
4 Musculus stylohyoideus
5 Musculus digastricus
5 a Venter anteroir
5 b Venter posterior
6 Hyoid

Gelegentlich besteht in Richtung Mundboden ein *Lobus pyramidalis*. Dorsal jeweils am oberen und unteren Pol stets ventral der Nn. recurrentes liegen beidseits fest eingelagert die Epithelkörperchen (Glandulae parathyreoideae).

Die Schilddrüse besitzt eine dünne innere Kapsel *(Capsula fibrosa)* und eine dicke äußere Kapsel, die zur *Lamina praetrachealis* der Halsfaszie gehört. Lateral dorsal steht sie in direkter Verbindung mit der *Vagina carotica*.
Gefäße
- *A. thyroidea superior* (aus der *A. carotis externa*)
- *A. thyroidea inferior* (aus dem *Truncus thyrocervicalis*)
- *A. thyroidea ima* (unpaare Arterie aus dem *Truncus brachiocephalicus* oder aus dem *Arcus aortae*) – selten
- *V. thyroidea superior* (mündet in die *V. jugularis interna*)
- *V. thyroidea media* (mündet ebenfalls in die *V. jugularis interna*)

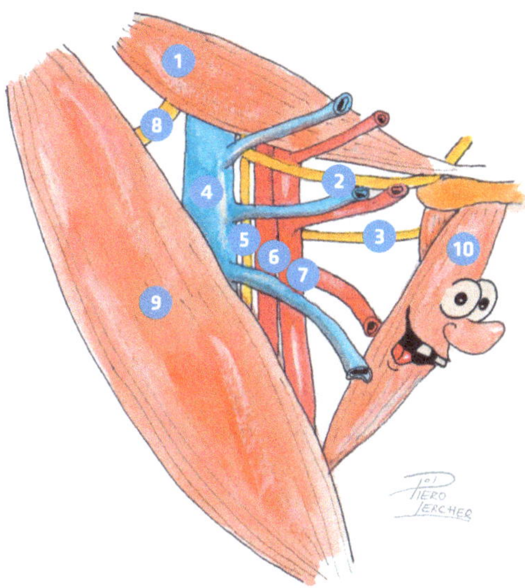

Abb. 50: Trigonum caroticum

1 Musculus digastricus
2 Nervus hypoglossus
3 Nervus laryngeus superior
4 Vena jugularis interna
5 Nervus vagus
6 Arteria carotis interna
7 Arteria carotis externa
8 Nervus accessorius
9 Musculus sternocleidomastoideus
10 Musculus omohyoideus

- *V. thyroidea inferior* als unpaare Vene, die Blut aus dem *Plexus thyroideus impar* des Isthmus in die *Vena brachiocephalica sinistra* leitet

Nebenschilddrüsen (Epithelkörperchen)

Für die Produktion des Parathormons, einem Antagonisten zum Calcitonin. Erhöht den Kalziumspiegel und stimuliert die Umwandlung von Calcidiol in Calcitriol, das die intestinale Kalziumresorption steigert.

Regionen und Dreiecke (Trigona) des Halses

Regionen:
I. Regio cervicalis anterius
   Trigonum submandibulare
   Trigonum submentale
   Trigonum caroticum
   Trigonum musculare (Regio medina colli = Regio omotrachealis)
II. Regio sternocleidomastoidea
III. Regio cervicalis lateralis
   Fossa supraclaviularis minor
   Fossa supraclavicularis major (Trigonum omoclaviculare)
IV. Regio cervicalis posterior (nuchae)

◆ I. Regio cervicalis anterius (Trigonum cervicale anterius)

Begrenzung:
anterior: Medianlinie
posterior: Vorderrand des *M. sternocleidomastoideus*
superior: Unterkieferrand
inferior: Incisura jugularis sterni
Die Region wird durch den *Venter anteroir* des *M. digastricus* und den *Venter superius* des *M. omohyoideus* in vier kleinere Dreiecke (*Trigona*) geteilt.

Trigonum submandibulare

Begrenzung:
kranial: *M. mylohyoideus*
kaudal: *oberflächliche Halsfaszie*
medial/vorne: *Venter anterior* des *M. digastricus*

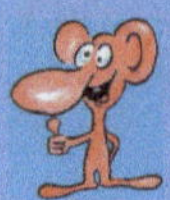

Tipps & Tricks

Eine Parese des N. thoracicus longus kann zur so genannten Rucksacklähmung führen (Druckläsion des Plexus brachialis bzw. N. accessorius mit der Folge von Scapula alata – Engelsflügelstellung)

medial/hinten: *Venter posteroir* des *M. digastricus* und *M. styloglossus*
lateral: Unterkieferrand
Nach hinten und oben offene Verbindung zur Sublingualisloge.

Die *Glandula submandibularis* liegt dem *M. mylohyoideus* im hinteren Anteil unten auf und biegt dann dorsal um ihn herum. Dort liegt sie nun in der *Sublingualloge* auf (!) dem Muskel, der *Ductus submandibularis* führt zur Zunge und kreuzt den *N. lingualis* kreuzt.

Gefäße:

- *A. lingualis*: zweiter Ast der *A. carotis externa*
- *A. facialis*: dritter Ast der *A. carotis externa*
- *V. retromandibularis – V. facialis – V. jugularis interna.*

Nerven:

- *N. mandibularis,* $(V)_3$: *N. linguialis*
- *N. glossopharyngeus (IX)*
- *N. hypoglossus (XII)*
- *N. facialis (VII): R. marginalis mandibulae* und *R. colli*

Ganglion submandibulare:
Parasympathisches Ganglion zwischen *N. lingualis* und *Gl. submandibularis.* Über *Chorda tympani* gibt der *N. facialis* Fasern an den *N. trigeminus (N. lingualis)* ab. Durch das *Ggl. submandibulare* laufen sowohl Nervenfasern des *N. facialis* und des *N. trigeminus*, die Geschmacks- bzw. sensible Empfindungen der vorderen zwei Drittel der Zunge transportieren, als auch *parasympathische Efferenzen* aus dem *N. facialis*, die in dem Ganglion verschaltet werden und die Gl. submandibularis und die Gl. sublingualis versorgen.

Trigonum submentale (Regio suprahyoidea)

Begrenzung:
kranial: Unterkiefer, *M. mylohyoideus*
kaudal: Zungenbein *(Os hyoideum)*
lateral: beidseits *Venter anteriores* der *Mm. digastrici*
Es befinden sich hier die *Nll. submentales*, die die Lymphe von den Zähnen filtern.

Trigonum caroticum

Begrenzung:
kranial: *Venter posterior* des *M. digastricus*
dorsal: Vorderrand des *M. sternocleidomastoideus*
medial: *Venter superior* des *M. omohyoideus*

Hier verlaufen zahlreiche Gefäße und Nerven, die von der *Vagina carotica* umgeben werden:

Gefäße:
Arteria carotis communis:
Teilt sich weiter kranial in die dorso-laterale *A. carotis interna* und ventro-mediale *A. carotis externa.* Kurz vor der Teilungsstelle befindet sich der Karotissinus, der in seiner Wand *Pressorezeptoren* für den Regelkreis der schnellen Blutdruckregulation enthält. Kompression des Karotissinus einseitig senkt den Blutdruck, beidseitig kann eine Ohnmacht eintreten.

An der Teilungsstelle liegt auch, jedoch außerhalb der Arterienwand, das *Glomus caroticum*, ein Chemorezeptor, der pH, pCO_2 und pO_2 registriert und über den *Nervus glossopharyngeus* an das Atemzentrum in der *Medulla oblongata* sowie zum *Nucleus dorsalis nervi vagi* weiterleitet.

Es dient als Sensor für die Regulation des Säure-Basen-Haushalts und der Gashomöostase. Bis zum Eintritt ins Schädelinnere gibt die *A. carotis interna* keine Äste ab.

Die *Arteria carotis externa* gibt folgende Äste ab:

- *A. thyreoidea superior*
- *A. linguialis*
- *A. facialis*
- *A. pharyngea ascendens*
- *A. occipitali*
- *A. auricularis posteriors*
- *A. temporalis superficialis* (dünner Endast)
- *A. maxillaris* (starker Endast)

Vena jugularis interna:
Vereinigt sich kaudal mit der Vena subclavia zur Vena brachiocephalica; dabei entsteht der Venenwinkel als Einmündungsstelle von Ductus thoracicus (links) und Ductus lymphaticus dexter (rechts).

Nerven
Nervus glossopharyngeus (IX):

Nervus vagus (X):
Teilt sich hier in den *N. laryngeus superior* und in den *N. cervicalis superior* für das Herz.

Nervus accessorius (XI):
Verlässt bald das *Trigonum caroticum* und erscheint am Hinterrand des *M. sternocleidomastoideus* oberhalb des *Punctum nervosum* und zieht dann nach dorso-kaudal zum *M. trapezius.*

Nervus hypoglossus (XII):
Zieht nur ein kurzes Stück im *Trigonum caroticum* und dann zwischen *V. jugularis interna* und den *Arteriae carotides* bogenförmig nach vorne zum *Trigonum submandibulare.*

Ansa cervicalis profunda:
Nervenschlinge aus den *ventralen Ästen* der *Spinalnerven C1–C3*, nur motorische Fasern. Innerviert die infra- und suprahyoidalen Muskeln.
Fasern aus *C1* begleiten den *Nervus hypoglossus*, verlassen ihn und ziehen als *Radix superior* nach kaudal, wobei ein Ast zum *Venter superior* des *M. omohyoideus* geht.

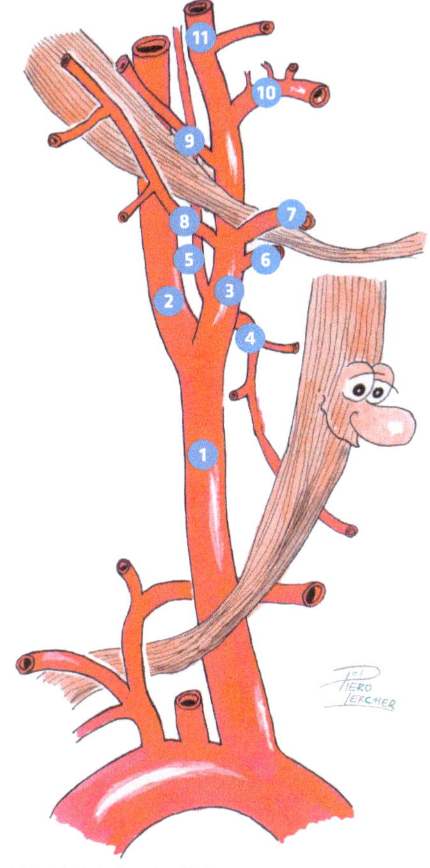

Abb. 51: Arterien des Halses:

1 Arteria carotis communis
2 Arteria carotis interna
3 Arteria carotis externa
4 Arteria thyreoidea superior
5 Arteria pharyngea ascendens
6 Arteria linguialis
7 Arteria facialis
8 Artteria occipitalis
9 Arteria auricularis posterior
10 Arteria maxillaris
11 Arteria temporalis superfacialis

Fasern aus C2–C3 ziehen als *Radix inferior* auch nach kaudal und vereinigen sich mit der *Radix superior.* Es entsteht eine Nervenschlinge – die *Ansa cervicalis profunda.* Diese innerviert die übrigen infrahyoidalen Muskeln (*Venter inferior* des *Musculus omohyoideus, Mm. sternohyoideus* und *sternothyroideus*).
Ansa cervicalis superficialis:
Anastomose von *Nervus transversus colli* (aus dem Punctum nervosum) und *Ramus colli nervi facialis*, die auf der *Lamina superficialis* der *Halsfaszie* liegt und das *Platysma* innerviert.

Trigonum musculare = Regio mediana colli = Regio omotrachealis

Begrenzung:
kranial: Zungenbein *(Os hyoideum)*
kaudal: *Incisura jugularis sterni*
medial: Medianlinie des Halses
lateral: *Venter superior des M. omohyoideus* bzw. medialer Rand des *M. sternocleidomastoideus.*

Beinhaltet die *infrahyoidalen Muskeln*: bedecken die Eingeweide (Kehlkopf, Schilddrüse und Trachea)

◆ II. Regio sternocleidomastoidea

Verläuft schräg vom medialen Ende der Clavicula zur Ohrmuschel.

Begrenzung:
anterior: *Regio cervicalis anterior*
posterior: *Regio cervicalis lateralis*

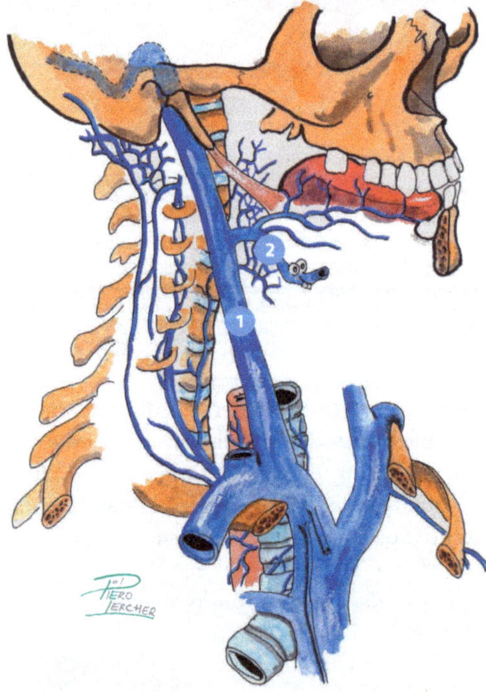

Abb. 52: Venen des Halses
1 Vena jugularis interna
2 Vena facialis

Gefäße
- *A. carotis intern*
- *A carotis Externa*
- *V. jugularis interna*

Nerven:
Punctum nervosum (Erb-Punkt) – *siehe* Halshaut
N. vagus (N. X) läuft in der Vagina carotica.
N. accessorius (N. XI) kommt von medial, zieht über den M. sternocleidomastoideus zum M. trapezius und innerviert diese.

Truncus sympathicus liegt in der Lamina prevertebralis; zwischen den tiefen Halsmuskeln befinden sich die Austrittsorte von *N. phrenicus* (C3–C5), der mit *Plexus brachialis* und die Nerven des *Plexus cervicalis* durch die *hintere Skalenuslücke* tritt und auf dem *vorderen Skalenusmuskel* hinab vor dem Lungenhilus zum Zwerchfell läuft.

◆ III. Regio cervicalis lateralis

Begrenzung:
anterior: Hinterrand des *M. sternocleidomastoideus*
posterior: Vorderrand des *M. trapezius*
inferior: mittleres Drittel der *Clavicula*
Nach lateral Öffnung in die Achselhöhle.

Gefäße:
A. subclavia
A. transversa colli
A. suprascapularis
V. jugularis externa

Nerven:
Nn. supraclaviculares:
aus dem *Plexus cervicalis* (*Punctum nervosum*); innervieren die Schultergegend und Brustwand sensibel
N. accessorius (N. XI):
läuft vom *M. sternocleidomastoideus* auf dem *M. levator scapulae* zum *M. trapezius*

N. dorsalis scapulae:
unter dem Schulterblattheber zu den Rhomboidei
N. suprascapularis:
unter dem *Lig. transversum superius* zu den supra- und infraspinatalen Muskeln

N. thoracicus longus:
durch den M. *scalenus medius* zum M. *serratus anterior*
Truncus plexus brachialis

Fossa supraclavicularis major (Trigonum omoclaviculare)

Begrenzung:
anterior: Hinterrand des M. *sternocleidomastoideus*
posterior: Venter inferior des M. omohyoideus
inferior: mitteleres Drittel der *Clavicula*

Wird durch die *Lamina praetrachealis* in eine obere und eine tiefe Schicht geteilt. In der tiefen Schicht sitzen die *Mm. Scaleni.* Die *Pleurakuppel* ist der Anteil der Lunge, der über die *Clavicula* hinausragt. Sie ist durch die A. subclavia auf der Spitze gefurcht.

Fossa supraclavicularis minor

Dreieck zwischen dem sternalen und claviculären Ansatz des *M. sternocleidomastoideus.* Zusammentreffen der V. jugularis interna mit der V. subclavia und dem Ductus thoracicus, der Lymphe aus dem Thorax und Bauchraum transportiert.

Gefäße
A. subclavia, A. vertebralis, A. thoracia interna
Truncus thyreocervicalis
Truncus costocervicalis

Venen:
Die V. subclavia bildet mit der V. jugularis interna zur V. brachiocephalica einen *Venenwinkel* aus, in den rechts der Ductus lymphaticus dexter und links der Ductus thoracicus einmündet.

Nerven:
N. accessorius (N. XI)
N. phrenicus

Sympathikus-Grenzstrang: wird von der prävertebralen Halsfaszie eingehüllt und besitzt im Halsbereich nur drei Ganglien: das *Ganglion cervicale superius, medius* und *inferius*, das oft mit dem ersten Ganglion aus dem Thorax-Grenzstrang zum *Ganglion cervicothoracicum (= Ganglio stellatum)* verschmolzen ist.

Diese Ganglien geben sympathische Nerven ab, die sich am Herz zum *Plexus cardiacus* verflechten. Das oberste Halsganglion gibt außerdem noch mehrere Nerven an Ganglien und Gefäß-Plexus ab (*Plexus caroticus externus,* der seinerseits Fasern in das *Ganglion submandibulare* schickt).

IV. Regio cervicalis posterior = Regio nuchae

Begrenzung:
unten: Venter inferior des M. omohyoideus
vorne: Hinterrand M. sternocleidomastoideus
dorsal: Vorderrand des M. trapezius

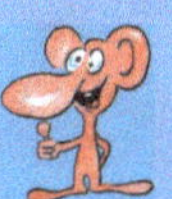

Tipps & Tricks

Bei Halsrippen ausgehend von den Halswirbeln 5–7 kann es zur Kompression von *Plexus cervicalis* und *brachialis* und *A./V. subclavia* mit motorischen, sensiblen und vasomotorischen Reizerscheinungen an den oberen Extremitäten kommen (Scalenussyndrom).

XI. Hirnnerven

Allgemein

In diesem HNO-Lehrbuch wird auf jene Hirnnerven Bezug genommen, die funktionell für diesen Bereich von Relvanz sind:
N. olfaktorius (N. I)
N. trigeminus (N. V)
N. facialis (N. VII)
N. vestibulocochlearis (N.VIII)
N. glossopharyngeus (N. IX)
N. vagus (N. X)
N. accessorius (N. XI)
N. hypoglossus (N. XII)

N. olfactorius (N. I): Riechnerv

- *sensorisch*

◆ Verlauf

Kürzester Hirnnerv – einziger, der nicht zum Hirnstamm zieht.
Die feinen Fasern des Nerven *(Fila olfactoria)* ziehen als Axone der Zellen der Riechschleimhaut durch die *Lamina cribrosa* des Siebbeins *(Os ethmoidale)* zum direkt darüber liegenden *Bulbus olfactorius*. Von dort gehen sie als *Tractus olfactorius* zur *primären Riechrinde* im *Telencephalon* und *Corpus amygdalae*.

Die Zellen der Riechschleimhaut sind *primäre Sinneszellen*, die ohne Verschaltung ins Zentralnervensystem projizieren.

N. trigeminus (N. V): Drillingsnerv

- *motorisch*
- *sensibel*

V1 Augenast: N. ophthalmicus
V2 Oberkieferast: N. maxillaris
V3 Unterkieferast: N. submandibularis

◆ Kerne

Liegen im Mesencephalon, Pons, Medula oblongata und spinalis.

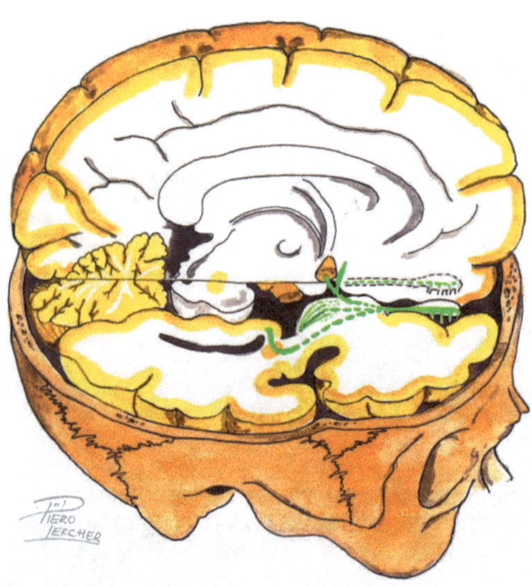

Abb. 53: N. olfactorius
Die Mehrzahl der olfaktorischen Fasern projiziert ungekreuzt auf die ipsilateralen Hirnareale und umgeht den Thalamus.

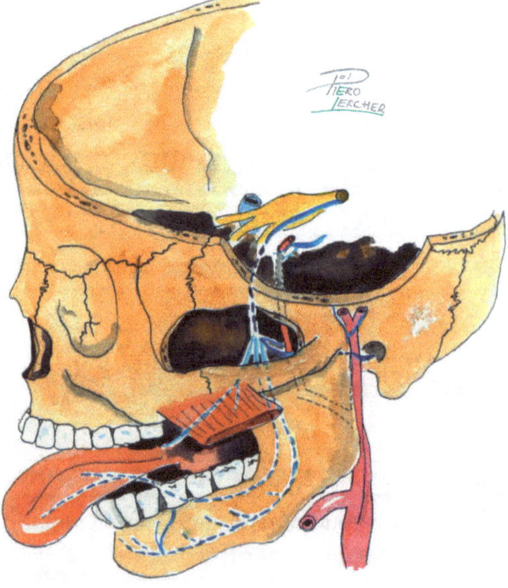

Abb. 54: Darstellung des 3. Astes (Nervus mandibularis) des N. trigeminus

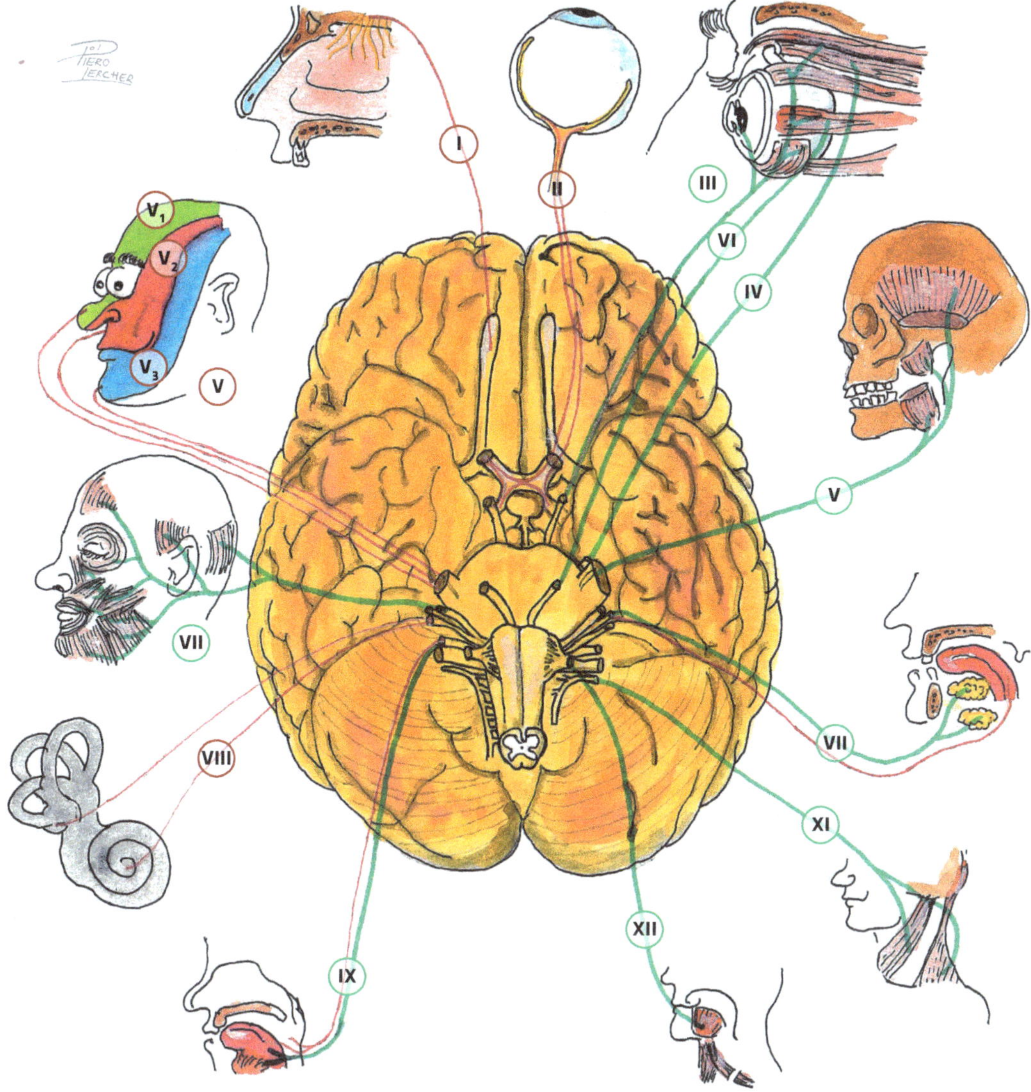

Abb. 55: Die zwölf Hirnnnerven und ihre Versorgungsgebiete
■ *afferente (sensible) Fasern* ■ *efferente (motorische) Fasern*

◆ **Verlauf**

N. V entspringt vom Lateralrand der Brücke mit der *Radix sensoria* und *Radix motoria* und zieht zur Felsenbeinpyramide. Dort durchbricht er die Dura mater. In einer Duratasche schwillt er zum Ganglion trigeminale (Ganglion Gasseri) an und teilt sich danach in seine drei Endäste:

Der *Nervus ophthalmicus* und der *Nervus maxillaris* verlaufen zunächst zusammen mit dem *Nervus oculomotorius,* dem *Nervus trochlearis,* dem *Nervus abducens* und der *Arteria carotis interna* durch den *Sinus cavernosus. Nervus ophthalmicus* tritt durch die *Fissura orbitalis superior* in die Augenhöhle ein und versorgt: Orbita, Stirn, Nase, Nasennebenhöhlen, Nasenscheidewand.

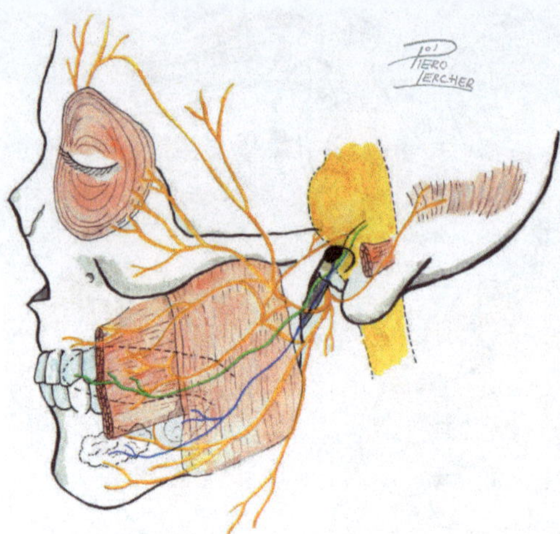

Abb. 56: Extratemporaler Verlauf des Nervus facialis mit Innervation der mimischen Muskulatur

Der *Nervus maxillaris* tritt durch das *Foramen rotundum* in die *Fossa pterygopalatina* ein und versorgt: Nasenhöhle, Gaumen, Oberkiefer, Zahnfleisch, Zähne, Haut zwischen Unterlid und Oberlippe, Teil des Schläfenbeins.

Der *Nervus mandibularis* tritt durch das *Foramen ovale* in die *Fossa infratemporalis* ein und versorgt: Haut über Kinn bis Schläfe, zwei Drittel der Zunge und die Kaumuskulatur (*M. temporalis*, M. *masseter*, *Mm. pterygoidei medialis* und *lateralis*)

N. facialis (N. VII): Gesichtsnerv – N. intermediofacialis

- *motorisch:* N. facialis
- *sensibel*
- *sensorisch*
- *parasympathisch:* N. intermedius

◆ Kerne

Parasympathischer Kern liegt im *Myelencephalon.*
Sensible Fasern projizieren zum *Trigeminus*, sensorische zum *Nucleus solitarii.*

◆ Verlauf

Sechs Segmente:

1. Intrakraniell

Stirnäste werden als Einzige auch kontralateral versorgt. Motorische Kerne in der Brücke umlaufen die motorischen Kerne des *N. abducens* (*„inneres Fazialisknie"*).
Der *Nervus facialis* tritt am Kleinhirnbrückenwinkel zusammen mit dem Nervus vestibulocochlearis an die Gehirnoberfläche und zieht über den *Porus acusticus internus* in das Felsenbein.

2. Intrameatal

Im *Meatus acusticus internus* verläuft er gemeinsam mit dem N. VIII und der *A./V. labyrinthi.*

3. Labyrinthär

In diesem Kanal macht der Nerv eine scharfe Wendung von vorn nach hinten (*„1. äußeres Fazialisknie"*). An dieser Stelle ist das *Ganglion geniculi* eingeschaltet. In ihm liegen die sensiblen und sensorischen pseudounipolaren Nervenzellkörper des Fazialis. Noch innerhalb des Fazialiskanals trennt sich der Intermediusanteil vom Fazialis.

4. Tympanal

Durchquerung des Mittelohrs in horizontaler Richtung kranial vom Steigbügel, gedeckt durch dünne Knochenlamelle. Abgabe den *N. stapedius* zum *M. stapedius.*

5. Mastoidal

An der Amtrumschwelle „2. äußeres Fazialisknie" biegt der Nerv auf inferior (vertikal) um. Durchquerung des *Mastoids* in knöchernen Kanal, das er im *Foramen stylomastoideum* verlässt. Kurz vorher gibt er die *Chorda tympani* ab, die sensorische Fasern von den vorderen zwei Dritteln der Zunge führt (zuerst mit *N. linguialis*/N. V, dann mit N. VII).

6. Extrakraniell

Eintritt in die Parotis und Aufzweigung als Pes anserinus mit großer Variabiliät zur Versorgung der mimischen Muskulatur der Stirn, der Nase und des Mundes.

Der *N. intermedius* besteht aus zwei Hauptästen:

1. Nervus petrosus major
parasympathisch, motorisch und sensorisch
Er verbindet sich mit sympathischen Fasern und zieht zum *Ganglion pterygopalatinum*. In diesem Ganglion werden die präganglionären parasympathischen Fasern auf postganglionäre Fasern umgeschaltet und gelangen zusammen mit den sympathischen Fasern unter Nutzung von Ästen des *Nervus maxillaris* zu ihren Erfolgsorganen:

- Tränendrüse
- Drüsen der Nasenschleimhaut
- Drüsen des Gaumens
- Drüsen des Epipharynx

Die sensorischen Fasern innervieren die Geschmacksknospen des weichen Gaumens.

2. Chorda tympani
Besitzt parasympathische Fasern, welche die Sekretion der unteren Speicheldrüsen (Unterkiefer- und Unterzungendrüse) sowie der Zungendrüsen anregen. Zudem leitet sie sensorische Geschmacksreize und auch sensible Reize aus den vorderen zwei Dritteln der Zunge.

N. vestibulocochlearis (N. VIII): Gleichgewichts-und Hörnerv

- *sensorisch*

Auch efferent zur Feineinstellung des Hörorgans.

N. vestibularis (staticus): Gleichgewichtsnerv

Kerne

Im Ganglion vestibulare *(Scarpa Ganglion)*, das im Fundus des inneren Gehörgangs *(Meatus austicus internus)* liegt, befinden sich die Perikarya bipolarer Nervenzellen, deren afferente und efferente Fortsätze zu den Rezeptoren des vestibulären Sinnesepithels in den drei Bogengängen, Sacculus und Utriculus ziehen.

Verlauf

Alle Fasern dieser Nerven ziehen gemeinsam zusamengefasst als *Nervus vestibularis* zum Schädelinneren. Der *N. cochlearis* legt sich ihm an und es ergibt sich der *N. vestibulocochlearis*, der durch *Meatus acusticus internus* und Kleinhirnbrückenwinkel in den Hirnstamm zieht.

Im Bereich des *Corpus trapezoideum* gelangen die Fasern des *N. vestibularis* ins Rautenhirn zu den vier Gleichgewichtskernen. Dort geschieht die Umschaltung auf die Zweitneurone mit weiteren Verbindungen zu den meisten Hirnregionen und zur *Medulla oblongata*. Ein geringer Anteil der Nerven zieht ohne Umweg in das Kleinhirn und in die *formatio reticularis*. Durch diese Verschaltung kommt es zur Verbindung der Gleichgewichtsinformationen mit den Augen, dem Kleinhirn und der Halswirbelsäule

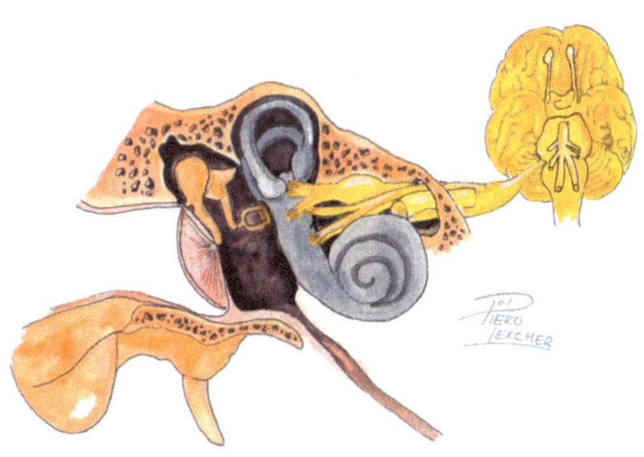

Abb. 57: N. vestibulocochlearis

N. cochlearis (acusticus): Hörnerv

Kerne

Die Perikarya der bipolaren Zellen des *N. cochlearis* befindet sich im *Ganglion spirale (Corti)* im Inneren der Schneckenwindungen. Die peripheren Fortsätze ziehen zu den Haarzellen des *Corti-Organs,* dem Ort der Transformation der akustischen Reize in Nervenimpulse.

Verlauf

Die zentralen Fortsätze dieser Nerven ziehen gemeinsam als *Nervus cochlearis* zum Schädelinneren. Der *N. vestibularis* legt sich ihm an und sie ziehen als *N. vestibulocochlearis* durch Meatus acusticus internus und Kleinhirnbrückenwinkel in den Hirnstamm.
Im Stammhirn gelangen die Axone des *N. chochlearis* zu den Hörkernen *(Nucleus cochlearis ventralis und dorsalis).* Von dort geht die Weiterleitung bis zur Hörrinde *(Heschl'sche Querwindung)* im Temporallappen.

N. glossopharyngeus (N. IX): Zungen-Rachen-Nerv

- *motorisch*
- *sensibel*
- *sensorisch*
- *parasympathisch*

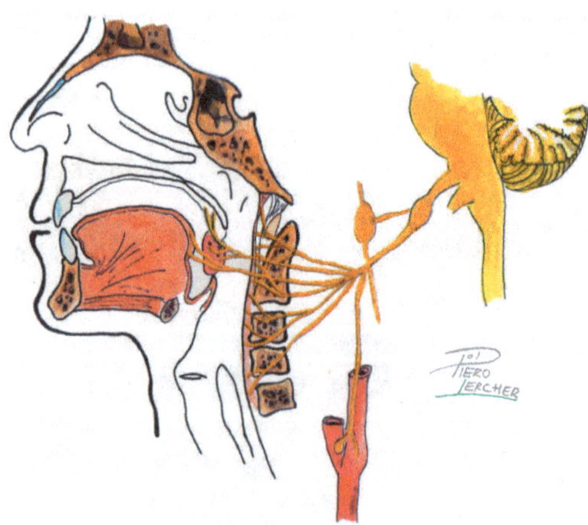

Abb. 58: N. glossopharyngeus

Kerne

In der *Medulla oblongata* liegen die Zellkörper der parasympathischen *(Nucleus salivatorius inferior)* und motorischen *(Nucleius ambiguus)* Neurone. Im *Ganglion superius,* das noch intrakraniell liegt, finden sich die Nervenzellkörper der afferenten Fasern für taktile, nozizeptive und thermische Reize.

Im bereits außerhalb des Schädels gelegenen *Ganglion inferius* liegen die Perikarya der Geschmacksfasern.

Verlauf

Im *Foramen jugulare,* wo er aus zwei Ganglien sensible bzw. sensorische Fasern dazu erhält, tritt der Nerv aus dem Schädel aus.

Nervus tympanicus
Abgang vom *Ganglion inferius,* versorgt das Mittelohr sensibel. Bildet dort gemeinsam mit sympathischen Fasern aus dem *Ganglion cervicale superius* den *Plexus tympanicus.* Dort entspringt der *Nervus petrosus major,* der zum *Ganglion oticum* parasympathische Fasern führt *(Jakobson-Anastomose).* Hier wird auf das zweite Neuron umgeschaltet und die Sekretion der *Glandula parotis* und der *Glandulae buccales* gesteuert.

Ramus pharyngeus
Bildet den *Plexus pharyngeus* gemeinsam mit den *Rami pharyngei* des *N. vagus* und sympathischen Fasern vom *Ganglion cervicale superius.* Versorgt den Rachen (Muskulatur-motorisch, Schleimhaut-sensibel).

Rami linguales
Vom hinteren Drittel der Zunge zur Weiterleitung von Berührung, Schmerz, Temperatur und Geschmack.

Ramus sinus carotici
Zum *Sinus caroticus* (Barorezeptor) und *Glomus caroticum* (ph-Wert und Kohlendioxid-Partialdruck des Blutes). Messstellen für das Kreislauf- und Atemzentrum im Hirnstamm.

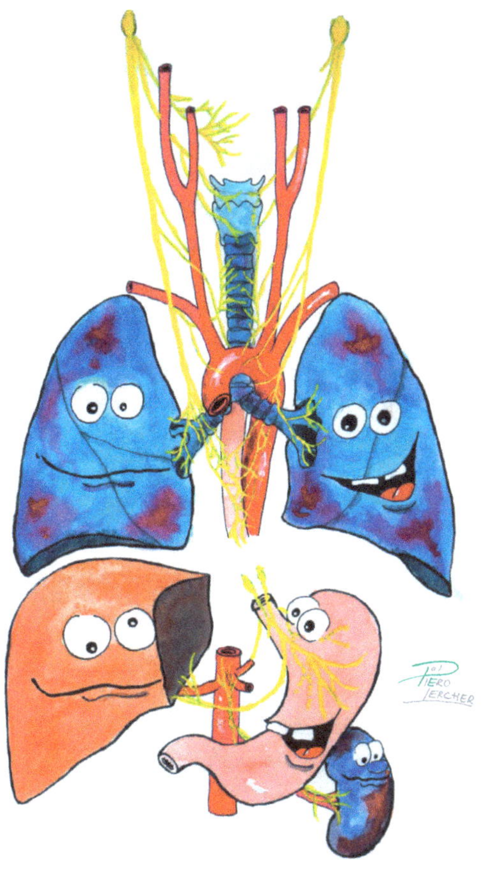

Abb. 59: N. vagus

Rami tonsillares
Tonsillen und Rachenschleimhaut

Ramus musculi stylopharyngei caudalis
Für den gleichnamigen Muskel, der den Rachen aufspannt.

N. vagus (N. X): Umherschweifender Nerv

- *parasympathisch*
- *motorisch*
- *sensibel*
- *sensorisch*

Gemeinsam mit den Nn. IX und XI als „Vagusgruppe" zusammmengefasst.

Kerne
Die Kerngebiete für die parasympathischen Neurone liegen im *Nucleus dorsalis nervi vagi*, jene für die motorischen Fasern liegen im *Nucleus motorius nervi vagi* (auch *Nucleus ambiguus*) im *Myelencephalon*. Die sensiblen Fasern projizieren zum *Nucleus spinalis nervi trigemini* und auch zum *Nucleus pontinus nervi trigemini*, die sensorischen Fasern zum *Nucleus tractus solitarii*.

Verlauf
Der Nerv tritt im Bereich der *Medulla oblongata* seitlich der *Olive* an die Hirnoberfläche und zieht, gemeinsam mit den *Nervus accesorius* und *Nervus glossepharyngeus* als Vagusgruppe durch das *Foramen jugulare* aus der Schädelkapsel. Hier durchläuft er zwei eng benachbarte Ganglien:

1. *Ganglion superius (Ganglion jugulare)* noch innerhalb der Schädelhöhle oder im Foramen jugulare
2. *Ganglion inferius (Ganglion nodosum)* außerhalb der Schädelhöhle.

In diesen beiden Ganglien liegen die Zellkörper der afferenten Fasern des Nervus vagus. Danach zieht er am Hals zusammen mit der Arteria carotis communis und der Vena jugularis interna in einer gemeinsamen Bindegewebsscheide in Richtung Brusthöhle.

In der oberen Thoraxapertur zieht der *Nervus vagus* über die *Arteria subclavia dextra*, während der linke *Nervus vagus* über den *Aortenbogen* verläuft. Im Brustraum durchzieht der Vagus das obere Mediastinum, später das hintere Mediastinum.
Dort lagern sich rechter und linker Vagus dem *Ösophagus* an und die Fasern beider Seiten vermischen sich zum *Plexus oesophageus*. Ein *Truncus vagalis anterior* (aus dem linken Nervus vagus) und *Truncus vagalis posterior* (aus dem rechten *Nervus vagus)* gelangen zusammen mit der Speiseröhre durch das Zwerchfell über den *Hiatus oesophageus* in den Bauchraum.

Ramus meningeus
Zieht durch das *Foramen jugulare* zurück in die Schädelkapsel und innerviert die Dura mater.

Ramus auricularis
Zieht durch den *Canaliculus mastoideus* und durch die *Fissura petrotympanica*, versorgt sensibel die Haut der Innenseite der Ohrmuschel und des äußeren Gehörgangs und außerdem einen Teil des Trommelfells.

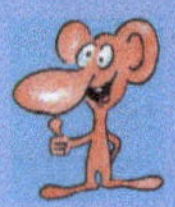

Tipps & Tricks

Bei Reizungen des äußeren Gehörgangs (Fremdkörper, Spülen mit kaltem Wasser) können vegetative Erscheinungen wie Husten oder Erbrechen auftreten.

Rami pharyngei
Ziehen zum *Plexus pharyngeus*, einem Nervengeflecht aus Vagusfasern, Fasern des *Nervus glossopharyngeus* und *sympathischen Fasern* vom *Ganglion cervicale superius*. Sie versorgen die Rachenmuskulatur und jene des weichen Gaumens und sind für den Schluckakt sehr wichtig.

Ramus esophageus
Innerviert motorisch die quergestreifte Muskulatur der Speiseröhre.

Nervus laryngeus superior
Geht am *Ganglion inferius ab* und zieht zum Kehlkopf. Der äußere Ast versorgt den *Musculus cricothyroideus*, der innere die Schleimhaut des Kehlkopfs oberhalb der Stimmlippen sensibel und leitet Informationen, die für das reflektorische Schließen des Kehlkopfs bei Kontakt mit Flüssigkeiten und für den Hustenreflex sorgen (Aspirationsschutz).

Nervus laryngeus inferior, recurrens
Verläuft nach Abstieg ins *Medastinum* links um den *Aortenbogen* und rechts um die *A. subclavia dexter* zum Kehlkopf zwischen Ösophagus und Trachea und hinter der Schilddrüse zurück. Versorgt alle Kehlkopfmuskeln mit Ausnahme des Musculus cricothyroideus sowie Speise- und Luftröhre.

Rami tracheales und Rami bronchales
Bilden an der Lungenwurzel zusammen mit sympathischen Fasern aus dem Grenzstrang den *Plexus pulmonalis.* Dessen sensible Fasern aus dem *Vagus* sind für die Regulation der Atmung und für den Hustenreflex von großer Bedeutung. Die parasympathischen Fasern lösen eine Verengung der Bronchien aus.

N. accessorius (N. XI): Zusätzlicher Hirnnerv

- *motorisch*

Kerne

Die *Radix spinalis* stammt aus den oberen Halssegmenten des Rückenmarks, einer Ansammlung von Motoneuronen, *Nucleus motorius nervi accessorii.* Die Nervenfasern steigen entlang des Rückenmarks im Subarachnoidalraum auf und ziehen durch das Foramen magnum in die hintere Schädelgrube.

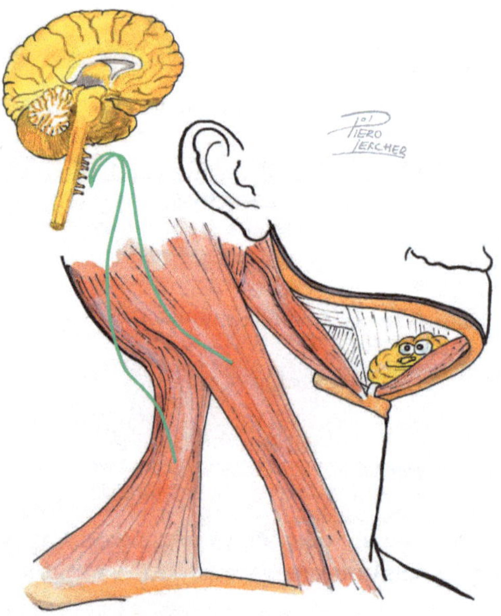

Abb. 61: N. accessorius

Die *Radix cranialis* tritt unterhalb des Nervus vagus aus der *Medulla oblongata* aus. Sie erhält ihre sog. „branchiomotorischen“ Fasern aus dem *Nucleus ambiguus,* der auch an der Bildung des *Nervus glossopharyngeus* und des *Nervus vagus* beteiligt ist.

Verlauf

Beide Wurzeln verbinden sich zum *Nervus accessorius* und verlassen den Schädel durch das *Foramen jugulare – Pars nervosa* begleitet vom *N. vagus* und dem *N. glossopharyngeus,* der jedoch durch eine *Dura-mater-*Brücke getrennt in seinem eigenen Kompartiment verläuft. Im *Foramen jugulare* gibt der *Nervus accessorius* seine „branchiomotorischen“ Fasern aus der *Radix cranialis* als Ramus internus an den *N. vagus* ab. Diese Fasern bilden gemeinsam mit einigen Vagusfasern aus dem *Nucleus ambiguus* den *Nervus laryngeus recurrens* zur Versorgung der inneren Kehlkopfmuskulatur.

Radix spinalis
Versorgt als *Ramus externus* den *M. sternocleidomastoideus* und den *M. trapezius.*

N. hypoglossus (N. XII): Zungennerv

■ *motorisch*

Kern

Der Kern *(Nucleus nervi hypoglossi)* des Nerven liegt in der *Medulla oblongata.*

Verlauf

Im *Bereich* der *Olive* tritt der Nerv an die Gehirnoberfläche, verlässt die Schädelhöhle durch den *Canalis nervi hypoglossi* und verläuft im *Spatium parapharyngeum* und später im *Trigonum caroticum.* Ventraläste der oberen Halsnerven, die später die obere Wurzel der *Ansa cervicalis* bilden, lagern sich ihm kurzzeitig an. Eintritt von der Zungenunterseite her zwischen *Musculus hyoglossus* und *Musculus mylohyoideus* in die Zunge. Innervation der inneren und äußeren Zungenmuskeln.

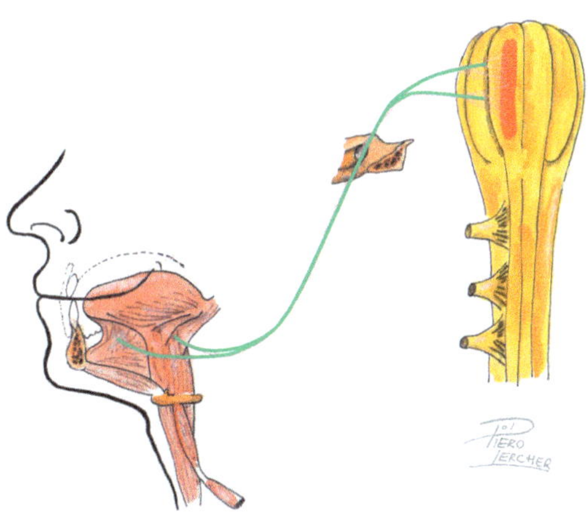

Abb. 62: N. hypoglossus

Onkologie des Kopf- und Halsbereichs

Definition

Unter Kopf- und Halstumoren werden unterschiedliche kutane Malignome dieser Region und alle epithelialen Malignome von Lippe, Nasenhaupt- und Nebenhöhlen, Mundhöhle, des Pharynx (Oro-, Naso- und Hypopharynx) sowie des Larynx, der Speicheldrüsen und der Schilddrüse verstanden.

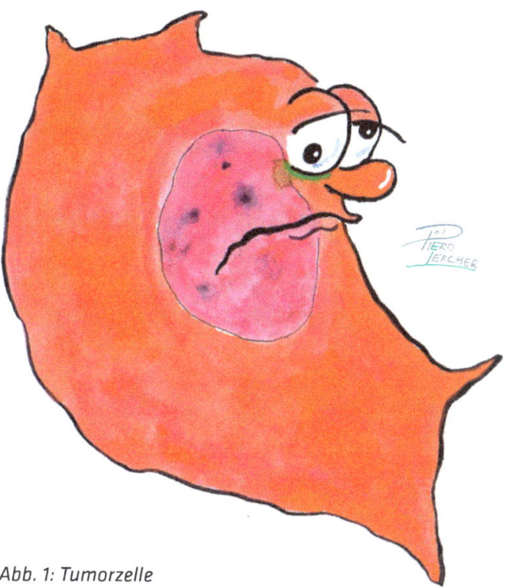

Abb. 1: Tumorzelle

Inzidenz/Epidemiologie

Gegenwärtig stellen die Kopf- und Halstumoren weltweit die sechsthäufigsten Neoplasien dar. Es werden nach Schätzungen ungefähr 500.000 neue Fälle pro Jahr diagnostiziert. Die Häufigkeit der Tumoren des HNO-Bereichs beträgt weltweit etwa 6 % aller Tumoren, die jährliche Mortalität etwa 6/100.000.

Ätiologie

Die Malignome des Kopf- und Halsbereichs sind multifaktoriell bedingt. Man geht davon aus, dass neben den entsprechenden Karzinogenen auch eine genetische Empfänglichkeit vorhanden ist. Tabelle 1 auf Seite Seite 374 zeigt eine Übersicht über die wichtigsten Karzinogene.

Rauchen und Alkohol

Die zwei wichtigsten Karzinogene für die Entstehung von Kopf- und Halskarzinomen sind Alkohol und Tabak, die oftmals jahrzehntelang missbräuchlich eingenommen werden. Weiterhin zeigen Alkohol und Tabak einen synergistischen karzinogenen Effekt: Alkohol stellt das Lösungsmittel für die Karzinogene des Tabaks dar. Im Zigarettenrauch können mehr als 70 Karzinogene nachgewiesen werden, wobei der Rauch von dunklen Tabaken mehr Nitrosamine und aromatische Amine enthält als heller Tabak und somit ein höheres karzinogenes Risiko birgt.

Während früher das Verhältnis Mann/Frau etwa 7:1 betrug, kam es aufgrund des vermehrten Nikotinkonsums der Frauen zu einer Zunahme der Inzidenz bei Frauen, sodass nun bereits jeder dritte oder vierte Patient mit einem HNO-Tumor weiblich ist. Seit langem ist der Zusammenhang zwischen Alkoholkonsum und dem Risiko, an einem Kopf- und Halskarzinom zu erkranken, bekannt. Weiterhin konnte gezeigt werden, dass Alkohol unabhängig vom Rauchen ein karzinogenes Risiko birgt.

Humanes Papillomavirus (HPV)

Die Assoziation von HPV-Infektionen und der Entstehung des Zervixkarzinoms ist seit langem bekannt. In den letzten Jahren konnte gezeigt werden, dass die Infektion mit gewissen Serotypen von HPV, insbesondere den Typen 16 und 18, bei der Entstehung mancher Kopf- und Halstumoren eine Rolle spielt. Insbesondere gelingt der Nachweis von HPV in höherem Maß in Tumoren des Oropharynx (13–57 %), vor allem in Karzinomen der Tonsille (21–100 %). Patienten mit HPV-positiven Oropharynxkarzinomen stellen eine klinische Subgruppe dar. Sie sind in der Regel jüngere, nicht rauchende Patienten, die eine bessere Prognose zu haben scheinen als Patienten mit HPV-negativen Oropharynxkarzinomen.

Epstein Barr Virus Infektion (EBV)

Das Nasopharynxkarzinom ist ein epithelialer Tumor, wobei die WHO-Klassifikation drei Typen unterscheidet: Beim WHO Typ I handelt es sich histologisch um ein verhornendes Plattenepithelkarzinom, beim WHO Typ II hingegen um ein nicht-verhornendes Plattenepithelkarzinom. WHO Typ III ist das undifferenzierte Karzinom (Synonyme: lymphoepitheliales Karzinom, Lymphoepithelioma Schmincke-Regaud).

Das Nasopharynxkarzinom vom WHO Typ II und III kommt in der westlichen Welt nur selten vor, hingegen ist es in Südchina endemisch. Eine intermediäre Inzidenz kann unter Eskimos und Südeuropäern im mediterranen Becken beobachtet werden. Sowohl in Typ II als auch Typ III sind neben Umwelteinflüssen und einer genetischen Prädisposition die Infektion mit dem Epstein-Barr-Virus für die Entwicklung dieser Krankheit verantwortlich.

Gastroösophageale Refluxkrankheit (GERD)

In den letzten Jahren wurde die Bedeutung der Gastrointestinalen Refluxkrankheit als Risikofaktor für das Larynxkarzinom erkannt. Eine Assoziation zwischen Helicobacter pylori und Karzinomen des Larynx und Hypopharynx wird diskutiert.

Berufsexposition

Die Bedeutung von Metallstaub (Chrom, Nickel), Holzstaub und Lederstaub als Risikofaktoren für die Entstehung von Karzinomen der Nase und Nasennebenhöhlen, insbesondere des Adenokarzinoms vom „intestinalen Typ" des Ethmoids ist seit längerem bekannt. Berufliche Exposition mit organischen Lösungsmitteln, Kohle- und Stahlstaub gehen mit einem erhöhten Risiko einher, an einem Larynx- oder Hypopharynxkarzinom zu erkranken.

Pathologie

Leukoplakie

Der klinische Begriff der Leukoplakie beschreibt einen weißen, nicht abwischbaren Fleck der Mukosa.
Histologisch handelt es sich um eine Hyperkeratose mit Akanthose, mit oder ohne Dysplasie. Das maligne Entartungsrisiko – sofern es sich nicht bereits um ein Karzinom in situ handelt – ist, verglichen mit dem der Erythroplakie, relativ gering.

Erythroplakie

Der klinische Begriff der Erythroplakie beschreibt einen roten, samtigen, nicht abwischbaren Fleck der Mukosa. Histologisch handelt es sich um eine epitheliale Atrophie und Entzündung mit subepithelialer Tele-

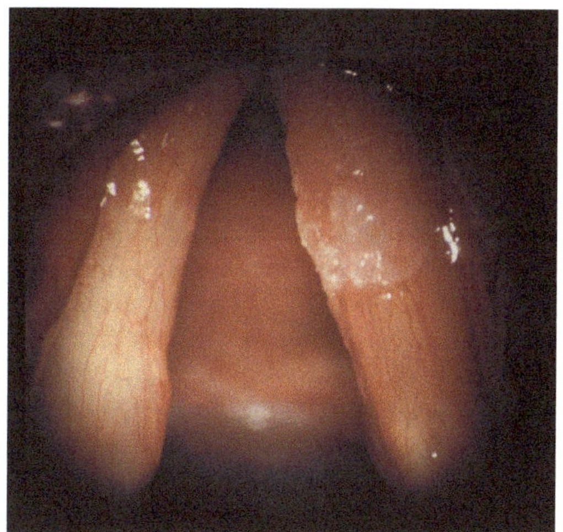

Abb. 2: Leukoplakie der rechten Stimmlippe

angiektasie. Hier handelt es sich in über 90% bereits um ein Karzinom in situ oder ein invasives Plattenepithelkarzinom.

Plattenepithelkarzinom (PLECA)

Mehr als 90% aller Karzinome des Kopf- und Halsbereichs sind konventionelle Plattenepithelkarzinome, die je nach Keratinisierung, nukleären Polymorphismen und mitotischer Aktivität in drei Differenzierungsgrade eingeteilt werden: in gut differenzierte (G1), mäßig differenzierte (G2) und schlecht differenzierte PLECA (G3). Eine seltene Variante des Plattenepithelkarzinoms stellt z.B. das verruköse Karzinom dar.

Seltene Malignome im Kopf- und Halsbereich

Weiters können auch Melanome, Lymphome und Sarkome vorkommen. Malignome der kleinen und großen Speicheldrüsen sind u. a. das Mukoepidermoidkarzinom, das Adenokarzinom, das Azinuszellkarzinom und das adenoidzystische Karzinom (sehr späte Fernmetastasen). Auch das „normale" Plattenepithelkarzinom kann vorkommen (sehr schlechte Prognose).

TNM-Klassifikation und Stadieneinteilung der Kopf- und Halstumoren (Staging)

Die Stadieneinteilung erfolgt international nach der TNM-Klassifikation gemäß den Richtlinien der UICC/AJCC. Das TNM-System ist ein anatomisches Klassifizierungssystem, das die Ausdehnung des Primärtumors (T), die Metastasierung in die regionären Lymphknoten (N) und Fernmetastasen (M) beschreibt.

Die aktuelle TNM-Klassifikation ist in Tabelle 2 (Seite Seite 374–Seite 377), die Stadieneinteilung der Kopf- und Halstumoren in Tabelle 3 (Seite Seite 378) dargestellt.

Anamnese und Untersuchungsgang bei Kopf- und Halstumorpatienten

(*Siehe* auch Grundlagenkapitel „HNO-Untersuchungen", Seite 270)

Nachgefragt und dokumentiert sollten bei der Erstvorstellung:

Allgemein

Körpergewicht und Ernährungszustand, insbesondere kachektische Patienten müssen für die Verbesserung der Wundheilung vor einer chirurgischen Therapie im BMI angehoben werden. Weiters müssen das Rauchverhalten („pack-years"), Alkoholeinnahme, Sonnenexposition und die familiäre Krebsbelastung dokumentiert werden.

Mundhöhle und Rachen

Mund- oder Rachenschmerzen länger als drei Wochen, Dysphagie, Halithosis, Trismus, Schleimhautveränderungen wie Leukoplakien oder Erythroplakien, nicht heilende Ulzerationen, Taubheitsgefühl oder Lockerung der unteren Schneidezähne (v. a. Infiltration des N. mandibularis).

In diesem Bereich müssen neben der Inspektion der Schleimhaut der Mundhöhle und des Rachens der Zungengrund und der Mundboden palpiert werden. Weiters muss die Mobilität der Zunge erfasst werden (Parese des N. hypoglossus).

Der Zustand der Zähne oder deren prothetische Versorgung ist zu dokumentieren. Tiefer liegende Rachenanteile werden mit dem Kehlkopfspiegel oder dem flexiblen Nasopharyngoskop untersucht. Hier sollten insbesondere die Sinus piriformes mittels Valsalva-Manöver durch den Patienten entfaltet und inspiziert werden.

Larynx

Länger als drei Wochen bestehende Heiserkeit sowie Schmerzen des Kehlkopfes und Atembeschwerden. Hier erfolgt die Untersuchung mit dem Kehlkopfspiegel oder dem flexiblen Nasopharyngoskop.

Nase und Nasennebenhöhlen

Lange bestehende Nasenatmungsbehinderung (insbesondere einseitig), rezidivierende Epistaxis und übel riechender Nasenausfluss sind Warnhinweise. Die Inspektion erfolgt über die Rhinoskopie und endoskopische Inspektion bis in den Nasenrachenraum.

Ohren

Einseitige fortgeleitete Ohrenschmerzen bei unauffälligem Trommelfellbefund (v. a. Oropharynxkarzinom), Hörminderung, Otorrhoe in Kombination mit Fremdgewebe im Gehörgang oder Mittelohr. Mehr als drei Wochen bestehendes einseitiges Seromukotympanon bei einem Erwachsenen erfordert die Inspektion des Nasenrachenraumes, evtl. mit Probeexzision (v. a. Nasopharynxkarzinom).

Hals

Länger als drei Wochen bestehende vergrößerte Lymphknoten oder Raumforderungen am Hals. Hier sind die Größe, die Verschieblichkeit gegen die Umgebung und eine evtl. vorhandene Druckdolenz zu dokumentieren. Suspekte Raumforderungen am Hals werden mittels Feinnadelpunktion oder – wenn die Zytologie nicht zuordenbar ist – durch offene Biopsie diagnostiziert. Das weitere diagnostische Vorgehen ist im Grundlagenkapitel „HNO-Untersuchungen“ (Seite 270) erklärt.

Die Feinnadelpunktion (FNP)

Bei der FNP kommt es durch Verwendung einer sehr dünnen Nadel (22–23G) zu einem Kapillarsog in der Kanüle und damit zur „Aspiration“ von Zellen, ohne dass wirklich ein „Sog“ an der Spritze erzeugt wird. Nach Lokalanästhesie der Haut wird die Nadel langsam „fächerförmig“ durch die Raumforderung geführt, um möglichst viele „Regionen“ durchstochen zu haben. Die aufgesetzte Spritze dient nur als Führungshilfe und wird nicht zum Aspirieren verwendet.

Nach der Biopsie wird durch rasches Ausdrücken der Spritze das Zellmaterial auf einen Objektträger aufgebracht und mit einem zweiten Objektträger ausgestrichen.

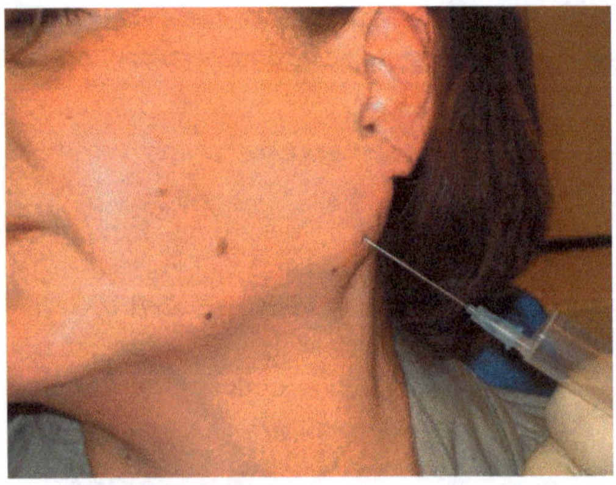

Abb. 3: Feinnadelpunktion

Ein Objektträger wird nativ versendet, der andere wird zuerst mit einem handelsüblichen Fixierungsspray behandelt. Um die Trefferquote zu erhöhen, sollte der Vorgang zumindest zweimal durchgeführt werden.

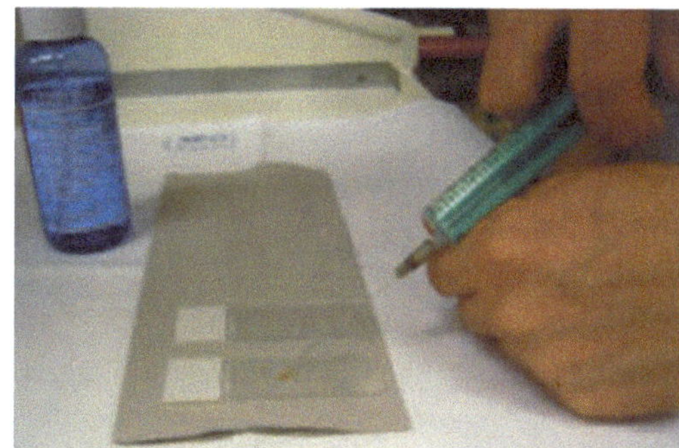

Abb. 4: Zellmaterial wird auf Objektträger gebracht

Die FNP eignet sich hervorragend für die Diagnose von Raumforderungen am Hals. Bei den Speicheldrüsentumoren ist aufgrund der Vielfalt an histologischen Entitäten die Trefferquote nicht so hoch. Wenn eine FNP geplant wird, sollte der Patient eine Woche vorher keine gerinnungshemmenden Medikamente einnehmen.

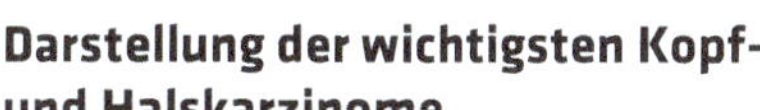

Darstellung der wichtigsten Kopf- und Halskarzinome

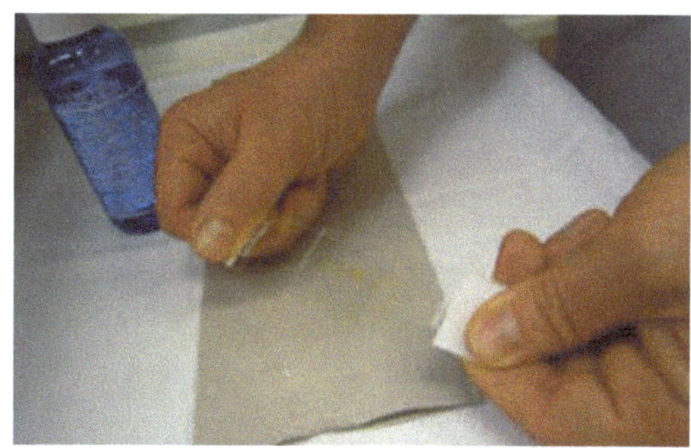

Abb. 5: Ausstrich des Zellmaterials

Karzinome der Mundhöhle

Klinische Anatomie

Die Mundhöhle reicht von den Lippen bis zum Übergang vom harten auf den weichen Gaumen kranial, kaudal ist der Übergang der oralen in den oropharyngealen Teil der Zunge (Zungengrund) mit der v-förmigen Anordnung der Papillae circumvallate gegeben. Seitlich bilden die vorderen Gaumenbögen, die schon zum Oropharynx zählen, die Grenze.

Es werden folgende onkologische Unterbezirke unterschieden:

- orale Zunge
- Mundboden
- Zahnfleisch
- Wangenschleimhaut
- Trigonum retromolare
- harter Gaumen

Symptome

Schmerzen im Mundbereich, persistierende Geschwüre der Schleimhaut, nicht mehr passende Zahnprothese, Fötor ex ore, Taubheit der Zähne, Kieferklemme.

30 % aller Kopf- und Halstumoren kommen in dieser Region vor, wobei hier auch die höchs-

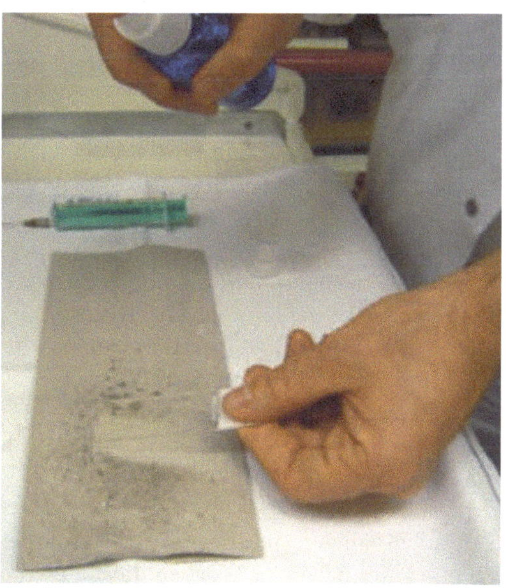

Abb. 6: Fixierung des Zellmaterials

te Rate an Zweitkarzinomen beschrieben ist. 90 % der okkulten Lymphknotenmetastasen sind in den Levels I bis III beschrieben. *Siehe* Abschnitt „Neck Dissection“, Seite 371.

Therapie

Frühe Mundhöhlenkarzinome (T1–T2) werden üblicherweise chirurgisch therapiert. Die Exzision des Tumors kann mit dem Skalpell oder dem CO_2-Laser unter Einhalten eines entsprechenden Sicherheitsabstands (1 cm) erfolgen. Hier erfolgt in der Regel eine primäre Rekonstruktion. Insbesondere bei den Karzinomen der Mundhöhle ist die Infiltrationstiefe der Schleimhaut von Bedeutung. Bei 0 bis 3 mm Infiltrationstiefe kann man bei frühen Karzinomen auf die Neck Dissection verzichten, wenn klinisch noch keine Metastasen vorliegen. Bei einer Infiltrationstiefe von mehr als 3 mm sollte auf der ipsilateralen Seite eine Neck Dissection mit Ausräumung der Levels I bis III erfolgen. Bei klinisch manifesten Lymphknotenmetastasen erfolgt eine modifiziert radikale Neck Dissection.

Fortgeschrittene Mundhöhlenkarzinome (T3–T4) erlauben in der Regel keinen primären Verschluss der Wundhöhle nach Tumorexstirpation. Wenn bereits eine Infiltration der Mandibula vorliegt, muss entweder eine entsprechende Kastenresektion des Mandibularandes oder eventuell sogar eine Segmentresektion der Mandibula im Rahmen der Karzinomexstirpation erfolgen.

In aller Regel ist bei fortgeschrittenen Karzinomen der Mundhöhle eine bilaterale Neck Dissection erforderlich. Bei fortgeschrittenen Tumoren der Mundhöhle erfolgt die Rekonstruktion des Defektes mit freien mikrovaskulären Lappen, z. B. einem Radialislappen, oder – wenn Knochen gebraucht wird – mit einem osteokutanen Fibulalappen.

Bei unauffälliger postoperativer Wundheilung beginnt nach vier Wochen die adjuvante Radio(chemo)therapie.

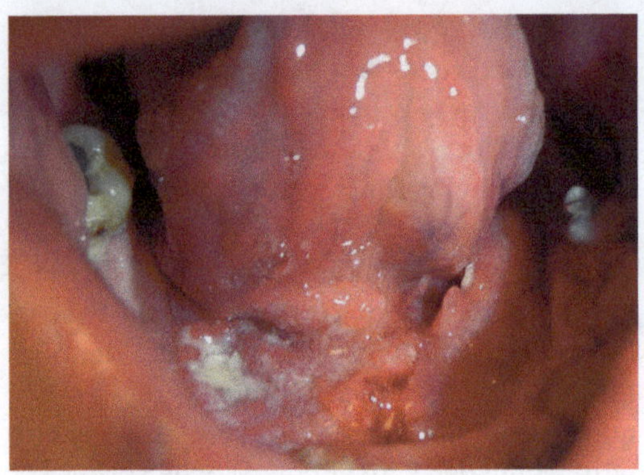

Abb. 7: Plattenepithelkarzinom des Mundbodens rechts

Das Nasopharynxkarzinom

Das Nasopharynxkarzinom ist in vielen Fällen Epstein-Barr-Virus- (EBV-) assoziiert und hat eine eigene WHO-Klassifikation (*siehe* Tabelle 4, Seite 379).

Endemische Region mit hoher Inzidenz (> 20/100.000) ist der südostasiatische Raum, Regionen intermediärer Inzidenz sind u. a. Alaska, Grönland, Nordafrika und der südosteuropäische Mittelmeerraum. Die restliche Welt, nicht-endemische Region, hat eine sehr niedrige Inzidenz (< 1/100.000).

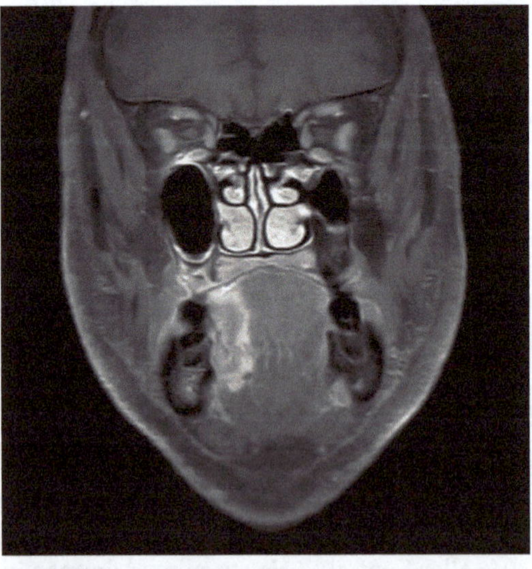

Abb. 8: CT: Zungenkarzinom T4a, welches die intrinsische Zungenmuskulatur infiltriert

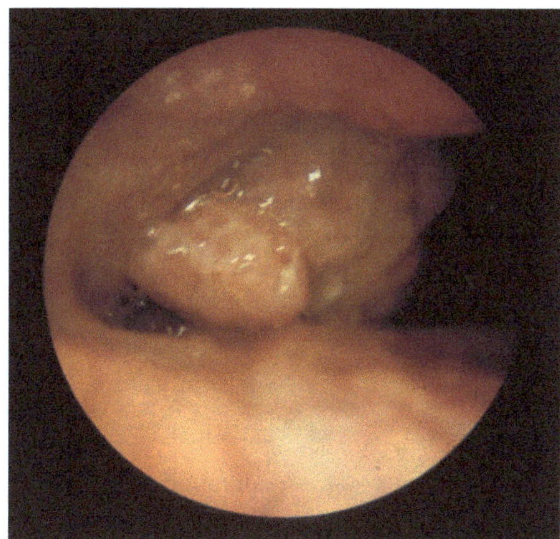

Abb. 9: Karzinom am Dach des Nasopharynx = Schädelbasis, WHO Typ I

Klinische Anatomie

Nach vorne wird der Nasopharynx von den Choanen, lateral und hinten von der Pharynxseiten/-hinterwand begrenzt. Die kraniale Grenze bildet die Schädelbasis, die kaudale die Hinterfläche des weichen Gaumens. In den Seitenwänden des Pharynx finden sich die pharyngealen Öffnungen der Eustachischen Röhre, die von den Tubenwülsten begrenzt werden. Lateral hinter den Tubenwülsten findet sich beidseits ein Recessus pharyngealis, die Rosenmüller'sche Grube, die Prädilektionsstelle für Nasopharynxkarzinome.

Es werden folgende onkologische Unterbezirke unterschieden:

- weicher Gaumen
- Nasopharynxhinterwand
- Nasopharynxseitenwand

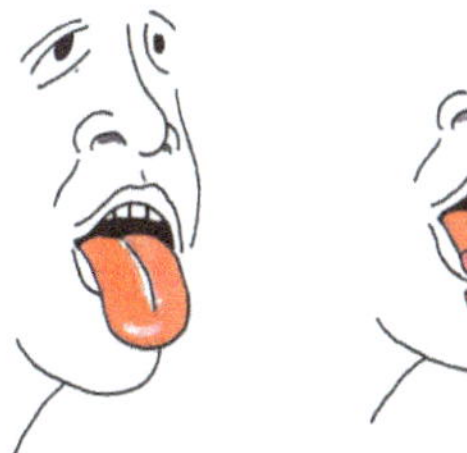

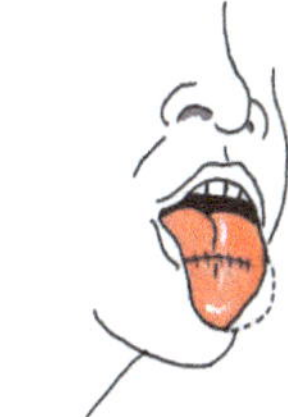

Abb. 10: Frühes Karzinom der Mundhöhle T1-Karzinom der Zunge, chrirugische Entfernung und primärer Wundverschluss

Symptome

Bei der Erstvorstellung haben rund 60 % der Patienten klinisch auffällige zervikale Lymphknotenmetastasen und einseitig ein Seromukotympanon, 40 % der Patienten leiden an Cephalea und 20 % der Patienten haben bereits Hirnnervenausfälle (III, V, VI, IX, XII).

Daneben haben bei der Erstvorstellung rund 10 % der Patienten bereits Fernmetastasen, somit die höchste Rate bei Kopf- und Halstumoren.

Therapie

Da der Nasopharynx chirurgisch schwer zugänglich ist und bei der Erstvorstellung rund 10 % der Patienten bereits Fernmetastasen haben, erfolgt die Behandlung mit einer primären Radiochemotherapie. Hierbei ist die WHO-Klassifikation von prognostischer Bedeutung: EBV-assozierte WHO-Typen II und III reagieren signifikant besser als der EBV-negative WHO-Typ I.

Karzinome des Oropharynx

Klinische Anatomie

Die anteriore Grenze bildet der Übergang vom harten auf den weichen Gaumen superior und die Papillae vallate der Zunge inferior, die kra-

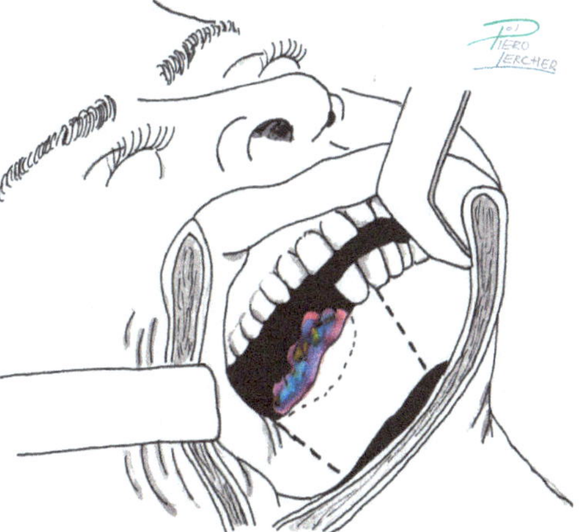

Abb. 11: Fortgeschrittenes Karzinom der Mundhöhle mit Befall der Mandibula mit Segmentresektion des Unterkiefers

niale Grenze bildet der harte Gaumen, kaudal reicht der Oropharynx bis zu den pharyngoepiglottischen Falten.

Es werden folgende onkologische Unterbezirke unterschieden:

- Gaumen
- Tonsillenregion/Pharynxseitenwand
- Zungengrund (oropharyngealer Zungenanteil hinter den Papillae vallatae)
- Rachenhinterwand

Symptome

Halsschmerzen, Dysphagie, ausstrahlende Ohrenschmerzen, eingeschränkte Zungenbeweglichkeit, Trismus, Globusgefühl.

Therapie

Insbesondere Plattenepithelkarzinome der Tonsillae palatinae und der Zungengrundtonsille sind in mehr als 50 % HPV-16-positiv. Diese Karzinome sprechen in signifikant höherem Ausmaß auf Radiochemotherapie an als die entsprechenden HPV-negativen Karzinome, d.h. bei Oropharynxkarzinomen sollte in jedem Fall eine HPV-Typisierung der Probeexzision durchgeführt werden. Wenn HPV high-risk-Typen nachgewiesen werden, sollte

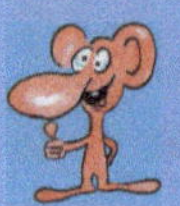

Tipps & Tricks

Bei Erwachsenen ist ein persistierendes einseitiges Seromukotympanon ein Warnhinweis auf eine Raumforderung im Nasopharynx, es sollte eine Durchuntersuchung inklusive MRT und evtl. sogar kombiniert mit blinden Biopsien aus dieser Region durchgeführt werden, um ein Malignom dieser Region ausschließen zu können.

aufgrund des guten Ansprechens eine primäre Radiochemotherapie durchgeführt werden. Bei kleinen HPV-negativen Tumoren T1–T2 der Gaumenmandel kann eine transorale „Tumortonsillektomie“ durchgeführt werden. Kleinere Tumoren des Zungengrundes eignen sich besonders für eine transorale Laserexzision mit dem CO_2-Laser.

Bei fortgeschrittenen Tumoren ist für eine Exzision oftmals eine Mandibulotomie = Kieferspaltung notwendig. Hier ist für eine Rekonstruktion des Defekts der Pharynxwand dann ein freier mikrovaskulärer Lappen (z.B. ein „Radialislappen“ des Unterarms) notwendig.

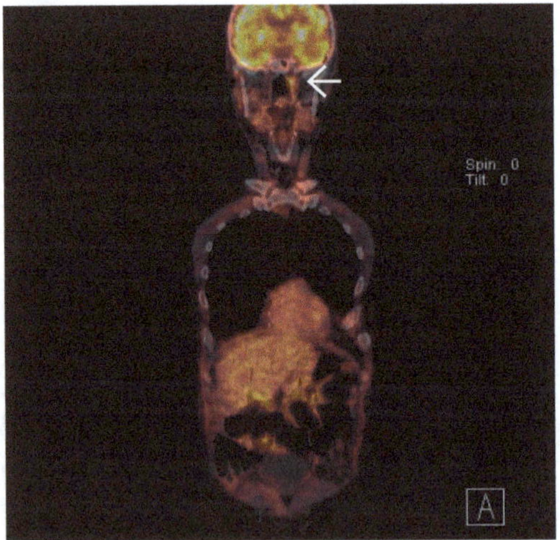

Abb. 12: PET-CT: Pfeil: Pathologische Mehrspeicherung im Bereich der linken Rosenmüller'schen Grube

Hypopharynxkarzinom

Das Hypopharynxkarzinom ist bei Erstvorstellung meist weit fortgeschritten (der Hypopharynx ist der „stille Ort“ des Pharynx) und hat die schlechteste Prognose aller Kopf-und Halstumoren.

Klinische Anatomie

Der Hypopharynx reicht von der Höhe des Zungenbeins bis zum Eingang des Ösophagus und liegt hinter und um (Sinus piriformis) den Larnyx.

Folgende onkologische Bezirke werden beschrieben:

- Sinus piriformis
- Pharynxhinterwand

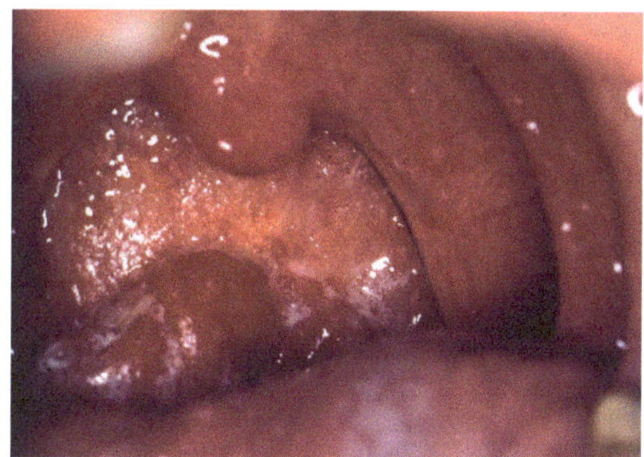

Abb. 13: Karzinom der Oropharynxhinterwand

- Postkrikoidregion (häufig in Zusammenhang mit Plummer-Vinson-Syndrom, insgesamt aber sehr selten)

Symptome

Globusgefühl, Halsschmerzen, Atemnot (Infiltration des Larynx), ausstrahlende Ohrenschmerzen.

Therapie

Die selteneren frühen Karzinome des Hypopharynx eignen sich genauso wie die frühen Larnyxkarzinome für die transorale Laserchirurgie. Da die Lymphbahnen des Hypopharynx – wie die des Oropharynx – auf die kontralaterale Halsseite kreuzen, ist hier in jedem Fall eine bilaterale Neck Dissection durchzuführen.

Bei den fortgeschrittenen Hypopharynxkarzinomen ist meist durch eine Infiltration des Larynx eine Laryngopharyngektomie (s. u.) notwendig. Als Alternative kommt eine primäre Radiochemotherapie in Frage.

Larynxkarzinome

Das Larynxkarzinom ist das häufigste Malignom im Kopf- und Halsbereich.

Klinische Anatomie

Der Larnyx besteht aus folgenden Regionen: Supraglottis, Glottis und Subglottis, wobei ungefähr 60 % aller Larynxkarzinome im Bereich der Glottis vorkommen, ca. 40 % im Bereich der Supraglottis, die subglottischen Karzinome sind sehr selten (< 5 %).

Symptome

Heiserkeit, Halsschmerzen, Atemnot (inspiratorischer Stridor), Globusgefühl, Hämoptyse.

Therapie

Bei frühen Karzinomen der Glottis und der Supraglottis kann meist eine „stimmerhaltende" Operation durchgeführt werden. Hierzu eignet sich insbesondere die transorale Laserchirurgie mit dem CO_2-Laser.

Bei den transzervikalen („offenen") Operationen unterscheiden wir prinzipiell zwischen vertikalen und horizontalen Larynxteilresektionen.

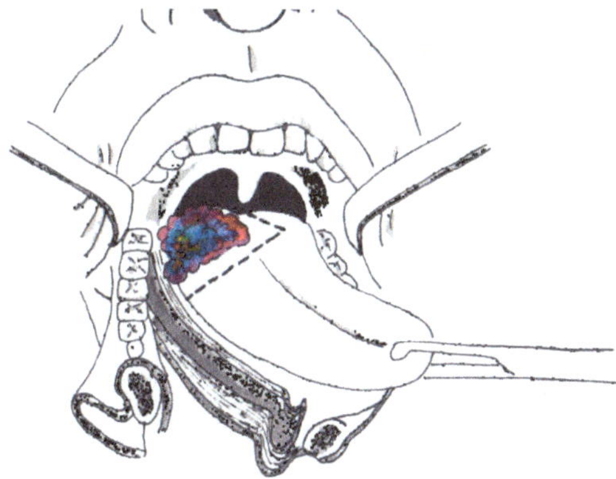

Abb. 14: Eine Mandibulotomie ist notwendig, um das Karzinom im Zungendgrund rechts exzidieren zu können.

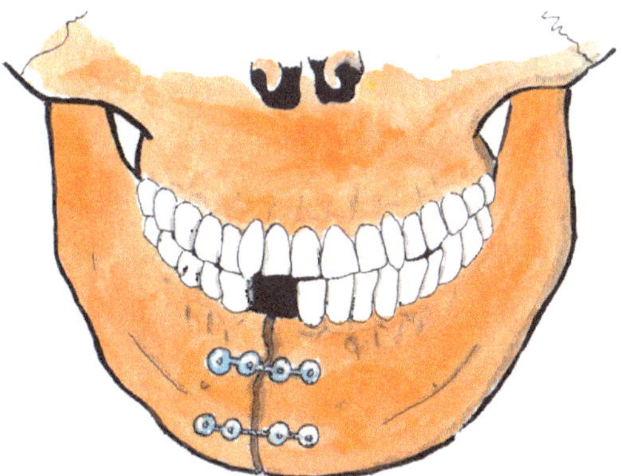

Abb. 15: Die Mandibula wird anschließend mit Mikroplatten rekonstruiert.

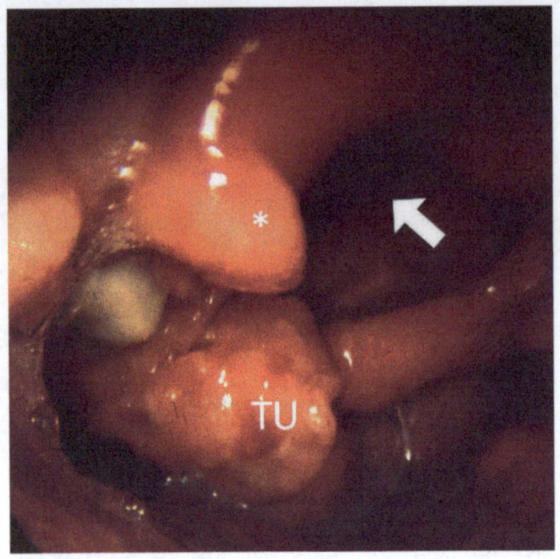

*Abb. 16: Sinus piriformis-Karzinom li. *Epiglottis, Pfeil: Eingang in den Larynx, TU: Tumor*

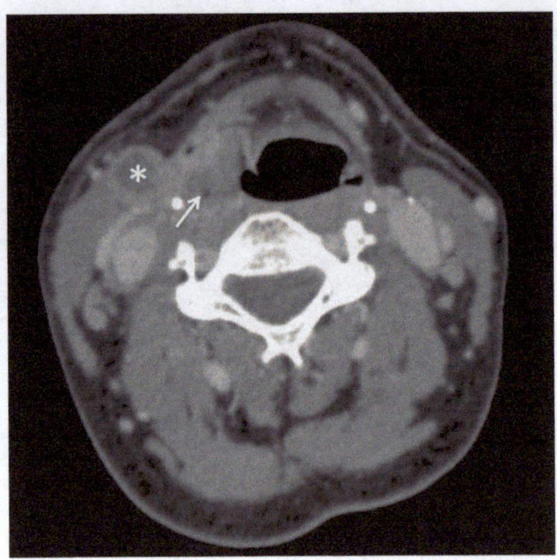

*Abb. 17: CT : Pfeil: Sinus priformis Karzinom, * ausgeprägte Halsmetastase rechts*

Bei fortgeschrittenen Larynxkarzinomen kann meist nicht „stimmerhaltend" operiert werden. Chirurgische Methoden sind die Laryngektomie, wobei hier der Pharynxschlauch primär verschlossen werden kann, sowie bei Mitbefall des Hypopharynx die Laryngopharyngektomie. Hier wird der Pharynx durch ein mikrovaskuläres Jejunuminterponat oder einen schlauchförmig genähten Radialislappen ersetzt.

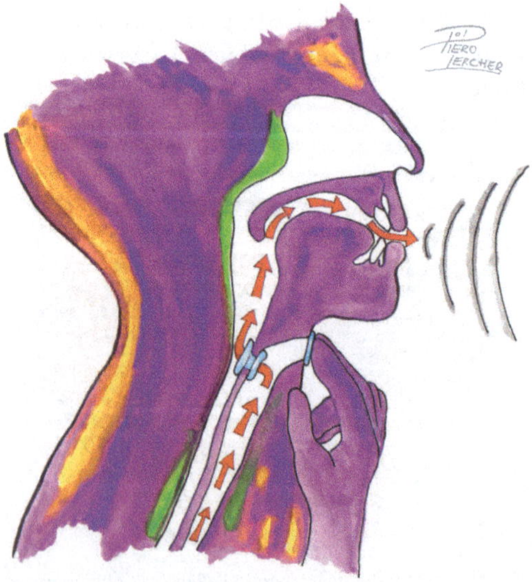

Abb. 18: Sprechprothesenanlage nach Laryngektomie

Bei diesen Methoden ist das Endergebnis eine totale Trennung der Schluck- und Atemwege mit einem permanenten Tracheostoma. Die Stimmrehabilitation des Laryngektomierten erfolgt durch Erlernen einer sog. Ruktussprache – „Ersatzstimme" –, bei der der Patient gelernt hat, durch Luftaufstoßen („Rülpsen") die Pharynxwand in Schwingungen zu versetzen; oder neuerdings durch Implantation einer Sprechprothese – eines Einwegventils – in die Wand zwischen Ösophagus und Trachea:

Beim Ausatmen gelangt dabei bei zugehaltenem Stoma die Luft über das Einwegventil direkt in den Pharynxschlauch und erzeugt hier die Ersatzstimme.

Die Alternative ist eine organerhaltende primäre Radiochemotherapie. Allerdings muss hier auch in vielen Fällen eine zumindest temporäre Tracheotomie angelegt werden.

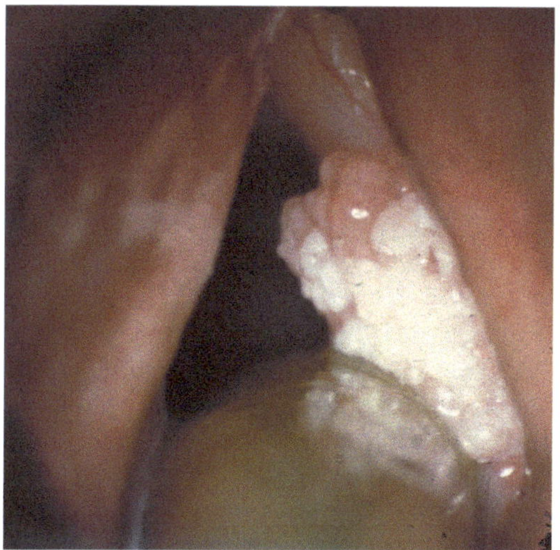

Abb. 19: Stimmlippenkarzinom rechts

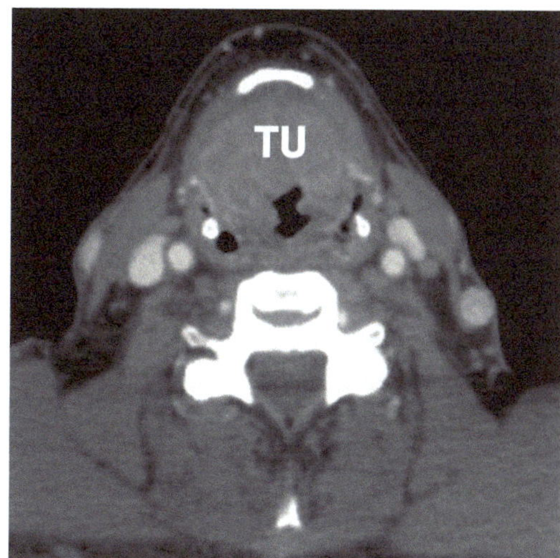

Abb. 20: TU: Großer transglottischer Tumor

Neck Dissection

Definition

Chirurgischer Eingriff zur Entfernung des fibroadipösen Gewebes bestimmter Regionen des Halses, um dabei die darin enthaltenen regionären Lymphknoten und Lymphknotenmetastasen eines Kopf-Hals-Karzinoms zu entfernen. Der Hals enthält bis zu 300 Lymphknoten, die in Gruppen um Arterien und Venen angeordnet sind. Die Metastasierung von Kopf-Hals-Karzinomen in diese Lymphknoten folgt bestimmten „Routen", die der Einfachheit halber nicht in anatomische, sondern in chirurgische Regionen oder „Levels" zusammengefasst werden. Es werden – je nach Lokalisation und Größe des Primärtumors und der Art der bereits erfolgten Halslymphknotenmetastasierung – einzelne oder alle chirurgische Levels einer oder beider Halsseiten ausgeräumt.

Chirurgische Levels

Level I

Trigonum submandibulare: wird von Mandibula und M. digastricus begrenzt.

Unterteilung in

- Level Ia: submentale Lymphknoten
- Level Ib: submandibuläre Lymphknoten

Bei Ausräumung von Level I wird neben dem Lymphknoten-Paket auch die Glandula submandibularis entfernt, damit die hinter der Drüse gelegenen retroglandulären Lymphknoten sicher entfernt werden.

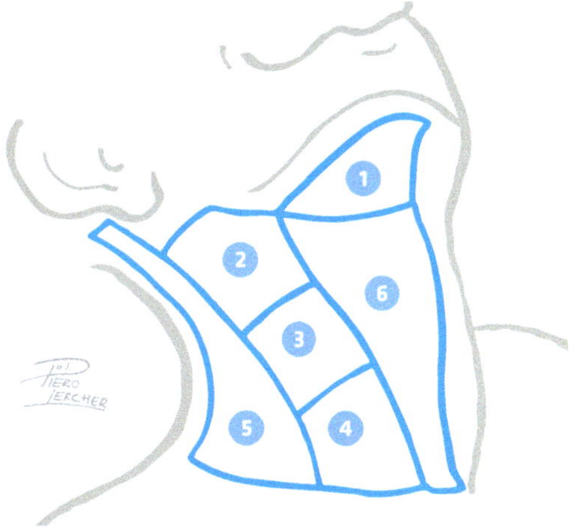

Abb. 21: Chirurgische Level des Halses

Level II

Lymphknoten entlang der V. jugularis interna von Höhe Zungenbein bis zur Carotisbifurkation. Nach vorne hin von der prälaryngealen Muskulatur, nach hinten vom M. sternocleidomastoideus begrenzt.

Level III

Lymphknoten entlang der V. jugularis interna von Höhe der Carotisbifurkation bis auf die Höhe des M. omohyoideus.

Level IV

Lymphknoten entlang der V. jugularis interna von Höhe des M. omohyoideus bis zur Clavicula.

Level V

Enthält die Lymphknoten des hinteren Halsdreiecks vom Mastoid bis zur Clavicula, zwischen dem M. sternocleidomastoideus und dem M. trapezius.

Level VI

Enthält die prätrachealen Lymphknoten zwischen den Aa. carotis communis, unterhalb des Zungenbeins. Dieser Level wird bei Malignomen der Schilddrüse ausgeräumt.

Arten der Neck Dissection

Radikale Neck Dissection

Bei der ursprünglich beschriebenen radikalen Neck Dissection werden alle Lymphknoten-Levels (mit Ausnahme von Level VI) einer Halsseite ausgeräumt.

Daneben werden der M. sternocleidomastoideus, der N. accessorius und die V. jugularis interna reseziert.

Modifiziert radikale Neck Dissection

Hier werden wie bei der radikalen Neck Dissection die chirurgischen Lymphknoten-Levels I

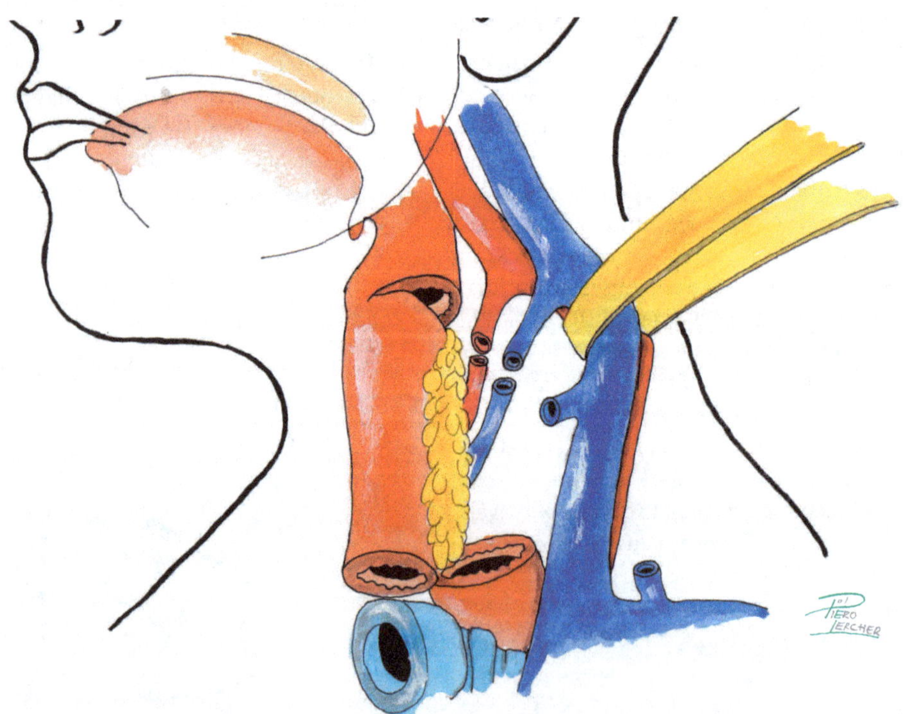

Abb. 22: Nach totaler Laryngopharyngektomie wird der Pharynx durch ein mikrovaskulär anastomosiertes Jejunuminterponat ersetzt

bis V ausgeräumt. Dagegen werden – sofern diese Strukturen nicht von einer Metastase infiltriert sind – entweder der M. sternocleidomastoideus und/oder der N. accessorius und/oder die V. jugularis interna oder alle drei genannten Strukturen erhalten.

Selektive Neck Dissection

Hier werden nicht alle chirurgischen Levels ausgeräumt sowie der M. sternocleidomastoideus, der N. accessorius sowie V. jugularis interna erhalten.

Diese Art der Neck Dissection hat als Rationale, dass gewisse Tumorlokalisationen bevorzugt in gewisse Levels metastasieren und deshalb bei einem klinischen N0-Hals (= klinisch können noch keine Lymphknoten-Metastasen nachgewiesen werden) auf die Ausräumung bestimmter Levels verzichtet werden kann. Liegt allerdings klinisch bereits eine Metastasierung vor, muss je nach Situation eine modifiziert radikale oder eine radikale Neck Dissection durchgeführt werden.

Selektive Ausräumung von Lymphknoten-Levels nach Tumorlokalisation bei einem klinischen N0-Hals (keine klinischen Zeichen von zervikalen Lymphknoten)

- Karzinome der Mundhöhle:
  Ausräumung von Level I–III
- Karzinome des Larynx, des Oro- und Hypopharynx
  Ausräumung von Level II–IV
- Karzinome der Schilddrüse, der zervikalen Trachea oder des zervikalen Ösophagus
  Ausräumung von Level II–VI

Wichtige Komplikationen nach Neck Dissection

Wundheilungsstörungen

Erhöhte Gefahr bei vorbestrahltem Gewebe, bei immundefizienten und/oder kachetischen Patienten.

Nervenläsionen

Sind die häufigsten Komplikationen der Neck Dissection. Bei Verletzung des N. accessorius kommt es zu Bewegungseinschränkung und Schmerzen im Schulterbereich. Dies wird auch „Frozen Shoulder Syndrome“ oder „Schultersyndrom“ genannt.

Bei Ausräumung von Level I kann es zur temporären oder permanenten Verletzung des Mundastes des N. facialis kommen, und damit zu einem temporären oder permanenten „Hängen“ des Mundwinkels.

Die einseitige oder beidseitige Verletzung des N. hypoglossus ist eine seltene und schwere Komplikation, die die Nahrungsaufnahme unmöglich macht. Dann ist die Anlage einer PEG-Sonde erforderlich. Selten kann es auch zu einer Verletzung des Plexus brachialis, N. phrenicus oder des Truncus sympathicus kommen.

Chylusfistel

Die Gefahr der Verletzung des Ductus thoracicus nach radikaler Neck Dissection wird in der Literatur mit ungefähr 1–2 % angegeben.

Tabelle 1

Kanzerogen	Lokalisation
Tabak	Lippe, Mundhöhle, Pharynx, Larynx
Alkohol	Mundhöhle, Pharnx, Larynx
Humanes Papilloma Virus spez. HPV 16, 18	Oropharynx
Epstein-Barr-Virus	Nasopharynx
Magensäure (Reflux)	Larynx
Nickel, Chrom, Leder, Holz-, Metall-, Textilstaub	Nase, NNH
Asbest, Holzstaub, Leder, Nitrosamine, Nickel,	Larynx, Hypopharynx
Lacke, Kohle-, Metallstaub, Lösungsmittel	

Tabelle 2

TNM-Klassifikation		
T Primärtumor für alle Lokalisationen		
T0	kein Hinweis auf Primärtumor	
Tis	Carcinoma in situ	
■ **Mundhöhle**		
T1	Tumor < 2 cm	
T2	Tumor > 2 cm, < 4 cm	
T3	Tumor > 4 cm	
T4a	Lippe	Der Tumor infiltriert den kortikalen Knochen der Mandibula, der Maxilla, den N. alveolaris inferior, den Mundboden oder die Gesichtshaut.
	Mundhöhle	Der Tumor infiltriert den kortikalen Knochen der Mandibula oder Maxilla, die extrinsische Zungenmuskulatur, den Sinus maxillaris oder die Gesichtshaut.
T4b		Der Tumor infiltriert die mm. Pterigoidei, die Schädelbasis oder umscheidet die A. carotis interna.
■ **Pharynx**		
Nasopharynx		
T1	Tumor auf Nasopharynx begrenzt	
T2	Tumor breitet sich auf die umgebenden Weichteile aus.	
	T2a	Tumor breitet sich in den Oropharynx und/oder die Nasenhöhle aus; keine parapharyngeale Ausdehnung.
	T2b	jeder Tumor mit parapharyngealer Ausdehnung
T3	Tumor infiltriert die Nasennebenhöhle und/oder Knochenstrukturen.	
T4	Tumor mit intrakraniellem Wachstum und/oder Hirnnervenbefall, Befall der Fossa infratemporalis, des Hypopharynx, der Orbita oder der Kauloge.	

Tabelle 2

TNM-Klassifikation	
Oropharynx	
T1	Tumor < 2 cm
T2	Tumor > 2 cm, < 4 cm
T3	Tumor > 4 cm
T4a	Tumor infiltriert den Larynx, die tiefe/intrinsische Muskulatur der Zunge, den M. pterygoideus medialis, den harten Gaumen oder die Mandibula.
T4b	Tumor infiltriert den M. pteryigoideus lateralis, den lateralen Nasopharynx, die Schädelbasis oder umscheidet die A. carotis.
Hypopharynx	
T1	Tumor < 2 cm und auf eine Unterregion des Hypopharynx begrenzt
T2	Tumor > 2 cm, < 4 cm und infiltriert mehr als eine Unterregion des Hypopharynx oder einen anliegenden Bezirk ohne Fixation des Hemilarynx.
T3	Tumor > 4 cm oder Fixation des Hemilarynx
T4a	Tumor infiltriert Schild-/Ringknorpel, das Zungenbein, die Schilddrüse, den Ösophagus oder das Weichteilgewebe des zentralen Kompartments.
T4b	Tumor infiltriert die prevertebrale Faszie, mediastinale Strukturen oder umscheidet die A. carotis.
■ **Larynx**	
Supraglottis	
T1	Tumor auf eine Untereinheit der Supraglottis begrenzt mit normaler Stimmlippenmobilität.
T2	Tumor infiltriert mehr als eine Untereinheit der Supraglottis oder Glottis oder eine Region außerhalb der Supraglottis (z. B. Zungengrund, Vallecula, mediale Wand des Sinus piriformis) ohne Fixation des Larynx.
T3	Tumor auf Larynx begrenzt mit Stimmbandfixation und/oder Invasion in die postkrikoidalen oder präepiglottischen Weichteile, in den paraglottischen Raum und/oder geringgradige Arrosion des Schildknorpels.
T4a	Tumor infiltiert den Schildknorpel und/oder Nachbarstrukturen (Trachea, Halsweichteile inklusive der tiefen/extrinsischen Muskeln der Zunge, die prelaryngeale Muskulatur, die Schilddrüse oder den Ösophagus).
T4b	Tumor infiltriert die prevertebrale Faszie, mediastinale Strukturen oder umscheidet die A. carotis.
Glottis	
T1	Tumor auf ein (T1a)/beide (T1b) Stimmbänder begrenzt, Stimmlippenmobilität normal, und/oder Invasion in die vordere oder hintere Kommissur.
T2	Tumorinfiltration bis in die Supraglottis und/oder Subglottis, und/oder eingeschränkte Stimmlippenmobilität.
T3	Tumor auf Larynx begrenzt, Fixation der Stimmbänder.

Tabelle 2

TNM-Klassifikation	
T4a	Tumor infiltriert den Schildknorpel und/oder Nachbarstrukturen (Trachea, Halsweichteile inklusive der tiefen/extrinsischen Muskeln der Zunge, die prelaryngeale Muskulatur, die Schilddrüse oder den Ösophagus).
T4b	Tumor infiltriert die prevertebrale Faszie, mediastinale Strukturen oder umscheidet die A. carotis.
Subglottis	
T1	Tumor auf Subglottis begrenzt
T2	Tumorinfiltration einer/beider Stimmlippen und/oder eingeschränkte Stimmlippenmobilität.
T3	Tumor auf Larynx begrenzt, Stimmlippenfixation.
T4a	Tumor infiltriert Schild-/Ringknorpel und/oder Nachbarstrukturen (Trachea, Halsweichteile inklusive der tiefen/extrinsischen Muskeln der Zunge, die prelaryngeale Muskulatur, die Schilddrüse oder den Ösophagus).
T4b	Tumor infiltriert die prevertebrale Faszie, mediastinale Strukturen oder umscheidet die A. carotis.
■ **Nase und Nasennebenhöhlen**	
Sinus Maxillaris	
T1	Tumor auf Mukosa des Sinus max. begrenzt, keine Knochenarrosion.
T2	Tumor arrodiert oder destruiert Knochen, infiltriert den harten Gaumen und/oder den mittleren Nasengang ohne Extension in die Hinterwand des Sin. maxillaris, die subkutanen Weichteile, mediale Wand/Boden der Orbita, Sinus ethmoidalis oder Fossa pterygopalatina.
T3	Tumor arrodiert/destruiert Hinterwand des Sin. maxillaris., die subkutanen Weichteile, mediale Wand/Boden der Orbita, Sinus ethmoidalis oder Fossa pterygopalatina.
T4a	Tumor infiltriert den Inhalt der anterioren Augenhöhle, die Wangenhaut, Processus pterygoides, die Fossa infratemporalis, cribriform plates, den Sinus sphenoidalis oder Sinus frontalis.
T4b	Tumor infiltriert die Spitze der Orbita, die Dura, das Gehirn, die mittlere Schädelgrube, Gehirnnerven (ausgenommen maxilläre Aufteilung von V2), den Nasopharynx oder den Clivus.
Nasenhaupthöhle und Sinus ethmoidalis	
T1	Tumor eines Unterbezirks der Nasenhöhle oder des Sinus ethmoidalis mit oder ohne Invasion des Knochens.
T2	Tumor in zwei Unterbezirken einer Region oder Ausbreitung in einen Nachbarbezirk im nasoethmoidalen Komplex, mit oder ohne Knochenarrosion.
T3	Tumor infiltriert die mediale Wand oder den Boden der Orbita, oder in den Sinus maxillaris, den harten Gaumen oder die Lamina cribrosa.
T4a	Der Tumor infiltriert eine oder mehrere Strukturen: Inhalt der Orbita, die Haut der Nase oder der Wange. Minimale Ausdehnung in die vordere Schädelgrube, den Processus pterygoides, den Sinus sphenoidalis oder frontalis.

Tabelle 2

TNM-Klassifikation	
T4b	Tumor infiltriert den Apex orbitae, die Dura, das Gehirn, die mittlere Schädelgrube, Gehirnnerven (ausgenommen: maxilläre Aufteilung von V2), den Nasopharynx oder den Clivus.
■ **Große Kopfspeicheldrüsen**	
T1	Tumor < 2 cm, ohne extraparenchymatöse Ausdehnung
T2	Tumor > 2 < 4 cm, ohne extraparenchymatöse Ausdehnung
T3	Tumor > 4 cm und/oder mit extraparenchymatöse Ausdehnung
T4a	Tumor infiltriert die Haut, die Mandibula, den äußeren Gehörgang oder den N. facialis.
T4b	Tumor infiltriert die Schädelbasis, den Processus pterygoides oder umscheidet die A. carotis interna.
N	**Regionäre Lymphknoten (LKN) für alle Kopf-Hals Regionen außer Nasopharynx**
N0	keine regionären LKN-Metastasen
N1	solitäre ipsilaterale LKN-Metastase, < 3 cm
N2a	solitäre ipsilaterale LKN-Metastase, > 3 cm < 6 cm
N2b	multiple ipsilaterale LKN-Metastasen, < 6 cm
N3	LKN-Metastasen > 6 cm
N	**Regionäre Lymphknoten für Tumoren des Nasopharynx**
N0	keine regionären LKN-Metastasen
N1	Metastase(n) in unilateralen Lymphknoten über der Fossa Supraklavicularis, < 6 cm
N2	Metastase(n) in bilateralen Lymphknoten über der Fossa Supraklavicularis, < 6 cm
N3a	Lymphknoten > 6 cm
N3b	Ausdehnung in die Fossa supraklavicularis
M	**Fernmetastasen**
M0	kein Hinweis auf Fernmetastasen
M1	Fernmetastasen

Tabelle 3

Stadieneinteilung				
3a				
Stadieneinteilung für alle Kopf-Hals-Tumoren außer Nasopharynx				
Stadium 0	Tis	N0	M0	
Stadium I	T1	N0	M0	
Stadium II	T2	N0	M0	
Stadium III	T3	N0	M0	
		T1–3	N1	M0
Stadium IVA	T4a	N0–1	M0	
		T1–4a	N2	M0
Stadium IVB	T4b	N0–3	M0	
		T1–4	N3	M0
Stadium IVC	T1–4	N0–3	M1	
3b				
Stadieneinteilung für Tumoren des Nasopharynx				
Stadium 0	Tis	N0	M0	
Stadium I	T1	N0	M0	
Stadium IIA	T2a	N0	M0	
Stadium IIB	T1	N1	M0	
		T2a	N1	M0
		T2b	N0	M0
		T2b	N1	M0
Stadium III	T1	N2	M0	
		T2a, b	N2	M0
		T3	N0–2	M0
Stadium IVA	T4	N0–2	M0	
Stadium IVB	T1–4	N3	M0	
Stadium IVC	T1–4	N0–3	M1	

Tabelle 4

Nasopharynx und EBV – WHO-Klassifikation			
Typen der Nasopharynxkarzinome		**Vorkommen**	
		*endemische Region**	*nicht-endemische Region**
Typ I	verhornendes Plattenepithel-CA		
	kein EBV-Ak-Titer	2%	25%
Typ II + III	unverhornendes Plattenepithel-CA		
Typ II	differenziertes Karzinom	3%	12%
	hoher EBV-Ak-Titer		
Typ III	undifferenziertes Karzinom	95%	63%
	hoher EBV-Ak-Titer		

alte Namen für Typ III:	lymphoepitheliales Karzinom Lymphoepitheloma Schmincke-Regaud
*Endemische Region:	Südostasien
Intermediäre Region:	Alaska, Grönland, Nordafrika, südosteuropäischer Mittelmeerraum
*Nicht-endemische Region:	Restliche Welt

Allergie

Allgemein

Im Jahre 1902 wurde erstmals die *anaphylaktische Reaktion* durch Portier und Richet beschrieben. Sie haben einem Hund ein Toxin einer Seeanemone aus dem Mittelmeer gespritzt und beobachteten, wie es zuerst zur Hypersalivation, Atemschwierigkeiten, Paralyse und schließlich zum Tod kam. In den frühen 1960ern wurden die Hypersensitivitätsreaktionen nach Coombs und Gell in vier Typen eingeteilt:

Typ I: IgE-vermittelte Reaktion

Typ II: zytotoxische Reaktion

Typ III: Immunkomplex-Reaktion

Typ IV: zellvermittelte Immunitätsreaktion

In der Hals-Nasen-Ohren-Heilkunde ist meist die Allergie Typ I relevant. Die Typen II bis IV sind daher in kompakter Form grafisch und textlich erwähnt. Zur Vertiefung verweisen wir auf die dementsprechende Fachliteratur.

Typ-I-Allergie

Definition

Soforttyp-Reaktion, durch IgE vermittelt, tritt innerhalb weniger Sekunden bis Minuten ein.
Allergene lösen saisonale oder ganzjährige (perenniale) Allergien aus.

Saisonale Allergien – Pollen: Weide, Birke, Gräser, Roggen, Beifuß, Wegerich

Perenniale Allergien: Hausstaubmilbe, Tierallergene, Schimmelpilzsporen, Mehlallergie (Bäcker), Holzstauballergie (Tischler)

Sensibilisierungsphase

Beim Erstkontakt kommt es nach Allergenaufnahme über die Schleimhäute des Aerodigestivtraktes in B-Lymphozyten (Plasmazellen) zur Bildung von IgE-Antikörpern.
Diese werden spezifisch gegen Allergene gebildet, die zu ca. 50 % aus der Luft stammen. Bei Allergikern ist der IgE-Spiegel bis zu zehnmal höher als bei gesunden Probanden. Die IgE-Antikörper werden an der Oberfläche von Gewebsmastzellen gebunden.
Es entsteht eine sensibilisierte Mastzelle.

Effektorphase

Bei erneutem Allergenkontakt binden zumindest zwei IgE-Antiköper auf der Oberfläche der Mastzelle das Allergen („bridging"). Dies führt zum Degranulieren der Mastzellen und diese schütten folgende Faktoren aus (*Frühphase*):

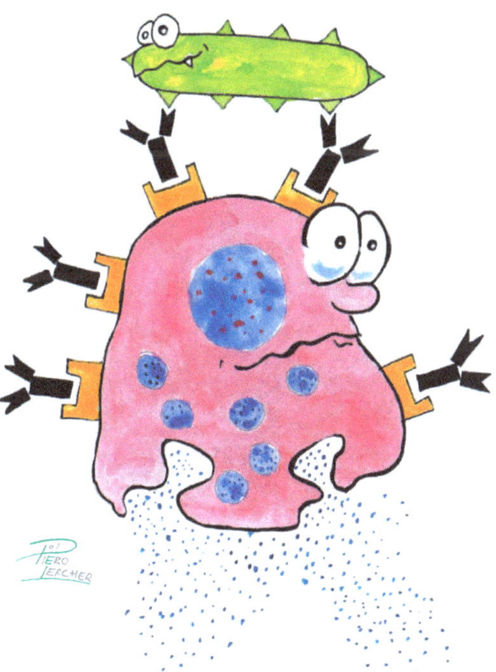

Abb. 1: Allergie-Typ I: Bridging und Mastzelldegranualtion

■ Histamin
Es gibt zwei verschiedene Rezeptoren für Histamin: H1 und H2. Je nach Effektorzellen werden unterschiedliche Reaktionen beobachtet:

■ Endothelzellen
Histamin bindet an den H1-Rezeptor, es kommt zu erhöhter Gefäßpermeabilität, dies führt z. B. zu einer Anschwellung der Schleimhaut.

■ Muskelzellen
Histamin bindet an Muskelzellen, hier kommt es zu gesteigerter Muskelkontraktion und somit z. B. zu Bronchospasmen.
Bei Bindung an den H2-Rezeptor im Gastrointenstinaltrakt kommt es zu gesteigerter Salivation, Gefäßpermeabilität und Säureproduktion im Magen.

■ Serotonin
Führt wie Histamin zu Muskelkontraktionen und zur gesteigerten Gefäßpermeabilität.

■ Thromboxane, Prostaglandine und Platelet activated factor (PAF)

Sind vasoaktive, bronchokonstriktorische und chemotaktische Substanzen und aktivieren besonders neutrophile, eosinophile und basophile Leukozyten und Monozyten. In einer um Stunden verzögerten *Spätphase* wird „allergenunabhängig" nochmals vor allem Histamin ausgeschüttet und die gleichen Symptome treten erneut auf.

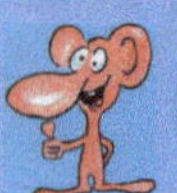

Tipps & Tricks

Leukotriene
bewirken eine Verlängerung der Muskelkontraktion, da die Wirkung des Histamins nach dem Abbau sofort nachlässt; dies ist die Ursache für Antihistamin-resistentes Asthma.

Krankheitsbilder

■ Allergische Rhinitis
Dies ist die häufigste allergische Erkrankung. Durch Allergene sensibilisierte Mastzellen schütten Histamin aus, wodurch die Gefäßpermeabilität gesteigert wird und es zu Bronchospasmus kommt. Die Folgen sind Rhinorrhoe und Husten.

■ Nahrungsmittelallergie
Kreuzreaktion mit Erdnuss/Haselnuss, Reis, Eiern.

■ Atopische Dermatitis
Mastzelldegranulierung aktiviert gleichzeitig an der Haut chemotaktisch eosinophile Leukozyten → Rötung, Schwellung.

■ Asthma bronchiale
Durch Aktivierung IgE-sensibilisierter Mastzellen und Chemotaxis massive Entzündungsreaktion durch Entzündungszellen (durch Radikale, NO, Zytokine) → Schleimbildung, Ödeme, Epithel-Abrasio → Okklusionsbildung des Bronchialsystems.

Typ-II-Allergie

Definition

Antikörpermediierter-zytotoxischer Typ
Es gibt drei Formen der Typ II-Allergie

Krankheitsbilder

- allergische Agranulozytose
- Diabetes mellitus Typ I
- M. Basedow

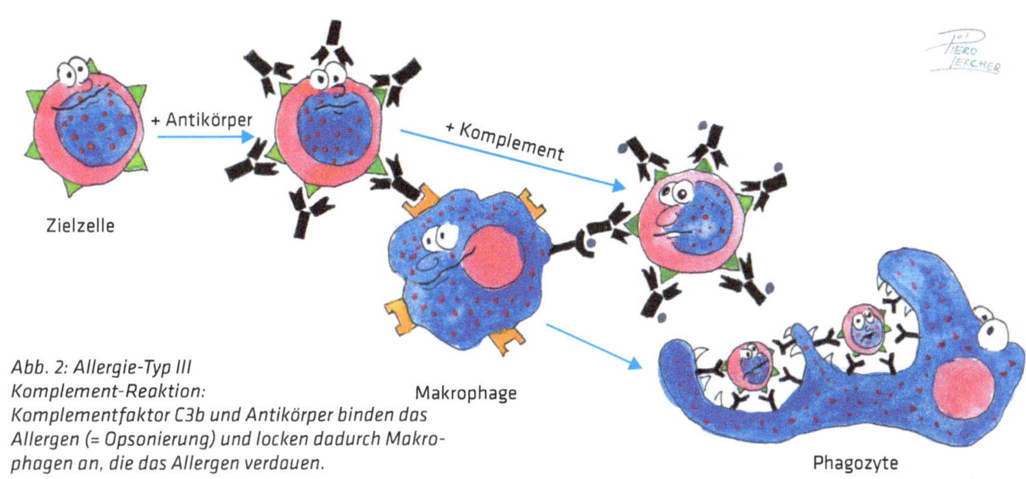

Abb. 2: Allergie-Typ III
Komplement-Reaktion:
Komplementfaktor C3b und Antikörper binden das Allergen (= Opsonierung) und locken dadurch Makrophagen an, die das Allergen verdauen.

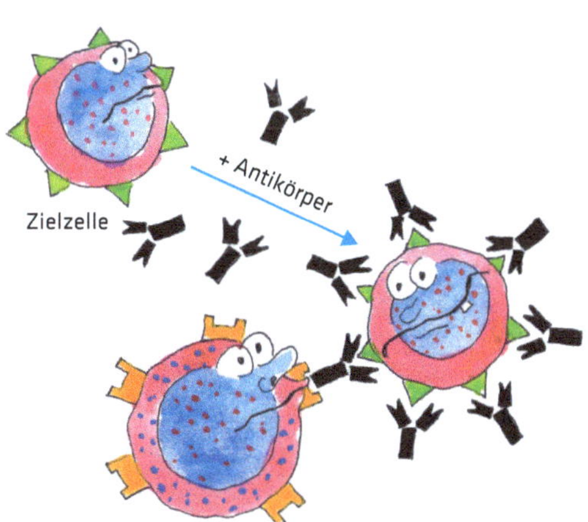

Abb. 3: Bildung von Immunkomplexen:
Antiköper-vermittelte zellzytotoxische Reaktion: Antikörper und natürliche Killerzellen bzw. Makrophagen oder neutrophile bzw. eosinophile Leukozyten binden das Allergen. Die natürliche Killerzelle lysiert dann die „antikörpermarkierte" Zielzelle.

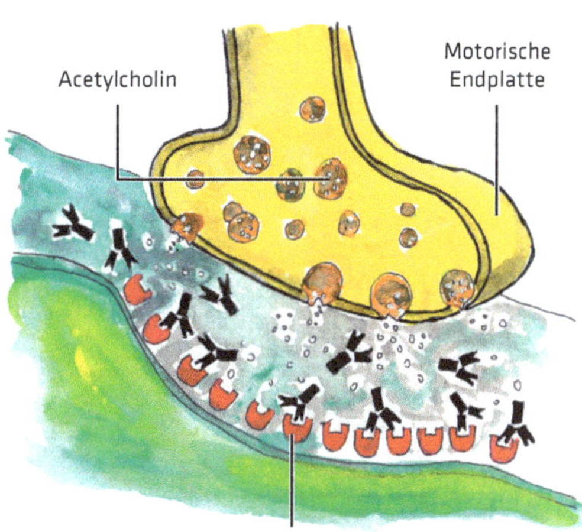

Abb. 4: Funktionshemmung von Rezeptoren:
Antikörper sind gegen Rezeptoren gerichtet, z. B. bilden sich bei der Myasthenia gravis Antikörper gegen den Acetylcholinrezeptor. Dadurch wird die Übertragung von Acetylcholin an der Synapse stark beeinträchtigt, woraus in weiterer Folge die Muskelschwäche resultiert.

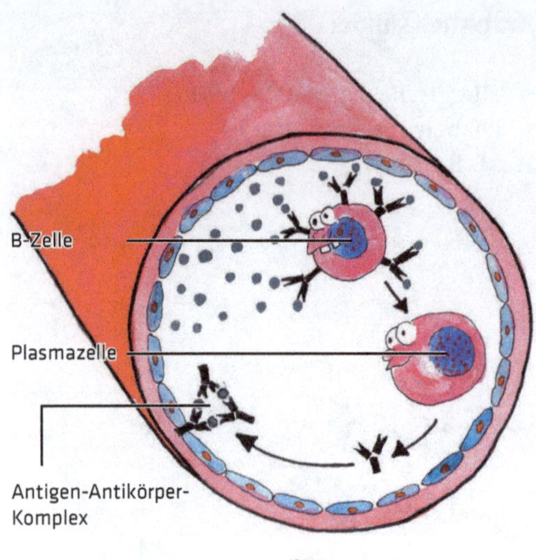

Abb. 5: Immunkomplexbildung
Bei dieser Allergie kommt es zur Bildung von Immunkomplexen aus Antikörpern mit löslichen Antigenen. Dabei werden die Immunkomplexe in den Gefäßwänden abgelagert.

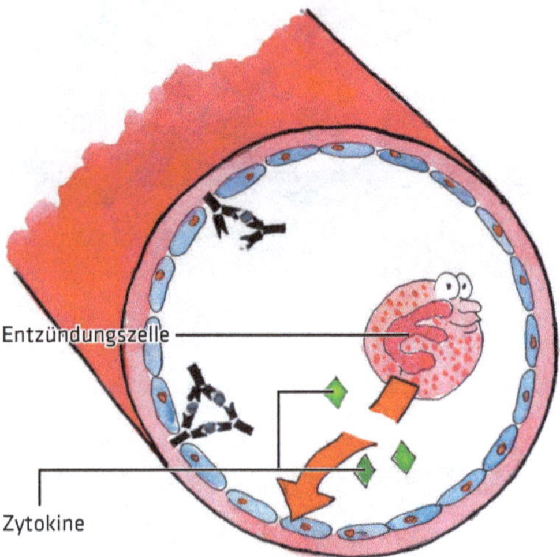

Abb. 6: Immunkomplexablagerung
Durch eine anschließende Entzündungsreaktion (Komplementreaktion und Aktivierung von Entzündungszellen) kommt es zur ...

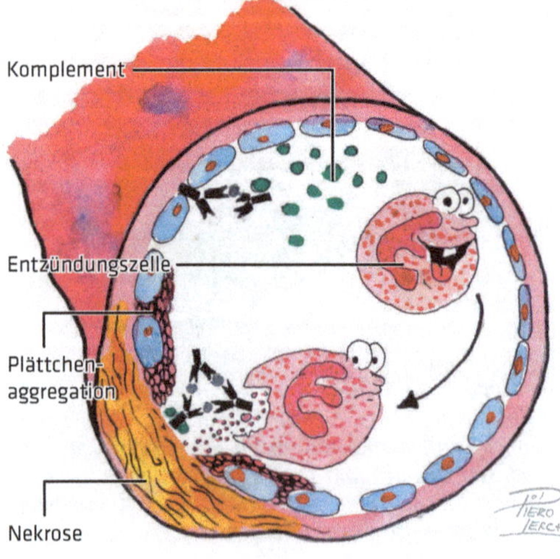

Abb. 7: ... komplex-mediierten Entzündungsreaktion der lokalen Gewebsschädigung.

Typ-III-Allergie

Definition
Immunkomplextyp (Arthus-Typ)

Krankheitsbilder

- Rheumatisches Fieber

Gegen Streptokokken der Gruppe A aus dem Mundrachenraum werden Antikörper gebildet → Antikörper kreuzreagieren mit den Oberflächen-Antigenen von Herzklappen und -muskel, Knorpel und glomerulärer Membran.

- Berufserkrankungen

„Farmerlunge“: Antikörper werden gegen Pilzsporen gebildet, die sich im Heu befinden → Immunkomplexe lagern sich in den Lungenalveolen an → Pneumonie, COPD.
Generell sind Arbeiten mit Staub besonders prädestiniert für Typ III-Reaktionen in der Lunge.

Typ-IV-Reaktion: Verzögerter Typ

Definition
Zellvermittelte Reaktion, die erst nach einigen Tagen stattfindet.
Im Gegensatz zu den anderen Reaktionstypen keine antikörpervermittelte Reaktion. Eine entscheidende Bedeutung haben die T-Lymphozyten. Durch ihren Kontakt mit Antigenen werden Zytokine aktiviert, die ihrerseits Makrophagen und Monozyten aktivieren.
Auslöser: Chrom, Nickel, Latex, Gummi, Talkum.

- Pathophysiologie

Nach Antigenkontakt → Reaktion frühestens nach zwölf Stunden, aber oft auch deutlich mehr – bis mehrere Tage. Zuerst entwickelt sich ein Erythem, dann eine Verdickung (Biopsie zeigt vor allem Monozyten, kaum neutrophile Leukozyten).

- Krankheitsbilder

Die Haut ist am häufigsten betroffen: einfache Schwellung, Ekzeme mit Bläschenbildung, Juckreiz und Rötung bis zur Ausbildung von derben Knoten.

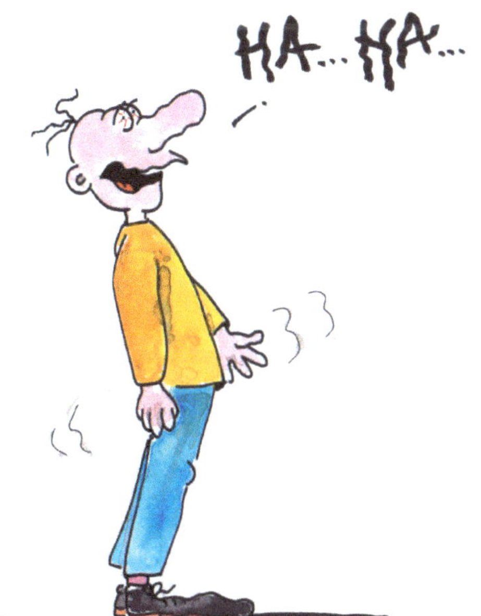

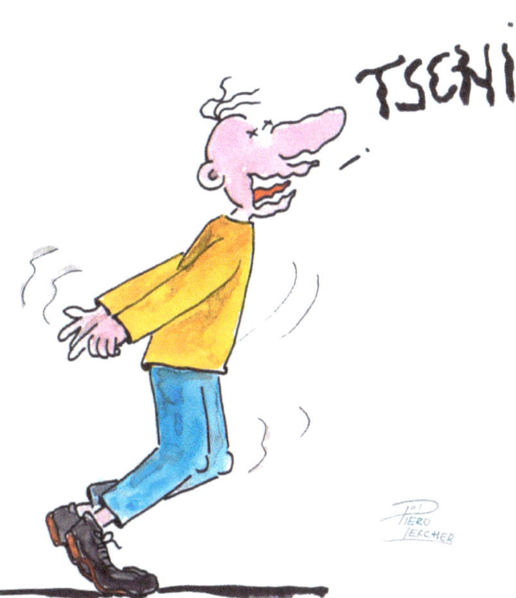

Die Entwicklung der Hals-Nasen-Ohren-Heilkunde im Wandel der Medizingeschichte

In den frühen Hochkulturen war die Heilkunde von Religion und Magie geprägt. Ebenso stark war der Einfluss der Astrologie. Krankheiten wurden nicht selten als Strafe oder Prüfung der Götter angesehen. Mesolithische (15 000–6 000 v. Chr.) Felsenbilder in indischen Höhlen (Bhimbetka/Madhya Pradesch) werden als erste schriftliche Hinweise von medizinisch/chirurgischen Aktivitäten gedeutet. Die Urform des Ärztestandes entwickelte sich ca. 3 000 v. Chr. im alten Indien und Ägypten, wo bereits über 700 Heilmittel bekannt waren. Insbesondere die Ägypter erlangten durch das Einbalsamieren der Leichen basale anatomische und pathophysiologische Kenntnisse. So wurden beispielsweise im Ebers-Papyrus, der auf ca. 1500 v. Chr. datiert wird und dessen Ursprünge bis ins 3. Jht. v. Chr. zurückreichen, die Herzfunktion und die Blutgefäße beschrieben.

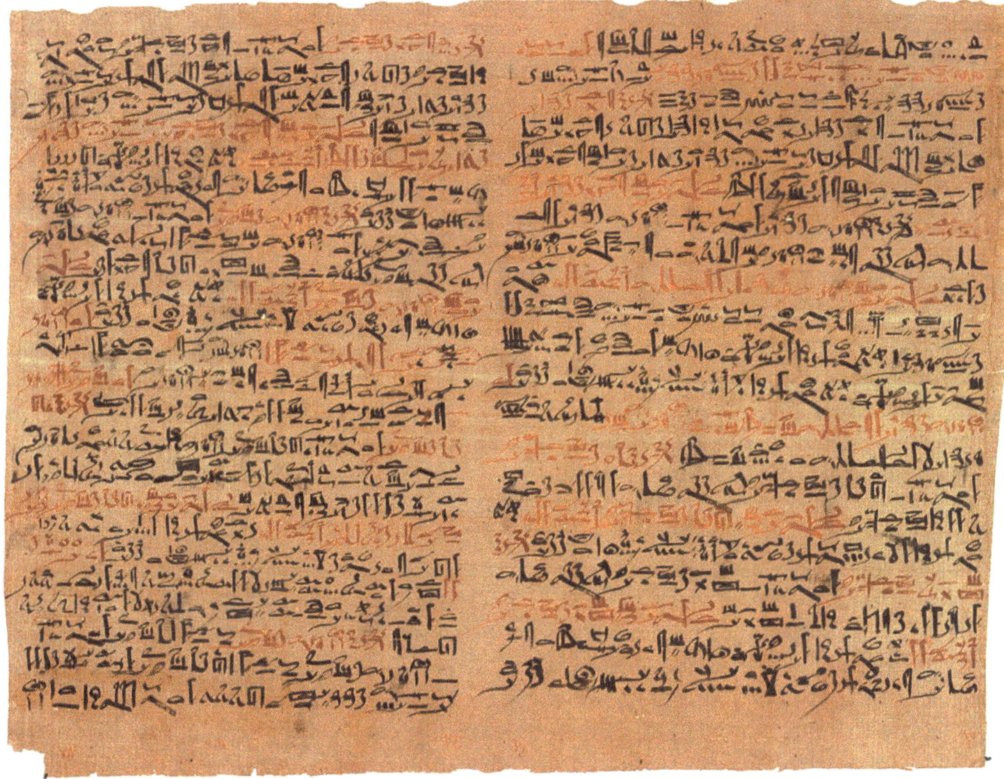

Abb. 1:
Die Tafeln 6 und 7 des Edwin-Smith-Papyrus beschreiben die Behandlung von Gesichtstraumen.

Die ältesten medizinischen Schriften

Zu den ältesten medizinischen Schriften der Menschheitsgeschichte gehören auch der Kahun-Papyrus aus dem Jahr 1850 v. Chr., der Edwin Smith Papyrus aus dem Jahr 1700 v. Chr. (Abb. 1) oder das im alten China entstandene medizinische Buch Huang Di Nei Jing, auch „Der Innere Kanon des gelben Kaisers" genannt, dessen Wurzeln bis in das Jahr 2500 v. Chr. zurückreichen. Viele alte Schriften, wie beispielsweise indische Sanskrittexte, sind bis dato noch nicht ausreichend auf ihre medizinischen Inhalte analysiert worden und es gibt nach wie vor Kulturen, deren Schriften und Aufzeichnungen noch nicht entziffert worden sind. Von den alten Hochkulturen wie beispielsweise den Indianern Nord- und Südamerikas, den Aborigines und anderen Urvölkern der fünf Kontinente existieren nur wenige authentische Textquellen, da das Wissen hauptsächlich mündlich überliefert wurde.

Viele schriftliche Zeugnisse sind auch nicht mehr auffindbar oder in irgendwelchen fachfremden Archiven oder Bibliotheken verschollen. Hier gibt es tatsächlich noch immensen Aufarbeitungsbedarf!

Die Medizin in der Antike

Die Wiege der europäischen Medizin liegt im alten Griechenland, wo im 7. bis 5. vorchristlichen Jahrhundert der theurgische Asklepios-Heilkult ausgeübt wurde, in welchem die Heilung und zum Teil auch die Entstehung von Krankheiten dem Wirken übernatürlicher Kräfte und Ursachen zugeschrieben wurde.

Zum Begründer der abendländischen, wissenschaftlichen Heilkunde wurde Hippokrates von Kos (ca. 460–370 v. Chr.), der den Arztberuf von den religiösen und abergläubischen Bindungen löste. Er lehrte die physikalische Krankenuntersuchung mittels Auskultation und Perkussion, setzte auf die Heilkräfte der Natur und prägte den Begriff „Diät" als Synonym für gesunde Lebensführung. Er führte auch den Aderlass durch und animierte die Menschen zur Durchführung von Gymnastik. Die hippokratische Abhandlung der „Nasenpolypen" überrascht auch heute noch durch ihre Vollständigkeit hinsichtlich der gegenwärtig bekannten krankhaften Veränderungen und Neubildungen der Nase. Die Entfernung von Nasenschleimhautpolypen erfolgte gemäß Hippokrates mittels eines durch die Nase gezogenen Schwammes. Der Hippokratische Eid gilt nach wie vor als Fundament der ärztlichen Ethik.

In der Antike wirkten noch viele medizinhistorisch interessante Persönlichkeiten, wie Oreibasios (ca. 325–403 v. Chr.), der eine medizinische Enzyklopädie in 72 Bänden verfasste, Aulus Cornelius Celsus (ca. 25 v. Chr. bis 50 n. Chr.) oder Galenus von Pergamon (ca. 129–216 n. Chr.).

Es mag zwar spekulativ klingen, aber es ist davon auszugehen, dass es wichtige Proponenten und Pioniere der Medizin gab, deren Namen im Zuge des Unterganges des Römischen Reiches verschollen und durch die Wirren der Völkerwanderung in Vergessenheit geraten sind.

Die arabische und persische Medizin

Von unschätzbarem Wert sind die Aktivitäten der arabischen und persischen Medizin, die direkt auf die antiken Vorläufer aufbauten. Die griechischen und lateinischen Texte wurden teils im Original tradiert, teils ins Arabische übersetzt. So wurde das antike Wissen bewahrt und insbesondere im Bereich der Pharmazie, Ophthalmologie und Psychiatrie durch neue Erkenntnisse erweitert. Es entwickelte sich sogar ein medizinisches Spezialistentum und Krankenhauswesen, wie es in unseren Breitengraden erst wieder im 19. Jahrhundert zu finden war.

Einer der bedeutendsten Ärzte dieser Zeit war Abū Alī al-Husayn ibn Abdullāh ibn Sīnā, auch Avicenna genannt (980–1037). Seine Schrift Qanun al-Tibb („Kanon der Medizin")

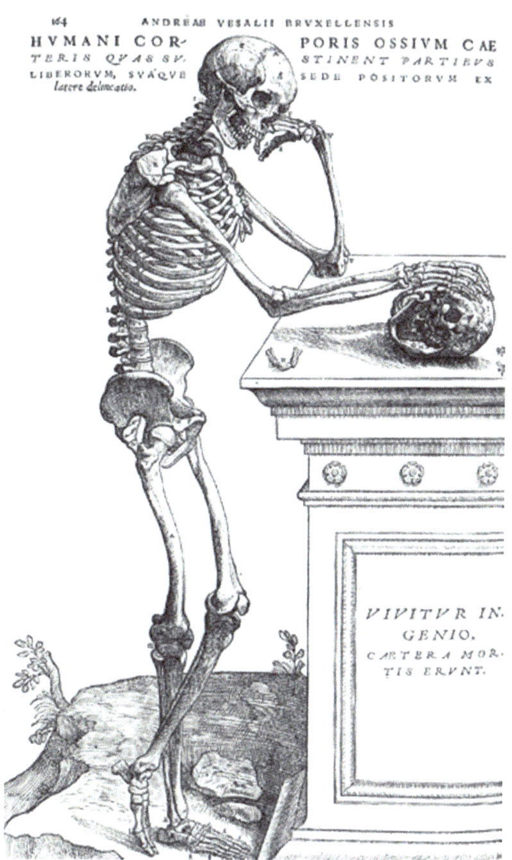

Abb. 2: „De humani corporis fabrica" von Andreas Vesal

galt seit dem 12. Jhd. n. Chr. als ein Standardwerk der Medizin. Darin werden unter anderem die Wichtigkeit von Diäten, der Einfluss des Klimas und der Umwelt auf die Gesundheit und der chirurgische Gebrauch von oraler Anästhesie beschrieben.

Im 12. Jahrhundert wirkte im europäischen Raum Hildegard von Bingen (1098–1179), was insofern ungewöhnlich war, da Frauen bis dato medizinhistorisch eine untergeordnete Rolle spielten. Ungewöhnlich war auch ihr prophetisches medizinisches Wissen, das alle Faktoren, die an Entstehung und Verlauf einer Krankheit beteiligt sind, erklärte und zudem kausale Therapieansätze anbot. Die genialen natur- und heilkundlichen Visionen Hildegard von Bingens wurden von Mönchen u.a. in den Büchern „Causa et curae" oder „Physiae" schriftlich festgehalten und mit teilweise skurrilen Ergänzungen verzerrt, die sich letztendlich negativ auf die Glaubwürdigkeit ihres Gesamtwerkes ausgewirkt haben.

Kaiser Friedrich II erließ im Jahr 1231 eine Medizinalordnung, die für eine Trennung von Apotheker und Arzt sorgte. Um ca. 1300 erfolgte die Unterscheidung zwischen Innerer Medizin und Chirurgie, da die handwerkliche Ausbildung der Barbiere, Bader und Wundärzte der akademischen Bildung mit dem Erwerb des Doktortitels gegenüber stand. Im 15. Jahrhundert wirkte Theophrastus Bombastus von Hohenheim (ca. 1493–1541), auch „Paracelsus" genannt, der weitere Grundlagen für die Entwicklung der modernen Medizin lieferte. So erkannte er unter anderem die seelisch-geistigen Ursachen bei körperlichen Erkrankungen und war bestrebt, für jede Krankheit ein spezifisch wirksames Heilmittel zu finden.

Der Ursprung der modernen Anatomie

Ein weiterer medizinischer Meilenstein erfolgte im Jahr 1543, als Andreas Vesal (1514/15–1564) sein Anatomiebuch „De humani corporis fabrica" (Abb. 2) veröffentlichte. Die Illustrationen und Abbildungen stammen vom Tizian-Schüler Johann Stephan von Kalkar und vermutlich sogar von Tizian selbst.

Interessant ist, dass z. B. Leonardo di ser Piero (1452–1519), nach seinem Geburtsort auch „Leonardo da Vinci" genannt, bereits viel früher außerordentlich schöne anatomische Zeichnungen anfertigte. Sie waren detailreicher und didaktisch wertvoller als die Illustrationen der zur damaligen Zeit kursierenden „offiziellen" Anatomielehrbücher (Abb. 3). Die Begründung liegt in der Tatsache, dass das Sezieren von Leichen strengstens verboten war. Leonardo da Vinci umging diese Verbote geschickt, denn er beleuchtete die menschliche Anatomie aus der Sicht des Künstlers. Durch seine umfangreichen anatomischen Studien entdeckte er auch die Arteriosklerose bei alten Menschen, doch die diesbezüglichen Auf-

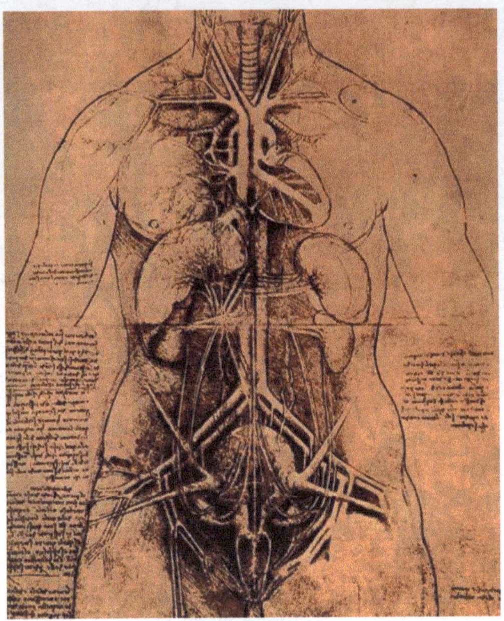

Abb. 3: Situs der Hauptorgane und des Gefäß- und Urogenitalsystems einer Frau von Leonardo da Vinci aus dem Jahr 1507

zeichnungen wurden nie publiziert und blieben jahrhundertelang verschollen. Der Universalgelehrte Gerolamo Cardano (1501–1576), der unter anderem erstmals die Kardanische Aufhängung beschrieb, entdeckte, dass der Schall über die Luft und/oder über den Schädelknochen das Perzeptionsorgan Ohr stimulieren kann. Girolamo (Hyronimus) Capivaccio (1523–1589) hat in seinen Schriften darauf aufmerksam gemacht, dass unterschiedliche Schwerhörigkeiten aufgrund von Erkrankungen des Trommelfells oder des Nervens dazu führen können, dass der Knochenleitungsklang entweder besonders gut oder besonders schlecht vernommen wird. Aber all diese Dinge gerieten in Vergessenheit. Erst um die Mitte des 19. Jahrhunderts haben Weber (1834) und Rinne (1855) mit ihren Stimmgabelversuchen die gleichen Phänomene wiederentdeckt.

Im 16. und 17. Jahrhundert entstanden mathematische und mechanische Körpermodelle, ganz im Sinne der von Rene Descartes (1596–1650) propagierten Körpermaschine. So „entdeckte" beispielsweise im Jahr 1628 William Harvey (1578–1657) den Blutkreislauf und wurde mit seiner „Exercitatio anatomica de motu cordis et sanguinis in animalibus" zu einem Mitbegründer der modernen Physiologie. Johannes Andreas Eisenbarth (1663–1727) war der medizinische Entertainer und Showmaster seiner Zeit, weil er mit fürstlichem Prunk und bis zu 120 Bediensteten durch die Lande reiste. Mit Flugblättern, Trommeln und Trompeten wurde seine Ankunft angekündigt. Eisenbarth konstruierte unter anderem auch einen speziellen Haken zur Entfernung von Nasenpolypen. Zudem soll er seine Instrumente auch schon über einer Flamme sterilisiert haben.

Das Zeitalter der Aufklärung (17. und 18. Jahrhundert) war geprägt durch eine Bewegung der Säkularisierung und eine Abkehr von der absolutistischen hin zu einer demokratischen Staatsauffassung. Es wurden jedoch auch viele fundamentale Erkenntnisse der modernen Medizin gemacht. So entwickelte der Österreichische Arzt und Winzersohn Leopold Auenbrugger (1722–1809) die moderne Perkussion, animiert durch das den Inhalt prüfende Abklopfen der Weinfässer durch seinen Vater.

Nach der Erfindung und Einführung der Stimmgabel als diagnostisches Hilfsmittel durch John Shore (ca. 1662–1752) im Jahre 1711 wurde die von der Physik kommende Akustik mit der medizinischen Otologie zusammengeführt.

Nicht unerwähnt bleiben sollten bedeutende otorhinolaryngologische Elaborate, wie beispielsweise die Rostocker Dissertationen von Sigismund Stube „De angina" aus dem Jahre 1626 und von Georg Detharding „De methodo subveniendi submersis per laryngotomiam" aus dem Jahre 1714.

Es zeigt sich wiederholtermaßen – leider nicht nur in der Medizingeschichte –, dass bedeutende Erkenntnisse in Dissertationen erstpubliziert wurden und deren Bedeutung oftmals gar nicht oder erst viel später erkannt wurde.

Eines der bedeutendsten otologischen Lehrbücher

Der französische Arzt und Taubstummenlehrer Jean Marc Gaspard Itard (1774–1838) fasste die Erfahrungen der damaligen Zeit in seinem Lehrbuch „Traité des maladies de l'oreille et de l'audition" aus dem Jahre 1821 zusammen und stellte die Otologie auf eine wissenschaftliche Basis. Sein Nachfolger als Direktor der Pariser Taubstummenanstalt war Prosper Ménière (1799–1862). Der französische Physiologe Marie-Jean-Pierre Flourens (1794–1867) publizierte 1824 seine Experimente am Bogengangsystem der Taube. Auf diese Untersuchungen konnte sich später Prosper Ménière bei der klassischen Beschreibung des nach ihm benannten Krankheitsbildes im Jahre 1861 stützen. Samuel Hahnemann (1755–1843) begründete die Homöopathie und Friedrich Wilhelm Sertürner (1783–1841) begann mit seinen Forschungen, an deren Ende die Entdeckung des Morphiums als Schmerzmittel stand. Ein anästhesiologischer Meilenstein gelang William Thomas Green Morton (1819–1868) am 16. Oktober 1846, als er im Massachusetts General Hospital einem 20-jährigen Buchdrucker einen kleinen Tumor unterhalb des linken Unterkiefers entfernte und so die erste öffentliche Äthernarkose demonstrierte.

Hermann von Helmholtz (1821–1894) war ein Mediziner mit ausgeprägten physikalischen Kenntnissen, der für die Erfindung seines Augenspiegels berühmt wurde und auch als eine der Mitbegründer der modernen Akustik gilt.

In der Mitte des 19. Jahrhunderts entstand die sogenannte naturwissenschaftliche Medizin. Ihre Entwicklung wurde maßgeblich durch Rudolf Virchows (1821–1902) Begründung der Zellbiologie beflügelt. Unvergessen bleibt sein Zitat „Omnis cellula a cellula" („Jede Zelle entsteht aus einer Zelle").

Etwa zur gleichen Zeit begann auch die Bakteriologie und Mikrobiologie ihren Siegeszug in der Medizin. So schuf Louis Pasteur (1822–1895) die Basis der praktischen Sterilisation und aktiven Immunisierung, und Robert Koch entdeckte unter anderem den Tuberkuloseerreger (Mycobacterium tuberculosis) und Choleraerreger (Vibrio cholerae).

Die Fusion ärztlicher Disziplinen zur Hals-Nasen-Ohren-Heilkunde

Das Fach der Hals-Nasen-Ohren-Heilkunde entwickelte sich Mitte des 19. Jahrhunderts sukzessive aus zwei Wurzeln. Die Ohrenheilkunde, auch Otiatrie genannt, entsprang der Chirurgie, und aus der Inneren Medizin ging die Laryngologie hervor. Gemeinsam war beiden Teilgebieten die im Körperinneren versteckte und dem menschlichen Auge verborgen gebliebene Lage der Organe. Es bedurfte erst der Erfindung eines perforierten Hohlspiegels durch Friedrich Hofmann (1806–1886) im Jahr 1841, mit dessen Hilfe die Beleuchtung dieser Organe und Arbeitsgebiete möglich wurde. Die Bedeutung dieser Entdeckung wurde jedoch zunächst nicht erkannt und erst im Jahr 1859 beschrieb Anton von Tröltsch den sogenannten Ohrenspiegel erneut. Die Rhinologie hatte nie den Status eines eigenständigen Faches erreicht. Sie fungierte sozusagen als Bindeglied zwischen den beiden bis dato auf Abgrenzung bedachten Fächern.

Für fortschrittliche und vorausschauende Denker der damaligen Zeit zeichnete sich bald ab, dass die drei Gebiete Otologie, Laryngologie und Rhinologie durch die alles verbindende Schleimhaut in engem Zusammenhang stehen und eine wissenschaftliche Verbindung im Sinne einer gemeinsamen Lehre nützlich wäre. Obwohl diese Forderungen aus heutiger Sicht völlig einleuchtend und notwendig waren, formierten sich damals gerade im wissenschaftlichen Bereich enorme Widerstände. Die Otologen sahen ihr Fach als sehr umfangreich und selbständig und fürchteten Hindernisse in der wissenschaftlichen Entwicklung. Sie waren vielerorts auch nicht bereit, ihre hart erkämpften Professuren und Lehrstühle zu teilen. Die Laryngologen wiederum fürchteten, von den

Otologen vereinnahmt zu werden und als Spezialisten an Bedeutung zu verlieren. Die innere Notwendigkeit und äußere Zweckmäßigkeit aber bewirkten letztendlich eine Verschmelzung der Fachgebiete gegen Ende des 19. Jahrhunderts ohne äußere Zwänge. – Ein Sieg der Vernunft.

Die Hals-Nasen-Ohren-Heilkunde (kurz HNO-Heilkunde), auch *Otorhinolaryngologie* genannt, ist ein Spezialgebiet der Medizin, das sich mit Erkrankungen, Verletzungen, Verletzungsfolgen, Fehlbildungen und Funktionsstörungen der Ohren, der Nase, der Nasennebenhöhlen, der oberen Luftwege, der Mundhöhle, des Rachens, des Kehlkopfes, der unteren Luftwege und der Speiseröhre befasst. Operationen werden nicht nur im Sinne der anatomischen Wiederherstellung, sondern auch im Sinne der Funktionserhaltung, Funktionsverbesserung und der posttraumatischen Funktionswiederherstellung durchgeführt. Plastisch chirurgische Eingriffe im Gesichtsbereich, bei Ohrmuschelfehlstellungen und Deformitäten der äußeren Nase, insbesondere des knöchernen Nasengerüstes, gehören heute in der HNO-Heilkunde zu den etablierten Behandlungsmethoden, ebenso wie große Bereiche der (Tumor)-Chirurgie des Halses und der Mundhöhle und an der knöchernen Schädelbasis, sowie die große Palette der endoskopischen Eingriffe. Das Gebiet der Hals-Nasen-Ohren-Heilkunde erfasst allergische Erkrankungen, hat umweltmedizinische Aufgaben und behandelt als Zusatzgebiet der Hör- Stimm- und Sprachstörungen Erkrankungen der Schwerhörigkeit, der Taubheit und der Sprachentwicklung und umfasst auch die Vorbeugung und Rehabilitation von Erkrankungen.

Neben dem Einsatz des Ohrenspiegels wurden parallel entsprechende Spezialinstrumente wie der Ohrtrichter und das Nasenspekulum entwickelt. Der spanische Gesangslehrer Manuel Garcia (1805–1906) beobachtete 1854 mit Hilfe eines selbstgebauten Kehlkopfspiegels erstmals die Funktion seines Kehlkopfes bei Singübungen. Ohne von Garcias Erfindung gewusst zu haben, entwickelte drei Jahre später der österreichische Neurologe Ludwig Türck (1810–1868) einen Kehlkopfspiegel und untersuchte damit regelmäßig Patienten, wobei er als Lichtquelle die Sonne benutzte. Der Physiologe Johann Nepomuk Czermak (1828–1873) verbesserte das sogenannte Laryngoskop, indem er eine künstliche Lichtquelle einbaute, um vom Sonnenlicht unabhängig zu sein. In seinen ersten Publikationen nannte Czermak noch Türck als den Erfinder des Kehlkopfspiegels, aber bald entbrannte zwischen den beiden Wissenschaftlern ein Prioritätenstreit um dessen Entdeckung.

Dieser Streit hatte einen positiven Nebeneffekt, weil er die rasche Verbreitung dieses Untersuchungsinstrumentes und die systematische Beschreibung von Kehlkopferkrankungen vorantrieb. Beide Männer werden heutzutage als „Väter der Laryngologie“ geehrt, da ihr Einfluss dazu führte, dass im Jahr 1870 in Wien die weltweit erste Universitätsklinik für Laryngologie unter der Leitung von Leopold Anton Dismas Schrötter von Kristelli (1837–1908) gegründet wurde. Im Jahr 1873 erfolgte die Gründung der weltweit ersten Universitätsklinik für Otologie, wobei die Leitung paritätisch geteilt war. So wurden Adam Politzer (1835–1920) mit der Leitung der Frauenabteilung und Josef Gruber (1827–1900) mit der Leitung der Männerabteilung betraut.

In Dresden hat der Otologe Eduard Schmalz (1801–1871) den nach Ernst Heinrich Weber (1795–1878) benannten Stimmgabel-Versuch in die Diagnostik von Hörstörungen eingeführt. Der von dem praktischen Arzt Heinrich Adolf Rinne (1819–1868) in Göttingen angegebene Versuch zur Differenzierung von Luft- und Knochenleitung blieb in der Ohrenheilkunde

Kein junger Arzt der Jetztzeit kann sich eine Vorstellung machen von dem Jammerzustande, der in der Zeit vor der Erfindung des Kehlkopfspiegels herrschte, von der beschämenden Hilflosigkeit, in der wir dem Kranken gegenüberstanden. Tausende von Menschen sind dahingegangen, denen wir nicht helfen, denen wir nicht einmal eine Erleichterung des Leidens bringen konnten! Wie ist dies jetzt ganz anders geworden! Nahezu jede der einzelnen Disziplinen der Medizin wurde durch den Kehlkopfspiegel gefördert.

[Aus der Festrede von Leopold Ritter Schrötter von Kristelli (1837-1908) anlässlich der Türck-Czermak-Gedenkfeier, 1908]

lange Zeit unbeachtet, bis sich der deutsche Otologe August Lucae (1835–1911) ca. 25 Jahre später erneut intensiv mit den Stimmgabeluntersuchungen zur Diagnostik von verschiedenen Hörstörungen auseinandersetzte.

Im Bezug zur Hals-Nasen-Ohren-Heilkunde vollzogen William Wilde (1815–1876) – der Vater des Schriftstellers Oscar Wilde – in Dublin und Joseph Toynbee (1815–1866) in London die erste wissenschaftlich nützliche und notwendige Verbindung von klinischen Beobachtungen und theoretisch-anatomischen Untersuchungen.

Toynbee führte ca. 2.000 morphologische Untersuchungen von Felsenbeinpräparaten durch und publizierte seine klinischen und pathologischen Erfahrungen im Jahr 1860 in seinem Werk „Diseases of the ear, their nature, diagnosis and treatment".

Seine Untersuchungen konnten erstmals überzeugend darstellen, dass die Mehrzahl der Funktionsstörungen des Ohres nicht „nervöser" Natur, sondern vielfach entzündlicher Genese, vom Mittelohr ausgehend, waren. Damit stellte er alle Annahmen und Spekulationen über Ohrkrankheiten auf wissenschaftlich fundierten Boden.

Die weltweit erste otologische Zeitschrift

Die weltweit erste otologische Zeitschrift „Archiv für Ohrenheilkunde" wurde 1864 von Anton von Tröltsch (1829–1890), Hermann Schwartze (1837–1919) und Adam Politzer (1835–1920) in Wien gegründet.

Theodor Billroth (1829–1894) war nicht nur einer der bedeutendsten Magen-Darm-Chirurgen seiner Zeit. Er entwickelte auch neue Operationsmethoden bei Schilddrüsenerkrankungen und Zungenkrebs. Im Jahre 1873 führte er die weltweit erste Laryngektomie durch.

Mit der Einführung des Kokains als Lokalanästhetikum in die Laryngologie wurde 1884 das Spektrum der Behandlungsmöglichkeiten und operativen Eingriffe enorm ausgeweitet. So gelangte auch zunehmend die Gegend um und hinter dem Kehlkopf ins Interessenfeld, und die starre Endoskopie des Ösophagus und später auch der Trachea wurde von den Laryngologen etabliert.

Im Jahr 1895 entdeckte der Physiker Conrad Wilhelm Röntgen (1845–1923) die nach ihm benannten Strahlen, die heute in diagnostisch-therapeutischer Hinsicht nicht mehr wegzudenken sind. Interessanterweise wird Röntgen, der 1901 den Nobelpreis für Physik erhielt, vor allem in der englischsprachigen Literatur ignoriert und seine Entdeckung als „x-rays" tituliert. Dieses Beispiel zeigt, dass viele Entdeckungen von der Politik vereinnahmt wurden und werden.

Die bekannteste Persönlichkeit unter den Otologen des ausgehenden 19. Jahrhunderts war wohl zweifellos der aus Ungarn stammende, in Wien arbeitende Adam Politzer (1835–1920). Seinen Aufstieg verdankte er vor allem der Förderung durch Johann von Oppolzer (1808–1871), einem wichtigen Vertreter der Zweiten Wiener Medizinischen Schule, der unter anderem auch als Rektor der Universität Wien die Entwicklung von Spezialfächern vorantrieb. Politzer wurde von der Wiener Medizinischen Fakultät zum ersten Professor der Otologie ernannt und dann auch zum Leiter der Universitäts-Ohrenklinik berufen, die allerdings nur aus einer Poliklinik und einer kleinen Bettenstation bestand.

Seine Arbeiten über die Behandlung der Funktionsstörungen der Ohrtrompete, über die adhäsive Otitis und über die Pathogenese des Cholesteatoms, sowie die Entdeckung der Otosklerose als eigenes Krankheitsbild sind heute noch lesenswert. Adam Politzer war und ist bis heute mit seinem zweibändigen Werk „Geschichte der Ohrenheilkunde" der maßgebliche Historiker dieses Spezialfaches. Er besaß auch ein außerordentliches zeichnerisches Talent und fertigte selbst so manche Illustration seiner Werke an. Aus der „Politzer-Schule" sind bedeutende Otologen, wie Gustav Alexander (1873–1932) oder der spätere Nobelpreisträger Robert Bárány (1876–1936) hervorgegangen.

Das 20. Jahrhundert – Zeitalter der modernen Medizin

Mit Beginn des 20. Jahrhunderts wurden neue wissenschaftliche Erkenntnisse und Errungenschaften quasi im Jahresrhythmus gemacht. So entdeckte beispielsweise Karl Landsteiner (1868–1943) im Jahr 1900 die menschlichen Blutgruppen und den Rhesusfaktor. Alexis Carrel (1873–1944) publizierte 1902 einen Artikel über seine neuentwickelte Gefäßnahtmethode, die es erstmals in der Medizingeschichte ermöglichte, eine End-zu-End- oder End-zu-Seit-Naht herzustellen, ohne dass es dabei zu Blutungen, Infektionen, Stenosen oder Thrombosen kam.

William Bateson (1861–1926) schlug im Jahr 1906 in London auf einer unter seinem Vorsitz stattfindenden Tagung den Begriff „Genetik" offiziell für eine sich neu herausbildende Wissenschaft vor. Der Begriff „Gen" als Träger der Erbinformation wurde 1909 von Wilhelm Johannsen (1857–1927) geprägt. Der ungarische Pathophysiologe Endre Högyes (1847–1906) leistete bahnbrechende experimentelle Arbeiten auf dem Gebiet der Hals-Nasen-Ohren-Heilkunde, die aufgrund der Tatsache, dass diese in ungarischer Sprache publiziert wurden, lange Zeit unbekannt blieben. Es zeigt sich in drastischer Weise, dass die Auswahl der Publikationssprache medizinhistorisch relevant ist.

Der ebenfalls aus Ungarn stammende Robert Bárány (1876–1936) erhielt 1914 den Nobelpreis für Medizin und Physiologie für seine Arbeiten über den Vestibularapparat und gilt als Mitbegründer der modernen Ohrenheilkunde.

Weitere medizinische Meilensteine setzten Ferdinand Sauerbruch (1875–1951) im Bereich der Thoraxchirurgie und mit den in den Jahren des ersten Weltkriegs entwickelten Arm- und Beinprothesen mit willentlich bewegbaren Gliedmaßen. Alexander Flemming (1881–1955) gelang die Entdeckung des Penicillins. Die dadurch initialisierte Entwicklung der Antibiotika beeinflusste die Hals-Nasen-Ohren-Heilkunde dahingehend, dass die Inzidenz der akuten Mastoiditis und die Komplikationen einer Otitis media minimiert werden konnte. Ebenso konnte die Tonsillektomie- und Adenoidektomierate signifikant gesenkt werden.

Durch die Katastrophe des ersten Weltkrieges mit seinen zahllosen entstellten und schwerstverletzten Opfern entwickelte sich auch ein neuer Zweig der Hals-Nasen-Ohren-Heilkunde – die plastisch-rekonstruktive Chirurgie von Kopf und Gesicht. Einer der Pioniere war der Berliner HNO-Arzt Jacques Joseph (1865–1934), der seine Erkenntnisse aus den grauenhaften Erlebnissen in den Feldlazaretten zu Operationsverfahren standardisierte, die noch heute Grundlage für unfallchirurgische und tumorchirurgische Eingriffe sind. Bekannt und unvergessen wurde er mit seinem Standardwerk über die Gesichts- und Nasenchirurgie „Nasenplastik und sonstige Gesichtsplastik, nebst einem Anhang über Mammaplastik", das weit über das eigentliche Kernfach hinausgeht.

Georg von Békésy (1899–1972) entdeckte in den 1930er-Jahren den physikalischen Mecha-

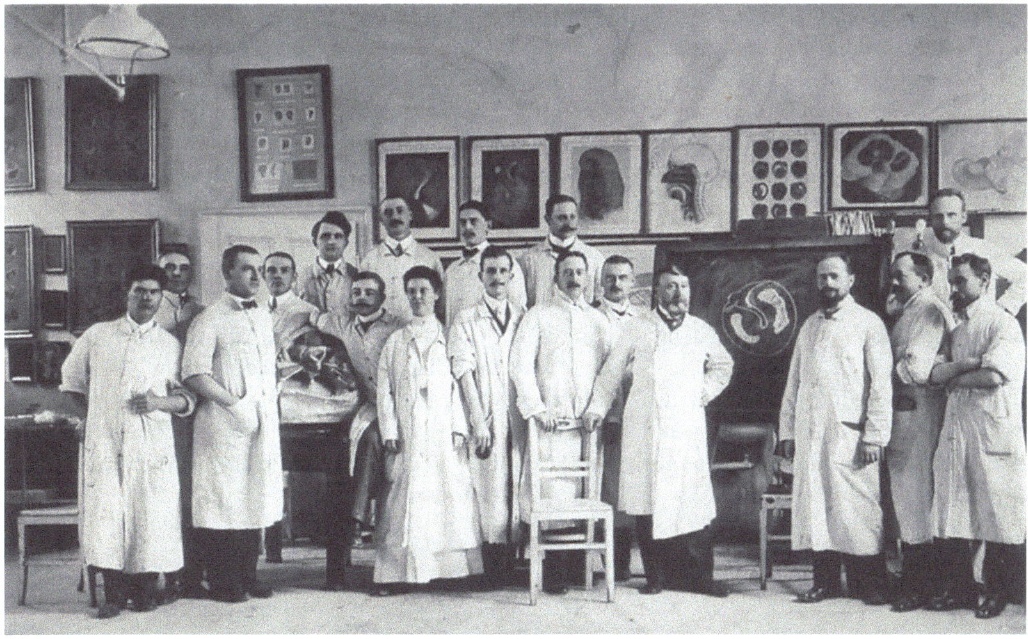

Abb. 3:
Die erste Otologische Universitätsklinik der Welt. Adam Politzer (re. neben dem Stuhl) mit seinem Schülern und Assistenten

nismus des Hörens im Innenohr und stellte fest, dass das Trommelfell gleichmäßig elastisch ist. Er erfand das Audiometer, ein Messgerät zur Hörprüfung bei Schwerhörigen, wobei auch eine Unterscheidung zwischen Schall-Leitungs- und Schall-Empfindungs-Schwerhörigkeit getroffen werden konnte. 1961 erhielt Békésy für seine Entdeckungen zum physikalischen Mechanismus der Erregungen in der Ohrschnecke den Nobelpreis für Medizin.

Die Zeit nach dem zweiten Weltkrieg brachte eine weitere Flut neuer Erkenntnisse, insbesondere im Bereich der Intensivmedizin, Medizintechnik, Molekularbiologie und Humangenetik. Der Schwede Carl Nylen (1892–1978) entwickelte bereits im Jahr 1921 ein monokulares Operationsmikroskop, der Durchbruch der Mikrochirurgie gelang jedoch erst mit der Entwicklung des binokulären Operationsmikroskopes durch die Firma Zeiss im Jahr 1953.

Am 3. Dezember 1967 wurde durch Christiaan Neethling Barnard (1922–2001) und sein Team die weltweit erste Herztransplantation durchgeführt.

Aktuelle Errungenschaften und zukünftige Perspektiven

Ein markanter Punkt in der neueren Geschichte der Hals-Nasen-Ohrenheilkunde ist die Entwicklung von elektronischen Gehörprothesen. Diese sogenannten Cochlea-Implantate ermöglichen eine direkte Stimulierung des Hörnervs mittels Elektroden. Es ist damit gelungen, eine Kopplung von technischen Apparaturen mit natürlichen Gewebe- und Organstrukturen durchzuführen – eine Pioniertat der Bioelektronik.

Seit April 2003 gilt das menschliche Genom offiziell als vollständig entschlüsselt, die Bedeutung aller Gene ist jedoch bis dato noch nicht bekannt.

Im Zuge der Entwicklung der Medizin seit Beginn der Menschheitsgeschichte gab es immer wieder turbulente Zeiten oder Rückschläge. Sehr oft ging die Forschung nicht im gewünschten Tempo voran. Manchmal hieß der Entdecker auch „Zufall“, aber letztendlich waren es immer Menschen, die mit gesundem Hausverstand und offenen und wachsamen Augen durchs Leben gingen und diese Entdeckungen sehen und erkennen konnten. Es hat sich leider auch immer wieder gezeigt, dass viele Menschen über diese Erkenntnisse hinweggesehen haben oder diese aus Ignoranz und falschem Stolz nicht realisieren oder eingestehen wollten.

Der gesunde Menschenverstand, gekoppelt mit hohen ethischen und moralischen Grundlagen, ist weiterhin unabdingbarer Garant für bahnbrechende Entdeckungen zum Wohle der Menschheit. Viele Entdeckungen sind noch nicht gemacht, viele Entwicklungen noch lange nicht abgeschlossen.

So gibt es nach wie vor kein Allheilmittel gegen den Krebs, man weiß ja noch nicht einmal über alle Ursachen Bescheid. HIV oder die Erkrankungen des rheumatischen Formenkreises können weitgehend nur symptomatisch therapiert werden. Selbstverständlich sind auch in der Otorhinolaryngologie noch weitere Erkenntnisse und Entwicklungen zu erwarten, so gibt es beispielsweise bis heute noch keine kausale Therapie gegen die virale Laryngitis.

Zu guter Letzt wird jedoch zunehmend die interdisziplinäre, medizinische Bedeutung eines gesunden Lebensstils erkannt und propagiert, wodurch sich der Kreis zu den Ursprüngen der wissenschaftlichen Medizin in der Antike schließt.

Weiterführende Literatur

Arnold W, Ganzer U (1999) Hals-Nasen-Ohrenheilkunde, 4. Aufl. Thieme, Stuttgart New York

Berghaus A, Rettinger G, Böhme G (1996) Hals-Nasen-Ohren-Heilkunde. Duale Reihe, Hippokrates Verlag, Stuttgart

Boenninghaus HG, Lenarz Th (2007) HNO, 13. Aufl. Springer, Heidelberg

Cancura W, Ganz H (1996) Hals-Nasen-Ohrenheilkunde mit Repititorium, 2. Aufl. Walter de Gruyter, Berlin New York

Jaffek BW, Murrow BW (2001) ENT Secrets. 2nd edn. Hanley & Belfus. Inc., Philadelphia

Naumann HH, Scherer H (1998) Differentialdiagnostik in der Hals-Nasen-Ohrenheilkunde, 2. Aufl. Thieme, Stuttgart New York

Probst R, Grevers G, Iro H (Hrsg.) (2008) Hals-Nasen-Ohrenheilkunde, 3. Aufl. Thieme, Stuttgart New York

Strutz J, Mann W (2009) Praxis der HNO-Heilkunde, Kopf- und Halschirurgie, 2. Aufl. Thieme, Suttgart New York

Verzeichnis der Mindmaps

Über die Autoren

Ao. Univ.-Prof. Dr. Dietmar Thurnher

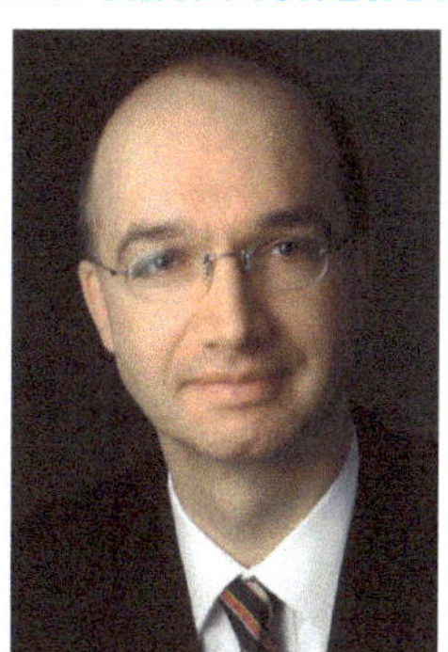

HNO-Arzt an der Univ. HNO-Klinik Wien mit Schwerpunkt in onkologischer Kopf- und Halschirurgie durch ein Fellowship der American Head and Neck Society. Seit 2001 Leiter des Forschungslabors der Klinik, seit 2004 Mitglied der Ethikkommission der MUW. 2008 nominiert zum Fortbildungsreferent der Klinik, seit 2009 Stellvertretender Vorsitzender der ARGE Onkologie der Österreichischen HNO-Gesellschaft. Autor zahlreicher Publikationen und Buchbeiträge.

Ass.-Prof. Priv.-Doz. Dr. Boban M. Erovic

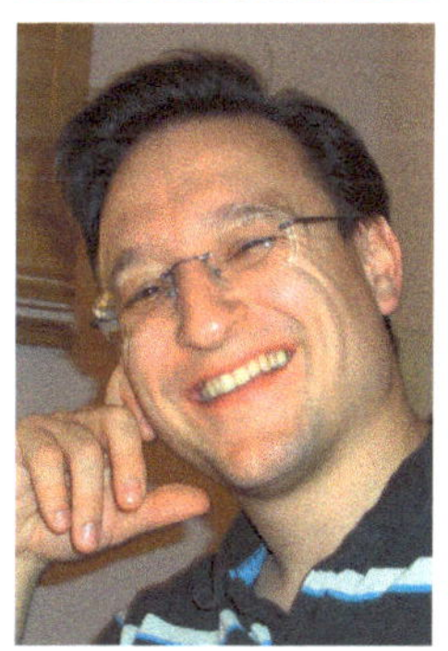

Medizinstudium und Facharztausbildung zum HNO-Arzt an der Universität Wien. Verfasser zahlreicher Fachpublikationen und Buchbeiträge zum Thema prognostisch-prädiktive und diagnostische Faktoren in Tumoren des Kopf-Hals-Bereiches. Habilitation und Erteilung der Lehrbefugnis in 2006.
Seit 2009 Mitglied der Merkelzell-Karzinom-Studiengruppe am NCI/NIH, Bethesda, MD, USA. Wissenschaftlicher Fokus sind Management und systemische Therapie von malignen, seltenen Hauttumoren der Kopf-Hals-Region. An der Abteilung für HNO, Kopf-Hals-Chirurgie, der Universität Toronto, Canada tätig.

Ao. Univ.-Prof. Dr. Matthäus Ch. Grasl

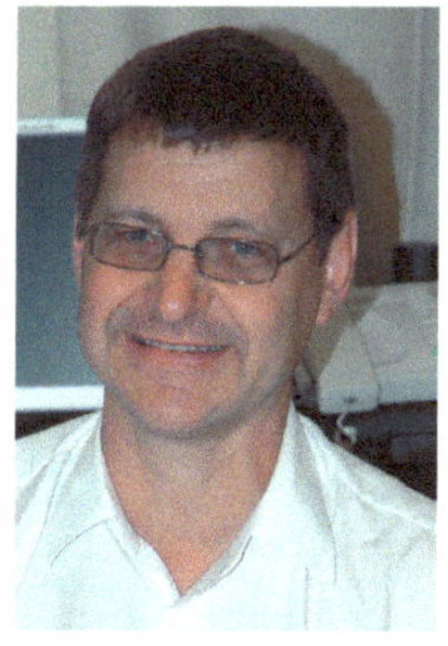

Seit 1980 an der Universitätsklinik für Hals-Nasen-Ohrenkrankheiten der Medizinischen Universität Wien. Außerordentlicher Universitätsprofessor mit Schwerpunkt in der medizinischen Lehre. Master of Medical Education (Heidelberg).
139 schriftliche Veröffentlichungen – davon 51 in peer-reviewten Journalen.
Lebensmotto: Kennen und Können, Fordern und Fördern, Kommunikation und Kooperation.

Dr. med. univ. Piero Lercher

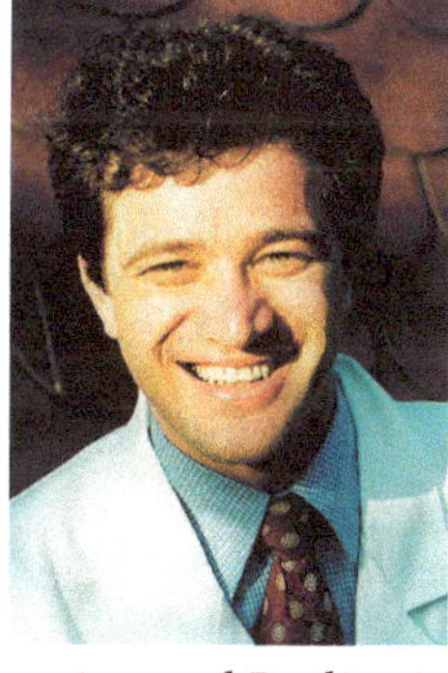

Sportarzt, Präventiv-, Umwelt- und Arbeitsmediziner, Autor diverser Fachpublikationen und Bücher. Medizinjournalist, Illustrator und Karikaturist, Vorstandsmitglied des Österreichischen Ärztekunstvereines. Konzeption, Koordination und Realisation diverser interdisziplinärer, präventivmedizinischer Projekte. Seit 2004 Lehrbeauftragter an der Medizinischen Universität Wien, Organisatorischer Leiter des Universitätslehrganges „Master of Public Health – Vienna", Editor in Chief der Zeitschrift sport- und präventivmedizin: *www.springer.com/springerwiennewyork/medicine/journal/12534*

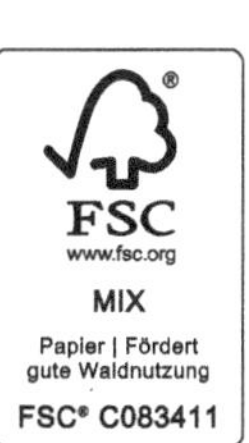

Zeitfracht Medien GmbH
Ferdinand-Jühlke-Straße 7
99095 Erfurt, Deutschland
produktsicherheit@kolibri360.de